今名家

胃病验案精选

主　编　牛建海　王洁晨

副主编　王　辉　张晓春　赵宝勇　靳全友

编　委（按姓氏笔画排序）

王　辉　王洁晨　牛建海　刘文英

刘亚丽　刘红燕　李　萍　杨慧敏

张金璐　张晓春　范玉菲　赵宝勇

高　欢　靳全友

人民卫生出版社

·北　京·

图书在版编目（CIP）数据

古今名家脾胃病验案精选 / 牛建海，王洁晨主编. —北京：人民卫生出版社，2023.11

ISBN 978-7-117-35601-5

Ⅰ. ①古… Ⅱ. ①牛…②王… Ⅲ. ①脾胃病－医案－汇编 Ⅳ. ①R256.3

中国国家版本馆 CIP 数据核字（2023）第 216106 号

人卫智网	**www.ipmph.com**	**医学教育、学术、考试、健康，购书智慧智能综合服务平台**
人卫官网	**www.pmph.com**	**人卫官方资讯发布平台**

古今名家脾胃病验案精选

Gujin Mingjia Piweibing Yan'an Jingxuan

主　　编： 牛建海　王洁晨
出版发行： 人民卫生出版社（中继线 010-59780011）
地　　址： 北京市朝阳区潘家园南里 19 号
邮　　编： 100021
E - mail： pmph @ pmph.com
购书热线： 010-59787592　010-59787584　010-65264830
印　　刷： 北京汇林印务有限公司
经　　销： 新华书店
开　　本： 787 × 1092　1/16　**印张：** 31　**插页：** 2
字　　数： 696 千字
版　　次： 2023 年 11 月第 1 版
印　　次： 2023 年 11 月第 1 次印刷
标准书号： ISBN 978-7-117-35601-5
定　　价： 98.00 元
打击盗版举报电话：010-59787491　E-mail：WQ @ pmph.com
质量问题联系电话：010-59787234　E-mail：zhiliang @ pmph.com
数字融合服务电话：4001118166　E-mail：zengzhi @ pmph.com

主编简介

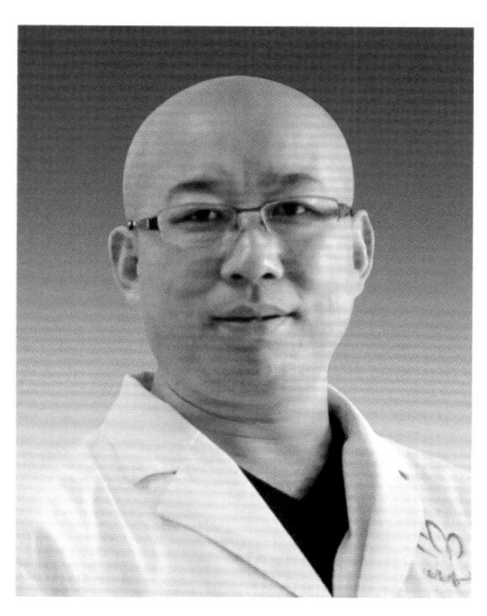

牛建海，男，中共党员，主任中医师，教授，硕士研究生导师，保定市第一中医院脾胃病科主任，保定市第一中医院李佃贵国医大师传承工作室主任，国医大师李佃贵的研究生及弟子，国家临床重点专科脾胃病科学科带头人，河北中医药大学“扁鹊计划”师承导师。

世界中医药学会联合会消化病专业委员会理事，中国医疗保健国际交流促进会中医药临床研究分会常务委员、中西医结合消化病学分会委员，中华中医药学会李时珍研究分会委员，中国中医药信息学会易水学派研究分会理事，河北省中医药学会脾胃病专业委员会副主任委员、肝胆病专业委员会副主任委员、消化整合医学专业委员会副主任委员、浊毒证专业委员会副主任委员、易水学派专业委员会常务委员，河北省肝病学会常务理事、肝纤维化/肝硬化专业委员会常务委员，保定市中医药学会脾胃肝胆病专业委员会主任委员。主持科研课题7项，先后发表学术论文50余篇。

主编简介

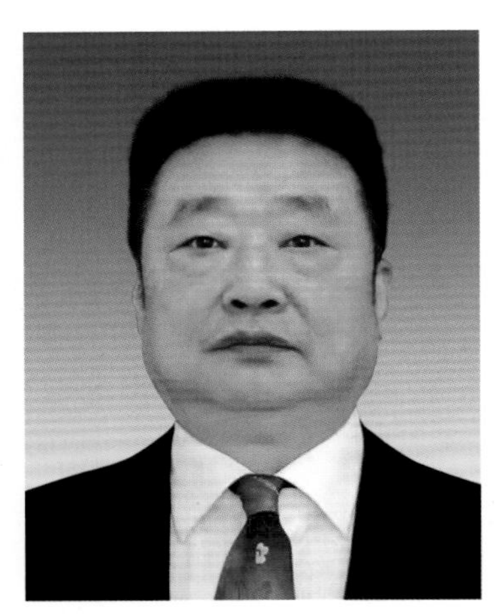

王洁晨,男,1966 年 8 月出生,河北省高碑店人,中共党员,主任医师。中华中医药学会中医眼科协同创新共同体执行委员会委员,中国中医药信息学会易水学派研究分会第一届理事会常务理事,白求恩精神研究会医学人文分会第一届理事会常务理事,保定市医学会副会长。曾任保定市第一中医院书记、院长。

序

天布五行，以运万类，五行之中，土居中心，中土健运，方可灌溉四维。人禀五常，以有五脏，脾位中焦，脾得健运，以濡养四脏。脾胃互为表里，在人体内居于中焦，胃主受纳腐熟水谷，脾主运化转输水谷精微。“脾受胃禀，乃能熏蒸腐熟五谷者也”，“脾禀气于胃，而灌溉四旁，荣养气血者也”。通过脾胃的受纳、运化，使得气、血、津、液化生以营养五脏六腑、四肢百骸，促进人体的生长发育，维持正常的生命活动，故称“脾胃为后天之本，气血生化之源”。《黄帝内经》曰：“五脏者，皆禀气于胃。”脾胃不足，为百病之始。百病皆可累及脾胃，脾胃受伤又可诱发百病。

中医是一个伟大的宝库。学好中医并非易事，只有熟读经典，思求经旨，勤求古训，掌握好基础理论，再加上博采众方，多看历代名家医案，汲取其中的精华，多闻博识，才能做到操纵于规矩之中，神明于规矩之外，见病随手而应。

医案，古人又称“诊集”，还称“病案”“脉案”。近代学者章太炎云：“中医之成绩，医案最著。”现代中医学家秦伯未云：“夫医案皆根据病理，而治疗之成绩，亦中医价值之真凭实据也。”现代名医赵守真云：“医案，乃临床经验之纪实……俾读之者俨然身临其证，可以启灵机、资参证，融化以为己用！”我对脾胃肝胆病有着深入的研究，从中体悟到历代名家之医案是理、法、方、药集于一体的真实案例，也是中医辨证论治的典范，不可不读。

医案是历代医家临床经验及治疗过程的真实记录，也是医家技术水平的展示，更是中医理论和技术的高度集中体现。它是由实践到理论、再由理论到指导临床实践中不可或缺的一个环节，更是理论联系实际的一个极其重要的桥梁。所以，作为当代的中医人，要学习前人之经验，医案是必读之列，可以从中汲取精华，启迪思维。有学者认为：“读医案比读空洞的理论书籍更有实际指导意义。”

翻看古人的医案，每每读到精妙处，犹如醍醐灌顶，对名家的看病之准、辨证之确、遣方用药之巧妙，不禁拍案叫绝、赞叹不已，而对中医和中药的认识立刻能得到升华。当看到历代名家的医案按语时，更能感到一言发千古之秘，发出胜于读后世注家之书的感慨。

以往的医案论著，大多病种繁杂，也很少专病专述，对于当前专科医师来说，学习、阅读时存在诸多不便。而在历代医家的著述中，精选专病验案，可以让专科医师在有限的时间内更高效地获得专业知识，这就是《古今名家脾胃病验案精选》成书之目的。

《古今名家脾胃病验案精选》一书精选了古今名家辨治脾胃病的精彩验案，以各时期医家为纲，以病证为目；对于每位医家，均在验案前冠其简介，以使读者简要了解其社会历史背景、生平著作、学术思想等；通过“编者按”，凝练各医家在脾胃病方面的学术贡献，进而展现脾胃病学术发展脉络，更好地指导当今临床。

阅读本书，可以尽情揣摩、体悟古今名家的脾胃病验案，还望见书的医者们仁者见仁、智者见智，触类旁通，使得中医发扬光大，丰富世界医学事业，为天下人谋健康。

国医大师 李佃贵

2021年7月1日

前　言

学中医之术，莫过于医案之习。医案是医家诊治疾病的客观记录，是总结和传授临床经验的重要方法，对中医的传承与发展起着重大的促进作用。但以往的医案论著，大多病种繁杂，少有专病专述，对于当前专科医师来说，学习、阅读时存在诸多不便。针对这种情况，我们对宋代至中华人民共和国成立前后各时期名家验案进行了系统梳理，从中精选出脾胃病方面的精彩验案，以期为临床从事脾胃病诊疗工作的广大医务工作者提供专业的临床知识。

本书共选取了宋代至中华人民共和国成立前后各时期名医 51 位，收录脾胃病验案近两千则，涉及范围广、代表性强、内容丰富。本书以各时期医家为纲、以病证为目，于验案前冠以医家简介，于验案后附“编者按”，旨在让读者了解各医家的生平事迹、著书背景及学术思想，以便传承、拓展中医思维。验案中涉及的药物名称及剂量单位遵从原著，未做统一要求，旨在原汁原味地展现各时期医家在辨证用药方面的经验。

由于编者水平所限，书中难免存在疏漏和不足之处，欢迎读者提出宝贵意见，以便今后的修订和完善。此外，在整理编纂过程中，不仅得到了多方专业学者的帮助和大力支持，更是得到了国医大师李佃贵的悉心指导并欣然赐序。在此，谨向他们致以诚挚的谢意！

编　者

2022 年 12 月

目录

第一章 宋代医家验案

第二章 金元医家验案

第三章 明代医家验案

第四章 清代医家验案

第五章　民国以来医家验案

第一章

宋代医家验案

许叔微

许叔微(1079—1154),字知可,号白沙,又号近泉,真州白沙(今江苏省仪征市)人,宋代杰出的医学家、研究和活用《伤寒论》之大家、经方派创始人之一。曾为翰林学士,成年后发愤钻研医学。绍兴二年(1132)科举考试中进士,曾任集贤院学士,故后人又称他为许学士。许叔微心慈近佛,志虑忠纯,遇事敢言,为人豪爽,弃官归医,终享"名医进士"之誉。所著《普济本事方》,又名《类证普济本事方》,收录方剂300余首,是许氏数十年医疗经验的结晶,采方简要,理论清晰,有较高的实用价值。还著有《伤寒百证歌》《伤寒发微论》《伤寒九十论》《仲景脉法三十六图》等。此外,尚著有《活法》《辨证》《翼伤寒论》等书,因久已失传,无从稽考。

呕吐

羽流蒋尊病,其初心烦喜呕,往来寒热,医初以小柴胡汤与之,不除。予诊之曰:脉洪大而实,热结在里,小柴胡安能除也。仲景云:伤寒十余日,热结在里,复往来寒热者,与大柴胡。二服而病除。论曰:大黄为将军,故荡涤湿热,在伤寒为要药,今大柴胡汤不用,诚误也。王叔和曰:若不加大黄,恐不名大柴胡。须是酒洗生用,乃有力。昔后周姚僧坦名善医,上因发热,欲服大黄。僧坦曰:大黄乃是快药,至尊年高,不宜轻用。上弗从,服之,遂不起。及至元帝有疾,诸医者为至尊至贵,不可轻服,宜用平药。僧坦曰:脉洪而实,必有宿食,不用大黄,病不能除。上从之,果下宿食而愈,此明合用与不合用之异也。

曹生初病伤寒,六七日,腹满而吐,食不下,身温,手足热,自利,腹中痛呕,恶心。医者谓之阳多,尚疑其手足热,恐热蓄于胃中而吐呕,或见吐利而为霍乱。请予诊,其脉细而沉,质之曰:太阴证也。太阴之为病,腹满而吐,食不下,自利益甚,时腹自痛。予止以理中丸,用仲景云如鸡子黄大,昼夜投五六枚,继以五积散,数日愈。论曰:予见世医论伤寒,但称阴证阳证。盖仲景有三阴三阳,就一证中又有偏胜多寡,须是分明辩质,在何经络,方与证候相应,用药有准。且如太阴、少阴，就阴证中，自有补泻，岂可止谓之阴证也哉！

从军王武经病，始呕吐，俄为医者下之，已八九日，而内外发热。予诊之曰：当行白虎加人参汤。或云：既吐复下，是里虚矣，白虎可行乎？予曰：仲景云见太阳篇二十八证，若下后，七八日不解，热结在里，表里俱热者，白虎加人参汤。证相当也。盖吐者为其热在胃脘，而脉致令虚大，三投而愈。论曰：仲景称伤寒若吐下后七八日不解，热结在里，表里俱热者，人参白虎汤主之。又云：伤寒脉浮无汗，发热不解，不可与白虎汤。又云：脉滑，为表有热，里有寒，白虎汤主之。国朝林亿校正，谓仲景此法必表里字差矣，是大不然。大抵白虎能除伤寒中暍，表里发热，故前后证或云表里俱热，或云表热里寒，皆可服之，宜也。中一证，称表不解不可服者，以其宜汗发热，此全是伤寒麻黄与葛根汤证，安可行白虎？林但见所称表里不同，便谓之差，是亦不思不精之过也。

丁未岁夏，族妹因伤寒已汗后，呕吐不止，强药不下，医以丁香、硝石、硫黄、藿香等药治之，盖作胃冷治也。予往视之，曰：此汗后余热尚留胃脘，若投以热药，如以火济火，安能止也？故以香薷汤、竹茹汤，三服愈。

张养愚患伤寒八九日以上，吐逆，食不得入，小便窒闷不通，医作胃热而吐，传入膀胱，则小便不通也。予诊其脉，见寸上二溢，而尺覆关中，伏而不见。乃断之曰：格阳关阴证也。阳溢于上，不得下行，阴覆于下，不得上达，中有关格之病，是以屡汗而不得汗也。予投以透膈散，三啜而吐止，小便利而解。论曰：或问何谓格阳关阴？答曰：《难经》云：关以前动者，阳之动也，脉当见九分而浮。过者，法曰太过；减者，法曰不及。遂入尺为覆，为内关外格，此阴乘之脉也。又曰：阴气太盛，阳气不得营，故曰关。阳气太盛，阴气不得营，故曰格，阴阳俱盛，不能相营也，故曰关格。关格者，不得尽期而死矣。《素问》曰：人迎，四盛以上为格阳；寸口，四盛以上为关阴；人迎与寸口，俱盛四倍以上为关格。仲景云：在尺为关，在寸为格，关则小便不利，格则吐逆。又趺阳脉浮而涩，浮则吐逆，水谷不化，涩则食不得入，名曰关格。由是言之，关脉沉伏而涩，尺寸有覆溢者，关格病也。何以言之，天气下降，地气上升，在卦为泰，泰者通也。天气不降，地气不升，在卦为否，否者闭也。今阳不降，上鱼际为溢，故其病吐逆，名为外格。阴不得上浮入尺为覆，故其病，小便不通，为内关。此关格之异也。

反胃

一妇人，年四十余，久患翻胃，面目黄黑，历三十余年，医不能效。脾诸穴，烧灸交遍，其病愈甚。服此药，七日顿然全愈。服至一月，遂去其根。方名附子散，用附子一枚极大者，坐于砖上，四面煮火，渐渐逼熟，淬入生姜自然汁中，再用火逼，再淬，约尽生姜汁半碗，焙干，入丁香二钱。每服二钱，水一盏，粟米少许同煎七分，不过三服瘥。

许学士云：有人全不思食，补脾罔效，授二神丹，服之顿能食，此即补母法也。黄曾直用菟丝子淘净酒浸，日挑数匙，以酒下。十日外，饮啖如汤沃雪，亦此理也。

便血

宗室赵彦材，下血，面如蜡，不进食，盖酒病也。授紫金丹方，服之终剂，血止，面鲜润，食亦倍常。新安一士人亦如是，与三百粒，作一服，立愈。胆矾三钱，黄蜡二两，大枣五十枚。上以砂锅，或银石器内，用好酒三升，先下矾、枣，慢火熬半日，取出枣去皮核，次下蜡，再慢火熬一二时，令如膏，入蜡茶二两，同和丸如桐子大。每服二三十丸，茶酒任下。

大便不通

一武弁李姓，在宣化作警，伤寒五六日矣。镇无医，抵郡召予。予诊视之曰：脉洪大而长，大便不通，身热无汗，此阳明证也。须下。病家曰：病者年逾七十，恐不可下。予曰：热邪毒气并蓄于阳明，况阳明经络多血少气，不问老壮，当下。不尔，别请医占。主病者曰：审可下，一听所治。予以大承气汤，半日，殊未知。诊其病，察其证，宛然在。予曰：药曾尽否？主者曰：恐气弱不禁，但服其半耳。予曰：再作一服，亲视饮之。不半时间，索溺器，先下燥粪十数枚，次溏泄一行，秽不可近。未离，已中汗矣，濈然周身，一时顷，汗止身凉，诸苦遂除。次日，予自镇归，病患索补剂，予曰：服大承气汤得瘥，不宜服补剂，补则热仍复，自此但食粥，旬日可也。故予治此疾，终身止大承气，一服而愈，未有若此之捷。论曰：老壮者，形气也。寒热者，病邪也。脏有热毒，虽衰年亦可下，脏有寒邪，虽壮年亦可温，要之与病相当耳。失此，是致速毙也。谨之。

庚戌仲春，艾道先染伤寒，近旬日，热而自汗，大便不通，小便如常，神昏多睡，诊其脉，长大而虚。予曰：阳明证也。乃兄景先曰：舍弟全似李大夫证，又属阳明，莫可行承气否？予曰：虽为阳明，此证不可下。仲景阳明自汗，小便利者，为津液内竭，虽坚不可攻，宜蜜兑导之。作三剂，三易之，先下燥粪，次泄溏，已而汗解。论曰：二阳明证虽相似，然自汗小便利者，不可荡涤五脏，为无津液也。然则伤寒大证相似，脉与证稍异，通变为要，仔细斟酌，正如以格局看命，虽年月日时皆同，贵贱穷通不相侔者，于一时之顷，又有浅深也。

乡里豪子得伤寒，身热，目痛，鼻干，不眠，大便不通，尺寸俱大，已数日矣。自昨夕，汗大出。曰：速以大柴胡下之。众医骇然，曰：阳明自汗，津液已竭，当用蜜兑，何故用大柴胡药？予曰：此仲景不传妙处，诸公安知之，予力争，竟用大柴胡，两服而愈。论曰：仲景论阳明云，阳明病，多汗者，急下之。人多谓已自汗，若更下之，岂不表里俱虚也。论少阴云：少阴病一二日，口干燥者，急下之。人多谓病发于阴，得之日浅，但见干燥，若更下之，岂不阴气愈盛也。世人罕读，予以为不然，仲景称急下之者，亦犹急当救表，急当救里。凡称急者，急下之有三处。才觉汗出多，未至津液干燥，速下之，则为径捷，免致用蜜兑也。盖用蜜兑，已是失下，出于不得已耳。若胸中识得了了，何疑殆之有哉。

一豪子郭氏，得伤寒数日，身热，头疼，恶风，大便不通，脐腹膨胀，易数医。一医欲用大承气，一医欲大柴胡，一医欲用蜜导，病家相知凡三五人，各主其说，纷然不定。最后请予至，问小便如何？病家云：小便频数。乃诊六脉，下及趺阳脉浮且涩，予曰：脾约证也。此属太阳阳明。仲景云：太阳阳明者脾约也。仲景又曰：趺阳脉浮而涩，浮则胃气强，涩则小便数，浮涩相搏，大便则硬。其脾为约者，大承气、大柴胡恐不当，仲景法中麻仁丸不可易也。主病亲戚尚尔纷纷。予曰：若不相信，恐别生他证，请辞，无庸召我。坐有一人，乃弟也。逡巡曰：诸君不须纷争，既有仲景证法相当，不同此说何据？某虽愚昧，请终其说，诸医若何，各请叙述。众医默默，纷争始定。予以麻仁丸百粒，分三服，食顷间尽，是夕大便通，中汗而解。论曰：浮者风也；涩者津液少也。小便频数，津液枯竭，又烁之以风，是以大便坚硬。乃以大黄朴硝汤剂荡涤肠胃，虽未死，恐别生他证。尝读《千金方》论脚气云：世间人病，有亲戚故旧，远近问病，其人曾不经一事，未读一方，骋骋诈作明能，诡论，或言是虚，或言是实，或以为风，或以为虫，或道是水，或道是痰，纷纷谬说，种种不同，破坏病患心意，莫知孰是，迁延未定，时不待人，忽然致祸，各自走散。凡为医者要识病浅深，探赜方书，博览古今，是事明辨。不尔，大误人事，识者宜知，以为医戒。

士人陈彦夫病伤寒八九日，身热无汗，喜饮，时时谵语。因下利后，大便不通三日，非烦非躁，非寒非痛，终夜不得眠，但心没晓会处，或时发一声，如叹息之状。医者不晓是何证，但以宁心宽膈等药，不效。召予诊视，两手关脉长，按之有力，乃曰：懊侬怫郁证也。此胃中有燥屎，宜与承气汤。服之，下燥屎二十枚，次复下溏粪，得利而解。论曰：仲景云，阳明病下之，心中懊侬而微烦，胃中有燥屎，可攻，宜承气汤。又云：病者小便不利，大便乍难乍易，时有微热，怫郁不得眠者，有燥屎也，承气汤主之。盖屎在胃则胃不和。《素问》曰：胃不和则卧不安。此所以夜不得眠也。仲景云：胃中燥，大便坚者，必谵语。此所以时时谵言也。非烦非躁，非寒非痛，所谓心中懊侬也。声口叹息，而时发一声，所谓水气怫郁也。燥屎得除，大便通利，阴阳交和，是以其病得除。

市人张某，年可四十，病伤寒，大便不利，日晡发热，手循衣缝，两手撮空，目直视急，更三医矣。皆曰伤寒最恶证也，不可治。后召予，予不得已往诊之。曰：此诚恶候，染此者十中九死。仲景虽有证而无治法，但云脉弦者生，涩者死。况经吐下，难于用药，谩以药与，若大便得通，而脉强者，庶可料理也。遂用小承气汤与之，一投而大便通利，诸疾渐退，脉且微弦，半月得瘥。论曰：或问下之而脉得弦者生，何也？答曰：《金匮玉函经》云：循衣摸床，妄撮，怵惕不安，微喘直视，脉弦者生，涩者死。微者但发热谵语，承气汤与之。余尝观钱仲阳《小儿诀法》，手循衣领，及乱捻物者，肝热也。此证《玉函》列在阳明部，阳明胃也。肝有邪热，淫于胃经，故以承气汤泻肝而得强，脉则平而和，胃且坚不受，此百生之理也。予尝谓：仲景论，不通诸医书，以发明隐奥，而专一经者，未见其能也。须以古今方书，发明仲景余意。

腹痛

朱保义抚辰，庚戌春，权监务。予一日就务谒之，见拥炉忍痛，若不禁状。予问所苦，小肠气痛，求予诊之。予曰：六脉虚浮而紧，非但小肠气，恐别生他疾。越数日再往，卧病已五日矣，入其室，见一市医孙尚者供药。予诊之曰：此阴毒证，肾虚阳脱，脉无根蒂，独见于皮肤，黄帝所谓悬绝，仲景所谓瞥如羹上肥也。早晚喘急，未几而息已高矣。孙生尚与术附汤，灸脐下。予曰：虽卢扁之妙无及矣。是夕死，故论伤寒以真气为主。论曰：伤寒不拘阴证阳证，阴毒阳毒，要之真气强壮者易治，真气不守，受邪才重，便有必死之道，何也。阳证宜下，真气弱，则下之便脱，阴证宜温，真阴弱，温之则客热便生，故医者难于用药，非病不可治也。主本无力也。经曰：阳胜则身热，腠理闭，喘粗，为之俯仰，汗不出而热，齿干，以烦冤腹满死，阴胜则身寒，寒则厥，厥则腹满死。帝曰：调此二者奈何？岐伯曰：女子二七天癸至，七七止；男子二八精气溢，八八止。妇人月事，以时下，故七欲损也。男子精，欲满不欲竭，故八欲益也。如此则男妇身常无病，无病精气常固，虽有寒邪，易于调治，故曰二者可调，是知伤寒真气壮者易治也。

有市人李九妻，患腹痛，身体重，不能转侧，小便遗失，或作中湿治。予曰：非是也。三阳合病证。仲景云（见阳明篇第十证）：三阳合病，腹满，身重难转侧，口不仁，面垢，谵语，遗尿。不可汗，汗则谵语，下则额上汗出，手足逆冷。乃三投白虎汤而愈。

黄疸

五月，避地维扬，东面里沙中一豪子，病伤寒八九日，身体洞黄，鼻目皆黄，两髆及项、头、腰皆强急，大便涩，小便如金。予诊曰：脉紧且数，其病脾先受湿，暑热蕴蓄于足太阴之经，宿谷相搏，郁蒸而不得泄，故使头面有汗，项以下无之。若鼻中气冷，寸口近掌无脉，则死。今脉与证相应，以茵陈汤调五苓散与之，数日瘥。

人病身体疼痛，面黄喘满，头痛，自能饮食，大小便如常，或者多以茵陈五苓散与之。予诊其脉曰：大而虚，鼻塞且烦，其证如前，则非湿热与宿谷相搏，乃头中寒湿。仲景云：疼痛发热，面黄而喘，头痛，鼻塞而烦，其脉大，自能饮食，腹中和无病。病在头中寒湿，故鼻塞，纳药鼻中则愈。而仲景无药方，其方见《外台》《删繁》，证云：治天行热毒，通贯脏腑，沉鼓骨髓之间，或为黄疸，须瓜蒂散。瓜蒂二七枚，赤小豆、秫米各二七枚，为末，如大豆许，内鼻中，缩鼻当出黄水。慎不可吹入鼻中深处。

夏有高师病黄证，鼻内酸疼，身与目如金色，小便赤涩，大便如常，则知病不在脏腑。今眼睛疼，鼻额痛，则知病在清道中矣。清道者，华盖肺之经也。若服大黄，则必腹胀为逆。当用瓜蒂散，先含水，次搐之，令鼻中黄水尽则愈。如其言，数日而病除。

胁痛

董齐贤病伤寒数日，两胁挟脐，痛不可忍，或作奔豚治。予视之曰：非也。少阳胆经，循胁入耳，邪在此经，故病心烦，喜呕，渴，往来寒热，默不能食，胸胁满闷，少阳证也。始太阳传入此经，故有是证。仲景云：太阳病不解，传入少阳，胁下满干呕者，小柴胡汤主之。三投而痛止，续得汗解。

霍乱

夏，钟离德全一夕病，上吐下泻，身冷，汗出如洗，心烦躁，予以香薷饮与服之。翌日遂定，进理中等调之痊。论曰：仲景云，病发热头痛，身疼恶寒吐利者，此属何病？答曰：此名霍乱。自吐下又利止而复作，更发热也。此病多由暑热，阴阳不和，清浊相干，饮食过伤，三焦溷乱，腹中撮痛，烦渴不止，两足转筋，杀人颇急，不可缓也。

泄泻

吕商得伤寒，自利腹满，不烦，不渴，呕吐，头痛。予诊趺阳脉大而紧，曰：太阴证也。若少阴下利必渴，今不渴，故知太阴证。仲景云：自利不渴属太阴。调治数日愈。论曰：或问伤寒何以诊趺阳？予曰：仲景称趺阳脉大而紧者，当即下利。《脉经》云：下利脉大为未止，脉微细者今自愈。仲景论趺阳脉九十一处，皆因脾胃而设也。且如称趺阳脉滑而紧，则曰滑乃胃实，紧乃脾弱。趺阳脉浮而涩，则曰浮为吐逆，水谷不化，涩则食不得入。趺阳脉紧而浮，浮则腹满，紧则绞痛。趺阳脉不出，则曰脾虚，上下体冷，肤硬。则皆脾胃之设可知矣。大抵外证腹满自利，呕恶吐逆之类，审是病在脾胃，而又参决以趺阳之脉，则无失矣。其脉见于足趺之阳，故曰趺阳。仲景讥世人握手而不及足。

编者按：许叔微认为“脾为中州土，主四肢一体之事”，即脾胃为气血生化之源，是人体脏腑气血功能的重要基础，故将脾胃分别称“胃气”和“脾元”，分别对二者的生理作用进行了详细论述。如《类证普济本事方续集》卷一《治诸虚进食生血气并论》指出：“何谓须用有胃气，缘胃受谷气，谷气生则能生气血，气血壮则荣卫不衰，荣卫不衰则病自去矣，如五脏六腑表里之间，皆出自谷气而相传授，生气血而灌荫五脏，或气血不足则五脏六腑荫无所自，况加之于忧愁思虑、喜怒不常、起居劳役、饮水不节、房事过多、冲雪冒霜、伏暑郁热，损失耗散，则病生焉。”此外，许叔微认为，脾胃是维持全身脏腑气血正常生理功能的根本所在，脾胃失常是疾病发生的重要根源。如《类证普济本事方续集》卷一云：“左右手三阳三阴十二经脉，皆须用有胃气或加之有疾，而无胃气者不问病之轻重，不救。”许叔微强调，脾胃气盛是人体脏腑气血功能健旺的先决条件，故在遣方用药上注重“调护脾胃”，以便预防疾病的发生或防止病情的加重。当脾胃之气不足时，需急以方药，以救护胃气。后世学者周朝进归纳许叔微的治脾方法有 7 种——健脾益气、温中散寒、温阳化湿、温脾导积、调中健脾、燥脾填臼、清养胃阴。

第二章

金元医家验案

张从正

张从正，字子和，号戴人。据董尚朴考证，张从正生于1167年(金大定七年)前后，卒于1229年(金正大六年)前后，睢州考城(今河南民权县)人。张从正私淑刘完素的学术观点，对于汗、吐、下三法的运用有独到见解，积累了丰富经验，扩充了三法的运用范围，形成了以攻邪治病的独特风格，被后世称为金元四大家之一，又称"攻邪派"的代表。张从正将疾病产生的病因总归于外界不同邪气的侵袭。他强调邪气致病，并非忽略人体之虚，或者忽略在疾病过程中有正虚的一面。张从正一生著述甚多，除《儒门事亲》外，尚有《伤寒心镜》一卷、《张氏经验方》二卷、《治病撮要》一卷、《秘传奇方》二卷传世。

呕吐

柏亭王论夫，本因丧子忧抑，不思饮食。医者不察，以为胃冷，去寒之剂尽用，病变呕逆而瘦。求治于戴人。一再涌泄而愈。愈后忘其禁忌，病复作，大小便俱秘，脐腹撮痛，呕吐不食十日，大小便不通十有三日，复问戴人。戴人曰：令先食葵羹、菠菱菜、猪羊血以润燥开结，次与导饮丸二百余粒，大下结粪，又令恣意饮冰水数升，继搜风丸、桂苓白术散以调之。食后服导饮丸三十余粒。不数日，前后皆通，痛止呕定食进。戴人临别，又留润肠丸以防复结，又留涤肠散，大便闭则用之。凡服大黄、牵牛，四十余日方瘳。论夫自叹曰：向使又服向日热药，已非今日人矣。一僧问戴人，云：肠者畅也。不畅何以？

泄泻

维扬府判赵显之，病虚羸，泄泻褐色，乃洞泄寒中证也。每闻大黄气味即注泄。张诊之，两手脉沉而软。令灸分水穴一百余壮，次服桂苓甘露散、胃风汤、白术丸等药，不数月而愈。

赵明之，米谷不消，腹作雷鸣，自五月至六月不愈。诸医以为脾受大寒，故泄，与圣散子、豆蔻丸，虽止一二日，药力尽而复作。诸医不知药之非，反责病之不忌口。张至而笑曰：春伤于风，夏必飧泄。飧泄者，米谷不化而直过下出也。又曰：米谷不化，热气在下久，风入中，中者脾胃也。风属甲乙，脾胃属戊己，甲乙能克戊己，肠中有风，故鸣。经曰：岁木太过，风气流行，脾土受邪，民病飧泄。诊其两手，脉皆浮数，为病在表也，可汗之，直断曰风随汗出。以火二盆暗置床下，不令病患见火，恐增其热，招之入室，使服涌剂，以麻黄投之，既乃闭其户，从外锁之，汗出如洗，待一时许开户，减火一半，须臾汗止，泄亦止。

麻知几妻，当七月间脏腑滑泄。以降火之药治之，少愈。后腹胀及乳痛，状如吹乳，头重壮热，面如渥丹，寒热往来，嗌干呕逆，胸胁痛，不能转侧，耳鸣，食不可下，又复泄泻。麻欲泻其火，则脏腑已滑数日矣，欲以温剂，则上焦已热实，不得其法。请张未至，因检刘河间方，惟益元散正对此证，能降火解表止渴，利小便，定利安神。以青黛、薄荷末调二升（青黛、薄荷用得妙，所以能散少阳之邪也），置之枕右，使作数次服之。夜半遍身冷汗出如洗，先觉足冷如冰，至此足大暖，头顿轻，肌凉痛减，呕定利止。及张至，麻告之已解。张曰：益元固宜，此是少阳证也，能使人寒热偏剧，他经纵有寒热，亦不至甚。既热而又利，何不以黄连解毒汤服之？乃令诊脉，张曰：娘子病来心常欲痛哭为快否？妇曰：欲如此，予亦不知所谓。张曰：少阳相火凌烁肺金，金受屈制，无所投告。肺主悲，故但欲痛哭而为快也（子和之学如此，是真能洞见症结者，岂后学所可轻议）。麻曰：脉初洪数有力，服益元散后已平，又闻张之言，便以当归、白芍和解毒汤味数服之，大瘥。

一僧，病泄泻数年。丁香、豆蔻、干姜、附子、官桂、乌梅等燥药，燔针烧脐焫脘，无有缺者。一日发昏不省，张诊，两手脉沉而有力，《脉诀》云下利脉小者生，脉浮大者无瘥。以瓜蒂散涌之，出寒痰数升，又以无忧散泄其虚中之积，及燥粪盈斗。次日以白术调中汤、五苓散、益元散调理数日而起。

刘德源，病洞泄，逾年食不化，肌瘦力乏，行步倾欹，面色黧黑。凡治利之药，遍用无效。张乃出示《内经》洞泄之说以晓之，先以舟车丸、无忧散下十余行，殊不困，已颇善食。后以槟榔丸磨化其滞。待数日，病已大减，又下五行。后数日，更以苦剂越之，病渐愈。而足上患一疖，此里邪去而之外，病痊之候，凡病皆如是也。

刘仓使，大便少而频，日七八十次，常于两股间悬半枚瓠芦，如此十余年。张见而笑曰：病既频，欲通而不得通也，何不大下之？此通因通用也，此一服药之力耳。乃与药大下之，三十余行，顿止。

殷辅之父，年六十余，暑月病泄泻，日五六十行，喜饮，而家人辈争之。张曰：夫暑月，年老津液衰少，岂可禁水？但劝之少饮。先令以绿豆、鸡卵十余枚同煮，卵熟取出，令豆软，下陈粳米作稀粥，搅令寒，食鸡卵以下之，一二顿病减大半。盖粳米、鸡卵，皆能断利，然后制抑火流湿之药与，调理而愈。

一男子，病泄十余年。豆蔻、阿胶、诃子、龙骨、乌梅、枯矾，皆用之矣，中脘、脐下、三里，岁岁灸之，皮肉绉槁，神昏足肿，泄如泔水，日夜无度。张诊其两手脉沉微，曰：生也。病患忽曰：羊肝生可食乎？曰：羊肝止泄，尤宜食。病患悦，食一小盏许，以浆粥送之几半升，续又食羊肝（生）一盏许，次日泄减七分，如此月余而安。夫胃为水谷之海，不可虚怯，虚怯则百邪皆入矣。或思荤蔬，虽与病相反，亦令少食，图引浆粥，此权变之道也。若专以淡粥责之，则病患不悦而食减，久则增损命，世俗误甚矣。

讲僧德明，初闻家遭兵革继，又为寇贼所惊，得脏腑不调证。后入京，不伏水土，又兼心气，以致危笃。前后三年，八仙丸、鹿茸丸、烧肝散皆服之不效，乃求药于戴人。戴人曰：此洞泄也，以谋虑久而不决而成。肝主谋虑，甚则乘脾，久思则脾湿下流。乃上涌痰半盆，末后有血数点，肝藏血故也。又以舟车丸、浚川散下数行，仍使澡浴出汗，自尔病乃日轻。后以胃风汤、白术散调养之，一月而强实复故矣。

又治一人，泻利不止，腹鸣如雷，不敢冷坐，坐则下注如倾。诸医例断为寒证，姜、桂、丁香、豆蔻及枯矾、龙骨之类，靡不遍服，兼以燔针灼艾，迁延将二十载。戴人诊之，曰：两寸脉皆滑，余不以为寒，然其所以寒者水也，以茶调散涌寒水五七升，又以无忧散泄积水数十行，乃通因通用之法也。次以五苓散淡剂渗利之，又以甘露散止渴，不数日而全愈。

又治一人，腹中雷鸣泄注，水谷不分，小便涩滞，皆曰脾胃虚寒故耳。豆蔻、乌梅、罂粟壳、干姜、附子，曾无一效；中脘脐下，灸已数十，燥热转甚，小溲涸竭，瘦削无力，饮食减少。命予视之，余以谓《应象论》曰：热气在下，水谷不分，化生飧泄；寒气在上，则生䐜胀。而气不散，何也？阴静而阳动故也。诊其两手脉息，俱浮大而长，身表微热。用桂枝麻黄汤，以姜枣煎，大剂连进三服，汗出终日，至旦而愈。次以胃风汤，和平脏腑，调养阴阳，食进病愈。

李德卿妻，因产后病泄一年余，四肢瘦乏，诸医皆断为死证。当时戴人在朱葛寺，以舟载而乞治焉。戴人曰：两手脉皆微小，乃痢病之生脉。况洞泄属肝经，肝木克土而成。此疾亦是肠澼。澼者，肠中有积水也。先以舟车丸四五十粒，又以无忧散三四钱，下四五行。寺中人皆骇之：病羸如此，尚可过耶？众人虽疑，然亦未敢诮，且更看之。复导饮丸，又过之，渴则调以五苓散。向晚使人伺之，已起而绕床，前后约三四十行。以胃风汤调之，半月而能行，一月而安健。

饮食伤

一佃侣，好茶成癖，积在左胁。曰：此与肥气颇同，然痎疟不作，便非肥气。虽病十年，不劳一日，况两手沉细，有积故然。吾治无针灸之苦，但用药即可享寿尽期。先以茶调散吐出宿茶数升，再以木如意揃之，又涌数升，皆作茶色。次以三花神佑丸十余粒，是夜泻二十余行，脓水相兼，燥粪瘀血，杂然而下。明日以除湿之剂，使服十余日，诸苦悉蠲，神色清莹。

一酒病患，头疼身热恶寒，状类伤寒。诊其脉，两手俱洪大，三两日不圊，以防风通圣散约一两，水一中碗，生姜二十余片，葱二十茎，豆豉一大撮，同煎三沸，去渣，稍热分作二服。先服一多半，须臾以钗股探引咽中，吐出宿酒，香味尚然，约一两掬，头上汗出如洗，次服少半，立愈。

苏郡丞秦水心，初有中气虚寒之症，兼以案牍丛脞，应酬纷扰，遂致疲倦食少，肌表微热，不能治事。召诊，始而用温，继而用补，其后每剂加参至两许，附至三钱，然后饮食大进，精神焕发。复因汤液久而苦口，则更制丸剂常服，大抵不外扶阳抑阴之义。忽一日，诸症复发，视前较甚，加之自汗头晕，懒于言语。亟延诊，首讯昔日大剂温补煎方，盖谓丸剂缓而无济也。诊毕曰：症即前日之症，药非前日之药，是殆劳神动怒之后，复为饮食所伤，致令当纳受者不纳受，当运化者不运化，实热滞于太阴阳明两经，此王道安所谓饮食劳倦之中仍有有余不足。今非昔比，参、附断断不可沾唇者，惟宜清导消热耳。郡丞首肯，遂如法治之而愈。所以知秦之病者，其脉左关独大，而气口紧盛倍常。左关独大者，肝主劳与怒也；气口紧盛，非食而何？借若胶柱前方，实实之咎，其何能辞？

顾开一内人，以伤食饱闷求治。诊其脉，气口初非紧盛，而反得虚微，察其症，虽若胸次有物，而神气殊短，正符东垣饮酒食劳倦之说，宜补正以祛邪。即用六君子健脾，佐以姜、桂等味，助中焦腐熟水谷。一二剂后腹胀宽舒，君子进而小人退之机也。改用补中益气汤，脾泻即止，饮食如常，神气日增。

不食

张叟，年七十一，暑月田中，因饥困伤暑，食饮不进，时时呕吐，口中常流痰水，腹胁作痛。医者概用平胃散、理中丸、导气丸，不效，又加针灸，皆云胃冷，乃问戴人。戴人曰：痰属胃，胃热不收，故流痰水。以公年高，不敢上涌，乃使箸探之，不药而吐之痰涎一升。次用黄连清心散、导饮丸、玉露散以调之。饮食加进，惟大便秘，以生姜、大枣煎调胃承气汤一两夺之，遂愈。

项关令之妻，病食不欲食，常好叫呼怒骂，欲杀左右，恶言不辍。众医皆处药，几半载尚尔。其夫命戴人视之。戴人曰：此难以药治，乃使二娼，各涂丹粉，作伶人状，其妇大笑；次日，又令作角抵，又大笑；其旁常以两个能食之妇，夸其食美，其妇亦索其食，而为一尝。不数日，怒减食增，不药而瘥，后得一子。夫医贵有才，若无才，何足应变无穷？

噎膈

遂平李官人妻，病咽中如物塞，食不下，中满，他医治之不效。戴人诊其脉曰：此痰膈也。《内经》曰：三阳结为膈。王启玄又曰格阳，云阳盛之极，故食格拒而不入。先以通经散越其一半，后以舟车丸下之，凡三次，食已下。又以瓜蒂散再越之，健啖如昔日矣。

黄疸

一男子作赘，偶病疸，善食而瘦，四肢不举，面黄无力。其妇翁欲弃之，其女子不肯，曰：我已生二子矣，更他适乎？翁本农者，召婿意欲作劳，见其病甚，每日辱诟，人教之饵胆矾丸、三棱丸，了不关涉，针灸祈禳，百无一济。张见之，不诊而疗，使服涌剂，去积痰宿水一斗。又以泻水丸、通经散下四五十行，不止，命以冰水一钟，饮之立止。服平胃散等，间服槟榔丸五七日，黄退力生。盖脾疸之症，湿热与宿谷相搏故也，俗谓之金劳黄。

周、黄、刘三家，各有仆病黄疸。张曰：仆役之职，饮食寒热，风暑湿气，寻常触冒，恐难调摄，虚费治功。其二家留仆于张所，从其余饵。一仆不离主人执役。三人同服苦散以涌之，又服三花神佑丸下之。五日之间，果二仆愈，一仆不愈，如其言。

一女子，病黄，遍身浮肿，面如金色，困乏无力，不思饮饵，惟喜食生物泥煤之属。先以苦剂蒸为饼丸，涌痰一碗。又以舟车丸、通经散，下五七行如墨汁。更以导饮丸、磨气散，数日肌肉如初。

蔡寨成家一童子，年十五岁，病疸一年，面黄如金，遍身浮肿乏力，惟食盐与焦物。戴人以茶调散吐之，涌涎一盂。临晚，又以舟车丸七八十粒，通经散三钱，下四五行。待六七日，又以舟车丸、浚川散，下四五行。盐与焦物见而恶之，面色变红。后再以茶调散涌之，出痰二升，方能愈矣。

安喜赵君玉为掾省日，病发遍身黄，往问医者。医云：君乃阳明证。公等与麻知几皆受训于张戴人，是商议吃大黄者，难与论病。君玉不悦，归，自揣无别病，乃取三花神祐丸八十粒，服之，不效。君玉乃悟曰：予之湿热盛矣；此药尚不动。以舟车丸、浚川散作剂，大下一斗，粪多结者，一夕黄退。君玉由此益信戴人之言。

心胃痛

一将军，病心痛不可忍。戴人曰：此非心痛也，乃胃脘当心痛也。《内经》曰：岁木太过，风气流行，民病胃脘当心而痛。乃与神祐丸一百余粒，病不减。或问曰：此胃脘有寒，宜温补。将军素知戴人明了，复求药于戴人。戴人复与神祐丸二百余粒，作一服，大下六七行，立愈。

胁痛

一人，病危笃，自述曰：我别无病，三年前当，隆暑时出村野，有以煮酒馈予者，适村落无汤器，冷饮数升，便觉左胁下闷，渐作痛，结硬如石，至今不散，针灸磨药，殊无寸效。张诊之，两手俱沉实而有力，先以独圣散吐之，一涌二三升，气味如酒，其痛即止，后服和脾安胃之剂而愈。

大便不通

顿有老人，年八十岁，脏腑涩滞，数日不便，每临后时头目昏眩，鼻塞腰痛，积渐食减，纵得食，便结燥如弹。一日，友人命食血脏葵羹、油渫菠薐菜，遂顿食之，日日不乏，前后皆利，食进神清。年九十岁，无疾而终。《图经》云：菠薐菜，利肠胃，芝麻油炒而食之，利大便。葵宽肠，利小便。年老之人，大小便不利最为急切。此亦偶得泻法耳。

子和表兄，病大便燥滞，无他症，常不敢饱食，饱则大便极难，结实如铁石。或三五日一如圊，目前星飞，鼻中血出，肛门连广肠痛，痛则发昏，服药则病转剧。巴豆、芫花、甘遂之类皆用之，过多则困，泻止则复燥。如此数年，遂畏药，性暴急不服，但卧病待尽。两手脉息俱滑实有力，以大承气汤下之，继服神功丸、麻仁丸等药，使食菠薐菜及猪羊血作羹，百余日充肥，亲知骇之。粗工不知燥分四种：燥于外则皮肤皱揭，燥于中则精血枯涸，燥于上则咽鼻焦干，燥于下则便溺结秘。夫燥之为病，是阳明之化也，水液衰少，故如此。然可下之，当择之。巴豆可以下寒，甘遂、芫花可以下湿，大黄、朴硝可以下食。《内经》曰：辛以润之，咸以软之。《周礼》曰：以滑养窍。

戴人过东杞，一妇人病大便燥结，小便淋涩，半生不娠，惟常服疏导之药，则大便通利，暂废药则结滞。忽得孕，至四五月间，医者禁疏导之药，大便依常为难，临圊则力努，为之胎坠。凡如此胎坠者三。又孕，已经三四月，弦望前后，漫溺结涩，甘分胎陨，乃访戴人。戴人诊其两手脉，俱滑大。脉虽滑大，以其且妊，不敢陡攻。遂以食疗之，用花减煮菠薐葵菜，以车前子苗作茹，杂猪羊血作羹，食之半载，居然生子，其妇燥病方愈。戴人曰：余屡见孕妇利脓血下迫，极努损胎，但同前法治之愈者，莫知其数也。为医拘常禁，不能变通，非医也，非学也。识医者鲜，是难说也。

编者按：张从正认为，脾胃居人体之中焦，胃受纳饮食，通降代谢是其常度，且该经多气多血；脾运化精微津液，主肌肉；从标本中气论，二者多湿化。当处于湿邪困脾的病理状态时，治疗上要健脾燥湿。如茯苓、白术、山药等，这些药物燥湿不是燥脾；燥湿药多为甘淡之品，常有濡润之功。因而从生理上来说，脾运化水谷津液并不是在“燥”的环境下。张从正概括其所处时代常见脾胃病为：“中州食杂，而多九疸、食痨、中满、留饮、吐酸、腹胀之病。盖中州之地，土之象也，故脾胃之病最多。”他认为，脾胃病的病机为热盛、湿盛、酒食积滞三方面。其治疗脾胃病的特色在于，先分虚实，实证以祛邪为主，虚证以补为主。在治疗实证时，遵循“水火分治”大法，多采用清热泻下、利水渗湿、消积磨食之药。张从正针对脾胃之虚，不以药补，但用食疗，于汗吐下三法之后，多以淡粥“温养脾胃”。此外，张从正所谓“利水道”的淡渗之剂，如无忧散、五苓散、白术调中汤、白术汤、桂苓甘露散等，均含辛温药物，利湿逐饮之中，客观上也可健脾温胃。张从正广泛使用这些方剂，既用于祛湿，也用于汗、吐、下三法攻邪后善后调治，显然意在“流湿润燥”“分阴阳、利水道”，也暗合补益脾胃之理。张从正重视药物攻邪，食物养虚，最终达到“陈莝去而肠胃洁”“饮食日美”“病去食进”。

李杲

李杲(1180—1251),字明之,晚年自号东垣老人,真定(今河北省正定)人。李杲从师于张元素,是中国医学史上“金元四大家”之一,是中医“脾胃学说”“补土派”的创始人。李杲十分强调脾胃在人体生命活动中的重要作用。李杲脾胃论的核心是“内伤脾胃,百病由生”。同时,李杲还将内科疾病系统地分为外感和内伤两大类,这对临床上的诊断和治疗有很强的指导意义。对于内伤疾病,他认为以脾胃内伤最为常见,如饮食不节、劳逸所伤及情绪失常,易致脾胃受伤、正气衰弱,从而引发多种病变。另外,脾胃属土居中,与其他四脏关系密切,不论哪脏受邪或劳损内伤,都会伤及脾胃。同时,各脏器的疾病也都可以通过脾胃来调和濡养、协调解决。但他不主张使用温热峻补的药物,而是提倡按四时的规律,对实性病邪采取汗、吐、下的不同治法。他还十分强调辨证论治的原则,强调虚者补之,实者泻之,不可犯虚虚实实的错误。其主要著作有《脾胃论》《内外伤辨惑论》《医学发明》《兰室秘藏》《活法机要》等。

便血

一人,宿有阳明血证,因五月大热,吃杏,肠癖下血,唧远散漫如筛,腰沉沉然,腹中不和,血色黑紫,病名湿毒肠癖,阳明少阳经血证也,以芍药一钱五分,升麻、羌活、黄芪各一钱,生熟地黄、独活、牡丹皮、炙甘草、柴胡、防风各五分,归身、葛根各三分,桂少许,作二服。

一人,肠澼下血,另作一派,其血唧出有力而远射,四散如筛。春中血下行,腹中大作痛,乃阳明气冲,热毒所作也,当升阳,去湿热,和血脉。以陈皮二分,熟地、归身、苍术、秦艽、桂各三分,生地、丹皮、生甘草各五分,升麻七分,炙甘草,黄芪各一钱,白芍一钱五分,名曰升阳去热和血汤,作一服,水四盏煎至一盏,空心稍热服。

一人,肠澼下血,色紫黑,腹中痛,腹皮恶寒。右关弦,按之无力,而喜热物熨之,内寒明矣。以肉桂一分,桂枝四分,丹皮、柴胡、葛根、益智仁、半夏各五分,归身、炙甘草、黄芪、升麻各一钱,白芍一钱半,干姜少许,名曰益智和中汤,都作一服,水三盏煎至一盏,温服。

一人,太阴阳明腹痛,大便常泄,若不泄即秘而难,见在后传作湿热毒,下鲜红血,腹中微痛,胁下急缩。脉缓而洪弦,中之下得之,按之空虚。以苏木一分,藁本、益智各二分,熟地、炙甘草三分,当归身四分,升麻、柴胡各五分,名曰和中益胃汤,作一服,空心温服。

泄泻

一人,一日大便三四次,溏而不多,有时作泻,腹中鸣,小便黄。以黄芪、柴胡、归身、益智、陈皮各三分，升麻六分，炙甘草二钱，红花少许，作一服，名曰黄芪补胃汤，水二盏，煎一盏，稍热，食前服之。

一人，五更初晓时必溏泄一次，此名肾泄。以五味子二两，吴萸半两（即二神丸。用细粒绿色者）。二味炒香熟为度，细末之，每服二钱，陈米饮下，数服而愈。《内经》曰：肾者，胃之关也。关门不利，故聚水而生病也。

痢疾

一老仆，面尘脱色，神气特弱，病脱肛日久，服药未效，复下赤白脓痢，作里急后重，白多赤少，不任其苦求治。曰：此非肉食膏粱，必多蔬食，或饮食不节，天气虽寒，衣盖犹薄，不禁而肠头脱下者，寒也。真气不禁，形质不收，乃血滑脱也。此乃寒滑，气泄不固，故形质下脱也，当以涩去其脱而除其滑，微醋之味固气上收，以大热之剂而除寒补阳，阳以补气之药升阳益气。用御米壳（去蒂萼，蜜炒）、橘皮，已上各五分，干姜（炮）六分，诃子（煨，去核）七分，为细末，都作一服，水二盏煎减半，空心热服。

一人，因伤冷饭，水泄，一夜十数行，变作白痢，次日其痢赤白：腹中痛，减食热躁，四肢沉困无力。以生黄芩三分，当归身四分，肉桂、炙甘草各五分，猪苓、茯苓各六分，泽泻一钱，白芍一钱半，苍术、生姜、升麻、柴胡各二钱，分作二服，食前稍热服。

编者按：李杲在脾胃的生理、病理、诊断、治疗诸方面，形成了个人独成一家的系统理论，故而后世称其为“补土派”。李杲认为，脾胃是人体气机升降的枢纽，精气的输布依赖于脾气上升，湿浊的排出依赖于胃气下降。“内伤脾胃，百病由生”是李杲脾胃论的核心。只要元气充足，则百病不生，而元气虚损，多因脾胃之气不升。他还将内科疾病系统地分为外感和内伤两大类，这对临床上的诊断和治疗有很强的指导意义。对于内伤疾病，他认为以脾胃内伤最为常见，原因有三：一为饮食不节，二为劳逸过度，三为精神刺激。他认为，脾胃属土居中，与其他四脏关系密切，不论哪脏受邪或劳损内伤，都会伤及脾胃。他还十分强调辨证论治的原则，强调虚者补之，实者泻之。在治疗时，李杲将补脾胃，升清阳，泻阴火，调整升降失常作为治疗大法。补中益气汤是李杲创立的名方之一，也是其遣药制方的代表。

罗天益

罗天益(1220—1290),字谦甫,真定路藁城(今河北藁城)人,另一种说法是真定(今河北正定)人。他幼承父训,有志经史,攻读诗书。长大后,逢乱世,弃儒习医。名医李杲晚年(1244年以后),罗天益向他学医数年,尽得其术。李杲身后,他整理刊出了多部李杲的医学著作,对传播"东垣之学"起到了重要作用。晚年诊务之余,他以《黄帝内经》理论及张元素、李杲之说为宗,旁搜博采众家,结合自己的体会,撰写了《卫生宝鉴》。罗天益生活于金末元初,其学术思想遥承张元素,授受于李杲,又突出"易水学派"特色(脏腑辨证、脾胃理论、药性药理的运用),成为易水学派理论形成和发展过程中承前启后的一位重要医家。他将医学知识分经论证而以方类之,历三年三易其稿而成《内经类编》,今佚。至元三年(1266),以所录李杲效方类编为《东垣试效方》。又撰集《卫生宝鉴》,讨论方、药及药理,附列验案。另著《药象图》《经验方》《医经辨惑》(见刘因《静修集》)等书,均佚。经罗天益整理的张元素的著作有《洁古注难经》。罗天益的主要学术思想反映在《卫生宝鉴》一书中。

饮食伤

博儿赤马刺,因猎得兔以火炙食过多,抵暮困倦,渴饮潼乳斗余,是夜腹胀如鼓,疼痛闷乱,吐泻不得,躁扰欲死,其脉气口大二倍于人迎,右关尤有力。盖炙肉干燥,多食以致发渴,畅饮潼乳,肉得湿而胀滂,肠胃俱填塞,无更虚更实传化之理。《内经》云:阴气者,静则神藏,躁则消亡,饮食自倍,肠胃乃伤。今因饮食太过,使阴气躁乱,神不能藏,死在旦夕矣,若非峻急之剂,岂能斩关夺门。遂以备急丸十粒,分二次服,又与无忧散五钱,须臾大吐大下,约去二斗余,腹中渐空快,次日以粥饮调理而愈。

痢

于至元己亥,治廉台王千户,年四十五,领兵镇涟水。此地卑湿,因劳役过度,饮食失节,至深秋疟痢并作,月余不愈,饮食全减,形羸瘦。仲冬舆疾归,罗诊,脉弦而微如蛛丝,身体沉重,手足寒逆,时复麻木,皮肤痂疥如疠风之状,无力以动,心腹痞满,呕逆不止,此皆寒湿为病久淹,真气衰弱,形气不足,病气亦不足。《针经》云:阴阳皆不足,针所不为,灸之则宜。《内经》曰:损者益之,劳者温之。《十剂》曰:补可去弱。先以理中汤加附子,温养脾胃,散寒湿;涩可去脱,养脏汤加附子,固肠胃,止泻痢。仍灸诸穴,以并除之。经云府会太仓,即中脘也,先灸五七壮,以温养脾胃之气,进美饮食;次灸气海百壮,生发元气滋荣百脉,充实肌肉;复灸足三里,胃之合也,三七壮,引阳气下交阴分,亦助胃气后灸阳辅二七壮,接阳气,令足胫温暖,散清湿之邪。迨月余,病气去,神完如初。

腹痛

赵运使夫人，年近六十，三月间病脐腹冷痛，相引胁下，痛不可忍，反复闷乱，不得安卧。乃先灸中庭穴，在膻中下寸六分陷者中，任脉气所发，灸五壮或二七三七壮。次以当归四逆汤，归尾七分，桂、附、茴香、柴胡各五分，芍药四分，茯苓、延胡、川楝各三分，泽泻一分，水煎服，数服愈。

又治火儿赤怜歹，久患疝气，脐腹阵痛，搐撮不可忍，腰曲不能伸，热物熨之稍缓，脉得沉小而急。《难经》云：任之为病，男子内结七疝，皆积寒于小肠间所致也，非大热之剂则不能愈。遂以沉香、附子、川乌、炮姜、良姜、茴香、肉桂、吴茱萸各一两，醋丸，米饮汤下，名沉香桂附丸，一日二服。又间以天台乌药散，每服一钱，热酒泡生姜汤下，服此二药，旬日良愈。

便血

真定总管史侯男，年四十余，肢体本瘦弱，于至元辛巳，因秋收租，佃人致酒，味酸，不欲饮，勉饮数杯，少时腹痛，次传泄泻无度，日十余行，越旬便后见血红紫，肠鸣腹痛。医曰：诸见血者为热，用芍药柏皮丸治之，不愈，仍不欲食，食则呕酸，形体愈瘦，面色青黄不泽，心下痞，恶冷物，口干，时有烦躁，不得安卧。罗诊之，脉弦细而微迟，手足稍冷。《内经》曰：结阴者，便血一升，再结二升，三结三升。又云：邪在五脏，则阴脉不和而血留之。结阴之病，阴气内结，不得外行，无所禀，渗肠间，故便血也。以苍术、升麻、熟附子各一钱，地榆七分，陈皮、厚朴、白术、干姜、白茯苓、干葛各五分，甘草、益智仁、人参、当归、神曲、炒白芍药各三分。上十六味作一服，加姜、枣煎，温服食前。名曰平胃地榆汤，此药温中散寒，除湿和胃。数服，病减大半。仍灸中脘三七壮，乃胃募穴，引胃上升，滋荣百脉；次灸气海百余壮，生发元气；灸则强食羊肉，又以还少丹服之，则喜饮食，添肌肉；至春再灸三里二七壮，壮脾温胃，生发元气，此穴乃胃之合穴也。改服芳香之剂良愈。

心胃痛

江淮漕运使崔君长子，年二十五，体丰肥，奉养膏粱，时有热证。因食凉物，服寒药，至元庚辰秋，久疟不愈，医用砒霜截药，新汲水送下，禁食热物，疟不止，反加吐利，腹痛肠鸣，时复胃脘当心而痛，屡医罔效。延至次年四月，因劳役烦恼，前证大作。罗诊之，脉弦细而微，手足稍冷，面色青黄不泽，情思不乐，恶烦冗，食少，微饱则心下痞闷，呕吐酸水，发作疼痛，冷汗时出，气促闷乱不安，须人额相抵而坐。《内经》云：上气不足，头为之苦倾；中气不足，溲为之变，肠为之苦鸣；下气不足，则为痿厥心悗。又曰：寒气客于肠胃之间，则卒然而痛，得炅乃已。炅者，热也，非甘辛大热之剂则不能愈。为制扶阳助胃汤，炮干姜一钱五分，人参、草豆蔻、炙草、官桂、白芍各一钱，陈皮、白术、吴茱、益智各五分，炮熟附子二钱，姜、枣煎。服三帖，大势皆去，痛减过半。至秋先灸中脘三七壮，以助胃气；次灸气海百余壮，生发元气，滋荣百脉。以还少丹服之，则善饮食，添肌肉。明年春，灸三里二七壮，乃胃之合穴也，亦助胃气，又引气下行。春以芳香助脾，复以育气汤加白檀香平治之，戒以惩忿窒欲，慎言节食，一年而平复。

黄疸

兀颜正卿，二月间因官事劳役，饮食不节，心火乘脾，脾气虚弱，又以恚怒，气逆伤肝，心下痞满，四肢困倦，身体麻木，次传身目俱黄，微见青色，颜黑，心神烦乱，怔忡不安，兀兀欲吐，口生恶味，饮食迟化，时下完谷，小便癃闭而赤黑，辰巳间发热，日暮则止，至四月尤盛。罗诊其脉，浮而缓。《金匮要略》云：寸口脉浮为风，缓为痹。痹非中风，四肢苦烦，脾色必黄，瘀热以行。趺阳脉紧为伤脾，风寒相搏，食谷则眩，谷气不消，胃中苦浊，浊气下流，小便不通，阴被其寒，热流膀胱，身体尽黄，名曰谷疸。以茵陈叶一钱，茯苓五分，栀子仁、苍术（去皮，炒）、白术各三钱，生黄芩六分，黄连、枳实、猪苓（去皮）、泽泻、陈皮、汉防己各二分，青皮（去白）一分，作一服，以长流水三盏煎至一盏，名曰茯苓栀子茵陈汤，一服减半，二服良愈。《内经》云：热淫于内，治以咸寒，佐以苦甘。又湿化于火，热反胜之，治以苦寒，以苦泄之，以淡渗之。栀子、茵陈苦寒，能泻湿热而退其黄，故以为君。《难经》云：苦主心下满。以黄连、枳实苦寒，泄心下痞满；肺主气，今热伤其气，故身体麻木，以黄芩苦寒，泻火补气，故以为臣。二术苦甘温，青皮苦辛温，能除胃中湿热，泄其壅滞，养其正气；汉防己苦寒，能去十二经留湿；泽泻咸平，茯苓、猪苓甘平，导膀胱中热，利小便而去癃闭也。

至元丙寅六月，时雨霖霪，人多病湿温。真定韩君祥，因劳役过度，渴饮凉茶及食冷物，遂病头痛，肢节亦疼，身体沉重，胸满不食。自以为外感内伤，用通圣散二服，添身体困甚，医以百解散发其汗，越四日以小柴胡汤二服，复加烦热躁渴，又六日以三一承气汤下之，躁渴尤甚，又投白虎加人参、柴胡饮子之类，病愈增。又易医用黄连解毒汤、朱砂膏、至宝丹之类，至十七日后，病势转增，传变身目俱黄，肢体沉重，背恶寒，皮肤冷，心下痞硬，按之则痛，眼涩不欲开，目睛不了了，懒言语，自汗，小便利，大便了而未了。罗诊其脉紧细，按之空虚，两寸脉短，不及本位。此证得之因时热而多饮冷，加以寒凉寒药过度，助水乘心反来侮土，先囚其母，后薄其子。经云：薄所不胜，乘所胜也。时值霖雨，乃寒湿相合，此为阴证发黄明矣。罗以茵陈附子干姜汤主之。《内经》云：寒淫于内，治以甘热，佐以苦辛。湿淫所胜，平以苦热，以淡渗之，以苦燥之。附子、干姜辛甘大热，散其中寒，故以为主；半夏、草豆蔻辛热，白术、陈皮苦甘温，健脾燥湿，故以为臣；生姜辛温以散之，泽泻甘平以渗之，枳实苦微寒，泄其痞满，茵陈苦微寒，其气轻浮，佐以姜、附，能去肤腠间寒湿而退其黄，故为佐使也。煎服一两，前证减半，再服悉去。又与理中汤服之，数日气得平复。

一儿季夏，身体蒸热，胸膈烦满，皮肤如溃橘之黄，眼中白睛亦黄，筋骨痿弱，不能行立。此由季夏之热，加以湿令，而蒸热薄于经络，入于骨髓，使脏气不平，故脾逆乘心，湿热相合而成此疾也。盖心火实则身体蒸热，胸膈烦满，脾湿胜则皮肤如溃橘之黄。有余之气，必乘己所胜而侮不胜，是肾肝受邪，而筋骨痿弱不能行。《内经》云：脾热色黄而肉蠕动。又言湿热成痿，岂不信哉。所谓子能令母实，则泻其子也。盖脾土退其本位，肾水得复，心火自平矣。又经曰：治痿独取阳明。正谓此也。乃以加减泻黄散主之。方以黄连、茵陈各五分，黄柏、黄芩各四分，茯苓、栀子各三分，泽泻二分，作一服煎，热服食前，一服减半，待五日，再服而愈。

编者按：罗天益师从李杲，进一步阐发了饮食劳倦、脾胃受损、元气不足、百病由生的观点，明确提出了脾胃伤须分食伤、饮伤、劳倦伤，当辨虚中有寒和虚中有热的问题。食是有形之物，食伤的病机是饮食失节。胃肠不能胜，气不及化，临床主要表现为心胃满而口无味、气口脉紧盛，在治法上应根据食伤的轻重分别对待，轻者伤及厥阴以枳实丸之类主之，重者伤及少阴以木香槟榔丸、枳壳丸之类主之，若伤及太阴则以备急丸、神保丸、消积丸等主之。饮为无形之气，饮伤脾胃是指嗜酒过度或饮水乳损伤脾胃。饮伤以呕吐恶心、头昏目眩、困倦多睡、神志不清、泄泻为主要表现；在治法上，罗天益反对攻下之法，主张以发汗作为治饮伤的方法，认为汗出始得愈，其次主张利尿，用两种方法上下分消其湿，而对饮伤的一些特殊表现则应随证择药。劳倦的虚中有寒是由于劳倦过度，损伤脾土，中气不调，滞于升降而致。复受寒邪，脾阳不振，营卫失养，津液不行，可以表现出脾胃虚冷、心腹疼痛、不喜饮食、嗜卧懒言等，治宜温中益气、健脾散寒，须用甘辛之剂，如理中汤之类。虚中有热是由于劳倦伤脾，气衰火生，火热伤气所致，表现为虚劳客热、形瘦纳呆、骨蒸潮热、怔忡盗汗等，治宜甘温除热、升阳补气，选用调中益气汤之类。

朱震亨

朱震亨(1281—1358),字彦修,义乌(今属浙江)人,元代医学家;因世居丹溪,后人又称丹溪先生。朱震亨倡"阳常有余,阴常不足"之说,诫人节欲,以免相火妄动而煎灼真阴,以获"阴平阳秘"之境地。朱震亨善滋阴降火,自创方剂甚多,如大补阴丸、琼玉膏等,皆为后世所重,被后世尊为"养阴派"。朱震亨著述甚丰,主要有《格致余论》《局方发挥》《本草衍义补遗》,尚有由其门人及私淑者整理之著作如《金匮钩玄》《丹溪手镜》《脉因证治》《丹溪心法》《丹溪治法心要》。此外,尚有若干署名丹溪,实为托名之著作,如《活法机要》《脉诀指掌图说》等。朱震亨提出"相火论""阳有余阴不足论",以及火热证、杂病的证治经验,对明、清医学的发展有很深刻的影响。后世医家在养阴、治火、治痰、解郁等方面的成就,与朱震亨的启发是分不开的。明代诸医家,如赵道震、赵以德、王履、戴思恭诸人,均师承其学。另有虞抟、王纶、汪机、徐彦纯等亦接受其学术思想,甚至远传海外,为日本医学家所推崇。由此,朱震亨所创之学说被发展成丹溪学派,而朱震亨则成为这个学派的倡导者。

泄泻

叔祖年七十,禀甚壮,形甚瘦,夏末患泻利,至秋深,百方不效,病虽久而神不悴,小便涩少而不赤,两手脉俱涩而颇弦,自言膈微闷,食亦减。因悟曰:此必多年沉积,澼在肠胃。询其平生喜食何物。曰:我喜食鲤鱼,三年无一日缺。朱曰:积痰在肺,肺为大肠之藏,宜大肠之不固也,当与澄其源则流自清。以茱萸、青葱、陈皮、苜蓿根、生姜煎浓汤,和以沙糖,饮一碗许,自以指探喉中,至半时,吐痰半升许如胶,是夜减半,次早又饮,又吐痰半升而利止,又与平胃散加白术、黄连,旬日十余帖而安。

又治一老人,右手风挛多年。九月内泄泻,百药不效,右手脉浮大洪数,此太阴经有积痰,肺气壅遏,不能下降大肠,虚而作泻,当治上焦。用萝卜子擂,和浆水探之,而吐大块胶痰碗许,随安。

一富儿面黄,善啖易饥,非肉不食,泄泻一月,脉大。以为湿热,当脾困而食少,今反形健而多食不渴,此必疳虫也。验其大便果有蛔,令其治虫而愈。至次年夏初复泻,不痛而口干。朱曰:昔治虫而不治疳故也。以去疳热之药,白术汤下,三日而愈。后用白术为君,芍药为臣,川芎、陈皮、黄连、胡黄连,佐芦荟为丸,白术汤下,禁肉与甜,防其再举。

一人,性狡躁,素患下疳疮,或作或止。夏初患自利,膈微闷,医与理中汤,闷厥而苏,脉涩,重取略弦数。朱曰:此下疳之深重者。与当归龙荟丸去麝,四帖而利减,又与小柴胡去半夏,加黄连、白芍、川芎、生姜,数帖而愈。

一老人，奉养太过，饮食伤脾，常常泄泻，亦是脾泄。白术二两，白芍、神曲、山楂、半夏各一两，黄芩五钱。上为末，荷叶包饭，烧为丸。

痢疾

一人，患痢久不愈，脉沉细弦促、右为甚，日夜数十行，下清涕，有紫黑血丝，食少。丹溪曰：此瘀血痢也。凡饱食后疾走，或极力叫号、殴跌，多受疼痛，大怒不泄，补塞太过，火酒火肉，皆致此病。此人以非罪受责故也。乃以乳香、没药、桃仁、滑石，佐以木香、槟榔、大黄，神曲糊丸，米饮下百丸，再服，大下秽物而愈。

一老人年七十，面白，脉弦数，独胃脉沉滑，因饮白酒作痢，下痰水脓血，腹痛，小便不利，里急后重。以参、术为君，甘草、滑石、槟榔、木香、苍术为佐使，煎汤，下保和丸三十粒，次日前证俱减，惟小便未利，以六一散服之而愈。

从叔，年逾五十，夏间患滞下病，腹微痛，所下褐色，后重食减，时有微热，察其脉皆弦而涩，似数而稍长，喜不甚浮大，两手相等，视其神气大减。朱曰：此忧虑所致，心血亏，脾气弱耳。以参、术为君，归身、陈皮为臣，川芎、白芍、茯苓为佐使，时暄热甚，少加黄连，两日而安。此等证，若因其逼迫而用峻剂，误矣。

梅长官，年三十余，奉养厚者，夏秋息痢，腹大痛。或令单煮干姜，与一帖，痛定，少顷又作，又与之，又定，八日服干姜三斤。左脉弦而稍大似数，右脉弦而大稍减，亦似数，重取似紧。朱曰：此必醉饱后食寒凉太多，当作虚寒治之，因服干姜多，以四物去地黄，加参、术、陈皮、酒红花、茯苓、桃仁煎，入姜汁饮之，一月而安。

赵立道，年近五十，质弱而多怒，七月炎暑，大饥索饭，其家不能急具，因大怒两日后，得滞下病，口渴，自以冷水调生蜜饮之，甚快，滞下亦渐缓，如此者五七日，召予视，脉稍大不数。遂令止蜜水，渴时但煎人参白术汤，调益元散与之，滞下又渐收。七八日后觉倦甚，发呃，予知其久下而阴虚也，令守前药，然滞下尚未止，又以炼蜜饮之，如此者三日，呃犹未止。众皆忧药之未当。将用姜、附，予曰：补药效迟，附子非补阴者，服之必死。众曰：冷水饮多，得无寒乎。予曰：炎暑如此，饮凉非寒，勿多疑，待药力到，当自止。又四日而呃与滞下皆止。切不可下丁香等热药。

陈宅仁，年近七十，厚味人也，有久喘病而作止不常，新秋患痢，食大减，五七日，呕逆发呃。丹溪视脉皆大豁，众以为难。朱曰：形瘦者尚可为。以黄柏炒燥研末，陈米饭丸，小豌豆大，每服三十丸，人参、白术、茯苓三味煎浓汤下，连服三剂即愈。

一丈夫，因酒多下血，肚疼后重成痢。滑石半两，连翘、黄芩、木通、白芍、枳壳、白术各二钱，甘草五分，桃仁二十一枚，分四帖服。

饮食伤

胡孺人，因吃冷粉与肉，头痛自汗，膈痞小便赤。用白术三钱半，陈皮一钱半，木通、川芎、黄芩各五分，姜水煎熟，吞草豆蔻丸、阿魏丸、保和丸各五十粒。

一饮酒人，胸大满，发热，夜谵语，类伤寒，右脉不和，左大。与补中益气汤去黄芪、柴胡、升麻，加半夏。以黄芪补气，柴胡、升麻又升，故去之，服后病愈。因食凉物心痛，于前药中加草豆蔻数粒愈。

黄疸

一妇人，年二十八岁，发黄脉涩，经水自来不行，身体倦怠，未曾生子。用陈皮、白术、木通各一两，黄芩、归头、丹皮半两，甘草一钱，分作十二帖，水煎，食前热服。

一人，年二十岁，因劳又冒雨，得疸症，脚酸心悸，口苦力弱，尿黄，脉浮而数。病在表，宜解外。黄芪三钱，白术、苍术各一钱，陈皮、苏叶、木通各五分，山栀（炒）二钱，甘草梢五分，白水煎服，下保和十五丸，与点抑青各十丸，温中二十丸而愈。

一妇人，年三十，面黄脚酸弱，口苦喜茶，月经不匀，且多倦怠。用黄芪、甘草各三钱，人参、当归、白芍各一钱，木通、陈皮各五分，白术一分，炒柏、秦艽各二分。

一妇人，年六十，面黄倦甚，足酸口苦，脉散而大，此湿伤气也。白术半两，陈皮四钱，苍术、木通、黄芩各三钱，人参、川芎各二钱，黄柏（炒）一钱，甘草（炙）五分，分六帖，水煎，食前服。

王官人，痞后面黄，脚酸弱，倦怠，食饱气急头旋。黄芪、甘草、木通各二分，白术一钱，半夏、厚朴、陈皮、苍术各一钱，黄柏（炒）三分，水煎服。

成庚，五官面黄，脚酸无力，食不化，脚虚而少力，口苦肚胀。宜补之。人参、木通各三分，白术一钱五分，当归、白芍、川芎、陈皮、苍术各五分，甘草二分，水煎，下保和丸四十丸。

纳呆

一室女，因事忤意，郁结在脾，半年不食，但日食熟菱、大枣数枚，遇喜，食馒头弹子大，深恶粥饭。朱意脾气实，非枳实不能散，以温胆汤去竹茹，数十帖而安。

又治一少妇，年十九，因不如意事，遂致膈满不食累月，惫甚，不能起坐，巳午间发热面赤，酉戌方退，夜间小便数而点滴，月经极少，脉沉涩短小，重取皆有。此气不遂而郁于胃口，内有瘀血，却因病久元气已虚，中宫又以勉强进食郁而生痰。法宜补泻兼施，以参、术各二钱，茯苓、橘皮各一钱，红花六分，食前煎服。少顷，与神佑丸减轻粉、牵牛为细丸如芝麻大，唾津咽十五丸，日夜二药各进四服。次日食进，三日热退而愈、面不赤，七日而愈。

噎膈

一少年，食后必吐出数口，却不尽出，膈上时作声，面色如平人，病不在脾胃，而在膈间，其得病之由，乃因大怒未止，辄食面，故有此证。想其怒甚则血菀于上，积在膈间，碍气升降，津液因聚，为痰为饮，与血相搏而动，故作声也。用二陈加韭汁、萝卜子，二日以瓜蒂散，败酱吐之，再一日又吐，痰中见血一盏。次日复吐，见血一钟而愈。

又一人，不能顿食，喜频食，一日忽咽膈壅塞，大便燥结。脉涩似真脏脉，喜其形瘦而色紫黑，病见乎冬，却有生意。以四物加白术、陈皮浓煎，入桃仁十二粒研，再沸，饮之，更多食诸般血以助药力。三十帖而知，五十余帖而便润，七十帖而食进，百帖而愈。

一人，咽膈间常觉物闭闷，饮食妨碍。脉涩稍沉，形色如常，以饮热酒所致。遂用生韭汁，每服半盏，日三服，至二斤而愈。

一人，食必屈曲，下膈梗涩微痛。脉右甚涩而关沉，左却和，此污血在胃脘之口，气因郁而为痰，必食物所致。询，其去腊日饮酒三盏。遂以生韭汁半盏冷饮，细呷之，尽二斤而愈。

一人，止能吃稀粥一匙，即可下膈，若杂吃一菜，则连粥俱吐，起居如常。用凉膈散加桔梗服。

反胃

一中年妇人，中脘作痛，食已乃吐，面紫霜色，两关脉涩，乃血病也。因跌仆后，中脘即痛，投以生新血、推陈血之剂，吐血半碗许而愈。

一中年妇人反胃，以四物汤加带白陈皮、留尖桃仁、去皮生甘草、酒红花，浓煎，入驴尿，以防生虫，与数十贴而安。

一人，勤劳而有艾妻，且喜酒，病反胃半年，脉涩不匀，重取大而无力，便燥，面白形瘦，精血耗故也。取新温牛乳细饮之，每次尽一杯，昼夜五七次，渐至八九次，半月便润，月余而安。然或口干，盖酒毒未解，间饮以甘蔗汁少许。一云：先与六君子汤，加附子、大黄、甘蔗汁饮之，便润，乃以牛乳饮之，二月而安。

一人，年四十，病反胃，二月不喜饮食，或不吐，或吐涎裹食出，得吐则快，脉涩，重取弦大，因多服金石房中药所致。时秋热，以竹沥、御米（御米，即罂粟米，治反胃）为粥，二三吸而止，频与之，遂不吐。后天气稍凉，以流水煮粥，少入竹沥与之，间与四物加陈皮益其血，月余而安。

呃逆

超越陈氏，二十余岁，因饱后奔走数里，遂患哕病。但食物连哕百余声，半日不止，饮酒与汤则不作，至晚发热，如此者三月。脉涩数，以血入气中治之，用桃仁承气汤加红花煎服，下污血数次即减。再用木香和中丸加丁香服之，十月而愈。

一女子，年逾笄，性躁味厚，暑月因大怒而呃逆，每作一声，则举身跳动，神昏，凡三五息一作，脉不可诊。视其形气实，以人参芦二两煎饮，大吐顽痰数碗，大汗，昏睡一日而安。

又一老人，素厚味，有久喘病，作止不常，新秋患痢，食大减，数日呃作，脉豁大。以其形瘦可治，用参术汤下大补丸，至七日而安。

吞酸

一人，因湿热病，呕吐酸水如醋。用二陈汤加姜炒芩、连、苍术、白术、栀子、藿香、香附、砂仁而愈。

一人，因心痛久，服热药多，兼患吞酸。以二陈汤加芩、连、白术、桃仁、郁李仁、泽泻服之，累涌出酸苦黑水如烂木耳者。服久，心痛既愈，酸仍频作，有酸块自胸膈间筑上，咽喉甚恶，以黄连浓煎，冷，候酸块欲升，即与数滴饮之，半日许下数次而愈，乃罢药，淡粥调之一月。时已交春节旬余，中脘处微胀急，面带青，气急喘促，时天尚寒，盖脾土久病衰弱，遇木气行令，脾受肝凌也，急以索矩六和汤与之，四日而安。

胁痛

一妇人，脾疼带胁痛，口微干。问已多年，时尚秋，用二陈汤加川芎、干葛、青皮、木通，下芦荟丸二十粒。

张宅张郎，气痛起自右胁，时作时止，脉沉而弦，小便时有赤色，吞酸，喜呕出食。此湿痰在脾肺间，而肝气乘之。小柴胡汤去黄芩，加川芎、白术、木通、白芍、滑石、生姜，煎汤，下保和丸三十五粒。

一妇人，气晕，两胁胸背皆痛，口干。用青皮、半夏各一钱，白术、黄芩、川芎各三钱，木通二钱五分，陈皮、桔梗各二钱，炙甘草半钱。上分六帖煎，热服。又胁下有食积一条扛起，加吴茱萸、炒黄连。

寿四郎，右胁痛，小便赤少，脉少弦不数。此内有久积痰饮，因为外感风寒所遏，不能宣散，所以作痛。以龙荟丸三十五粒，细嚼姜皮，以热汤下，服后胁痛已安，小便尚赤少。再与白术三钱，陈皮、白芍各二钱，木通一钱半，条芩一钱，甘草五分，姜三片，煎热饮之。

方提领，年五十六，因饮酒后受怒气，于左胁下与脐平作痛，自此以后渐成小块，或起或不起，起则痛，痛止则伏，面黄口干，无力食少，吃物便嗳。服行气药转恶风寒。脉之，左大于右，弦涩而长，大率左手重取则全弦。此热散太多，以致胃气大伤，阴血下衰。且与和胃汤以补胃气，滋养阴血，并下保和丸助其运化。俟胃稍实，阴血稍充，却用消块和胃。人参三钱，白术钱半，陈皮一钱，白芍、归身各五分，干葛三分，红花豆大，炙草二钱，作一帖，下保和丸二十五粒、龙荟丸十五。

杨淳三哥，旧有肾疾，上引乳边及右胁痛，多痰，有时膈上痞塞，大便必秘，平时少汗，脉弦甚。与保和、温中各二十丸，研桃仁、郁李仁，吞之而愈。

腹痛

一人，于六月投渊取鱼，至秋深雨凉，半夜小腹痛甚，大汗，脉沉弦细实，重取如循刀责责然。与大承气汤加桂二服，微利痛止。仍连日于申酉时复痛，坚硬不可近，每与前药，得微利，痛暂止。于前药加桃仁泥，下紫黑血升余，痛亦止，脉虽稍减，而责责然犹在，又以前药加川附子，下大便五行，有紫黑血如破絮者二升而愈。又伤食，于酉时复痛，在脐腹间，脉和，与小建中汤，一服而愈。

一女子腹痛，百方不治，脉滑数，时作热，腹微急。曰：痛病脉当沉细，今滑数，此肠痈也。以云母膏一两，丸梧子大，以牛皮胶溶入酒中，并水下之，饷时服尽，下脓血一盆而愈。

治一妇，上腹大痛，连及两肋，以香附末汤调而安。

一人，痛当脐，绵绵不已，脉弦伏无力，因作挟阴治，理中加肉桂八分、附子三分，煎，冷服，随愈。

一老人，腹痛，不禁下者，用川芎、苍术、香附、白芷、干姜、茯苓、滑石等剂而愈。

一少年，自小面微黄。夏间腹大痛。医与小建中汤加丁香三贴，不效，加呕吐清汁。又与十八味丁沉透膈汤二贴，食全不进，困卧，痛无休止，如此者五六日，不可按。又与阿魏丸百粒，夜发热，不得寐，口却不渴。脉左三部沉弦而数实，关尤甚，右沉滑数实。遂与大柴胡加甘草四贴下之，痛呕虽减，食未进。与小柴胡去参、芩，加芍药、陈皮、黄连、甘草，二十贴而愈。

一妇，年四十，患腹隐痛，常烧砖瓦熨之，面胸畏火气，六脉和，皆微弦，苦夜不得寐，悲忧一年。众作心病治，遂觉气复自下冲上。病虽久，形不瘦，此肝受病也（脾主肌肉，病在肝不瘦）。与防风通圣散吐之，时春寒，加桂（木得桂而和）。入姜汁调之，日三四次。夏稍热，与当归龙胆丸，间与枳术丸，一月而安。

一人，中脘作疼，食已，口吐血，紫霜色，二关脉涩。乃血病也，跌仆而致。治以生新去陈之剂，吐出片血碗许而安。

心胃痛

一人，以酒饮牛乳，患心疼年久，饮食无碍，虽盛暑饮食身无汗。医多以丁、附治之，羸弱食减，每痛，以物拄之，脉迟弱弦而涩，大便或秘结或泄，又苦吞酸。时七月，以二陈汤加芩、连、白术、桃仁、郁李仁、泽泻，每旦服之，屡涌出黑水若烂木耳者。服至二百余帖，脉涩渐退，至数渐添，纯弦而渐充满。时冬暖，意其欲汗而血气未充，以参、芪、归、芍、陈皮、半夏、甘草服之痛缓，每旦夕一二作，乃与麻黄、苍术、芎、归、甘草等药，才下咽，忽晕厥，须臾而苏，大汗痛止。

一妇，春末心脾疼，自言腹胀满，手足寒过肘膝，须绵裹火烘，胸畏热，喜掀露风凉，脉沉细涩，稍重则绝，轻似弦而短，渴喜热饮，不食。以草豆蔻丸三倍加黄连、滑石，神曲为丸，白术为君，茯苓为佐，陈皮为使，作汤下百丸，服至二斤而愈。

便血

一老妇，性沉多怒，大便下血十余年，食减形困，心摇动，或如烟熏，早起面微浮，血或暂止则神思清，忤意则复作，百法不治。脉左浮大虚甚，久取滞涩而不匀，右沉涩细弱，寸沉欲绝。此气郁生涎，涎郁胸中，心气不升，经脉壅遏不降，心血绝，不能自养故也，非开涎不足以行气，非气升则血不归隧道。以壮脾药为君，诸药佐之，二陈汤加红花、升麻、归身、酒黄连、青皮、贝母、泽泻、黄芪、酒芍药，每帖加附子一片，煎服，四帖后血止，去附，加干葛、丹皮、栀子，而烟熏除。乃去所加药，再加砂仁、炒曲、熟地黄、木香，倍参、芪、术，服半月愈。

臌胀

杨兄年近五十，性嗜好酒。病疟半年，患胀病，自察必死，来求治。诊其脉，弦而涩，重取则大。疟未愈，手足瘦而腹大，如蜘蛛状。余教以参、术为君，当归、川芎、芍药为臣，黄连、陈皮、茯苓、厚朴为佐，生甘草些少，作浓汤饮之。一日定三次，彼亦严守戒忌。一月后，疟因汗而愈。又半年，小便长而胀愈。中间虽稍有加减，大意只是补气行湿而已。

陈氏年四十余，性嗜酒，大便时见血。于春间患胀，色黑而腹大，其形如鬼。诊其脉，数而涩，重似弦而弱。予以四物汤加黄连、黄芩、木通、白术、陈皮、厚朴、生甘草，作汤与之，近一月而安。一补气，一补血，余药大率相出入，皆获安，以保天寿。

又治一女子，禀厚，患胸腹胀满。自用下药，利十数行，胀满如故。脉皆大，按则散而无力。朱曰：此表证反攻里，当死，赖质厚，时又在室，可救也，但寿损矣。以四物加参、术、陈皮、炙甘草，煎服，至半月尚未退。自用萝卜种煎浴二度，又虚其表，稍增，事急矣。遂以前方去芍药、地黄，加黄芪、倍白术，大剂浓煎饮之，又以参术为丸吞之。十日后，乃得如初病时。然食难化而自利，以参、术为君，肉果、诃子为臣，稍加陈皮、山楂为佐使，粥丸吞之，四五十帖而安。

一人，嗜酒，病疟半年，患胀满，脉弦而涩，重取则大，手足瘦，腹状如蜘蛛。以参、术为君，当归、芍药、川芎为臣，黄连、陈皮、茯苓、厚朴为佐，生甘草些少，日三次饮之，严守戒忌。一月后，汗而疟愈。又半月，小便长而胀退。

一人，因久病心痛咽酸，治愈后，至春中脘微胀，面青气喘。意谓久病衰弱，木气凌脾，以索矩三和汤而安。

一人，因久疟腹胀，脉微弦，重取涩，皆无力。与三和汤，三倍术，入姜汁，数贴而疟愈，小便利，腹稍减。随又小便短，此血气两虚。于前方入人参、牛膝、归身尾，大剂百贴而安。

便秘

一老人，因内伤挟外感，自误汗，后以补药治愈，脉尚洪数。朱谓洪当作大论，年高误汗，后必有虚症。乃以参、术、归、芪、陈皮、甘草等。自言从病不曾更衣，今虚努迸痛不堪，欲用利药。朱谓非实秘，为气因误汗而虚，不得充腹，无力可努。仍用前药，间以肉汁粥、锁阳粥啜之（《丹溪本草》谓：锁阳味甘，可食者煮粥尤佳，补阴气，治虚而大便结燥。又谓：肉苁蓉峻补精血，骤用动大便滑），浓煎葱椒汤浸下体，下软块五六枚。脉大未敛，此血气未复，又与前药二日，小便不通，小腹满闷烦苦，仰卧则点滴而出。朱曰：补药未至。倍参、芪，服二日，小便通，至半月愈。

一妇产后秘结，脉沉细。服黄柏、知母、附子，愈。

丹溪母，年老多痰饮，大便燥结，时以新牛乳、猪脂和糜粥中进之。虽得暂时滑利，终是腻物积多。次年夏时，郁为黏痰，发为胁疮，作楚甚困。苦思而得节养之说，时进参、术等补胃补血之药，随天令加减，遂得大腑不燥，面色莹洁。因成一方：用参、术为君，牛膝、芍药为臣，陈皮、茯苓为佐。春加川芎，夏加五味、黄芩、麦冬，冬加当归身，倍生姜。一日一贴或二贴，小水才觉短少，便进此药，小水之长如旧，即是却病捷法。

编者按：朱震亨在论述脾胃的生理特性时，言简意赅地以“清和”概括，且在脾胃病的临床治疗中，无不从养脾胃“清和”之气着手。如在《局方发挥》中附有用牛乳、蔗汁治愈酒膈，以四物加陈皮、桃仁、驴尿治愈噎之证。朱震亨临证时喜加姜、枣，以调护中脏，清养脾胃。朱震亨认为，气血痰湿食火诸郁是最主要的致病邪气，据此创立“六郁学说”；六郁之间相互影响，其中又以“气郁”为先。朱震亨重视脾胃之气，不仅在理论上对脾胃生理进行阐述，而且在组方中时时顾护脾胃之气。此外，朱震亨强调“滋阴降火”。他说：“阴易乏，阳易亢，攻击宜详审，正气须保护。”又说：“脾具坤静之德，而有乾健之运”“脾土之阴受伤，转输之官失职，胃虽受谷，不能运化”。谆谆于脾阴的保养，充实了养阴理论。朱震亨又提出“其人素有火盛者，是水不能制火”，与“相火者……阴血愈耗，其升愈甚”相参，已较深入地认识到阴虚火旺的病理。朱震亨在治病时并非一味地养阴，而是注重将健脾和胃融入其中。

第三章

明代医家验案

虞抟

虞抟(1438—1517),字天民,自号华溪恒德老人。今浙江义乌市廿三里镇华溪村人,明代中期著名医学家。《金华府志》载:"义乌以医名者,代不乏人,丹溪之后,唯抟为最。"与元代朱震亨(丹溪)、近现代名医陈无咎(号黄溪),合称义乌医家"三溪"。虞抟受朱震亨影响很大,其医学理论和学术思想主要继承了丹溪学派。但他并不唯朱氏之说为是,对朱震亨的"阳常有余,阴常不足"论点进行了发挥,认为此处"非直指气为阳而血为阴也。经曰阳中有阴,阴中亦有阳,正所谓独阳不生、独阴不长是也"。虞抟参阅医学经典和各家学说,结合自己的临床经验和学习心得,撰成《医学正传》,前列"医学或问"51条全面阐述了其学术思想。《医学正传》中,诸病总论以《黄帝内经》要旨为提纲,脉法取王叔和,伤寒宗张仲景,内伤循李杲,小儿遵钱乙,余病承朱震亨,以诸家医方为附录;书中所载的针对小儿便秘的香油灌肠术是虞抟的首创。对于养生摄生,虞抟认为应提倡节嗜欲、戒性气、慎语言、谨服食的摄养之要。虞抟创造性提出"两肾总号命门说""三焦腔子之说"等医学理论,指导医疗实践。其一生著述甚丰,有《医学正传》《苍生司命》《方脉发蒙》以及《半斋稿》《百字吟》等医学著作。

胃脘痛

一男子,年三十五,胃脘作痛久矣,人形黄瘦,食少而胸中常若食饱。来求治,与加味枳术丸,服不效。而日渐大痛,叫号声闻四邻,别父母妻子,嘱咐后事,欲自杀。予以桃仁承气汤作大剂与之,连二服,大下瘀血四五碗许,困倦不能言语者三日,教以稀粥少食,渐渐将理,病痊安,复壮如旧。

呃逆

一人,伤寒,前医以补药治之而发呃逆,十日后,邀虞诊之,其脉长而实大。此阳明内实,误补所致，与大承气下之，热退而呃止。

又一人，得伤寒证，七日热退而呃大作，举家彷徨。虞诊其脉，皆沉细无力，人倦甚。以补中益气汤大剂加姜、附，一日三帖，兼灸气海、乳根，当日呃止，脉亦充而平安。

呕吐

一妇，年三十，产后因食伤，致胃虚不纳谷，四十余日矣，闻谷气则恶心而呕，闻药气亦呕。虞用顺流水二盏煎沸，泡伏龙肝，研细搅浑放澄清，取一盏，入参、苓、白术各一钱，甘草二分，陈皮、藿香、砂仁各五分，炒神曲一钱，陈米一合，加姜、枣，同煎至七分，稍冷服此药，遂纳而不吐。别以陈米煎汤，时时咽之，日进前药二三服，渐能纳粥而安。

噎膈

一人，年五十余，夏秋间得噎证，胃脘痛，食不下，或食下良久复出，大便燥结，人黑瘦甚，右手关前弦滑而洪、关后略沉小，左三部俱沉弦、尺带芤。此中气不足，木来侮土，上焦湿热，郁结成痰。下焦血少，故大便结燥；阴火上冲吸门，故食不下。用四物以生血，四君以补气，二陈以祛痰，三合成剂，加姜炒黄连、枳实、栝蒌仁，少加砂仁，又间服润肠丸，或服丹溪坠痰丸。半年服煎药百余帖而全愈。

一妇，年近五十，身材略小，勤于女工，得膈噎症半年矣，饮食绝不进，而大便结燥不行者十数日，小腹隐隐然疼痛，六脉皆沉伏。以生桃仁七个，令细嚼，杵生韭汁一盏送下(作血瘀治)。片时许，病者云：胸中略见宽舒。以四物六钱，加栝蒌仁一钱，桃仁泥半钱，酒蒸大黄一钱，酒红花一分，煎成正药一盏，取新温羊乳汁一盏，合而服之。半日后，下宿粪若干。明日腹中痛止，渐可进稀粥而少安。后以四物出入加减，合羊乳汁，服五六十贴而安。

饮食伤

一妇，四月间多食青梅得病，日间胸膈中大痛如刀锥，至晚胸中痛止而膝大痛，盖痰饮随气升降故也。医作胃寒治，与姜、桂、丁、沉、荜茇、乌、附之类，病反剧，加口渴，小水淋沥。虞诊其六脉洪数而滑，知为痰病。令熬竹沥，服三日，口不渴，小水亦不淋沥，但胸中与膝互痛如旧。用萝卜子研汁小半碗，吐痰半升，至夜痛尤甚而厥。此引动其猖狂之势也，再用吐法不效。一日清晨，以藜芦末一钱，麝香少许，酸浆水调服，始大吐，其痛如脱，调理而安。

一人，壮年寒月，入水网鱼，饥食冷粥，腹大痛，二昼夜不止。医用大黄丸、大承气，下粪水而痛愈甚。诊其六脉沉伏而实，面青黑色。虞曰：此大寒证，及下焦有燥矢作痛。先与丁附治中汤一帖，又灸气海穴二十一壮，痛减半，继以巴豆、沉香、木香作丸如绿豆大，生姜汁送下五粒，下五七次而愈。

一男子，四十余，素饮酒无度，得大便下血证，一日如厕二三次，每次便血一碗。以四物汤加条芩、防风、荆芥、白芷、槐花等药，连日服之不效。后用橡斗烧灰二钱七分，调入前药汁内服之，又灸脊中对脐一穴，血遂止。自是不发。

腹痛

又一妇，年五十余，小腹有块，作痛二月余。一医作死血治，与四物加桃仁等药，不效；又以五灵脂、延胡索、乳香、没药、三棱、莪术等丸服，又不效。其六脉沉伏，两尺脉绝无。虞曰：乃结粪在下焦作痛耳，非死血也。用金城稻藁，烧灰，淋浓汁一盏服之，过一时许，与枳实导滞丸一百粒催之，下黑粪如梅核者碗许，痛遂止。后以生血润肠之药十数帖，调理平安。

一人，得潮热，微似疟状，小腹右边有一块，大如鸡卵，作痛，右脚不能伸缩。一医作奔豚气治，十余日不验。虞诊其脉，左寸芤而带涩，右寸芤而洪实，两尺两关俱洪数。曰：此大小肠之间欲作痈耳，幸脓未成，犹可治。与五香连翘汤加减与之，间以蜈蚣炙黄，酒调服之，三日愈。

胁痛

一人，年四十余，因骑马跌仆，次年左胁胀痛。医与小柴胡汤加青皮、龙胆草等药，不效。诊其脉，左手寸尺皆弦数而涩、关脉芤而急数，右三部惟数而虚。虞曰：明是死血证。用抵当丸一剂，下黑血二升许。后以四物汤加减，调理而安。

臌胀

一族兄，素能饮酒，年五十，得肿胀病，通身水肿，腹胀尤甚，小便涩而不利，大便滑泄。召虞治，虞曰：若戒酒色盐酱，此病可保无危，不然，去生渐远。兄曰：自今戒起。予以丹溪之法，而以参、术为君，加利水道、制肝木、清肺金等药十贴，而小水长，大便实，肿退而安。又半月，有二从弟平日同饮酒者曰：不饮酒者，山中之鹿耳。我与兄，水中之鱼也。鹿可无水，鱼亦可以无水乎？三人遂痛饮沉醉而止。次日，病复作如前，复求治。虞曰：不可为矣。挨过一月而逝。

一人，得肿胀病，亦令戒前四事，用前法，服药五十贴而愈。颇安五年。一日叹曰：人生不食盐酱，与死等尔。遂开盐，十数日后，旧病大作。再求治，不许，又欲行倒仓法。虞曰：脾虚之甚，此法不可行于今日矣。逾月，膨胀而死。虞用丹溪之法，治肿胀愈者多矣，不能尽述，特书此一二人不守禁忌者，以为后人病此者之元龟。

黄疸

一人，年三十余，得谷疸证，求治。以胃苓汤去桂，加茵陈，数十帖，黄退。自以为安，不服药十数日，后至晚，目盲不见物。虞曰：此名雀目，盖湿痰盛而肝火有余也。用猪肝煮熟，和夜明砂作丸，服之目明如故。来谢，虞曰：未也，不早服制肝补脾消痰之剂，必成蛊胀。伊芳不信，半月后，腹渐胀，痞满，复求治。仍以胃苓汤倍二术，加木通、麦冬煎汤下褪金丸，一月而安。

大便不通

一妇，年五十余，身材瘦小，得大便燥结不通，饮食少进，小腹作痛。虞诊之，六脉皆沉伏而结涩，作血虚治。用四物汤加桃仁、麻仁、煨大黄等药，数服不通，反加满闷。与东垣枳实导滞丸及备急丸等药，下咽片时即吐出，盖胃气虚而不能久留性速之药耳。遂以备急丸，外用黄蜡包之，又以细针穿一窍，令服三丸，盖以蜡匮者制其不犯胃气，故得出幽门，达大小肠也。明日下燥屎一升许，继以四物汤加减，煎吞润肠丸。如此调理月余，得大便如常，饮食进而安。

一男子，因出痘，大便闭结不通。儿医云：便实为佳兆。自病至痘疮愈后，不如厕者凡二十五日，肛门连大肠痛甚，叫号声彻四邻。用皂角末及蜜煎导法，服以大小承气汤，及枳实导滞丸、备急丸，皆不效。计无所出。虞曰：此痘疮余毒郁热，结滞于大小肠之间而然。以香油一大盏令饮，自朝至暮亦不效。乃令婢者，口含香油，以小竹筒一个，套入肛门以油吹入。过半时许，病者自云：其油入肠内，如蚯蚓渐渐上行。再过片时许，下黑粪一二升止，困睡而安。

编者按：虞抟治病，重视匡扶正气对临证治疗的重要性。在《黄帝内经》“百病皆生于气”的理论指导下，秉承“攻击宜详审，正气须保护”的治学思想，临证以扶正为本，治疗注重气血的调养。治外感，反对过用辛散发汗之剂，主张用东垣补中益气汤以调之。治内伤杂病，以是方加木香、槟榔治腹胀，加五味子敛肺治哮喘等等。因此，其明确提出：血虚者当用参芪补之，阳生阴长之理也。虞抟治疗胃脘痛，重在消积化滞，调气活血。其认为，胃脘痛最根本的因素是饮食不节。平素饮食不节，喜好辛酸，恣饮热酒煎炒，又食寒凉生冷，朝伤暮损，日积越深，积而成痰，痰血凝滞，影响气机升降，导致肝脾不和。

汪机

汪机(1463—1539),字省之,号石山居士,祁门(今属安徽)人。父汪渭为名医。汪机幼年先习儒,尝补邑庠生。后随父习医,并与儒理、易学相印证,阐其奥理,疗病甚有效。汪机为新安医学培元派的开创者,提出“培补元气,营卫一气”的医学思想,著作甚丰,有《医学原理》《本草会编》《读素问钞》《伤寒选录》《运气易览》《医读》《内经补注》等。

反胃

李一之,年近四十,病反食,与近邻二人脉病颇同。汪曰:二人者皆急于名利,唯一之心宽可治。遂以八珍汤减地黄,加藿香为末,用蜜、韭汁调服而愈。其二人,逾年果殁。

噎膈

一人,形瘦而苍,年逾五十,诊其脉,皆弦涩而缓,尺脉浮而无根。曰:尺脉当沉反浮,所主肾水有亏,其余脉皆弦涩而缓者,弦脉属木,涩为血少,缓,脾脉也,以脉论之,此系血液枯槁,而有肝木凌脾,非膈则噎也。间之,胸膈微有碍。曰:不久膈病成矣,病成非药可济。后果病膈而卒。

一人,瘦长而色青,性刚急,年三十余,病反胃,每食入良久复出,又嚼又咽,但不吐耳。或作气治,而用丁香、檀香,或作痰治,而用半夏、南星,或作寒治,而用姜、附,俱罔效。汪脉之,皆缓弱稍弦。曰:非气非痰,亦非寒也,乃肝凌脾之病。经云:能合色脉,可以万全。君面青性急,肝木盛也;脉缓而弱,脾土虚也。遂用四君子汤加陈皮、神曲,少佐姜炒黄连,以泄气逆,月余愈。

一人,年逾六十,形色紫,平素过劳好饮,病膈,食至膈不下,则就化为浓痰吐出,食肉过宿吐出,尚不化也。初卧则气壅不安,稍久则定。医用五膈宽中散、下沉透膈汤,或用四物加寒凉之剂,或用二陈加耗散之剂,罔效。汪诊之,脉皆浮洪弦虚。曰:此大虚证也。医见此脉,以为热症而用凉药,则愈助其阴而伤其阳,若以为痰为气,而用二陈香燥之剂,则益耗其气而伤其胃,是以病益甚也。况此病得之酒与劳,酒性酷烈,耗血耗气,莫此为甚。又加以劳伤其胃,且年逾六十,血气已衰,脉见浮洪弦虚,非吉兆也。宜以人参三钱,白术、归身、麦冬各一钱,白芍八分,黄连三分,干姜四分,黄芩五分,陈皮七分,香附六分,煎服五贴,脉敛而膈颇宽,饮食亦进矣。

胁痛

予婿王琇，客扬州，病胁痛。医以为虚，用人参、羊肉补之，其痛愈甚。镇江钱医，治以龙荟丸，痛减。予闻，冒雪自芜湖徒行至彼。诊之，脉皆弦濡而弱。曰：脾胃为痛所伤，尚未复也。遂用橘皮枳术丸加黄连、当归，服之而安。越五年，腹胁复痛，彼思颇类前病，欲服龙荟丸，未决。予又冲寒陆路至彼，遂亲扶持，不成寐者数晚。诊之，脉皆濡弱而缓。曰：前病属实，后病属虚，非前药可治也。遂以人参为君，芎、归、芍药为臣，香附、陈皮为佐，甘草、山栀为使，煎服。十余帖，痛止而食进矣。后又十余年，来贺予寿，病滞下，腹痛后重，日夜四五十行。诊之，脉皆濡弱近驶。曰：此热伤血也。以四物加槟榔、大黄，下之四五行，腹痛稍减，后重不除。乃用前方除大黄，服十余帖，续吞香连丸获安。三病，予三起之，其劳甚矣。情虽丈婿，恩同父子，不知彼以我父视我乎？以人视我乎？

县承，年逾五十，京回，两胁肋痛。医用小柴胡汤，痛止。续后复痛，前方不效，请予往治。脉皆弦细而濡，按之不足。曰：此心肺为酒所伤，脾肾为色所损，两胁胀痛，相火亢极，肝亦自焚。经云：五脏已虚，六腑已极，九候虽调者死。此病之谓欤？果卒。

腹痛、腹胀

大坑方细形瘦，年三十余，忽病腹痛，磊块起落如波浪然，昼轻夜重。（病血分可知。）医用木香磨服，及服六君子汤，皆不验。诊其脉浮缓弦小，重按似涩。曰：此血病也，前药作气治谬矣。彼谓血则有形，发时有块磊痛，减则消而无迹，非气而何？（此难亦不可少。）盖不知有形者，血积也；无形者，血滞也。滞视积略轻耳，安得作气论邪？若然，则前药胡为不验？遂用四物汤加三棱、蓬术、乳香、没药，服之其痛遂脱然。

一人，年五十余，瘦黑理疏，忽腹痛，午后愈甚。医治以快气之药，痛益加。乃曰：午后血行于阴分，加痛者，血滞于阴也。四物加乳、没服之，亦不减。汪诊之，脉浮细而结，或五七至一止，或十四五至一止。经论：止脉渐退者生，渐进者死。今止脉频则反轻，疏则反重，与《脉经》实相矛盾。汪熟思少顷，曰：得之矣，止脉疏而痛甚者，以热动而脉速，频而反轻者，以热退而脉迟故耳，病属阴虚火动无疑。且察其病起于劳欲，劳则伤心而火动，欲则伤肾而水亏。以参、芍补脾为君，熟地、归身滋肾为臣，黄柏、知母、麦冬清心为佐，山楂、陈皮行滞为使，人乳、童便出入加减，惟人参加至四五钱，遇痛进之则愈。或问：诸痛，与瘦黑人，及阴虚火动，参、芪在所当禁，今用之顾效，何取？汪曰：诸痛禁用参者，以暴病形实者言耳，若年高气血衰弱，不用补法，气何由行，痛何由止，经曰壮者气行则愈是也。

一妇人，年近五十，病腹痛，初从右手指冷起，渐上至头，头如冷水浇灌而腹大痛，则遍身大热，热退则痛止。或过食，或不食，皆痛，每常或一年一发，近来二三日一发，远不过六七日。医用四物加柴胡、香附，不应，更医用四君、木香、槟榔，亦不应；又用二陈加紫苏、豆蔻，又用七气汤等剂，皆不应。汪诊脉皆微弱，似有似无，或一二至一止，或三五至一止，乃阳气大虚也。独参五钱，陈皮七分，煎服十数帖而愈。夫四肢者诸阳之末，头者诸阳之会。经曰：阳虚则恶寒。又曰：一胜则一负，阳虚阴往乘之则恶寒，阴虚阳往乘之则发热。今指稍逆冷，上至于头，则阴胜阳负可知矣，阳负则不能健运而痛大作，痛作而复热者物极则反也，及其阴阳气衰，两不相争，则热歇痛亦息矣。仲景曰：血虚气弱，以人参补之。故用独参汤而数年之痛顿愈。

一人，面色苍白，年四十六，素好酒色犬肉，三月间，因酒兼有房事，遂病腹左痛甚，后延腹右，续延小腹，以及满腹皆痛，日夜叫号，足不能伸，卧不能仰，汗出食阻，自用备急丸，利二三行而随止，痛仍不减。汪诊其脉皆细快，右脉颇大于左，独脾脉弦而且滑，扶起诊之，右脉亦皆细数。恐伤酒肉，用二陈加芩、楂、曲进之，不效，再用小承气汤，仍不利，蜜煎导之，仍不利，乃以大承气汤，利二三行，痛减未除，令其住药，只煎山楂汤饮之。次日烦躁呕恶，渴饮凉水，则觉恶止爽快。诘朝诊脉，皆隐而不见。四肢逆冷，烦躁不宁时复汗出。举家惊愕，疑是房后阴证，拟进附子理中汤。汪曰：此治内寒逆冷也。《活人书》云：四逆无脉，当察证之寒热。今观所患，多属于热，况昨日脉皆细数，面色近赤，又兼酒后而病，六脉虽绝，盖由壮火食气也。四肢者，诸阳之末，气被壮火所食，不能营于四肢，故脉绝而逆冷也。此类伤暑之证，正合仲景所谓热厥者多，寒厥者少，急用大承气汤下之之例。向虽下以大承气，其热尚未尽，难以四逆汤证与比。今用附子热药，宁不助火添病耶！如不得已，可用通脉四逆汤，尚庶几焉。以其内有童便、猪胆汁监制附毒，不得以肆其虐也。连进二服，脉仍不应，逆冷不回，渴饮烦躁，小便不通，粪溏反频，腹或时痛。更进人参白虎汤二帖，躁渴如旧。更用参、术各三钱，茯苓、麦冬、车前各一钱，五味、当归各五分，煎一帖，脉渐见如蛛丝。汪曰：有生意矣。仲景论脉绝，服药微续者生，脉暴出者死是也。左手足亦略近和，不致冰人，右足手逆冷如旧，但口尚渴，便尚溏，一日夜约十余度，小便不通。汪曰：渴而小便不利者，当利其小便。遂以天水散冷水调服，三四剂不应，再以四苓散加车前、山栀，煎服二帖，小便颇通，但去大便而小便亦去，不得独利。汪曰：小便未利，烦渴未除，尽由内热耗其津液也。大便尚溏者，亦由内热损其阳气，阳气不固而然也。遂用参、术各三钱，茯苓一钱五分，白芍、车前、门冬各一钱，山栀七分，五味五分，连进数服。至第九日，逆冷回，脉复见，诸证稍减，渐向安。

一人，年逾三十，病中满，朝宽暮急，屡医不效。汪诊视，脉浮小而弦，按之无力。曰：此病宜补。人参二钱，白术、茯苓各一钱，黄芩、木通、归尾、川芎各八分，栀子、陈皮各七分，厚朴五分，煎服。且喻之曰：初服略胀，久则宽矣。彼疑气无补法。汪曰：此俗论也。气虚不补，则失其健顺之常，痞满无从消矣。经曰：塞因塞用。正治此病之法也。服之果愈。

一人，长瘦体弱，病左腹痞满，谷气偏行于右，不能左达，饮食减，大便滞。汪诊其脉，浮缓而弱，不任寻按。曰：此土虚木实也。用人参补脾，枳实泄肝，佐以芍药，引金泄木，辅以当归，和血润燥，加厚朴、陈皮以宽胀，兼川芎、山栀以散郁。服十余贴，稍宽。因粪结，思饮人乳。汪曰：恐大便滑耳。果然，遂停乳，仍服前药，每贴加人参四五钱。后思香燥物。曰：脾病气结，香燥无忌也。每日因食燥榧一二十枚，炙蒸饼十数片，以助药力，年余而安。

泄泻

一人，于幼时误服毒药泄痢后，复伤食，大泻不止，后虽能食，不作肌肤，每至六七月，遇服毒之时，痛泻复作，善饥多食，胸膈似冷，夜间发热，嗜卧懒语，闻淫欲言阳举心动，惊悸盗汗，喉中有痰，小便不利，大便或结或溏，过食则呕吐泄泻，脉皆濡弱而缓，右脉略大，犹觉弱也。次日左脉三五不调，或二三至缓，三五至快，右脉如旧缓弱。其左脉不调者，此必动欲以摇其精也；其右脉缓弱者，由于毒药损其脾也。理宜固肾养脾。遂以参、术、茯苓、芍药、黄芪、麦冬各一钱，归身、泽泻各七分，知、柏、山楂各六分，煎服，旬余即安。

痢

一妇，年逾五十，病痢半载余。医用四物凉血之剂，及香连丸，愈增，胃脘腹中痛甚，里急后重，下痢频并，嗳气，亦或咳嗽，遍身烦热。予为诊之，脉皆细弱而数。曰：此胃肠下久而虚也。医用寒凉，愈助降下之全，病何由安？经云：下者举之，虚证补之。其治此病之法欤！遂以参、术为君，茯苓、芍药为臣，陈皮、升麻为佐，甘草为使，研末，每服二钱，清米饮调下，一日二次或三次，遂安。

一人，八月病滞下，医用调味承气、大承气汤下之，不利。遂予视之，面色萎黄，食少无味，大便不通，惟后重甚痛，脉皆细弱近滑，右脉觉弱。予曰：此气滞，非血滞也。医用硝黄利血，宜其气滞于下，而愈不通矣。遂令吞黄连阿胶丸，再用莲子、升麻、白芍、黄芩、枳壳、归身，煎服而安。后用白术、人参各二两，白芍、陈皮、山楂各一两，为末，粥丸，常服调理。

臌胀

一人，年逾四十，春间患胀。医用肾苓汤，及雄黄敷贴法，不效。邀予诊视，脉皆缓弱无力。曰：此气虚中满也，曾通利否？曰：已下五六次矣。予曰：病属于气虚，医反下之，下多亡阴，是谓诛罚无过也。故脉缓，知其气虚；重按则无，知其阴亡。阳虚阴亡，药难依仗。八月水土败时，实可忧也。乃问予曰：今不与药，病不起耶？尝闻胀病脐突不治，肚上青筋不治，吾今无是二者。予曰：然也，但久伤于药，故且停服。明日遂归，如期果卒。

一妇，形瘦弱小，脉细濡近驶。又一妇，身中材颇肥，脉缓弱无力。俱病臌胀，大如箕，垂如囊,立则垂坠,遮拦两腿,又碍行步。邀予视之。曰:腹皮宽縋已定,非药可敛也。惟宜安心寡欲,以保命尔。后皆因产而卒。或曰:臌胀如此,何能有孕?予曰:气病而血未病也,产则血亦病矣。阴阳两虚,安得不死?又一妇,瘦长苍白,年余五十,臌胀如前二妇,颇能行立,不耐久远,越十余年无恙。恐由寡居,血无所损,故得久延。

一妇,年逾四十,瘦长善饮。诊之,脉皆洪滑。曰:可治。《脉诀》云:腹胀浮大,是出厄也。但湿热大重,宜远酒色,可保终吉。遂以香连丸,令日吞三次,每服七八十丸。月余良愈。

一人,年三十余,酒色不谨,腹胀如鼓。医用平胃散、广茂溃坚汤,不效。予为诊之,脉皆浮濡近迟。曰:此湿热甚也。戒酒远色,庶或可生。彼谓甚畏汤药。予曰:丸药亦可。遂以枳术丸加厚朴、黄连、当归、人参、荷叶,烧饭丸服。一月果安。越三余月,不谨复胀。再为诊之,曰:不可为也。脐突如胀,长二尺余,逾月而卒。(脐突寸余者有矣,长余二尺者,亦事之异,故为记之)

秘结

一妇,嫠居改嫁,乘轿劳倦,加以忧惧,成婚之际,遂病小腹胀痛,大小便秘结不通。医以硝、黄三下之,随通随闭,病增胸膈胃脘胀痛,自汗食少。予为诊之,脉皆濡细近驶,心脉颇大,右脉觉弱。予曰:此劳倦忧惧伤脾也。盖脾失健运之职,故气滞不行,以致秘结。今用硝黄,但利血而不能利气。遂用人参二钱,归身钱半,陈皮、枳壳、黄芩各七分,煎服而愈。

编者按:汪机的思想源于朱震亨、李杲,又有别于朱、李之学,而是以《黄帝内经》气血营卫立论,沟通朱震亨、李杲之说,将朱震亨的“阳有余阴不足”比作卫气和营气,又据李杲《脾胃论》提出调理脾胃、培补元气以扶正祛邪。汪机主张滋阴降火,又不拘泥于朱、李之说,进而提出“调养气血,培补元气”的学术观点。其温补思想侧重温补中焦之脾胃,因脾胃乃五脏六腑之本,气血生化之源。若脾胃受损、运化失职,则气血生化不足,以致元气亏虚,因此多从温补脾胃、培补气血论治。根据这一学术观点,汪机在临床上大量运用人参、黄芪以固本培元。“参芪气温,又能补阳……而亦补阴。”整体治疗上,汪机主张博采众长,升阳随东垣(李杲),滋阴崇丹溪(朱震亨),反对滥用寒凉攻下,强调滋补元气。

薛己

薛己(1487—1559),字新甫,号立斋,江苏吴县(今苏州)人。世医出身,其父薛铠为邑中名医。薛己受家学熏染,精于内、外、妇、儿诸科,名噪一时。薛己得家传,原为疡医,后以内科擅名。薛己的学术观点,是在深入研究前人学术思想的基础上,并结合个人临证心得总结而成的。薛己在理论上重视脾胃,注重脾胃与肾的关系,而在治疗上善于温补。薛己接受李杲的学术观点,提出"人得土以养百骸,身失土以枯四肢","人以脾胃为本"。但是,薛己又有不同于李杲之说的内容。李杲提出脾胃元气与阴火不两立,气虚则阴火亢盛,而薛己则重视脾气下陷。如其举例脾气下陷,湿热下迫,可致血崩之理,与李杲"阴火上乘土位"之说则不尽相同。又如,其论治头面部疾患时,指出"脾胃发生之气不能上升,邪害空窍,故不利而不闻香臭者,宜养脾胃,使阳气上行则鼻通矣",亦是强调脾气升阳的作用。至于脾胃虚损导致血虚者,薛己又指出脾不仅可以统血,又是生血之源。因此,治疗时,主张滋其化源,用六君子汤加减。其著作甚丰,现存《内科摘要》《女科撮要》《外科枢要》《外科经验方》《疠疡机要》《痘疹方论》《薛氏医案》等。

呕吐

府庠沈姬文母,患脾虚中满,痰嗽发热,又食湿面冷茶,吞酸呕吐,绝食。误服芩、连、青皮等药,益加寒热,口干流涎不收,闻食则呕,数日矣。迎治,曰:脾主涎,以脾虚不能约制也。欲用人参安胃散,惑于众论,以为胃经实火宿食,治之病日增剧。忽思冬瓜,食如指甲一块,顿发呕吐酸水不止,仍服前药愈剧。复邀视之,则神脱脉绝濒死矣。惟目睛尚动,曰:寒淫于内,治以辛热。然药不能下矣,急用盐、艾、附子炒热熨脐腹,以散寒回阳。又令沈以口气补接母口之气,又以附子作饼热贴脐间。(救急妙法)时许,神气少苏,以参、术、附子为末,仍以是药加陈皮,煎膏为丸如粟米大,纳五七粒于口,随津液咽下即不呕。二日后,加至十粒,诸病少退,口涎不止。五日后,渐服前剂一二匙,胃气少复,乃思粥饮,复投以参、术等药,温补脾胃,五十余剂而后愈。

一人,汤药入口即吐出,六脉洪大有力。此因地道不通,故气厥上行,而食物难入耳。不更衣已十余日,服承气等汤俱不纳。曰:秘结日久,涌逆势盛故也。止沸莫若抽薪,遂用蜜导,去燥粪数升,呕吐即止,调以养血清火之剂而安。

一妇人,少作呕,口吐涎痰,面黄腹痛,月经不调,手足逆冷。此内外俱寒之证,遂以六君加附子、木香,治之而愈。

一男子,食少胸满,手足逆冷,饮食畏寒,发热吐痰,时欲作呕,自用清气化痰之剂,脐腹愈胀,呼吸不利,吐痰呕食,小便淋沥。又用五苓散之类,小便不利,诸证益甚。曰:此脾土虚寒无火之证，故食入不消而反出，非气膈所致逆。用八味丸、补中益气汤，加半夏、茯苓、姜、桂，旬日乃愈。

一妇人，因劳役，发热倦怠，唾痰欲呕。或以为火证，用清热化痰等药，反大便不实，无气以动。此寒凉复伤中气，形病俱虚，用参、术、草、麦冬、五味、陈皮、附子，治之而痊。后复劳，经水数日不止。众以为附子之热所致，用四物、芩、连、槐花之类，凉而止之，前证愈甚，更加胸膈痞满，饮食日少。仍用前方去门冬，更加茯苓、半夏、炮姜，数剂渐愈。又用当归芍药汤而经止。但四肢逆冷，饮食难化，不时大热，此命门真火衰，脾土虚寒之假热也。用八味丸，半载而痊。又服六味丸，三载而生子。

一病，恶心少食，服解毒药愈呕。此胃气虚也，以六君子汤加生姜治之而安。戴氏元礼云：如恶心者，无声无物，欲吐不吐，欲呕不呕，虽曰恶心，非心经之病，皆在胃口上，宜用生姜，盖能开胸豁痰也。

一妇人，饮食后因怒患疟，呕吐，用藿香正气散，二剂而愈，后复怒，吐痰甚多，狂言热炽，胸胁胀痛，手按少止，脉洪大无伦，按之微细。此属肝脾二经血虚，以加味逍遥散加熟地、川芎，二剂脉证顿退，再用十全大补而安。

一人，呕吐痰涎，发热作渴，胸膈痞满，或用清气化痰降火，前证益甚，痰涎自出。薛曰：呕吐痰涎，胃气虚寒也；发热作渴，胃不生津也；胸膈痞满，脾气虚弱也。须用参、归、术之类，温补脾胃，生发阳气，诸病自退。不信，仍服前药，虚证悉至。复请治，薛曰：饮食不入，呃逆不绝，泄泻腹痛，手足逆冷，是谓五虚，烦热作渴，虚阳发于外也，脉洪大，脉欲绝也，死期迫矣。或曰：若然，殒于日乎，殒于夜乎？薛曰：脉洪大，当殒于昼。果然。

赵吏部文卿，患呕吐不止，吐出皆酸味，气口脉大于人迎二三倍，速予投剂。薛曰：此食部在上，宜吐，不须用药。乃候其吐清水无酸气，寸脉渐减，尺脉渐复，翌早吐止，至午，脉俱平复，不药自愈。

薛母太宜人，年六十有五，春三月，饮食后，偶闻外言忤意，呕吐酸水，内热作渴，饮食不进，惟饮冷水，气口脉大无伦，面色青赤。此胃中湿热郁火。投之以药，入口辄吐。第三日，吐酸物；第七日，吐酸黄水；十一日，吐苦水，脉益洪大，仍喜冷水。(此症得生，以有郁火耳，故喜冷水)以黄连煎汤，冷饮少许。至二十日，加白术、茯苓；至二十五日，加陈皮；三十七日，加当归、炙甘草；至六十日，始进清米饮半盏，渐进薄粥饮，调理得愈。

一妇人，吞酸嗳腐，呕吐痰涎，面色纯白，或用二陈、黄连、枳实之类，加发热作渴，肚腹胀满。薛曰：此脾胃虚损，末传寒中。不信，乃作火治，肢体肿胀如蛊。以六君加附子、木香治之，胃气渐醒，饮食渐进，虚火归经，又以补中益气，加炮姜、木香、茯苓、半夏兼服，痊愈。

一妇人，久患心腹疼痛，每作必胸满呕吐、厥逆、面赤、唇麻、咽干、舌燥，寒热不时而脉洪大。（此症与脉，当作虚治）众以痰火治之，屡止屡作。迨至春，发热频甚，用药反剧，有欲用参术等剂，或疑痛无补法。薛诊而叹曰：此寒凉损真之故，内真寒而外假热也。且脉息弦洪有怪状，乃脾气亏损，肝脉乘之而然，惟当温补其胃。遂与补中益气，加半夏、茯苓、吴茰、木香，一服而效。

一妇人，年三十余，忽不进饮食，日饮清茶三五碗，并少用水果，三年矣，经水过期而少。薛以为脾气郁结，用归脾加吴茰，不数剂而饮食如常。若人脾肾虚而不饮食，当以四神丸治之。

一妇人，年逾二十，不进饮食二年矣，日饮清茶果品之类，面部微黄、浮肿，形体如常，仍能履步，但体倦怠，肝脾二脉弦浮，按之微而结滞。薛用六君子加木香、吴茰，下痰积甚多（用六君子而见痰积甚多，得生在此），饮食顿进，形体始瘦，卧床月余，仍服六君之类而安。

反胃

一妇人，患反胃，胸胁胀闷，或小便不利，或时作痛，小便涩滞。曰：此肝火血虚也，当清肝火，生肝血，养脾土，生肺金。以薛言为迂，别服利气化痰等剂，前证益剧，虚证蜂起。乃用加味逍遥散、加味归脾汤，一服寻愈。

一妇人，患反胃，吐痰甚多，手足常冷，饮食少思。曰：此肝脾郁怒，兼命门火衰。不信，另服化痰利气之剂，胸腹愈胀。又服峻利疏导之剂。薛曰：非其治也，必变脾虚发肿之证。急服《金匮》加减肾气，庶有可救。仍不信，反服沉香化气等丸，果发肿而故。

一妇人，患反胃，胸膈痞闷，得去后或泄气稍宽。此属脾气郁结而虚弱也，当调补为善。不信，乃别用二陈、枳实、黄连之类，不应。又用香燥破气（时师类多出此），前证益甚，形气愈虚。用归脾汤治半载而痊。

泄泻

侍御沈东江之内，停食腹痛作泻，以六君加木香、炮姜而愈。后复作，传为肾泻，用四神丸而安。侍御徐南湖子室，泻属肾经，不信薛言，专主渗泄，后遂致不起。

一妇人，年逾五十，不食夜饭，五更作泻，二十年矣。后患痢，午前用香连丸，午后用二神丸，各二服而痢止。又以二神丸数服，而食夜饭，不月而形体如故。

吴江史玄年母，素有血疾，殆将二纪，平居泄泻，饮食少思，面黄中满，夏日尤甚，治血之药，无虑数百剂，未尝少减。薛以为脾肾虚损，用补中益气汤送二神丸，复用十全大补汤，煎送前丸，食进便实，病势顿退。若泥中满忌参、术，痰痞忌熟地，便泄忌当归，皆致误事。

府博赵宜人，患泄泻，诸药无效。诊之曰：此肝肾虚也，服木香散而愈。经曰：泄痢前后不止，肾虚也。又曰：诸厥洞泄，皆属于下。下谓下焦肝肾之气也。门户束要，肝之气也。肝气厥而上行，故下焦不能禁固而泄痢。肾为胃关，门户不要，故仓廪不藏也。

沈大尹，病泻，五更辄利，此肾泻也。用五味子散，数服而愈。因起居不慎，泻复作，年余不瘥。此命门火虚不能生土，法当补其母。火者，土之母也。遂用八味丸，泻即止，食渐进。

横金陈子复，面带赤色，吐痰口干，或时作泻。或用二陈、黄连、枳实之类，不应。脉之，左关弦急，右关弦大，此乃肾水挟肝木之势而胜脾土也。不信。后交夏，果患痢而亡。

佥宪高如斋，饮食难化，腹痛泄泻，用六君子加砂仁、木香治之而痊。后复作，完谷不化，腹痛头疼，体重困倦，以为脾虚受湿，用芍药防风汤而愈。

太仆杨举元，先为饮食停滞，小腹重坠，用六君子加升麻、柴胡渐愈。后饮食难化，大便患泄泻，心腹作痛，饮食不甘，用和中丸倍加益智仁而寻愈。

光禄杨立之，元气素弱，饮食难化，泄泻不已，小便短少，洒淅恶寒，体重节痛。以为脾肺虚，用升阳益胃汤而痊。大凡泄泻，服分利调补等剂不应者，此肝木郁于脾土，必用升阳益胃之剂。

一儒者，季夏患泄泻，腹中作痛，饮食无味，肢体倦怠，用补中益气汤、八味地黄丸，月余而痊。

太守朱阳山，因怒，腹痛作泻，或两胁作胀，或胸乳作痛，或寒热往来，或小便不利，饮食不入，呕吐痰涎，神思不清，此肝木乘脾土。用小柴胡加山栀、炮姜、茯苓、陈皮，合左金，一剂即愈。

进士刘华甫，停食腹痛，泄黄吐痰，服二陈、山栀、黄连、枳实之类，其症益甚，左关弦紧（诸紧为寒），右关弦长，乃肝木克脾土，用六君加木香治之而愈。若食已消而泄未已，宜用异功散以补脾胃，如不应，用补中益气升发阳气。凡泄利色黄，脾土亏损，真气下陷，必用前汤加木香、豆蔻温补，如不应，当补其母。宜八味丸。

一儒者，善饮，便滑溺涩，食减胸满，腿足渐肿，证属脾肾虚寒。用加减金匮肾气丸，食进肿消，更用八味丸，胃强脾健而愈。

一羽士，停食泄泻，自用四苓、黄连、枳实、曲柏，益甚。薛曰：此脾肾泄也，当用六君加姜、桂，送四神丸。不信，又用沉香化气丸一服，卧床不食，咳则粪出，几至危殆。终践薛言而愈。盖化气之剂，峻厉猛烈，无经不伤，无脏不损，岂宜轻服。

一人，年六十，面带赤色，吐痰口干，或时作泻。春就诊，谓薛曰：仆之症，或以为脾经湿热，痰火作泻，率用二陈、黄连、枳实、神曲、麦芽、白术、柴胡之类，不应，何也？薛脉之，左关弦紧，肾水不能生肝木也，右关弦大，肝木乘脾土也，此乃脾肾亏损，不能生克制化，当滋化源。不信。薛谓其甥朱太守阳山曰：令舅不久，当陨于痢。次年夏，果患痢而殁。

长洲朱绍，患肝木克脾土，面赤生风，大便燥结，炎火冲上。久之，遂致脏毒，下血肠鸣，溏泻腹胀、喘急，驯至绝谷，濒殆。诸医方以枳实、黄连之剂投之，辗转增剧。薛诊之曰：此脾肾两虚，内真寒而外虚热，法当温补。遂以人参、白术为君，山药、黄芪、肉果、姜、附为臣，茱萸、骨脂、五味、归、苓为佐，治十剂，俾以次服。诸医皆曰：此火病也，以火济火，可乎？服之浃旬，尽剂而血止，诸疾遍已。先是三年前，先生过绍，谓曰：尔面部赤风，脾胃病也，不治将深。绍怠缓以须，疾发，又惑于众论，几至不救。

痢

少宗伯顾东江，停食患痢，腹痛下坠。或用疏导之剂，两足浮肿，食少倦怠，烦热作渴，脉洪数，按之微细。以六君子，加姜、桂各二钱，吴茱萸、五味子各一钱，煎成冷冻饮料，即睡，觉而诸证顿减。

先母年八十，仲夏患痢，腹痛，作呕不食，热渴引汤，手按腹痛稍止，脉鼓指而有力，真气虚而邪气实也。急用人参五钱，白术、茯苓各三钱，陈皮、升麻、附子、炙草各一钱，服之睡，觉索食，脉证顿退，再剂而安。此取证不取脉也。凡暴病毋论其脉，当从其证。时石阁老太夫人，其年岁脉证皆同，彼乃专治其痢，遂致不起。

一老人，素以酒乳同饮，去后，似痢非痢，胸膈不宽，用痰痢等药不效。余思本草云，酒不与乳同饮，为得酸则凝结，得苦则行散。遂以茶茗为丸，时用清茶送三五十丸。

饮食伤

一人，食粽，烦闷作渴，大便欲去不去，用消导药不应。以白酒曲炒为末，温酒调服二钱，俄顷，腹鸣粽下而安。一人食水晶团子过多，肚腹胀痛，亦治以此方而愈。

一男，夏月入房，食冰果腹痛，用附子理中汤而愈。有同患此者，不信，别用芩、连、二陈之类而死。

曹铨，因饮食汾酒，肛门肿痛，便秘，脉实。服荆防败毒散不应，用黄连内疏汤而愈。

一人，食鱼，腹痛患痢，诸药不效。用陈皮、白术等分为末，陈米汤数服而愈。

一人，每食蟹即腹痛，用紫苏浓煎汤而安。

一妇人，停食饱闷，或用人参养胃汤、木香槟榔丸而泄泻吐痰，腹中成块。又与二陈、黄连、厚朴，反加腹胀不食。此胃气虚不能消磨，用补中益气加茯苓、半夏，五十余剂，脾胃健而诸症痊。

一小儿，每饮食失节，或外惊所忤，即吐泻发搐。服镇惊化痰等药而愈。后发搐益甚，饮食不进，虽参、术之剂，到口即呕。乃用白术和土炒黄，以米泔煎数沸，不时灌半匙，仍呕，次日灌之，微呕，渐加至二三匙，递加至半杯，不呕，乃浓煎服而愈。

黄疸

大司徒李浦汀，南吏部少宰时，患黄疸。当用淡渗之剂，公尚无嗣，犹豫不决。曰：有是病而用是药。以茵陈五苓散加芩、连、山栀，二剂而愈。至辛卯得子。

应天王治中，遍身发黄，妄言如狂，苦于胸痛，手不可近。此中焦蓄血为患。用桃仁承气汤一剂，下瘀血而愈。又太守朱阳山弟，下部蓄血发狂，用抵当汤而愈。

呃逆

一妇人，痢后呕哕（即呃逆也），服降火化痰等剂愈甚。脉洪大，按之虚细，作渴饮汤，诸药到口即呕。此脾胃虚寒，不能司纳。以参、术、炮姜末各一钱，以饭作丸，米饮不时送三五粒，至三两余，闻药不呕。乃以六君加炮姜，三十余剂。

一妇人，患症同前，饮食少思，胸腹膨胀，大便不实。所见之症，悉属虚寒假实。遂朝用补中益气汤加炮姜、木香，夕用六君子汤送四神丸，渐愈。又用八味丸料，煎送四神丸而痊。

一妇人，因怒呕哕，时或昏愦口噤，时或举体内动，其面色或青或赤。此肝火炽甚，脾土受侮，用小柴胡汤加山栀、钩藤治之渐愈。又用加味归脾、逍遥二药，调理而痊。

吞酸

一妇人，饮食后或腹闷，或吞酸。自服枳术丸，饮食日少，胸膈痞满，腿肉酸痛，畏见风寒。或用养胃汤，腿痛浮肿益甚，月经不行。此郁结所伤，脾虚湿热下注。清晨四君子汤、芎、归、二陈，午后以前汤送越鞠丸，诸症渐见愈。又用归脾、八珍二汤兼服，两月余而经行。

一妇人，胸满少食，或腹胀吞酸，或经候不调，此中气虚不能施行化也。用补中益气加砂仁、香附、炮姜，而进饮食。更以六君、芎、归、贝母、桔梗，而经自调。

一妇人，饮食少思，胸中嘈杂，头晕吐痰。此中气虚而有热，用六君子汤加黑山栀、桔梗而愈。后因劳碌，头晕发热，吐痰不食，用补中益气加半夏、茯苓、天麻而痊。

一妇人，中脘嘈杂，口中辛辣，或咳嗽吐痰发喘，面色或白或赤。此脾气虚而肺中伏火也，用六君子加山栀、桔梗、柴胡，及炒黑片芩、苓，治之寻愈。

一妇人，嘈杂吞酸，饮食少思，大便不实。此脾气虚寒而下陷，用补中益气汤加茯苓、半夏、炮姜渐愈，又常服人参理中丸而安。

一妇人，饮食后嘈杂吞酸。此热郁为痰，用六君子汤送越鞠丸渐愈，又用加味归脾汤而痊。后因怒，两胁胀痛，中脘作酸，用四君子汤送左金丸渐安，仍用六君汤送下越鞠丸而瘥。

一妇人，饮食少，每碗许稍加，非大便不实，必吞酸嗳腐。或以为胃火，用二陈、黄连、枳实，加内热作呕。曰：末传寒中，故嗳气吞酸，胀满痞闷。不信，仍用火治，虚症并至，月经不止。始信，以六君子加炮姜、木香，数剂元气渐复，饮食渐进。又以补中益气，饮食渐进，加炮姜、木香、茯苓、半夏，数剂全愈。后因饮食劳倦，兼之怒气，饮食顿少，元气顿怯。用前药便加发热，诚似实火，脉洪大，按之而虚，两尺如无。此命门火衰，用补中益气加姜、桂，及八味丸，兼服两月余，诸症悉愈。此症若因中气虚弱者，用人参理中汤，或六君子加木香、炮姜。不应，用左金丸，或越鞠丸。虚寒者加附子，或附子理中汤，无有不愈。

一男子，虚弱恶食，虽热食亦少，作胀吞酸，日削瘦，服参、苓等药，及灸脾等穴不应，用八味丸治之而愈。此真气不足，不能生土，虚火上炎之症也。

一妇人，年二十余，饮食每每因怒气吞酸嗳腐，或兼腿根疼，服越鞠丸等药不应。此脾气虚，湿气下注而然，以六君子汤、香附、砂仁、藿香、炮姜，数剂少愈，更以六君汤数剂而愈。

一男子，瘰已愈，患吞酸，服参、术药不应。彼谓余毒，薛治以附子理中丸而愈。

一儒者，面色萎黄，胸膈不利，吞酸嗳腐。频服理气化痰之药，大便不实，食少体倦。此脾胃虚寒也，用六君加炮姜、木香，渐愈，兼用四神丸而元气复。

心胃痛

一妇人，久患心痛，饮食少思，诸药到口即吐。薛以为脾土虚弱，用白术一味，同黄土炒、去土，每服一两，以米泔煎浓，徐服少许，数日后自能大饮，用三斤余而安。(雄按：脾弱何至作痛？此盖停饮为患也。蔡按：停饮之说诚然，此与许学士神术丸意同。但饮之微者可用，若饮已盛，则反益其痛，以术能闭气也)

上舍陈履学长子室，素怯弱，产后患疔疮，年余不愈，因执丧旬月，每欲眩仆。一日感气，忽患心脾高肿作疼，手不可按，而呕吐不止，六脉微细。或见其形实，误诸痛不可补气，乃用青皮、木香、五味、吴茱萸等药愈甚。继复患疟，且堕胎。又投理气行血之药，病虽去，元气转脱(病家无识，举世皆然)。再投参、补剂不应矣。六脉如丝欲绝，迎薛至，诊之曰：形虽实而虚极，反用理气之剂，损其真气故也。连投参、芪、归、芍、术、附、姜、桂，二剂，间用八味丸，五日寝食渐甘，六脉全复。此症若心脾疼痛时，即服此等药，疟亦不作矣。

一妇人，心腹作痛，久而不愈，此肝火伤脾气也。用炒山栀一两，生姜五片，煎服而痛止。更以二陈加山栀、桔梗，乃不发。

陈湖陆小材母，久患心腹疼痛，每作必胸满呕吐，手足俱冷，面赤唇麻，咽干舌燥，寒热不时，月余竟夕不安，其脉洪大。众以痰火治之，屡止屡作。迨乙巳春，发烦而甚，仍用前药反剧。此寒凉损真之故，内真寒而外假热也。且脉息洪弦而有怪状，乃脾气亏损，肝木乘之而然。当温补胃气，遂用补中益气汤加半夏、茯苓、吴茱萸、木香，一服熟寐彻晓，洪脉顿敛，怪脉顿除，诸症释然。

胁痛

一妇人，性急，吐血发热，两胁胀痛，日晡益甚。此怒气伤肝，气血俱虚也。朝用逍遥散，倍加炒黑山栀、黄柏、贝母、桔梗、麦冬，夕以归脾汤、地黄丸而愈。

昆庠马进伯母，左胛连胁作痛。遣人索治，意此郁怒伤肝脾，用六君加桔梗、枳壳、柴胡、升麻。彼别用苍术药，益甚，始请治。其脉右关弦长，按之软弱，左关弦洪，按之涩滞，乃脾土不及，肝木太过，因饮食之毒，七情之火也。遂用前药数剂，脉症悉退。再加芎、归全愈。此等症，误用败毒行气破血导痰，以致不起者多矣。

治一男子因怒，胁下作痛，以小柴胡加四物，加青皮、桔梗、枳壳，治之而愈。

内翰李蒲汀太夫人，左胁内作痛，牵引胸前。此肝气不和，尚未成疮，用小柴胡汤加青皮、枳壳，四剂少可；再加芎、归，治之愈。

腹痛

一妇人，久患腹痛，去瘀血方止，已而腹大痛，诸药不纳。薛以脾胃之气虚寒。用参、术、炮姜，丸如黍，每日数粒，津咽下，后以二味浓煎，渐呷而愈。

通府赵孟威，云：其妹小腹痛，服附子理中汤，附子服过八十余粒。此乃沉寒痼冷之甚，不多有者。又壬午仲冬，金台一男子，患腹痛，误服干姜理中丸，实时口鼻出血，烦躁发狂，入井而死。

罗给事，小腹急痛，大便欲去不去。此脾肾气虚而下陷也，用补中益气送八味丸，二剂而愈。此等症候，因利药致损元气，肢体肿胀而死者，不可枚举。

副郎李孟卿，常患腹痛，每治以补中益气加山栀即愈。一日，因怒腹痛，脉弦紧，以前汤吞左金丸二十粒而愈。

一妇人，心腹痛，诸药不应，用炒黑山栀、桔梗治之而愈。

一男子，里急后重，下脓胀痛，用排脓散、蜡矾丸而愈；后因劳，寒热体倦，用补中益气而安。

一妇人，小腹胀痛，小便如淋，此毒结于内。先以神效栝蒌散，二剂少愈，更以薏苡仁汤而安。

一妇人，小腹胀痛而有块，脉芤而涩，此瘀血为患。以四物加元胡索、红花、桃仁、牛膝、木香，二剂血下而愈。

一妇人，小腹胀痛，大便秘涩，转侧有水声，脉洪数。以梅仁汤一剂，下瘀血，诸证悉退，再以薏苡仁汤而愈。

一妇人，脓成胀痛，小便不利，脉洪数。服太乙膏三钱，下脓甚多，胀痛顿止，以栝蒌散、蜡矾丸及托里而安。

胃痈

一膏粱之人，寒热作渴，不时咳吐，口内血腥。又五日，吐脓血，皮毛错纵。用射干汤四剂，脓血已止，但气壅痰多，以甘桔汤二三剂而愈。

一老妇，素味厚，吐脓已愈，但小便淋沥，用补中益气加麦冬、五味及加减八味丸而愈。膏粱之人，初起清胃散亦可用。

大便不通

一儒者，大便素结，服搜风顺气丸后，胸膈不利，饮食善消，面戴阳色，左关尺脉，洪大而虚。薛曰：此足三阴虚也。彼不信，乃服润肠丸，大便不实，肢体倦怠，与补中益气、六味地黄丸，月余而验，年许而安。若脾肺气虚者，用补中益气汤；若脾经郁结者，用加味归脾汤；若气血虚者，用八珍汤加肉苁蓉；若脾经津液涸者，用六味丸；若发热作渴饮冷者，用竹叶黄芩汤；若燥在直肠，用猪胆汁导之；若肝胆邪侮脾者，用小柴胡加山栀、郁李、枳壳；若膏粱厚味积热者，用加味清胃散。亦有热燥、风燥、阳结、阴结者，当审其因而治之。若复伤胃气，多成败症。

一老儒，素有风热，饮食如常，大便十七日不通，肚腹不胀。两尺脉洪大而虚，此阴火内烁津液。用六味丸二十余剂，至三十二日，始欲去，用猪胆润而通利如常。

一妇，年七十三，痰喘内热，大便不通，两月不寐。脉洪大，重按微细。此属肝肺肾亏损，朝用六味丸，夕用逍遥散，各三十余剂，计所进饮食百余碗，腹始痞闷，乃以猪胆汁导而通之，用十全大补调理而安。若间前药，饮食不进，诸症复作。

一男子，年五十余，因怒少食，大便不利。服润肠丸，大便秘结，胸胁作痛，欲兼服脾约丸，肝脾肾脉浮而涩。薛曰：此足三阴精血亏损之症也。东垣先生云：若人胃强(强为邪强)脾弱，约束津液，不得四布，但输膀胱，小便数而大便难者，用脾约丸。若人阴血枯槁，内火燔灼，肺金受邪，土受木伤，脾肺失传，大便秘而小便数者，用润肠丸。今滋其化源，则大便自调矣。如法果验。

一儒者，怀抱忧郁，大便秘结，食少，乃伤脾之变症也。遂用加味归脾汤治之。饮食渐进，诸疾渐退，但大便尚涩，两颧赤色，此肝肾虚火，内伤阴血，用八珍汤加茯苓、麦冬、五味，至三十余剂，大便自润。

职坊陈莪斋，年逾六旬，先因大便不通，服内疏等剂后，饮食少思，胸腹作胀，两胁作痛，形体倦怠，两尺浮大，左关短涩，右关弦涩（尺当沉，今浮大，右关当微洪而反弦涩，左关当弦而反涩，症断不起）。时五月请治。薛曰：此命门火衰，不能生脾土，而肺金又克肝木，恐金旺之际难起矣。果然。

便血

一男子，每怒必便血，或吐血，即服犀角地黄汤之类。薛立斋曰：当调理脾胃，彼不信，仍服之，日加倦怠，面色萎黄。又用四物、芩、连、丹皮之类，饮食少思，心烦热渴，吐血如涌，竟至不起。此证久服寒凉损胃，必致误人，其脾虚不能摄血，不用四君、芎、归、补中益气之类，吾未见其生者。

一妇，但怒必便血，寒热口苦，或胸胁胀痛，或小腹痞闷。薛曰：此怒动肝火而侮土，用六君子加柴胡、山栀而愈。用补中益气、加味逍遥二药，乃不复作。

一儒者，素善饮，不时便血，或在粪前粪后，食少体倦，面色萎黄。此脾气虚，不能统血。以补中益气加吴茱萸、黄连各三分，神曲一钱五分，四剂而血止。减去神曲、茱萸，三十剂而安。

一男子，每饮食劳倦便血，饮食无味，体倦口干。此中气不足，用六君子汤加芎、归而脾胃健，又用补中益气而便血止，再不复作。

一产妇，粪后下血，诸药不效，饮食少思，肢体倦怠。此中气虚热，用补中益气加茱炒黄连五分，四剂顿止。但怔忡少寐，盗汗未止，用归脾汤而愈。

一妇人，久下血在粪前，属脾胃虚寒，元气下陷。用补中益气加连炒茱萸一钱（茱萸炒连，连炒茱萸，用法妙），数剂稍缓。乃加用生吴茱萸三分，数剂而愈。

一妇人，产后便血，口干饮汤，胸胁膨满，小腹闷坠，内热晡热，饮食不甘，体倦面黄，日晡则赤，洒淅恶寒。此脾肺虚。先用六君子加炮姜、木香，诸症渐愈；用补中益气将愈；用归脾汤痊愈(先后用药可法)。后饮食失节，劳役兼怒，发热血崩，夜间热甚，谵语不绝。此热入血室。用加味小柴胡二剂而热退，用补中益气而血止，用逍遥散、归脾汤调理而安。

吐血

一孀妇，年六十，素忧怒，胸痞少寐，所食枣栗面饼少许，略进米饮，则便利腹痛十年矣，复大怒，两胁中脘，或小腹作痛，痰有血块。用四君加炒黑山栀、茯苓、神曲，少佐以吴茱萸十余剂，及用加味归脾汤二十余剂，诸症渐愈。后因子忤意，忽吐紫血块碗许，次日复吐鲜血盏许，喘促自汗，胸膈痞闷，汤水不入七日矣，六脉洪大而虚，脾脉弦而实。此肝木乘脾，不能统摄，其血上涌，故其色鲜，非热毒所蕴(辨证精确)。以人参一两，炮黑干姜一钱(理中汤妙，不然痞闷，如何能除)。服之即寐，觉而喘汗稍缓；再剂，熟寐半日，喘汗吐血俱止。若脾胃虚寒，用独参汤，恐不能运化，作饱，或大便不实，故佐以炮姜。

编者按：薛己强调人以胃气为本。李杲强调“内伤脾胃，百病由生”。薛己在前人学术思想基础上，又加以继承发挥。他说:《黄帝内经》千言万语，旨在说明人有胃气则生，以及四时皆以胃气为本。他又进一步说明:“人以脾胃为本，纳五谷，化精液。其清者入荣，浊者入胃(卫)，阴阳得此，是谓之橐籥，故阳则发于四肢，阴则行于五脏。土旺于四时，善载乎万物，人得土以养百骸，身失土以枯四肢。”其认为，脾胃为后天之本，水谷消磨及运化全赖于此，精微气血的化生全在于此，五脏六腑的营养全依赖于脾胃之气的强盛，所谓“中央土以灌四傍”。以人身之正气而言，虽根于先天之肾命，然不断充养全在脾胃，而正气的盛衰与人体抵抗外邪、祛除疾病、维护健康的关系密切。只有正气足够充盛，才能祛邪于外，维持人身健康。因此，治病之根本在于恢复正气，而补养脾胃便成为治病根本，所以薛己提出“胃为五脏本源，人身之根蒂”。在具体治疗上，薛己主张:“脾胃为气血之本，若阳气虚弱而不能生阴血者，宜用六君子汤；阳气虚寒而不能生阴血者，亦用前汤加炮姜；若胃土燥热而不能生阴血者，宜用四物汤；若脾胃虚寒而不能生阴血者，宜用八味丸。”“内伤发热者，因饮食过时，劳役过度，而损耗元气，阴火得以乘其土位，故翕翕然而发热，宜用补中益气汤以升其阳。若因劳力辛苦，入房不节，亏损精血，虚火妄动而发热者，宜用六味地黄丸以补其阴；不可认作有余之火，而用黄柏、知母之类也。”

周之干

周之干(约1508—1586),号慎斋,宛陵(今安徽宣城)人。中年因病自习医学,潜心研究《黄帝内经》,私淑张元素、李杲,参以刘完素,后又就正于薛己之门,问难数月,豁然贯通。精通脉学,擅长内伤证治。生前忙于诊务,无暇著述,今所存之著作皆为后人整理,现存《慎斋遗书》《医家秘奥》两种。此二书对脉理、内伤证治的论述,不仅丰富了中医的基础理论,同时也为后来者提供了极为重要的参考。

呕吐

一妇,呕吐半月,诸药不效,势已危矣,但气未绝耳。诊之脉俱内掉,左手尺中全无。曰:此独可生,阳气未绝,故左尺独安也。用沉香、乌药等分,人参、甘草减半为末,生姜切片淡盐腌之,蘸末含化,下痰碗许而愈。

一人,身体肥大,每日食鸡一顿,只下午呕吐清水,晚食肉一顿,始安。诊之,寸脉大于尺脉数倍,尺沉而涩,此阴盛阳隔,上焦火盛故能食,丹田虚寒故呕吐。用半夏一钱,沉香三分,栀子五分,人参、炮姜各一钱,附子三分,温下清上而愈。

一孕妇,吐逆,点水不入,胁下痛甚则厥。脉左关尺洪,右关平,右尺革。此因肾燥不能生木,木枯生火以侮脾土,脾挟肝邪,上行于肺,故呕吐而痛也。若无胎,只须瓜仁、天麦二冬、半夏、柴胡、肉桂则愈;今则不宜,用生地以滋肾血,归身使血归肝以制火,白芍除土中之木,甘草缓上炎之火,砂仁理气安胎,黄芩平伤肺之邪火,大枣和中。二三帖后,火炽稍平,用杜仲、续断、芩、连、苏、桔、炮姜,敛火安胎。守此勿易,自厥止而愈也。要知呕吐脾胃有伤,则归、地均在所禁,今则水枯火炽,故以滋阴者,培其本也。

一人,吐泻腰痛,欲食而不食。此木邪乘土,胃火炽而心嘈似饥也。火在中焦,上干于肺而吐,下流大肠而泻;肺与大肠为表里,大肠既不固,肺又不生肾,则水伤而肾痛矣。用苍术、白术以和胃,芩、栀平火,茯苓、山药补脾肺,白芍平肝,苏梗通气,则火平湿去而安矣。

肝积

一妇,因丧子忧虑,饮食不思,有块在软肚内。用四君子加陈皮、肉桂、归身、沉香、半夏;丸用茯苓、白术四五两,藏猪肚内,煮烂,沉香为衣,久服全愈。

一妇,素善怒,左胁下有块,身肥大,经将行,先一二日且吐且下。此肝木乘脾,脾虚生痰,不生血也。善怒胁块,肝气亢也;吐下者,脾气虚也;身肥则多痰,痰盛则中焦多湿;每经行时气血流通，冲动脾湿，且吐且下也。久而不治，必变中满。宜理脾燥湿。白术一两，半夏五钱，生姜七钱，沉香二钱，共末。白糖和服。

一人，左胁有块，右关脉豁大。用乌药一两，附子五钱制之。将乌药日磨二三分，酒送下，俟积行动，乃以补中益气汤加附子服之，丸用六味丸。

一人，小腹左边有块，宜戊己丸治之。白术补脾，白芍、肉桂以平肝。服之全愈。

一人，当胸有一块，遇心有所用，即火动上燎其面，时吐痰，脉缓而有力，右手浮大。盖胸为肺室，面属阳明。有块不宽，肺火郁也；火燎其面，大肠火炽也；脉浮大，火脉也。实则泻之，宜养血以制之。四物汤各一钱，肉桂三分煎服。

一人，因忧虑发寒热，三月后呕吐，食仓边有一块，痛直冲心，胸膈饱，便闭，背胀胁痛。盖不下也。脾不转运，故诸病生焉。方用二陈汤加苏梗、炮姜、吴萸，一服便通。

一人，右脐旁有块作痛，移动不定，大便不通，诸药不效。左寸缓而有力，右寸微大，关脉沉细无力。此肝气虚，脾土衰，土不受克，木无生发之气，肾元可纳矣。不可攻痞，宜益肝、扶脾、安肾，使脾气输则痞运散。人参、熟地、小茴各五分，归身一钱，山药、茯苓各七分。

痢

一妇，产后痢疾，误服克伐，暂觉宽快，而肛门痛如针刺。脉数无至数，产后见此为难治。用人参一钱，木香二分，一服减半，后用人参二钱，黄芪一钱，升麻、柴胡各五分，甘草、陈皮、木香各三分，愈。初用人参补肺，肺气充，则大肠之气不至下陷，木香行滞以散。

一小儿，八岁，噤口痢。用归身开发上焦，木瓜、牛膝开关达下，炮姜温中，人参补气而效。

一妇，痢疾身热，作真痢治，遂烦躁。用附子一钱，白术、炮姜各一钱，甘草五分，愈。夫身热者，阳浮于外也；烦躁者，阴盛于内而格阳也。附子理中汤回阳于命门，逐阴寒于外也，所以甚效。

一人，病痢腹痛，下之不效，温之不愈，如是一二月，自分必死。诊其脉知有死血，用乳香、没药二三钱，酒研服，愈。

泄泻

一人，夜间去后方觉腹宽，不去作胀。心部脉洪，肝部浮，肾脉紧。此心不主令，相火代之，肾水被肝木吊动，其泄在肾。补肾不若补脾，脾温肾亦坚也。用芡实、山药、茯苓各一钱，人参五分，熟地四分，益智仁三分，煎服。丸用五味二两，吴萸四钱，枣肉丸，白汤下。

一人，善饮，酒醉，清晨作泻，腹腿痛，骨节痛，湿热在内也。用白术、茯苓、猪苓、羌活、北味、泽泻、秦艽。一帖即止，随发随服即愈。

一人，春日患泄泻霍乱三年，每发服理中汤病愈。药止后，胸中痛若刀割，略吃一味，不谨即泻，喉中常若飞丝入喉，喉碎出血。用四圣丸，临卧清米汤下。其病不除，或发疟疾，丹田下一点疼痛三四日，泄泻如红曲肉汤，用养血药。半年后腹痛六日，用四君子加附子、炮姜、白芍，兼灸气海穴而愈。

一人，六脉沉阴，重按又无力不清，肾虚也。胃脘痛即泻，痛一阵，泻一阵，肾之脾胃虚火浮于上也。补脾则肾水亏，滋阴则水来侮土，治法惟温肾即可温脾。三十年来未生子，肾寒可知。肾主骨，骨胫痛，肾虚之验也。用地黄汤、补中益气汤加减；丸方用山药、茯苓各二两，补骨脂、小茴香、熟地、杜仲、北五味各一两，人参七钱，陈火肉骨灰一两，吴萸五分，共末，米糊丸。

一人，久患脾泄，热在肾故也。用白术八两，茯苓五两，元米五合，同入猪肚内，煮熟捣成饼，晒干为末，米糊丸，沉香三钱为衣服。

一人，泄泻，心脉微洪，肝肾脉俱虚，单治泄泻，恐土来克水。用白芷三钱（升动胃气），五味、人参各五钱（补肺而生肾），白术三两，山药一两，甘草七钱，莲肉、白芍各一两半（健脾止泄而平水土），米糊丸，午前清米汤下五十丸。

小儿，泻不止，四君子加减不效。乃湿热内郁，宜理脾凉肾。白术一钱，松花五分，二味末，白糖调服；或用水煮白术一两，炒红曲一两，陈火肉骨灰一两，共细末，白糖调服。

一人，当脐痛，痛则大便泄，此是脾虚，肾水犯上，寒在肾也。宜温肾则水安，升胃气则土旺，而痛不作，泻从何来？用白芷七钱，北五味、鹿茸、人参、炮姜各一两，元米糊丸。白汤用松花一钱（炒黄色，安肾则肾水足而火不起），红曲二钱（安胃消积而生发之气旺）。分二服，白糖调下。

一小儿，作泻，服利药太过，致浑身发热，喜卧冷地。盖因肾虚泄泻而肝火起，胃中亦燥也。

一妇，命门脉弱，责其无火，鸡鸣将作泄，腹响饱闷，此肾虚不纳气也。用补骨脂四两补命门火，小茴香一两行饱闷，姜汁炒杜仲二两兼补脾肾，乌梅一两固大肠，肉桂一两温土，姜煮枣肉丸以益气厚肠。

一妇，泄泻，两尺无神，此肾燥不合也。一医用茯苓、益智即发晕，因用肉苁蓉三钱以润之，北五味八分以固之，人参一钱以益气，归身八分以养其血，白芍、甘草以和其中，炮姜二分以安其肾。二帖效，十帖愈。丸即前方加倍，蜜丸。

胁痛

一人，因房事不遂意，左胁痛如刀刺，中脘痛则急死，日日如此。痛已四年，诸医不效。因多服开郁调气药，大便结燥。予诊之，用木香散胸中结气，川芎去肋胸痛，郁金下气止痛，三味各三钱；当归、生地、黑山栀、贝母、陈皮、香附、炮姜各五钱，解郁消痰，养血顺气温中；黑芝麻三合滑肠，白檀香三钱调气，甘草二钱和中。酒煮常服，酒完痛止。

一妇，有孕六月，左胁痛如刀割，喘嗽气促，不能安卧，身热汗出，痛甚则厥，厥则脉绝。先服黄芪、枳壳、肉桂、川连、苏梗、杏仁，右胁痛稍止而气更促，此因肺虚气不降也。用人参三钱，川附、肉桂各五分，甘草八分，黄芪、白芍各一钱，砂仁末一钱，三帖愈。盖妇人重身，有故则毒药无殒，所以肉桂之下胎而适足以安胎也。

编者按：周之干对脾胃内伤学说的发挥，主要体现在：①重视脾胃气机升降与气、血、阴火的内在联系；②分析脾胃内伤发热机制的两种途径：一是阴火上冲，火盛发热；二是阴火上冲，并三阳上逆、阳浮于上而发热。在治疗上，针对脾胃虚之轻重、阴火的盛衰、气血的虚实、病之新久，酌情选用方药，并在前人基础上，提出补脾阴的证治方药：多用四君子汤加怀山药、白芍、莲肉、白扁豆、薏苡仁等甘淡平补之品。周之干认为，诸病易累及脾胃，脾胃一伤，则不能主生发之气，气血遂虚。这一认识丰富和发展了李杲的脾胃内伤学说，为后世临床实践开辟了路径。

李时珍

李时珍(1518—1593),字东璧,晚号濒湖山人,蕲州(今湖北蕲春)人,生于世医之家(祖父为铃医。父李言闻,字子郁,号月池,当地名医,曾封太医院吏目,著有《四诊发明》《蕲艾传》《人参传》《痘疹证治》等)。李时珍临证,推崇张元素,重辨病证,立法严谨,用药得当。治疗时,或化裁古方,或自组新方,或用民间单验方,多有良效。《本草纲目》一书,李时珍父子及弟子庞鹿门均参与编写,次子建元为书绘图,可谓以李时珍为主的集体著作。

泄泻

魏刺史子,久泄,诸医不效,垂殆。李用骨碎补为末,入猪腰中,煨熟与食,顿愈。盖肾主大小便,久泄属肾虚,不可专从脾胃也。

一妇,年七十余,病泻五年,百药不效。李以感应丸五十丸投之,大便二日不行。再以平胃散加椒红、茴香、枣肉为丸与服,遂瘳。每因怒食举发,服之即止。

一妇人,年六十余,病溏泄已五年,肉食油物生冷犯之即作痛,服调脾升提止涩诸药,则转甚。诊之,脉沉而滑,此乃脾胃久伤,冷积凝滞所致,王太仆所谓大寒凝内,久利溏泄,绵历多年者,法当以热药下之,则寒去利止。遂用蜡匮巴豆丸五十粒与服,二日大便反不行,其泻遂愈。自是每用治泄痢积滞诸病,皆不泻而病愈者,近百人。盖妙在配合得宜,药病相对耳。苟用所不当用,则犯轻用损阴之戒矣。

有人患内寒暴泄如注,或令食煨栗二三十枚,顿愈。肾主大便,栗能通肾,于此可验。

心胃痛

荆穆王妃胡氏,因食荞麦面着怒,病胃脘当心痛,不可忍。医用吐下行气化滞诸药,皆入口即吐,不能奏功,大便三日不通。因思《雷公炮炙论》云:心痛欲死,速觅延胡。乃以延胡索末三钱,温酒调下,即纳饮食,少顷大便行三五次,积滞俱下,胃脘心痛豁然遂止。

饮食伤

一宗室,年几六十,平生苦肠结病,旬日一行,甚于生产,服养血润燥药,则泥膈不快,服硝、黄通利药,则若罔知,如此三十余年矣。诊其人体肥,膏粱而多忧郁,日吐酸痰碗余乃宽,又多火病。此乃三焦之气壅滞,有升无降,津液皆化为痰饮,不能下滋肠腑,非血燥比也。润剂留滞,硝、黄徒入血分,不能通气,俱为痰阻,故无效也。乃用牵牛末、皂角膏丸与服,即便通利。自是但觉肠结，一服就顺，亦不妨食，且复精爽。盖牵牛能走气分，通三焦，气顺则痰逐饮消，上下通快矣。

外甥柳乔，素多酒色，病下极胀痛，二便不通，不能坐卧，立哭呻吟者昼夜。医用通利药不效，遣人叩李。李思此乃湿热之邪在精道，壅胀隧路，病在二阴之间，故前阻小便，后阻大便，病不在大肠膀胱也。乃用楝实、茴香、穿山甲诸药，入牵牛加倍，水煎服，一服而减，三服而平。

一人，素饮酒，因寒月哭母受冷，遂病寒中，食必佐以姜、蒜。至夏酷暑，又多饮水，兼怀怫郁，因病右腰一点胀痛，牵引右胁，上至胸口，则必欲卧。发则大便里急后重，频欲登圊，小便长而数，或吞酸，或吐水，或作泻，或阳痿，或厥逆，或得酒少止，得热少止。但受寒食寒，或劳役，或入房，或怒，或饥即发，止则诸证泯然，甚则日二三发，服温脾胜湿滋补消导药，皆微止随发。时珍思之，此乃饥饱劳逸，内伤元气，清阳陷遏不能上升所致，遂用升麻葛根汤合四君子加柴胡、苍术、黄芪煎服，仍饮酒一二杯助之，其药入腹则觉清气上行，胸膈爽快，手足和暖，头目精明，诸证如扫，每发一服即止。若减升麻、葛根，或不饮酒，则效便迟。大抵人年五十以后，其气消者多，长者少；降者多，升者少；秋冬之令多，春夏之令少。若禀受弱而有前诸证者，并宜此药活法治之。

编者按：李时珍基于对脾胃的生理功能、元气的生成、元气与脾胃的关系等方面的认识，力倡“脾为元气之母”之说，“人之水谷入于胃，受中焦湿热薰蒸，游溢精气……散布脏腑经络，是为营血，此造化自然之微妙也”，并运用这一理论有效地指导临床对脾胃病的防治。李时珍治脾胃之法重在升清降浊，健脾枢机，以药物升降浮沉之性，来调整脏腑气机之升降平衡；强调“土爱暖而喜芳香”的特性，上焦主纳，中焦腐化，下焦主出，三焦通利，阴阳调和，升降周流，则脏腑畅达。“升麻引阳明清气上行，柴胡引少阳清气上行。”故其临床上非常重视脾胃之气的升和降。

陆氏三世

陆岳(生卒年未详),字养愚,乌程(今湖州)人。少时习儒,后精于医学,明嘉靖中名重江南,远至闽粤。生平与董浔阳、茅坤(号鹿门)、朱远斋最称莫逆。陆岳晚年摭取古代名医方书精蕴,佐以临床经验,著成《红炉点雪》8卷。其子陆桂(字肖愚),孙陆士龙(字祖愚),都以医学传家,并遗有"医案"若干,题为《陆氏三世医验》,又称《习医钤法》,有名于世。《陆氏三世医验》为明代医家陆岳祖孙三代的治疗验案总结,具有很高的学术价值;内载一世医案66例,二世医案39例,三世医案63例,附陆氏自制各方。

陆岳

呕吐

嘉靖辛酉年,湖有水患,至壬戌春夏间,米贵民饥。本府督粮厅李公,于慈感寺煮粥赈饥。是日人众,公正在内进饭,忽闻外边争嚷,急急吃完,出外解纷。下午,僧具小酒奉之,公独饮数杯,觉得脐下小腹作痛,升至胃脘即呕,呕讫痛止,少顷,又从下痛,上复呕,呕讫痛缓,勉强登肩舆回衙,痛呕益频,自疑中毒,以淡盐汤虀汁探吐之,一无所出。令人延予,予适往潞村,另请一医进看,投藿香正气散二剂,不效。连夜差人追予,比至,已四鼓,即进诊视,值痛初止,其脉浮按细数,稍重即伏,沉按甚坚。予曰:大人非饮食过饱,即急遽所致。李公备悉其故,命人去取药囊。予曰:不须取。即于袖中出润字丸百十颗,令淡姜汤服之,少顷,连泻数行,痛随利减。李公留宿衙内,清晨,公谢曰:公在外,何以预知吾病,而以对症之药备之袖中乎?古称越人隔垣知人之肺腑,公料吾病于十里之外,更贤于古人矣。

泄泻

归安李县尊令岳初到,路途感冒,至署头常微痛,身体微热,然饮食如故,不以为意,数日后患水泄,小便赤涩。此公自谓知医,令人在药铺取胃苓汤二剂服之,泄不止。后又见积,又剉[①]苓、连、白芍、木香、槟榔辈二剂服之,竟不效。李公令人邀予诊视之,两手浮弦,沉按涩数。曰:此因表气不舒,致令里气亦不顺,偶值脾胃不调而作泄也。乃以五积散微加白蔻仁、木香二剂,大汗而诸症悉愈。

许默庵,素有肠风症,常服寒凉之药,中年后,肠风幸愈,致伤脾胃,因成泄泻之症。初泻时,服胃苓汤一帖便愈,年余之后,服不见效。近来,四肢浮肿而厥,肚腹膨胀而鸣,面色黄萎

① 剉:在古汉语中,"剉"有刀斫、刀切之义,如《康熙字典》所载"剉……【玉篇】去芒角也。斫也。【六书故】斩截也"。依据当前第7版《现代汉语词典》,"剉"为"挫""锉"的异体字,但"挫""锉"均无刀斫、刀切之义。故遵从古汉语。下同。

而带青，身体苦冷而带热。予诊其左脉，沉缓而迟，右脉沉弱而弦，曰：诸缓为湿，应泻而浮肿；诸迟为寒，应厥而苦冷；右弦为木乘土位，应腹胀面青。沉者，阳气不升也；弱者，阴精不实也。脉色与症悉相应，然治疗亦不可缓。用人参、白术、黄芪、炙甘草为君，以补其虚；炮姜、附子为臣，以温其寒；升麻、防风为佐，以升其阳；茯苓、泽泻为使，以胜其湿。服十剂，而诸症渐减，又合八味丸，间服而全愈。

陆前川，素患肠风便燥，冬天喜食铜盆柿，致胃脘当心而痛。医以温中行气之药疗其心痛，痛未减，而肠红如注；以寒凉润燥之药疗其血，便未通，而心痛如刺。屡易医而技屡穷。予诊其脉，上部沉弱而迟，下部洪滑而数，曰：此正所谓胃中积冷、肠中热也。大肠属金，原喜清而恶热，喜湿而恶燥，脾胃原喜温而恶寒，喜燥而恶湿，况新得客寒犯胃之症，因下血而投以苦寒湿润之品，能不甚乎？前川曰：向日大便一次，肛门几裂，血下不止，今已不行数日矣，此番大解，不知更当何如？恳公妙剂，稍宽一次之苦，亦是再生矣。予先设法以救一时之急，用润字丸三钱，以沉香末三分衣其外，浓煎姜汤送下二钱，半日许，又送一钱。平日服寒凉药，一过胃脘，未有不痛，少顷，其痛如割，今两次丸药，胸膈竟不作祟。前川曰：已过此一关矣。至夜半，大便行，极坚而不甚痛，血减平日十之六七。少顷，又便一次，微痛，而血亦少，便亦不坚。清晨，又解溏便一次，微见血，而竟不痛矣。前川出谢，眉目俱开，曰：此难已仗神力过矣，只心口之痛未舒，而一时权宜之法，恐不可为常，乞更图之。因为修合脏连丸，亦用沉香为衣，姜汤送之，以清下焦之热，而润其燥。又以附子理中料为散，以温其中，饴糖拌吞之，以取恋膈，不使速下，不终剂，而两症之相阻者并痊矣。前川因此结为终身之友。

沈少西令爱，年已二旬，自小脾胃受伤，不时作泄作呕。近发寒热，或日或夜，或一日不发，或一日数发，微寒即热，手足厥冷。胸不舒，胁肋胀满，嗳气不已，向左眠卧，即似气不通畅，或胃脘作痛，亦时作时止，口虽渴而不思茶饮，小便短，大便日泄二三次，腹中雷鸣，弹之如鼓，揉之如水。大约气上塞则胀而痛在上，气下坠则泄而痛在下。幸饮食不甚减，常服平胃、五苓、白术、黄连及消导之药，或调气补益之品，蔑如也。此症非人参、白术不能取效。询前曾服人参，饱胀故止。此亦监制未当，非人参之故也。但目今微有表邪，先以小柴胡加枳、桔二三帖。服后，寒热稍和。易以调中益气汤去黄柏，加青皮以伐肝，神曲以助脾，炮姜以温中。服四帖，胀痛俱减，大便稍实。但有微寒微热，中宫不实不坚，且聚且散，无积可追。法当补益脏气，用人参、黄芪、白术、茯苓、枣仁、柴胡、远志、炙甘草、炮姜、龙眼肉，俾大益元气，以退虚热，交平心肾，和释肝邪。数剂后，夜来略胀，更以六君子料加枳实、黄连、神曲、木香、砂仁为丸，与煎间服，月余而痊。

腹痛

当铺徽人孙奎者，其妇患面黄腹胀，人多以为胡白，用草头药疗之。主人欲另接医治，其夫以为此等病，一吃官料，再无挽回，及服草头，不半月而殂，主人怨之。又曰：草头服迟，且数月前，曾冒风寒，服过官料未久。官料与草头相反，所以死耳。后，其子偶伤冷食，肚胀腹痛，手不可近、身体发热，眼上又有黄色。奎曰：又是胡白矣。今番不可迟缓，急寻草泽医。人已至矣，主人知之，大骂而止。因延予治之，备述致病之因。予曰：不必按脉，当温行矣。草药多寒，脾胃原喜温而恶冷，况伤冷食，服草药亦必败事。因以炮姜、附子、草果、陈皮、木香为煎剂，送润字丸二钱，泻数行，而痛胀俱减。又以前煎剂送大安丸，数服而获愈。蠢人执迷，死而不悟。若非主人翁、其子几为女人之续矣。

长兴臧尧山夫人，向有头风之症。八月间患腹痛，日轻夜重，痛作昏愦，语言不伦，唇口燥裂而不欲汤饮，病已十日。医每以香燥行气之药投之，日甚一日，身热如火，腹中饥而食不能下。予诊其脉，沉数而弦，询其所以发病之由，适经时感风，身发寒热，头大痛，平日每痛，服川芎茶调散便止，此番服之，头痛稍止，而身热更甚，遂变为腹痛之症。予令人内询之经行如常否，出答曰：经行比平素觉止得快。予曰：此必热入血室也。尧山公曰：是伤寒症乎？予曰：岂必伤寒而后热入血室。凡病未有无客热者，况初得之感冒，因头痛而以茶调散遏之，热无从泄。偶值经行，血室空虚，客热乘虚而入，血因成瘀。血瘀下焦，饮食不进而作痛，亦势使然也。因用柴胡、黄芩以清其热，丹皮、红花、桃仁以去其瘀，人参、麦门冬生津止渴，二剂，神思便清爽，痛亦减半，即索食稀粥。自此，日服二剂，两日后送润字丸一钱，大便去硬血数枚，而痛全愈。遂减桃仁、红花，加归、芍，调理旬日而安。

方思桂令爱，年十四岁，患大小便不通，已三日。方君与村医商之，投丸药数十粒，如芝麻大，服之，大便立通而泻，小便仍秘。又二日，胀满脐突，少腹时常抽痛，不能坐卧，啼泣呻吟，甚至欲求自尽。予诊其脉，沉数而两尺为甚，曰：此转脬病也。时正孟秋，天气炎热，予以六一散，井水调服之，而小便稍行，行时阴中极其痛楚。自此两三日间，必努力挣而后出，频挣频出，点滴不畅，大便努责而无积，腹痛时作，痛时如刀刺。予再诊之，脉仍沉数，用升麻三钱，桔梗、柴胡、葛根、甘草各一钱，提其清以降浊。服后，大小便俱行，小便纯血，大便亦带血水，其家犹危之。予曰：今无患矣，向者丸药必巴豆也，令爱之秘乃热郁，而以极热之药攻之，向之刺痛，今之溺血，皆巴毒使然也。以犀角地黄汤，加黄连、山栀，数剂而愈。

痢

大宗伯浔阳董公，素有酒积，因而患痢。平日饮馔过丰，禀赋虽厚，而清凉消导之药，服之不为不多矣。姑苏盛医治疗痢症，虽已少瘥，而大便犹滞而不畅，小便短数赤，且身体时热，上壅头面，鼻塞耳聋，眼昏口燥。予诊其脉，浮大而数，按之而駃。董公问曰：脉气无害否？予曰：然！公曰：适间盛先生谓芩、连、滑石，但可清下焦之热，当以凉膈散清上焦之火，以佐煎剂之不足，公意以为何如？予曰：愚意欲补敛，殊与盛君之见不合。公曰：盛先生谓贱脉尚洪盛，未可议补。予曰：公脉已请教数次，平日顶指洪盛，以常人论之，则今日之脉犹未可谓衰，以公无病时之脉论之，则今日之脉已弱极矣，何不可补？董公即令人请盛医进议，备述予言。盛君曰：邪热焰炽，以致上窍闭塞，恐不可补，便溺不利，恐不可敛。予曰：《内经》所谓，九窍不利，由于阳气上盛而跃。此当议清议泻，若九窍不利由于肠胃之所生，何妨议补议敛？今大便滞而小便短，以致鼻塞耳聋、眼昏、口燥，非九窍不利乎？久泻、久痢，数用清凉、消导之剂，肠胃有不虚乎？董公深然之，恳求处方。予曰：此由中焦气血不足，以致虚火上炎下迫，用人参、白术补气为君，当归、芍药养血为佐，五味、麦冬、枣仁敛耗散之气以为臣，生甘草、茯苓缓以渗之以为使，待上焦既清，而后提其下陷之阳，则便实溺清，而稳且快畅矣。董公曰：未服药，而意中已愈过半矣。盛君亦极首肯。服二剂，头面果极清爽，再以补中益气汤加减服之，便溺悉如所言。董公邀数次，此番尤为得意，以后便成相知。

胁痛

沈华南，原有湿热痰积，五旬时因乘马坠地，伤其左胁，痛不可忍，外科以膏散敷治而愈。然每疾走，胁间一点微痛，少息片时，痛即止矣。年已周甲，偶患滞下，小腹痛引左胁，手不可按，里急后重。医以黄连、木香、槟榔之类治之，痢止而痛不止，且身体发热，便时后重尤剧，饮食全不思。予诊其脉，沉弦而有力，左关尤甚。曰：痛者积瘀也。治法曰：瘀血秽腐下焦，令人不食。则不思饮食者，亦瘀也。当急下之，痛随利减矣。用润字丸加桃仁泥合丸之，红花汤送下二钱，出稠痰碗许，而腹胁抽痛更甚，其家疑之。予曰：瘀积动而未出故也。再以二钱投之，半日许，又出稠痰碗许，内有黑色如泥者一二块，而痛仍不减。诊其脉，尚沉弦而坚，又以三钱投之，半日许出泥色块，并稠痰数碗，而痛顿减，腹胁即可按，渐思饮食，其脉亦和。后以达气养荣汤加人参，数剂而安。

沈望亭，年近古稀，常患胁痛，每用行气药及当归龙荟丸即愈。后患便闭，遂服润肠丸，便虽通而饮食渐减，胸膈不舒，有时愠愠作痛，若数日不服，又秘而不痛。一医以高年血不足所致，投以四物汤，数剂之后，并小便亦不通，三日胀急殊甚，蜜导熨脐，百计不解。予诊其脉，沉迟而弱。细询其平日大便，有欲解不解之状。及解又润而不燥。予曰：此非血虚，是气虚不能传送所致。因用补中益气汤，少以木香、白豆蔻佐之，二剂二便俱通。自此每常服一剂，不惟无秘结之患，且饮食倍增，胁痛亦不作矣。

陆桂

痢疾

李尚田尊正，产后患痢，延及年余，肢体羸瘦，面色黧黑，医久以为不治症矣。予诊其两手脉，皆微小，而右关尺之间尚觉有力如珠，舌中常起黑苔。曰：微小乃是久痢生脉，脉滑苔黑，此必有沉积在肠胃之中，久而未去也。若大下之，病当愈。尚田曰：初病，常服通利之药。今饮食不进者，已数月，何为尚有积？且平日更一医一药，必增剧。内子疑为鬼祟，不敢服药。因陈其服过之方，数十纸示予。予曰：前人大都拘于产后大补气血为主，即有用消导通利之品，又杂以参、芪、归、芍等辈，补不成补，消不成消，元气日衰，积日坚结。至近日所用之方，皆收敛温涩之药，宜其增剧耳。乃以润字丸一两分三服，令一日夜服尽之。下紫黑如膏数碗。口渴甚，煎生脉散代茶饮之，胃口渐开，又以润字丸日服一钱，每日便稠积碗许。十日后，方用补养煎剂，一月而痊。

总捕鞠二府尊，九月间患赤痢，腹痛，里急后重，令人延予。予偶在长兴，其公子视为病势平常，故不追予，另召一医治之。彼医极其谨慎，用芩、连、芍药、滑石、槟榔、厚朴等，逐味呈看，撮成二剂。二府煎服一帖，而痛觉增，二帖而痛更甚。连夜至长兴促予。是夜鞠公痛不可忍，谓彼医曰：吾见医书有云通则不痛，汝为我用大黄下之。彼医曰：唯唯。其公子力争不可。及予到时，日已午矣。公子谓予曰：语云度日如年。昨夜候公，几于度刻如年矣！乞进诊看。予进视之，见公俯伏床褥，有呻吟难忍之状，而面赤戴阳，唇若涂朱，舌白滑无苔。令人细视垢桶，有泥血如豆大者数十枚，余淡黄而溏。诊其脉，浮按微数而大，沉按迟而无力。谓公子曰：此痛乃寒也，当以温热解之。公子备述昨夜欲用大黄力争之故。予曰：幸未服，服则事不可知矣。彼医在坐，曰：用大黄原非我意。第公欲用温热，恐血痢脉大，未必是虚寒耳。予曰：脉大为热，而脉大无力者，为虚寒也。痢赤为热，而色晦便溏者，为虚寒也。因用白芍五钱，醇酒炒数次，姜炭二钱，炙甘草、肉桂、附子各一钱，木香五分，枣二枚，一帖而痛减，能仰卧，二帖而痛止。改加升麻、人参、黄芪，数帖而后重泻痢并除矣。

王笠云，八月间患疟，服药已愈，后则饮食不调，大便泻而变痢，一日夜约一二十行，皆积滞无粪，腹痛，后重，身热，夜不安卧。彼处医家以芩、连、木香、槟榔等药投之，痢益甚。予诊其脉，左手浮弦而弱，右手沉数而微。予曰：此疟之余邪也，当清解经络中邪热，则大便自固，今但治痢，宜其难愈。乃以《机要》防风芍药黄芩汤加柴胡，二帖而腹痛、身热顿止。后服调气养荣汤数帖而精神如故。

吴南垣老先生，八月间，醉饱后有使内之事，明日患痢，一日夜百余次，赤白相间，状如烂肉，腹中温温作痛，四肢厥冷。诊其脉，缓大无力，两尺尤弱。予曰：此症即宜补塞。处方先书人参、肉果二味。其诸公子见之，大骇，曰：无积不成痢，岂有一二日即用补塞者乎？乞老先生再详之。予不得已，姑以调气养荣汤与之。不进不退，明日又诊视，予曰：还宜急为补塞。诸郎又力争，仍以前汤加人参，而彼竟不加，亦无进退。予适为渠族中延去，诸郎又另延一医，投以芩、连、槟榔、木香等药，腹痛如劖，足厥如水，冷汗时出，气乏不足以息。所食之物，即从大便而出，色竟不变。半夜令人延予，备述病剧景状，而不用人参与服别药，竟隐而不言。予曰：固知尊公之病未愈。第以前方加人参服之，何至势剧乃尔？此必不加人参或服别药之故。方始承服。予曰：此真不可为矣！欲辞去，诸公子跪拜备至，而夫人亦出堂欲拜，不得已，进而诊视。身体不能转侧，大便如流，势甚危险，而脉与神气尚未绝。因用大料人参附子理中汤，加肉桂、肉果投之，一帖而腹痛少减，数帖而足温，泻少止。后用人参二斤始起，须发尽落。

吴逊斋老夫人，年已六十外，素有脾泄之症。三月间，忽咳嗽吐血，痰多而咳之不易出，日晡潮热，胸膈支结，不能就枕，虽天气温和，畏风畏寒，不能去帷帐。初延一医诊治，以脉数吐红，身热咳嗽，皆血虚火旺之所为也，投以养血清凉之药，痰血之新疾不减，泄泻之宿疾更基，饮食不进。更一医，以高年久泻，岂宜清凉？用六君子汤投之，泻未已而痰壅殊甚。两医初相矛盾，后逊斋同延商治，一以吐血不宜身热脉大，一以泄泻不宜身热脉大，两人所见不同，其不可治均也。适南丘公子字敬之者问安，力举接予，因延诊治。其脉左寸关浮洪，右寸关滑数，两尺弱。予曰：老夫人之脉，似表邪太重，不知曾有感冒否？逊斋曰：十日前，老妻自小庄返舍，漾内风大觉惊，然归来不觉所苦，隔数日而后病发。况今病势危急，岂是外邪之小疾？因备述前二医言。予曰：人迎脉浮，明是表邪，气口滑疾，明是痰火。尺弱乃高年之常，见血特表气之郁，脾泄宿疾，有何死症而为此危谈？我可二日内起此病也。逊斋见说，心甚疑虑，计无别法，姑任予治。因用炒黑麻黄、苏叶、前胡解表为君，杏仁、苏子、陈皮利气为臣，桑皮、片芩、天花粉、石膏清热为佐，甘草、桔梗散膈和中为使。连进二剂，是夜五更微汗，痰嗽顿减，熟睡一二时，醒即进粥二碗，日晡不热，而痰中无血矣。因去麻黄、苏叶、石膏，加白芍药、茯苓，又二剂，而诸症如失。后制一丸方，以治其脾泻：人参、白术为君，白芍药、霞天曲为臣，炙甘草、干姜、缩砂为佐；北枣肉、神曲糊为丸以为使。服之数旬，痰去身安。

胁痛

春元臧茗泉，下第，兼程归家，患伤寒发热，昼夜不止，鼻干口干，呕恶，胸胁痛满，小水短赤，大便直泻。延予未至，彼处医先以柴苓汤投之，诸症悉剧，反增头痛如破，夜不寐。比予至，已三日矣。诊其脉，左弦右洪，寸关数，两尺稍和。予以柴胡、葛根解表为君，黄芩、石膏、知母清腑为臣，枳壳、桔梗宽中为佐，竹茹、甘草平逆为使。二剂，呕止痛减，热仍未退，卧仍未安，溺赤便泻尚如故。予思诸症皆因热不退，必得微汗，使清气上升，则余症自减。因去知母、黄芩、竹茹，倍柴胡、葛根，加生姜五片，亦一日二剂。黄昏进看，热退，夜即安卧，泻亦止矣。清晨思粥，小水稍清，第口尚微渴。予以天花粉、麦门冬、生甘草、陈皮、黄芩、桔梗、枳实扶胃气，清余热调理之剂，四帖而归。戒以胃气初开，慎勿过食，即食粥亦不可多。后十日，果得食复，复来延予。身热谵语，如见鬼状，舌苔色黑有刺，大便三日不行，日轻夜重，脉沉有力，两尺带弦。用枳壳、黄连、瓜蒌仁、桃仁、白芍、槟榔、元明粉，二剂，而诸症俱减。其未脱然者，以大便未通耳，用桃仁十枚煎汤，下润字丸一钱五分，而前症俱去矣。后以清气养荣汤调理之。

便血

姚天池尊正，素有肠红之症，每用芩、连、山栀、丹皮凉血之剂即止。迩因恼怒饮食，遂患痞满之症，按之即痛、数日大便不行。医以丸药下之，而大便已通。按之不痛，而胸膈仍不舒畅，饮食不进。因以行气投之，痞胀不减，便血大作，三四日莫止。又以前用凉血之剂投之，血不止，而反增呕吐，身体微热。得病近旬日，而肌肉削其半，天池危之。予诊其脉，人迎沉，而气口涩弦而急。予思沉涩者，失血而不能上营也，弦急者，土衰而木乘之也。脾得血而能运，胸腹痞著，血虚而脾无以运也；血得脾而有统，便血不止者，脾虚而血无以统也。用人参、白术、归身、白芍、炙甘草、黄芪、炮姜、阿胶，数剂而血止，胀宽，饮食渐进。后去炮姜，加熟地，调理月余而痊。

腹胀

李安吾尊正，素不生育。及安吾纳宠，俱受孕，俱生子出痘。妾之子生，而已子死，悲忧弥月不已，遂胸胁胀痛，夜不安卧，卧必先令人于背上捶数百拳，方得就枕片时。卧不能仰，仰则气涌而喘。饮食半减，肌肉半削，月事不行，已数月矣。予诊其脉，寸沉而数，关沉而滑，尺沉而弱。予曰：脉与病情极相应，郁火成痰之症也。用调气养荣汤，加白芥子，倍霞天曲疗之。数剂，胸胁少宽，卧可仰，亦有时不必捶。第大便五日不行，小腹胀急，与滚痰丸二钱，又惧元气不足，改用补气养荣汤二剂。大便初去燥屎数枚，后出皆痰积，胀痛少减。后以补药相间，调理月余而愈。

呕吐

吴江邹心海令郎，年十八岁，新娶劳烦，兼之感冒，症似伤寒。彼处医家以九味羌活汤投之，忽变呕吐，一二日不止；改用藿香正气散，吐稍止，而身体极其倦乏，吐亦间作，饮食不进，强食即饱闷，腹中漉漉有声如裹水，四肢微厥，小便短赤，大便或溏或秘，口渴而不喜汤水，昼则轻而安静，夜则重而烦闷。有主调气者，有主清火者，有主滋阴者，百投不效，而滋阴尤为不便，症候固杂，汤药亦乱。予诊其脉，寸关沉缓而弱，尺脉颇和。予曰：此症虽发于新婚三日之后，然据其脉，似得之劳烦伤气，而非得之使内伤阴，且症候不一，出于中气不运者，多宜略症从脉为治。病者闻不由色事，谓父母曰：陆先生真仙人也。盖初因此子害羞不言，父母与医家谓三日之后，病由阴虚所不必问，不于劳倦伤气着手，故症杂出，而药无一效也。因用四君子汤加枣仁、豆蔻、木香，姜、枣，煎服数剂，无甚进退。又倍人参，加熟附子五分，而胸膈觉宽，饮食稍进，服至二十剂，前症始得悉愈。

吴煦野公子，年二十三岁，精神极旺。三月清明节，馆中归家，夜大醉，遂有房事，五更小解，忽脐下作痛。肠中雷鸣，小便不利，明日遂发寒热头痛。延医看脉，自告以酒后犯远归之戒，医者疑是阴症伤寒，以理中汤两剂，令一日夜尽服之。第二日，呕逆大作，烦躁口渴，饮食不进，昼夜不卧。延予诊治，已第三日矣。其脉左弦右洪，寸关有力，尺部尚和，面赤戴阳。予不知其服理中之故，出撮柴葛解肌汤二剂，煦野及亲友见之大骇，因备述远归阴虚，投理中不减，正拟倍加参、附，岂意老先生两世名家，乃用此等汤剂？予曰：脉症俱阳，纵有房事，阴未尝虚，予正有传授，所以用此药，若无传授，亦用理中矣。必再用参、附，恐仙人亦难拯救，倘不相信，辞矣。煦野苦留，余令今夜必服此二剂，庶不传里。病者自抱心虚，只服一剂。明早诊视，症尚不剧，脉仍洪大，并两尺亦大。予曰：热邪已入腑矣，日晡必剧。以白虎汤二剂投之。病者尚犹豫未决。予曰：今日怕石膏，明日大黄也怕，不得延挨。煎就未服，而烦渴、躁热大作，且有谵语。煦野公骇之，予曰：此势所必然。连进二服，热略不减，于是群然议用大黄。予曰：今日大黄又用不得。仍以前方二剂与之，至五更始得少睡。早间诊视，两尺沉实，舌胎已厚，改用小陷胸汤，送润字丸一钱。至晚又进一钱，夜半出燥屎数十枚，热减泄止，大势始定。此后枳实、黄连服至数十剂，少用滋补即痞隔，饮食不能进。调治将二月，方得全愈。

积聚

梅先之，年二十五岁，右胁间患一块，用棱、术等药峻剂攻之年系，遂饮食减半，且飧泄、潮热、盗汗，而块反觉日大。予诊其脉，左浮而数，右沉而弦。予曰：浮数者，血虚有火也，应热与汗；沉弦者，木气乘脾也，应泄与块。先之欲急去其块，予曰：块久未尝为患，因峻攻正气致虚，所以邪气反盛。今只宜先培元气，俟泄止、汗收、食进，次养血以退热，血气充足后议消导其块。若攻补兼施，未必获效，至纯用攻击，尤非所宜。因用人参、黄芪、白术，茯苓、枣仁、炙草、豆蔻、木香、白芍药、姜、枣煎服。数剂泄减，胃气稍开，至二十剂，大便结实，饮食觉有味，病初盗汗，合眼即出而且多，今但间作而甚少，潮热亦不常发矣，块不为进退，而汗与热未能全止，改用清气养荣汤加人参、白术之半，又药二十剂，后间以清痞丸投之，或二日一服，或五日一服，调理三月而块始消大半，因止消痞丸，纯以补养气血之药投之，半年而块无踪迹矣。

痞满

陆南洋如夫人患痞，医家以为食积痰饮，服消导二陈汤之类，约二十剂，而痞满日甚一日；又一医以为气虚中满，投以补中益气汤亦如故，但不增剧。大约补不效用消，消不效用补，寒不效用温，温不效用凉，治疗一年，伙食减十之七八，大便时泻时结，肌肉半削。南洋延予治。予诊其脉，浮之弦大，沉之涩小。予曰：大事无害，然非百剂不能痊愈，不可以小不效见疑，亦不可以小见效中止。南洋曰：病势已如此，任君为之。予用调气养荣汤加参、术，初用木香、豆蔻各三分，参、术各钱半，服二剂不甚效。陆公疑之，予曰：前已说过，不可疑惑。因减参、术，增木香、豆蔻，病仍无进退，直至木香、豆蔻增至一钱，参、术减至七分，而胀满稍愈。后参、术不减，木香、豆蔻增至钱半，而饮食渐加，胀满始宽大半。自后渐加参、术至二三钱，减香、蔻至一二分，约六十剂而痊愈。

饮食伤

尤少溪，年近六十，平日性急，每多怒气。五月间，腹饥而偶值盛怒，吃冷粽四枚，遂患腹痛，并胁亦痛。医用平胃散加枳实、黄连等药投之，痛不少减。彼亦知予家润字丸方，以五钱分三服，令一日内服之，大便已泻，而痛仍未止。彼医曰：通则不痛。今通而仍痛，药力浅而积未尽也。再用五钱分三服，令一日内服之，大便一日十数行，皆清水，而痛反增剧，号叫不已，饮食不进，手足厥逆，面色青胀，势极危迫。予诊其脉，弦细沉弱，右关弦而有力。予曰：虚中有实，消则元气即脱，补则腹痛尚剧。因用理中汤料五钱，配枳实五钱，一日二剂，始得坚积缶许。是夜，痛大减，明日，减枳实之半，又二剂而腹痛痊愈矣。第胁间尚有微痛，因去枳实，加青皮、吴茱萸，数剂而诸症悉痊，后以调气养荣汤调理之。

陆士龙

黄疸

潘巨源，食量颇高，恣肆大嚼，经纪营连，失饥伤饱，露宿风餐，每患脾胃之症，或呕或泻，恬不介意，后成黄疸。予为之用茵陈五苓散调治而痊，仍旧饮食不节。疸症复发，人传一方，以药葫芦酒煮服之即效，试之果然。犹且力疾生理，后试之至再，至周身熏黄，肚腹如鼓而卒。

便秘

表兄费台简，为闽中参宪时乃万历丁巳春也。三令郎年及垂髫，患疟后痢，昼夜百余度，彼处医家调治二月才愈。继而复伤饮食，蒸蒸内热，大便欲解而不解，虽数至圊而实未尝便。医家诊视，复问便之次数，家人对以至圊几次，而不体便之有无。医家以久病初愈，复一日数行，其为脾虚滑脱无疑，遂以参、术补剂投之。伤食而投补，正《内经》所谓益其胜而赞其复，病能不剧乎？服后，身热益甚，烦躁咽干。医家进视，以六脉浮洪，相顾骇愕。谓：久痢身热脉大，决非吉候，急宜禀明。表兄聆二医之言，与夫人说之，相对泣下。适予友人远宦入闽，长途恐有风霜水土之患，拉予陪往，乘便进谒。正在惶急间，闻报予至。表兄喜曰：此来若有神使，儿其有复生之机耶。亟出见，叙问后，备述其故。予即诊视之，六脉洪盛有力，胸腹手不可按，绝无虚脱景状。予对表兄曰：脉症俱实，且又相应，何必如此惊慌？但久痢之后，津液枯竭，因处一方，用当归、生地、白芍、黄连，倍枳实、山楂。从旁有议者曰：久痢之后，脾气大弱，不可用芩、连、枳实；脾气未清，不可用当归、芍药。表兄犹豫未决。又间一日，病势更迫，才用予方。进一剂，少顷，便觉腹中运动；服第二剂，即转矢气，未几，去燥屎十余块。一日之中，连解三四次，共去垢污若干，脉静身凉，神清气爽。复用生津补脾之药，调理半月而获愈。

长兴顾玉岩，年六十岁，患伤寒，延医数人，头疼骨痛已除，身热烦躁，兼发赤斑，服药未效，又增发狂，邀予诊之。六脉沉数有力，目瞪直视，噤不出声，舌黑芒刺，四肢冰冷，举家哀恸，询其大便，二十日不行。予思年虽高而脉有神，力任无事，投以大承气汤。目闭昏沉，病家以为决死无疑，过一二时辰，腹中鸣响，去燥屎若干，诸症脱然，仅存一息，改用人参、麦冬、当归、芍药、白术、黄芪，调理而安。

邻友邱彦昭，禀赋薄弱，常有梦遗，每日爱食燥炒饭，大便二三日一度。万历乙卯年，将弱冠，感受风寒，仍吃燥饭，甚至一日四餐。身体觉不爽快，而病未甚发，旬日间，饮食如旧，而大便竟不行。忽一日寒热交作，头疼，身热不止，间一日寒热一番。医家咸以疟治之，不效。蒸蒸内热，晡时更甚，将及二十多日矣。延予诊视，左手浮弦，气口沉实而滑。知其风邪、饮食俱未消散，而饮食偏重，虽寒热往来，乃是伤寒间疟，而非瘅疟也。遂用葛根、柴胡、山楂、厚朴、瓜蒌仁、黄芩、陈皮、半夏之类，腹中气运，头疼止，寒热轻。忽面目、身体俱发黄，前方去半夏、陈皮、厚朴，加茵陈、天花粉、木通、枳实、黄连二剂，转而为斑，斑色纯红。前方加犀角[①]、升麻，去茵陈、木通，煎送润字丸二钱五分。良久，去燥屎七八块，斑即消，身微凉，然而胸口尚不可按。前方去犀角、升麻，倍黄连、枳实，服六剂，垢不能行，小腹微满。说者谓病有月余，可以议下。予见其禀弱，小腹虽微满，而胸口尚未舒，不敢大推荡，又用润字丸二钱五分，姜汤送下，少顷，又去大便七八块，虽解二次，而胸中如故。就以前方每日服一剂，间三日投润字丸二钱，去大便一次。病至七十多日，服润字丸有五两许，疟虽自愈，而胸口尚未清。盖病来日久，肌肉削尽，况常有梦遗症者，至此，再不敢消导矣。要用人参少许，攻补兼施，乃堂闻知，不允。遂邀卢绍庵同议。绍庵之见，不约而同。故用枳实二钱，山楂二钱，人参六分，附子四分，连进三剂，不催而大便自来，日解一次；人参渐加，枳实渐减，数剂后方得垢尽胃开，能进谷食，病起。至此共计有八十多日也，服参半斤，始得复元。

泄泻

吴以实令郎，年一十六岁，患吐血，面色萎黄，形容憔悴，脾虚泄泻，四肢浮肿，平日原有梦遗，迩来更甚，六脉虚数。他医投以清凉之剂，吐血略减，反增发热、作呕，内泻外肿更甚于前，势状危迫，皆以为不治之症，诚所谓以寒凉为治，百无一生之光景也。予投以开胃温中、健脾养血之药，月余而大便实，浮肿消，身热退，饮食进。后用六味丸，加知母、黄柏、杜仲、枸杞、牡蛎、麦冬，五更吞服，食远用煎药，养血健脾为主，五十余剂，诸症脱然。迨至毕姻，精神充裕，五六年来，竟不复发。祖孙父子兄弟，礼贶频加。

埭溪当铺潘洪宇，交易忙冗，饮食失节，以致脾胃有伤，饮食减少，食后难消，脾虚而肺脏亦亏，咳嗽痰喘、微寒微热，犹然力疾支持，迨病剧，才杜门静养，年将四旬左右矣。卧床日久，医药虽然不缺，毫无寸效。最后一医，治法甚巧，每日煎药二剂，一清凉一滋补：丸药四服，早晨补肾，日中健脾，晡时消导，临卧安神，服之月余，饮食顿减，精神衰惫，奄奄一息，后

① 犀角：现为禁用品。下同。

事具备。伊兄潘洪源邀予往视。遍身疮癣，六脉如丝，呼之勉强答应，声音轻微，甚属危险。大便向来艰涩，临厕殊觉苦楚，夜不成眠。予用人参、贝母、白术、枣仁、麦冬、生地为煎剂，另以人参、麦冬、五味为丸，五更吞下，日服参约有四五钱。三日之后，精神爽快，语声响亮，外以归、芍、生地、连翘、地榆煎汤，揉洗肚腹，大便通润，顿有起色。调理百余日，病退身安。

腹痛

陈敬桥令堂，年四旬外，身躯肥胖，暑月探亲，多啖生冷，夜半腹痛，上不得吐，下不得泻。一医投藿香正气散，入口即吐，不得下咽，延予诊视。左三部沉紧而细，右寸关沉实有力，面色紫胀，四肢厥冷，昏愦不知人事，牙关紧闭。此寒气太重，中焦气滞，饮食不得克化。先用乌梅擦牙，俟开，即投抱一丸三厘，腹中鸣响，懒于言语，所去垢秽若干，四肢温暖，面色如常，然尚昏昏似醉。予恐元气太削，遂用归、芍、茯苓、川芎、豆蔻、木香、陈皮、木通等药。前医以为霍乱而妄用归、芍，服必胀死，深为可笑而去。殊不知丸药峻利，使中气一运，宿垢下行，胸腹便快，奚必再投正气散也？毕竟服四剂痊愈。

王敬溪，年五十六岁，先富后贫，心事多郁，七月间，恣食羊肉酒面，当风睡卧，内伤外感相兼。一医与之发表，头不疼，身微热，惟胸腹不快。一医与之疏利，便通溲利，而痞满如故。一医投以温胃，一医投以消导，一月之外，其症依然。延予诊之，左脉浮弦而弱，右脉浮滑有力。诸医皆曰：头痛体热既蠲，可以议下矣。予曰：此症内伤虽重于外感，然有痞满而无实坚，且舌无胎，口不渴，脉有力而浮，尚带表症，焉可下也？惟用小柴胡汤和之，俟实坚、脉沉而下之，方为万全。自此半月，症犹未减，又俱谓此病必为陆祖愚所误，予日日过看，力任无事。又半月，脉沉便结，乃以润字丸五钱，三次吞服，解出垢秽若干，内有羊肉数块，才知饥饿。改用健脾调理之药，又三十多日而痊。

纳呆

吴武祖尊堂，少寡，长斋，禀赋极薄。万历戊午年，武祖赴试，县府俱首录，宗师取附案末，探事人误报不入泮。斯时，尊堂正啖糯米粉食，闻报不觉惊而且闷，遂成内伤。安吉医师调治十余日，消导过多，下元不足，而中满益甚。武祖之母舅朱石城邀予同至梅溪，舍舟乘轿。舆人云：主母病势只在顷刻，各医辞别而去，专候陆相公，早到为妙。兼程而进，诊得两手之脉依稀，断续不匀，洞泻口开，头汗如洗，元气将脱，胸中仍不可按。脉不足而症有余，先宜培植下元，然后攻里。急用附子理中汤二剂，汗止泻减，脉气稍有根蒂；续以枳实理中汤进之，食积渐觉移动，六脉亦觉有神；后以润字丸，每服五分，以煎剂送下，积去身和。调理月余而愈。

太宗伯董浔阳公孙媳，少寡而奉长斋。因大失珍宝珠玉之物，郁郁不乐，酿成中满之症，其胀朝宽暮急，气喘痰塞，夜不成寐，汤水不进。姑苏一医，用消导、开郁、清火之剂，其胀愈甚。予诊左脉细涩，右寸浮滑，右关弦滑，此气血两不足，多郁多痰之故。遂用炒黑枳实、白术、白芍药、贝母、泽泻、益智仁、白豆蔻、白茯苓、姜汁炒黄连、苡仁等药，服之甚觉相宜，黎明服八味丸二钱。旬日间，病势顿减，日中能进饭碗许，颇有起色，莫不称快，即董芳白深诸医道，欣欣喜幸。调理正有头绪。予为乌程曾邑侯促回，董宅虽来坐守，奈何不能脱身，勉强辞之，然此心犹冀收全功也。不意竟邀嘉兴一医，服药月余，变症多端，以致不起。后芳白赐顾，谈及此症，不胜追悔。因脾病服寒凉过多，所以不救，足下为曾父台逗留，不得再求一看，亦天数也欤？

痢

张登之令郎，年十四岁，患疟，截早变为痢疾，腹中痞满，晡时发热，眼皮上下俱红肿而痛，所下积红白相间，昼夜三四十次。医家有极重其积者，有温补下元者，有敛涩者，纷纷投剂，病势转剧。邀予诊视，左手弦数，右关沉实，右寸尺浮滑。乃曰：此疟疾失表，内伤饮食，风热泊于肠胃，而为此病也。先用山楂、枳实、黄芩、木通、泽泻、柴胡、甘草煎汤，送香连丸，服丸药两许，煎药四剂，积遂稍减，胃气亦开，每日进粥三餐，共有八九盏。又调理旬日，一日之中，不过去淡白积一二次。又调理四五日，大便已结实矣。忽一日仍不思饮食，每日去宿屎二三次，十余日粒食不进，共去大便数十度，人甚奇之，询予。予曰：右关沉实，是内伤饮食也。不信予言，连日恣意食粥，是伤而复伤也，故近日不食。痢疾，古人谓之滞下，肠有积滞，阑门气阻，传送之令不行，故宿垢不得出。今积滞已尽，肠中润利，宿垢得行，夫何怪焉？十日之中，乃用当归、白芍药、青皮、黄芩、陈片、茯苓、柴胡、麦冬、知母、山楂之类，养血健脾，润肠利气，果燥屎出尽，胃气仍开。后以前方去青皮、黄芩，加白术、人参、甘草，调理月余复旧。

编者按：陆岳祖孙三代论治病证，往往引经据典，大多以《黄帝内经》《难经》、张仲景《伤寒论》《金匮要略》、王叔和《脉经》等论来佐证自己的观点。追求治病求其本，既能抓住主要病证，又能舍证从脉，或舍脉从证。重视以脉诊来确定病证之机，分辨阴阳虚实。随证处方，灵活应用。寓变于常，具有特色。如胎逆重用大黄峻下，痢疾用补塞法等。大多能以切脉确定病证之机，颇具特色。其用药处方十分严谨，井然有序。而且，治法也不拘一格，或药、或灸、或按等，总以切中病机、法用得宜为原则。陆氏论病析理清晰；选方用药，仔细熨帖，可供临床借鉴应用。如在治疗疟病时，认为病初当用发散，邪未解而骤补，必病势猖獗，出现胸闷发狂、烦躁益甚，需转用清热和解之法，使邪透达于外，从而病体转安。后又继以清肠胃、补虚损之法，使疟证不截而自止。又如“一妪，心觉忡然……次日，头疼身热，右胁下有一块如碗大，疼痛之极”，认为此症本属内虚不足，心有惊疑，更重之以内伤饮食，所以有此块，故以消食导滞法治疗，效果显著。

龚廷贤

龚廷贤(1522—1619),字子才,号云林山人,江西金溪人,明代著名医学家。其父在太医院任职,幼时随父学医,苦心攻读,并访求名师,与之研讨医术。与陈自明、崔嘉彦、严用和、危亦林、李梃、龚居中、喻昌、黄宫绣、谢星焕并列为江西历史上十大名医。龚廷贤行医60多年,曾言"良医济世,功与良相等",其著作丰富了中医宝库,以其实用性而数百年流传不衰,被称为"医林状元"。著有《万病回春》《寿世保元》《云林神彀》等。

呕吐

梁太守女,患头晕呕吐,闻药即呕,诸医束手。令以伏龙肝为末,水丸,塞两鼻孔。用保中汤、藿香梗、白术各一钱,陈皮、半夏、茯苓各八分,土炒黄连、土炒黄芩、姜汁炒山栀各一钱,砂仁三分,甘草二分,生姜三片,以长流水入洁净泥土扰,沥取地浆水煎汤,探冷顿服而安。

信陵府桂台殿下夫人,善怒,怒即呕吐,胸膈不利,烦躁不宁,腹痛便秘,食下即吐,已八日,心慌喘急,危甚。诊之,六脉虚微,此血虚胃弱,气郁痰火也。与二陈汤加姜连、酒芩、炒栀、当归、酒芍、香附、竹茹、白术,入姜汁、竹沥,二服而安。

泄泻

一人,食下腹即响,响即泻,至不敢食,诸药不效。以生红柿,去核,纸包水湿,炭火烧熟食之,不三四个即止。

饮食伤

一人,劳后吃红柿十数枚,又饮凉水数碗,少顷,又食热面数碗,遂心腹大痛。诊之六脉沉微,气口稍盛,此寒热相搏所致。以附子、干姜、肉桂、枳实、山楂、神曲、莪术、香附,一服立止。后浑身发热,又以小柴胡一剂而安。

一人,腊月赌吃羊肉数斤,被羊肉冷油凝结,堵塞胸膈不下,胀闷欲死,诸医束手。诊之,六脉俱有,乃用黄酒一大坛,煮热入大缸内,令患人坐其中,众手轻轻乱拍胸腹背心,令二人吹其耳,及将热烧酒灌之,次服万亿丸,遂得吐泻而愈。

徐通府,因好烧酒,及五香药酒过度,患吐血唾痰,六脉急数。此酒毒积热入于骨髓,不受滋补。以黄连解毒汤加知母、贝母、石膏、连翘、元参、花粉、葛根、栝蒌、桔梗、酒蒸大黄,早晚服。至百日外，以六味丸加解毒汤在内，与前汤药并进，又百日始瘳。后归田逾年，仍为酒困而卒。

痢疾

大司寇刘春冈，年近古稀，患痢，脓血腹痛，诸医弗效。龚诊六脉微数，此肥甘太过，内有积热，当服酒蒸大黄一两清利之。司寇曰：吾衰老，恐不胜，惟滋补平和之剂可也。龚再四宽释，遂服之，逾日而愈。

又治通府何竹峰，赤白痢，昼夜无度，遍身瘙痒，心中烦躁。龚诊六脉大数，人迎偏盛，此风邪热毒也。以人参败毒散，去人参，加荆、防、黄连，二服即愈。而六脉仍前大数，龚曰数则烦心，大为病进，将来必有痰喘之患，不起。后逾月，果如其言。

心胃痛

一人，心胃刺痛，手足稍冷，出汗，指甲青，百药不效。以当归二钱，煎汤，用水磨沉香、木香、乌药、枳壳，调服乃止。

一教谕，年五十一，因酒食过饱，胃脘作痛，每食后其气自两肩下及胸次至胃口，痛不可忍，令人将手重按痛处，移时忽响动一声，痛遂止，如是八年，肌瘦如柴。诊之，六脉微数，气口稍大有力。以神佑丸一服下之，其痛如失；后以参苓白术散调理，复元。

腹痛

一妇人，脐腹疼痛，不省人事，只一剂立止。人不知者，云是心气痛，误矣。方用白芍药、五灵脂、木通（去皮），三味等分，每服五钱，水醋各半，煎至七分，去渣温服。

大便不通

一男子，年六十七，因怒，左边上中下三块，时动而胀痛，揉之则散去，心痞作嘈，食则胃口觉滞，夜卧不宁，小便涩，大便八日不通。一医以大承气汤，一医以化滞丸，一用猪胆导法，一用蜜导，俱不效。诊之，六脉弦数有力，此血不足，气有余，积滞壅实。大黄末三钱，皮硝五钱，热烧酒调服，下黑粪如石数十枚。如前再进，下粪弹盆许，遂安。后以四物汤加桃仁、红花、酒蒸大黄、黄连、栀子、三棱、莪术、枳壳、青皮、木通、甘草，十数剂而愈。

编者按：龚廷贤在临床治病用药时，接受了金元医家李杲重视脾胃的观点，认为脾胃为人身之本。"夫脾胃者,仓廪之官也,属土,以滋众脏;安谷,以济百骸。……人之一元,三焦之气,五脏六腑之脉,统宗于胃,故人以胃气为本也。""人之一身,以脾胃为主。脾胃气实,则肺得其所养,肺气既盛,水自生焉。""水升则火降,水火既济,而全天地交泰之令矣。脾胃既虚,四脏俱无生气。"龚廷贤强调,脾胃既为人身元气之本,又是人身阴阳水火既济之根本。不仅如此,龚廷贤还继承李杲脾胃气机升降是全身气机升降之枢的观点。他说:"凡善调脾胃者,当惜其气,气健则升降不失其度,气弱则稽滞矣。"因此,龚廷贤对于内伤病的病因病机分析及具体诊治,无不时刻注意保护调理脾胃。

在内伤病的病因方面,他从饮食劳倦角度加以分析,认为均与脾胃有密切关系。"内伤之要,有三致焉。一曰饮食劳倦即伤脾,此常人之患也,因而气血不足,胃脘之阳不举,宜补中益气汤主之;二曰嗜欲而伤脾,此富贵之患也……故吞酸即艰难,胸膈渐不觉舒爽,宜加味六君子汤加红花三分、知母(盐炒)一钱主之;三曰饮食自倍,肠胃乃伤者,藜藿人之患也,宜保和丸、三因和中丸权之。"龚廷贤提出脾胃病之三因,认为其发病因人而异,或生活富有,或生活贫困,或介于二者之间,其病不同,此与李杲三因内伤说,略有粗简之嫌。

在脾胃的调理方法上,龚廷贤倡导养心健脾疏肝之法,以作求本之治。他认为:"夫心气和则脾土荣昌。心火,脾土之母;肝木,脾土之贼。木曰曲直作酸,故疏肝则胃气畅矣;肺乃传送之官,肺主气属金,肺金有力则能平肝木,不能作膈闷矣。"心火生脾土,养心则可助脾气;肝木克脾土,疏肝则可健脾胃。龚廷贤除用补中益气、六君子汤等健脾方药外,还从脏腑相关角度以调理脾胃,颇有见地。

孙一奎

孙一奎，字文垣，号东宿，别号生生子，生于明嘉靖年间，安徽休宁县人，是明初名医汪机的再传弟子、明代温补学派重要人物、命门动气学说的倡导者，在中医的理论与临床两方面都做出了重要的贡献。先后著有《赤水玄珠》30卷、《医旨绪余》2卷、《孙文垣医案》5卷，后来合称为《赤水玄珠全集》。《赤水玄珠全集》对后世医学界产生了重要影响，是一笔宝贵的财富。

呕吐

邵姓者，年五十，呕吐物如烂猪肺状，胸背胀。前医以翻胃治，不效，反加潮热烦躁，饮食不入，因谓肺坏，辞不治。孙诊之，两寸滑数，左关尺涩。乃曰：若果肺坏，声音当哑，今声亮而独胸背作胀，由于酒后忿怒，瘀血痰饮，积于胸膈为病耳。以滑石、茜草、桃仁、小蓟、归尾、香附、贝母、山栀仁、枳壳、甘草，十帖而全安。

泄泻

张怀赤，每早晨肠鸣泻一二次，晚间泻一次，年四十二，且未有子。诊之，尺寸短弱，右关滑大。曰：此盖中焦有湿痰，君相二火皆不足，故有此证。以六君子汤加破故纸、桂心、益智仁、肉豆蔻煎服，泻遂减半。前方加杜仲为丸，服之愈，次年生子。

何洗心，每饮食稍冷，粥或稀，必作胀泻，理脾之剂历试不瘳。孙诊之，左三部皆濡弱，右寸亦然，关滑，尺沉微。此下元虚寒所致，法当温补。以补骨脂、杜仲、菟丝各二钱，山萸肉、人参、山药各一钱，茯苓、泽泻各八分，肉果三分，数剂愈。

吴鹤洲母，年八十六，素有痰火，大便日三四行，一夜两起，肠鸣，脐腹膨胀，脉三四至一止，或七八至一止。医以苦寒入平胃散投之，克伐太过，因致腹疼。且谓年高而脉歇至，是为凶兆，辞不治。孙诊之，曰：脉缓而止曰结，数而止曰促，此乃结脉，非凶脉也。由寒湿之痰，凝滞所致。法当温补下元，俾火得以生土，所谓虚则补其母是也。吴问寿算如何？曰：两尺迢迢有神，寿征也。以补骨脂、白术各三钱为君，杜仲二钱为臣，茯苓、泽泻、陈皮、甘草各一钱为佐，肉豆蔻、益智仁各五分为使。四帖，大便实。惟肠鸣未止，减肉果，加炮姜五分而安，寿至九十有八。

痢

侄从明，夏初，由客邸患痢，昼夜三四十度，里急后重，口渴汗出，胸膈焦辣，手心热，腹微痛，小水少，干哕呕恶，其脉左沉弦，右滑数。孙以病患原禀薄弱，今远归，途次多劳，不敢疏下。姑以胃风汤加黄连，与二帖不效，腹稍加胀。渠嘱孙曰：古云无积不成痢，今积势胶固，切勿用补，无以体素弱为疑。孙即改用黄芩芍药汤，三剂无进退。乃曰：此证实实虚虚，热热寒寒，殊属难治，且谷食禁口不入，干哕可虑，须再觅高明参酌。无知病患信任益坚，孙因图欲先开胃口，使新谷食将宿秽压出，或补或攻，视缓急以为方略。乃背嘱伊芳侄曰：令伯非人参不可，幸且勿露。俾予得以尽技，因仿丹溪法，用人参、黄连各二钱，煎浓，细细呷之，哕恶果止，连与两日，觉胸腹胀，即以保和丸应之，觉小水不利，又以清六丸应之，里急后重，以参、术加芩、连、木香、槟榔、滑石、桃仁应之。人参皆背加，病患不知也。每诊脉，必曰疾已渐平，幸勿遽补，恐废前功。讵知人参已服十日，计二两许矣。此后脉仅四至，软而无力。忆丹溪云：虚回而痢自止。又云：气虚甚者，非附子不能行参芪，乃以胃风汤加附、炮姜，四剂而血止，后重亦止，再用菟丝、萸肉、故纸、杜仲、参、附，全安。

南浔董宗伯，门下有马厨者，七月初旬病，病二十余日愈剧，其证大发寒热，寒至不惮入灶，热至不惮下井，痢兼红白，日夜八十余行，腹痛恶心，神气倦甚。时孙东宿在宗伯家，问向来医者言脉何如，有客曰脉不吉，下痢脉洪大者死，细微者生，今洪大，逆也。东宿曰：痢固忌洪大，寒热亦非细微所宜，其中必有故，试往视之，见面色微红，汗淋淋下，因究病所由起。渠谓过客众，厨间燥热，食瓜果菱藕过多，晚又过饮御内，而寝于楼檐之下，次日即寒热腹痛，因而下痢。病情虽述，治法难谐，因沉思之，告宗伯曰：偶有一得，乃背水阵也。人参、白术、石膏、滑石各五钱，知母、炮姜各三钱，大附子、炙甘草各二钱，作一大剂煎之，服后倘得一睡，则阴阳始和，和则汗可敛，而寒热呕恶可止也。至夜，痢减其半，汗吐全无，脉亦敛矣。再用参、术、白芍、石膏、滑石各三钱，炮姜、肉桂、知母各二钱，炙甘草、附子各一钱。服后疟止，痢又减半，饮食渐进，神气渐转。改用酒炒白芍五钱，去石膏、附子，余药各减一钱，三剂全愈。

又治金达泉疟兼痢，日夜四十余度，小腹痛甚，每登厕，汗出如雨，下迫后重，小水涩痛，头疼口渴，下午发热，天明始退，左脉浮弦而数，右软弱，中部稍滑。此内伤饮食，外感风邪所致，先与柴苓汤一剂，小便即清，不痛，疟发时寒多热少。晚与人参败毒散，去羌、独，加葛根、防风、桂枝、白芍，次日头痛痢疾俱减，夜才起三次。改与补中益气汤加酒芩、桂枝、白芍，其夜疟止。但微热，再改胃风汤。人参、白术、桂皮各二钱，白芍四钱，酒炒芩连各一钱，当归、茯苓、川芎佐之，炮姜、地榆为使。服后寒热殄迹，夜起一次已是真粪。前方减去桂枝，再三剂而巾栉出户矣。

饮食伤

董浔阳，年六十七，有脾胃疾，以过啖瓜果，胸膈胀痛，诸医不愈。脉之，寸关弦紧，曰：病伤瓜果，而为寒湿淫胜。经云：寒淫所胜，治以辛温。然瓜果非麝香、肉桂不能消。以高良姜、香附各一两为君，肉桂五钱为臣，麝香一钱为佐，每服二钱，酒调下。药下咽，胸次便宽，再而知饿，三服而巾栉交接宾客，如未病者。

臌胀

马二尹迪庵公，年五十五，以扫墓而过食鳗鱼卷饼，心腹胀痛，医不知吐法，而遽用硝、黄下之，大便不行，胀痛愈甚。又用木香槟榔丸，继又有下以小承气汤者，有下以大承气汤者。十余日，病益加，便既不行，食亦不进，小水仅点滴，又服白饼子五日，备急丸三日，胀痛遂不可当。又服甘遂、芫花、大戟、牵牛之属三日，并小便之点滴亦无矣，胀不可言。又灸中脘三十余壮，亦无验。孙至，视其色苍黑，神藏不露，声音亮，惟腹大如箕，不能反侧。脉之，两手皆滑大，两尺尤有力。曰：此病初时食在膈上，法当用吐。《素问》云：在上者，因而越之。是也。乃误下伤脾，失其健运，是以愈下愈胀。又以峻利益下之，致展转增剧。今先用六君子汤以醒其脾，加木香、砂仁助其运动。再用吐法，吐出前药，弗虑大便不行，独虑行之不止耳。计所服药，硝、黄五斤，巴豆、白饼五六两，又加诸悍之剂，幸而药性未行，尚可为计。否则如瓶水底脱，倾泻无余矣。今伤在上中二焦，下元未损，故两尺尚有神，色苍气固，根本未动，尚可为也。服药后，腹加大痛，知药力已至，改用人参芦、防风芦、升麻、桔梗各三钱，煎服。少顷，用鹅翎探之，涌出前药约十余碗。病者曰：目前光矣。时巳刻也，孙谓酉时大便必行，宜备人参数斤以待。至午刻，进至宝丹一帖，以温中气。未申间，腹中浊气下注，觉少宽。至晚，大便行一次，小水略通，即用参、术各五钱，炮姜三钱，茯苓二钱，木香、甘草各五分，陈皮一钱，煎服。四鼓，又行一次，小水亦行，次日连泻十余次，以理中为丸，与煎剂兼服，胀全消，食渐进。凡泻七十二日，服参二斤余乃愈。

吴九宜，每早晨腹痛泄泻者半年，粪色青，腹臌胀。咸谓脾胃泻，为灸关元三十壮，服补脾肾之药，皆不效。自亦知医，谓尺寸俱无脉，惟两关沉滑，大以为忧，疑久泻而六脉皆绝也。孙诊之曰：毋恐，此中焦食积痰泻也。积胶于中，故尺寸隐伏不见，法当下去其积，而反用补，误矣。以丹溪保和丸二钱，加备急丸三粒，五更服之。巳刻下稠积半桶，胀痛随愈。次日六脉齐见，再以东垣木香化滞汤，调理而安。

汪氏妇腹大如箕，坚如石，时或作痛，杂治月余，转胀急，小水不通。或用温补下元之剂，则胀急欲裂，自经求尽。脉之，两关洪滑鼓指，按之不下，乃有余之候也。症虽重，可生。其致病之由，因母家常令女奴袖熟鸡、牛舌之类私授之，因数食冷物，积成胀满，误作虚治，宜增剧也。乃用积块丸，三治而胀消积去。以保和丸调理一月而愈。

黄疸

王文川子，原伤饮食，又伤冷菱等物，遍身黄如金色，夜发热，天明则退，腹痛，手不可近。医拟进草药。孙曰：此症乃食积酿成，而黄为湿热所致，法当健脾，用温暖之剂下之，草药性寒，是损脾土而益其疾也。用保和丸一钱，入备急丸五分，作数次服之。少顷，泻一次，又少顷，连下三次，积物甚多，腹痛尽止。再与调中丸，服一月病愈，而轻健如常。

一人，因冒雨劳力汗出，又以冷水澡浴，因发热口渴，心与背胀痛，小水长而赤，舌苔黄，不眠，目黄如金，皮肤尽黄。或谓年高，不敢与治。诊得左脉浮数（热），右濡弱（湿），皆七至（湿热相并）。此湿热发黄症也，病虽重，年虽高，犹可为。以柴胡三钱，酒芩、葛根、青蒿、香薷、花粉各一钱，人参七分，甘草五分，连进二剂，得微汗，次早即热退其半，舌稍淡润。身黄未退，胸膈余热作烦，以竹茹、青蒿、葛根各一钱，人参、麦冬、花粉、知母各八分，白芍六分，二帖，热退食进，精神陡长。后与补中益气汤，加青蒿、麦冬、花粉，十帖，黄尽退，顿痊。

心胃痛

张二尹近川，始以内伤外感，服发散消导多剂，致胃脘当心而痛。诊之，六脉皆弦而弱，法当补而敛之。白芍五钱，炙甘草三钱，桂枝一钱五分，香附一钱，大枣三枚，饴糖一合（小建中加香附）。煎服，一剂而瘳。

族弟应章，胃脘当心而痛，手不可近，疑有瘀血使然。延胡索、五灵脂、丹皮、滑石、川芎、当归、甘草、桃仁、桔梗、香附，临服加韭菜汁一小酒杯，其夜痛止则睡，饮食亦进。惟大便下坠，逼迫不安，此瘀血已动，欲下行也。前剂去韭汁，一帖全安。

周芦汀乃眷，患胃脘痛，手心热呕吐不食者四月，昼夜号呼不绝，脉则两手俱滑数。曰：当以清热为先。乃先与清热止痛末药二钱，令服之，不一饭顷，痛止而睡，家人色喜。曰：未也，此火暂息也。其中痰积甚固，不乘时下之，势必再作。因与总管丸三钱，服下腹中微痛。再服二钱，又睡至天明乃寤，腹痛亦止，大便下痰积甚多。次日以二陈汤加枳实、姜黄、香附、山栀、黄连与之，服后胃痛全止。惟小腹略胀，盖痰积未尽也。再与总管丸三钱，夜服之，天明又行一次，痰之下如前，胃脘之痛遂不发。

歙溪吴入峰之室，胃脘作痛，两胁胀急，痛一阵则汗出一番，两颧红，唇口亦红，饮食汤水，饮之立吐，不受者三日夜矣。孙东宿诊之，两寸脉洪大，两尺沉微。孙以井水半碗，白滚汤半碗，名曰阴阳汤，用此调元明粉一钱五分。服之，不惟不吐，痛减半矣。少顷，大便行三次，因食豆腐及粥太早而痛复作，唇脸皆红，此必有虫故如是也。与桂枝、白芍、甘草、乌梅、川椒、五灵脂、杏仁，水煎，痛乃定其大半，再与苍术、厚朴、山楂、枳实、茯苓、延胡索、香附，一帖全止。但心背皮肤外疼，不能着席而睡，以芎、归、苓、术、橘、半、厚朴、腹皮、香附、甘草，调养全愈。

吞酸嘈杂

叶润斋，年近四十，心鬲嘈杂，好啖肉，尤好鸡，一日不能缺，缺即身浮力倦，神魂无措，必急得肉乃已。见则大嚼，及入腹，腹又大痛，痛极则吐酸水稠涎，然后定，稍定又思肉啖也。人疑为祟，孙诊之，六脉大小不等，观其色，唇红脸黄。问之，则曰痛虽苦，尚能熬，若嘈杂则遍身淫淫苏苏，左右无可奈何，手足无所把捉，有近于死，急需肉以救命。孙曰：据色脉，乃虫证，非祟也。先予雄黄丸一服，不瘳；改以腻粉五分，使君子末一钱，用鸡子打饼，五更空心饲之，辰刻下长蛲十条，内有二大者，长尺余，下午又下小虫百余。自此不喜肉，而嘈杂良愈。

胁痛

徐三泉子，每午发热，直至天明，夜热更甚，右胁胀痛，咳嗽则疼痛，坐卧俱疼。医以疟治罔效，已二十余日。后医谓虚，投以参、术，痛益增。诊之，左弦大，右滑大搏指。经云：左右者，阴阳之道路也。据脉肝胆之火，为痰所凝，必勉强作文，过思不决，木火之性不得通达，郁而为痛。夜甚者，肝邪实也。初治当通调肝气，一剂可瘳。误以为疟，燥动其火，补以参、术，闭塞其气。经云：体若燔炭，汗出而散。今汗不出，舌苔已沉香色，热郁极矣。不急救，立见凶危。以仲景小陷胸汤为主。大栝蒌一两，黄连三钱，半夏曲二钱，前胡、青皮各一钱，水煎服。夜服当归龙荟丸，微下之。医犹争曰：病久食不进，精神狼狈若此，宁可下乎？曰：病属有余，有余者泻之。已误于补，岂容再误哉？服后夜半痛止热退，两帖全安。

虚山内人，胸胁胀痛，五更嘈杂，每一嘈杂则痛更甚，左寸关脉洪滑，右关亦然。孙谓此肝胆有郁火，胃中有胶痰，乃有余之病。经云：木郁则达之。又云：通则不痛。与以当归龙荟丸一钱五分（按：既云木郁达之，却不用达之之药，而用逆折之法，火虽暂泄，而木之本性亦伤矣。此亦劫剂之类也），大便行一次，痛随止。惟声不开，以陈皮、柴胡、贝母、茯苓、甘草、白芍、酒芩、香附、杏仁、桔梗，调之而安。

李悦斋夫人，胸胁大腹作痛，谵语如狂。寅卯辰三时少轻，午后及夜，痛剧咬人，昼夜不睡，饮食不进者十八日。究其故，原有痰火与头疼牙疼之疾，又因经行三日后，头疼发寒热。医以疟治，因大恶热，三四人交扇之，而两手浸冷水中，口噙水而不咽，鼻有微衄，又常自悲自哭，目以多哭而肿，痛时即壁上亦欲飞去，剧则咬人，小水直下不固，喉梗梗吞药不下。脉则左弦数，右关洪滑。孙曰：此热入血室证也，误服刚燥之剂而动痰火，以致标本交作。诸人犹谓：热入血室惟夜间谵语如见鬼，何至胸胁疼剧咬人耶？孙曰：仲景云，经水适来适止，得疾，皆作热入血室治，治同少阳，而以小柴胡汤为主，加凉血活血之药，此古人成法可守也。痛极咬人者，乃胃虚虫行，求食而不得，故喉中梗梗然也。即以小柴胡加桃仁、丹皮，而谵语减，次日以安蛔汤与服，而疼止食进。

腹痛

严印老长媳，患腹痛，有小块累累然，腹觉冷甚，两寸关皆滑数，两尺沉微。此脾气弱而饮食不消，又当秋令湿淫之候，不利亦泻，宜预防之。与白术、苍术、茯苓、甘草、白蔻仁、木香、半夏、陈皮、泽泻煎服，其夜果泻一度，次早又泻一度，小腹仍痛且里急后重。盖其禀赋素虚，当补中兼消兼利。白芍药三钱，桂心一钱，甘草、人参、茯苓、泽泻、陈皮、白术各八分，升麻、葛根各六分，服后脉皆软弱不滑，累块亦消。改以人参、黄芪、白芍各二钱，炙甘草、陈皮、泽泻、葛根、柴胡、茯苓各一钱，调理而安。

张道南内人，以饮食忤于气，因腹痛，不饮食五日矣，两寸关弦尺滑。孙曰：此上焦气虚，下有郁滞。以姜黄、青皮为君，山楂、槟榔、当归、杏仁、乌药、枳壳为臣，柴胡、木香为佐，吴萸为使(此症气虚轻而郁滞重，故治法如此。否则，未通其郁，先伤其气。可若何即调理善后之方，亦仍以通郁滞为重。不然，用小建中汤何尝有此等加减法耶)。服后，气稍顺。然后用葱二斤，煎汤浴洗腰腹，即将熟葱擦摩，使气通透(郁滞外治法)。洗毕即安卧少顷，其夜大便通，先下皆黑硬结块，后皆清水。此积滞行而正气虚也，以建中汤加山楂、茯苓、泽泻、柴胡、香附、姜连，调理而痊。

温巽桥子妇，发热恶心，小腹痛，原为怒后进食，因而成积，左脚酸痛已十日矣。有南浔女科，始作瘟疫治，呕哕益加，又作疟治，粒米不能进，变为滞下，里急后重，一日夜三十余行。女科技穷，乃曰：病犯逆矣，下痢身凉者生，身热者死，脉沉细者生，洪大者死，今身热脉大而又噤口，何可为哉？因请东宿诊，两手皆滑大，尺部尤搏指。孙曰症非逆，误认为疫为疟，治者逆也。虽多日不食，而尺脉搏指。经云：在下者引而竭之。法从下可生也，即与当归龙荟丸一钱五分，服下，去稠积半盆，痛减大半，不食已十四日，至此始进粥一瓯，但胸膈仍饱闷不知饥。又与红六神丸二钱，胸膈舒而小腹软，惟两胯痛，小腹觉冷，用热砖熨之，子户中白物绵绵下，小水短涩。改用五苓散加白芷、小茴香、白鸡冠花、柴胡服之，至夜满腹作疼，亟以五灵脂醋炒为末，酒糊丸，白汤送下三钱，通宵安寝，次日精神清健，饮食大进，小水通利矣。而独白物仍下，再用香附炒黑存性，枯矾各一两，面糊丸，空心，益母草煎汤送下二钱，不终剂而白物无，病全愈矣。

吴勉斋，年近五十，有腹痛疾，或作或止，性极急，多躁多怒。今痛在当脐，不间昼夜，市里医者为下之已五日，大便虽泻，痛则尤甚，饮食不进，手足清冷，形神俱倦，脉仅四至，重按则伏而有力。此由攻克太过，寒凉伤脾，脾虚则中气不运，积反凝滞，以故大便虽泻而积不行，痛终不减也。治当创建中气为主，中气一回，痛当立止，先与王海藏五神丸二钱，滚水送下，以止其痛。此丸补接元气，安和五脏，升降阴阳，极有神应，故名五神丸。再用小建中汤调肝养脾。盖脐下乃肝经部位，惟此汤乃对证剂也，但以桂心换桂枝，加香附，服后痛止，次日进粥太频，且食鸭汁，撼动余积，腹又作痛，且加胀满，面有浮气，里急后重，与四平丸而渐定，外以二陈加香附、砂仁、苍术、厚朴、山楂，腹中始觉宽快，三日无恙。又纵恣口腹，大啖过饱，腹中大痛，欲吐之则食已下鬲，欲泻之则食未入肠，自喊叫云，可取木香槟榔丸、大承气汤，急与我下之，虽死无撼。孙曰：据痛虽甚，腹则不坚，顾今日适届冬节，礼曰：先王于至日，闭关安静，以养微阳，安敢以大寒峻剂，而汩天和乎？设不得已，只须柏树东行根上白皮一钱，长流水煎饮之，果泻三五行，痛减大半，再与小建中汤和之，痛又旋减，惟脐下尚不脱然，常常以热手重熨之，大便欲行，及至厕，则又不解。知其血少而气不调，用熟地三钱，白芍一钱，杏仁二钱，乌药一钱，木香五分，煎服，下黑粪甚多，十年腹痛沉疴，从此再不复萌。

一染匠妇，腹痛两月矣，或以为寒，为热，为气，为虚，为食积，为虫，愈医愈痛。一医与大膏药一个，满腹贴之，痛益剧。乃揭去膏药，即粘牢不可起，火熨油调，百计不能脱分寸，如生在肉上相类。无可奈何，买舟就诊。及抵岸而尽力搀扶，不能动一步。予往视之，见其面色苍黑，手上皮肤燥若老松树皮，六脉皆洪数。叩其不能举步之由，妇曰：非力弱不能行，乃左脚不可动，动即痛应于心，是以一步不能举也。予思色脉皆非死候，胡治而益剧，此必肠痈，左脚莫能举，是其征也。与营卫返魂汤，加金银花为君，酒水各半煎，一帖痛稍减，二帖下黑臭脓半桶，腹上膏药自脱，由热去而膏脱也，痛遂全减，调理而安。

便血

新市陈鹿塘，有肠风脏毒之证，大便燥结，数日不能一行，痛苦殊甚，百医不效，其脉两寸皆数，两关皆弦而无力，两尺洪滑而左尤甚。孙曰：东垣谓大肠喜清而恶热，脾胃喜温而恶寒，以胃属土而大肠属金也。今此乃胃寒肠热之证，当以肠风脏毒之药为君主，外以养血之剂裹之，使不伤胃气。盖药先入胃，而后传入大肠，入胃时裹药未化，及入大肠，则裹药化而君药始见，亦假途灭虢之策也。因以大黄（酒浸，九蒸九晒）二两，木耳二两，槐花三两，郁李仁、皂角子、象牙屑、条芩各一两，血余灰、升麻、荆芥各五钱，为末，炼蜜丸，外以四物汤加蒲黄各一两为衣，空心午后，各以米汤下二钱。果血止而大便不燥，饮食日加矣。

又治董宗伯公子龙山夫人，即宪副茅鹿门公女，年三十五，病便血，日二三下，腹不疼，医治三年不效。孙诊之，左脉沉涩，右脉漏出关外，诊不应病。因血既久下，且用补中益气汤加阿胶、地榆、侧柏叶服八剂，血不下者半月。彼自喜病愈矣。偶因劳而血复下，又索煎药。孙曰：夫人之病，必有瘀血积于经隧，前因右脉漏关难凭，故以升提兼补兼涩，以探虚实耳。今得病情，法当下而除其根也。龙山曰：三年间便血，虽一日二三下，而月汛之期不爽，每行且五日，何尚有瘀血停蓄耶？孙曰：此予因其日下月至，而知其必有瘀血停蓄也。经云：不塞不流，不行不止。今之瘀，实由塞之行也，不可再涩。古人治痢，必先下之，亦此意也。即用桃仁承气汤加丹参、五灵脂、荷叶蒂，水煎，夜服之，五更下黑瘀血半桶，其日血竟不来，乃以理脾药养之。过五日，复用下剂，又下黑瘀如前者半，乃以补中益气汤、参苓白术散，调理全愈。

编者按：孙一奎推崇《黄帝内经》《难经》，又遥承汪机、丹溪学术思想精华，在脾胃病的治疗上多仿丹溪学说，认为“百病多由痰作祟”。他认为，实证当重痰湿、食积之因，故治疗杂病多从痰立论，临证用药常采用二陈汤化裁。脾胃病常因外邪犯胃、饮食伤胃、情志不畅和脾胃素虚等因素所致，临床表现常虚实夹杂。治疗脾胃病，当从虚实论治，虚者崇汪机温补思想，重温补下元，健运脾阳；实者承丹溪“百病中多有兼痰者”，重化痰消积；虚实夹杂则固本培元，扶助正气。颇具特色。

缪希雍

缪希雍(1546—1627),字仲淳,号慕台,江苏常熟人,后迁居金坛。著有《先醒斋医学广笔记》《神农本草经疏》《本草单方》《炮炙大法》等,均行于世。其他如《方药宜忌》等多种,则未见流传。幼习儒,因久疟不愈,自检方书获痊,遂嗜医药。尝从无锡名医司马铭鞠学,深究医理,尤精于本草。察脉审证谨慎。平日游历所至,常与樵叟村夫交往,搜罗秘方甚富。万历四十一年(1613),丁元荐汇集其30余年所积效方及医案,分类编成《先醒斋笔记》。天启二年(1622),应弟子庄继光(字敛之)之请,增益群方,兼采常用药400余品,详其炮炙,又增入伤寒、温病、时疫治法要旨,易名《先醒斋医学广笔记》(简称《医学广笔记》,或名《缪仲淳医案》)。今单行之《炮炙大法》《缪仲淳先生诸药治例》,均节自《医学广笔记》。所论多创见,如谓"凡邪气之入,必从口鼻";论中风多内虚暗风,治当"清热顺气开痰以救其标,次当治本。阴虚则益血,阳虚则补气,气血两虚则气血兼补,久以持之",后世医家颇受启发。缪希雍所立治血三法尤为精当,谓"宜行血不宜止血……宜补肝不宜伐肝……宜降气不宜降火",深得治吐衄要领。又谓《神农本草经》仅言药物功效,不言其所以有效,乃"据经以疏义,缘义以致用",撰成《神农本草经疏》。《神农本草经疏》选药490种(大多为《神农本草经》所载药物),阐释药理,详列病忌药忌,并列七方十剂,阐发五脏苦欲补泻,为明季本草注疏药理之先,影响甚广。其医论虽不乏临证心得,然亦有牵强之处,故后世毁誉不一。缪希雍用药偏于寒凉,尤擅用石膏。所撰《本草单方》,多摘自《神农本草经疏》,由庄继光整理。

泄泻

梁溪一女人,茹素,患内热,每食肠鸣,清晨水泄,教服脾肾双补丸,立愈。人参一斤,莲肉一斤,菟丝一斤半,五味六两半,萸肉一斤,山药一斤,车前十二两,橘红六两,砂仁六两,巴戟天十二两,补骨脂一斤,白芍十两,扁豆十二两,蜜丸绿豆大。每五钱,空心食时各一服。如虚有火,火盛肺热者,去人参、巴戟,添补骨脂。一方有肉豆蔻,无白芍、扁豆。

无锡秦公安,患中气虚,不能食,食亦难化,时作泄,胸膈不宽。一医误投枳壳、青皮等破气药,下利完谷不化,面色黯白。乃用人参四钱,白术二钱,橘红一钱,干姜七分,甘草(炙)一钱,大枣、肉豆蔻,四五剂,渐加参至一两而愈。三年后,病寒热不思食,一医欲用参。仲淳至曰:此阴虚证也,不宜参。乃用麦冬、五味、牛膝、枸杞、白芍、茯苓、石斛、枣仁、鳖甲等,十余剂愈。

金坛庄敛之,素壮实,善啖,仲夏忽患泄泻,一应药粥菜蔬入喉,觉如针刺下咽即辣,因而满腹绞辣,随觉腹中有气,先从左升,次即右升,氤氲遍腹,即欲如厕,弹响大泄,肛门恍如火灼,一阵甫毕,一阵继之,更番转厕,超时方得离厕,所泻俱清水盈器,白脂上浮,药粥及菜蔬,俱不化而出，甚至梦中大遗，了不收摄，诸医或云停滞，或云受暑，或云中寒，百药杂投，竟如沃石，约月余，大肉尽脱，束手待毙。予往诊之，脉洪大且数，知其为火热所生病，用川黄连三钱，白芍五钱，茯苓、扁豆、石斛、车前各三钱，橘红二钱，炙甘草一钱，煎成，将井水澄冷，加童便一杯。药甫入喉，恍如饮薄荷汁，隐隐沁入心脾，腹中别成一清凉世界，遂卧达旦，洞泻顿止。连服三剂，大便已实。前泄时，药粥等物，凡温者下咽，腹中遂觉气升，即欲大解，一切俱以冷进方快，至是觉恶心畏冷，旋易以温，始相安。余曰：此火退之征也。前方加人参二钱五分，黄芪三钱，莲肉四十粒，红曲一钱五分，升麻五分，黄连减半。五六剂后，去升麻，又服三十余剂，泻已久止，而脾气困顿不知饥饱，且稍饮茶汤，觉肠满急胀，如欲寸裂。余曰：大泻之后，是下多亡阴也，法宜用补，倘此时轻听盲师，以香燥取快临时，元气受伤，必致变成膨胀而不救矣。为定丸方，熟地黄八两，萸肉、山药、人参、黄芪各五两，牛膝、五味子、白芍各六两，炙甘草一两，紫河车二具，蜜丸，空心饥时各一服，而日令进前煎方。敛之相信甚力，坚守二方，服几三年，脾胃始知饥而嗜食，四体亦渐丰矣。其病初平后，予劝其绝欲年余。敛之因出外家，得尽发家人阴谋，乃知向之暴泻，由中巴豆毒。本草中，巴豆毒者，黄连冷水解之，余方恰与暗合。向使如俗医所疑停滞受寒中暑法治之，何啻千里？即信为是火，而时师所投黄连，不过七八分至钱许止矣，况一月之泻，未有不疑为虚寒者，敢用黄连至四钱乎？始知察脉施治，贵在神而明之也。

呃逆

高存之邻人卖腐者，伤寒发哕，两日夜不省人事。其子乞方，问之曰：汝父当时曾头身热乎？曰：然。曰：曾服汗药乎？曰：未也。曾吐下乎？曰：未也。因索伤寒书检之，其方类用干姜、柿蒂、丁香及附子等温热之药，末条仅载白虎汤一方。缪思之，曰：伤寒头痛、口渴、身热，本属阳明热邪传里，故身凉发哕，未经汗、吐、下，邪何从而出？第其人年老多作劳，故于白虎汤中加人参三钱，二剂立愈。

心胃痛

高存之夫人，患心口痛，一日忽大发，胸中有一物上升冲心，三妇人用力捺之不下，叫号欲绝。存之曾预求救，缪立此方，是日急煎服之，冲上者立堕下，腹中作痛不升矣。再服，腹中痛亦消。二日后，以病起洗浴，又忽作呕，头痛如劈。存之曰：此即前症也。煎前药服之立安。白芍（酒炒）三钱，炙草五分，吴茱萸（汤泡三次）八分，茯苓二钱，延胡索（醋煮）一钱，苏子（炒研）一钱五分，橘红（盐水泡）一钱二分。复加半夏（姜汁炒）一钱，旋覆花一钱，木通七分，竹茹一钱。

李季虬曰：予妇今春忽患心痛连下腹，如有物上下撞，痛不可忍，急以手重按之，痛稍定，按者稍松即叫号。仲淳曰：此必血虚也。脉之，果然。急投以白芍五钱，炙草七分，橘红三钱，炒盐五分，二剂稍定已。又以牛黄苏合丸疏其滞，嗳气数次，痛徐解。予问故？仲淳曰：白芍、甘草，治血虚之圣药也。因久郁气逆，故减甘草之半，仲景甲己化土之论详矣。诸医不解尔，炒盐者何？曰：心虚以炒盐补之，即水火既济之意也。予惧俗师概以食积痰火，疗心腹之痛，故疏其详如左。

腹痛

高存之长郎患腹痛。问曰：按之痛更甚否？曰：按之则痛缓。曰：此虚症也。即以人参等药饮之，数剂不愈，但药入口则痛止。其痛每以卯时发，得药即安。至午痛复发，又进再煎而安。近晚再发，又进三剂而安睡，则不复发矣。如是者月余，存之疑之，更他医药则痛愈甚，药入痛不止矣。以是服缪方不疑，一年后渐愈，服药六百剂全瘳。(雄按：治法已善，而六百剂始瘳者，方未尽善也)人参三钱，白芍三钱，甘草一钱，麦冬三钱，当归二钱，橘红一钱五分，木瓜一钱。又重定方，加萸肉二钱，黄柏一钱五分，鳖甲二钱，枸杞三钱。又以饮食少，时恶心，去当归、黄柏，加牛膝三钱，秦艽一钱五分，枣仁三钱，石斛二钱，延胡索一钱。

包海亭夫人患腹痛连少腹，上连心，日夜靡间，百药不效。诊其脉，两寸关俱伏，独两尺实大，按之愈甚。询知其起于暴怒，风木郁于地中。投以芎(上)、柴胡(中)、升麻(下)，下咽嗳气数十声，痛立已，已而作喘。曰：是升之大骤也。以四磨汤与之，遂平。

痢

一少年贵介，暑月出外，饮食失宜，兼以暑热，遂患滞下。途次无药，病偶自止，归家腹痛不已，遍尝诸医之药，药入口，痛愈甚，亦不思食。缪视之曰：此湿热尔。其父曰：医亦以湿热治之而转剧。缪问投何药，曰：苍术、黄连、厚朴、陈皮等。缪曰：误也。术性温而燥，善闭气，故滞下家忌之。郎君阴虚人也，尤非所宜。乃以滑石一两为细末，以牡丹皮汁煮之，别以芍药五钱，炙甘草二钱，炒黑干姜五分，煎调滑石末服之。须臾小便如注，痛立止。

黄疸

太学顾仲恭，遭鼓盆之戚，复患病在床。一医诊视，惊讶而出，谓其旦晚就木。因延予诊之，左手三部俱平和，右手尺寸亦无恙，独关部杳然不见，谛视其形色，虽羸，而神气安静。予询之，曾大怒乎。曰：然。予曰：此怒则气并于肝，而脾土受邪之证也。经云：大怒则形气绝。而况一部之脉乎？甚不足怪，第脾家有积滞，目中微带黄色，恐成黄疸。两三日后，果遍体发黄。服茵陈利水舒肝顺气药，数剂而痊。

编者按：在脾胃理论上，缪希雍认为，脾胃是后天元气的根基，注重脾肾双补，提出诸虚之病要以胃气为先。临床实践中，缪希雍处处顾护胃气，调治脾胃时多注重健脾化湿，用药甘润清灵，注意肝脾同调、益火补土。缪希雍在脾胃论治中，继承李杲及前贤诸家之说，又发挥自己的特长，首倡脾阴之说。脾阴不足的症状有脾虚中满，饮食不进，食不能消，劳倦伤脾发热，健忘等。脾主升而胃主降，脾为阴脏而胃为阳腑，一般治脾宜温宜升，治胃宜润宜降，已为医家所习用。独缪希雍认为，温燥之品，虽可健胃除湿，但多用致伤津液，故而选用甘平柔润之剂，并提出酸甘柔剂以养脾胃；这对后世叶桂创养胃阴之法，用药柔润清灵，影响颇深。

王肯堂

王肯堂(1549—1613),字宇泰,一字损仲,号损庵,又号念西居士,江苏金坛人。王肯堂博览群书,因母病习医。万历十七年(1589)中进士,选为翰林检讨,官至福建参政。与传教士利玛窦有往来。万历二十年(1592),因上书直言抗倭,被诬以“浮躁”降职,遂称病辞归。重新精研医理,能做眼窝边肿瘤切除手术,又能治愈风疾。所著《伤寒证治准绳》乃“为因证检书而求治法者设”,引用各家学说颇多,对张仲景《伤寒论》原文作了详尽阐释,且临床部分吸取不少后世治疗伤寒的方剂。王肯堂还著有《医论》《医辨》《胤产全书》《医镜》,辑有《古今医统正脉全书》(含书44种,由吴勉学刊刻)。王肯堂所著《郁冈斋笔麈》,为读书见闻札记,有十之三四为医学内容,并载有他与利玛窦的交往。此外,还撰有《尚书要旨》《论语义府》《律例笺释》等。

胸痛

韩敬堂,患胸膈痛,脉洪大而涩。用山栀、赤芍、通草、麦芽、香附、归、芎,煎加姜汁、竹沥、韭汁、童便之类,饮之而止。一日劳倦忍饥,痛大发。亟邀王至,入房。问曰:晨起痛甚不能待公,服家兄药,下咽如刀割,其痛不可忍,此何意也?曰:得非二陈、平胃、紫苏之属乎?曰:然。曰:是则何怪乎其增病也。夫劳饿而发,饱逸则止,知其虚也。饮以十全大补汤,一剂而胸痛止。

胁痛

云中泰语山,掌教平湖,因劳患两胁满痛,清晨并饥时尤甚。书来求方,知其肝虚,当母子兼补。令用黄芩、白术、当归、熟地、川芎、山萸、山药、柏子仁之类,佐以防风、细辛各少许,姜、枣煎服,不数剂而愈。

泄泻

泄泻之病,水谷或化或不化,但大便泄水,并无努责后重者是也。脉细、皮寒、少气、泻利、不食,为五虚死。(泄泻而犯五虚,中土已竭,危候也,参附汤尤不能挽,必加七味白术汤,可以追其既失之脾阳,而固其元气,试之效捷)(用人参、附子之类救之,亦有得生者)脉缓、时小结,或微下留连者,皆可治。浮大洪数,或紧或弦急,皆难治。脉数疾为热,沉细为寒,虚豁为气脱,涩实为积滞,弦而迟者为气泄。心脉止者,为惊泄。湿则泻水,腹不痛。风则米谷不化而完出。火则腹痛泻水,肠鸣,痛一阵,泻一阵。痰则或泻或不泻,或多或少。食则腹痛甚而泻,泻后痛减。肾虚则五更时便泻,常时则否。寒则腹中冷痛,洞下清水,腹内雷鸣,米饮不化。湿者燥之,虚者补之,热者清之,寒者温之,有痰者行痰,有积者消积,气陷则升之,气脱则涩之。主方：白术（炒）二钱（燥湿补脾），白茯苓（去粗皮，分水）、白芍（炒）各一钱五分（止腹痛，又能补脾而伐肝），陈皮（去白）一钱（行气），甘草五分（炙。和中）。如的系伤湿者，去白术，以苍术代之（盖白主收敛，不若苍能发散也），仍加羌活一钱（风能胜湿），猪苓、泽泻各五分（治湿不利小便，非其治也）。

脾虚者加人参一钱（补脾气之要药），木香、砂仁各五分（脾虚则气不运，故以药之辛温行气而温中，以腐水谷也），仍服戊癸丸（方见脾门）。或将前方加莲肉五钱、陈糯米一合（炒熟，俱为末），加白砂糖，每朝空腹以白汤调服，其功尤捷。

肾虚者加破故纸一钱五分（益肾气），肉豆蔻一钱（止虚泄）。二药气味相合，能使脾肾之气交相通而化水谷。仍多服戊癸丸。热泻粪色赤黄，弹响作痛，肛门焦痛，粪出谷道如汤之热，烦渴，小便不利，宜以赤茯苓代白茯苓，用为君，盖赤火色，取其相入也。热既并入于大肠而作泻，今欲引归前阴以分其势，故用为君。仍加猪苓、泽泻渗利之药各五分以佐之，又加茵陈、山栀仁各五分（二味俱苦寒，俱能解邪热而利小便），兼进如金丸（方见后）。痰泻加半夏曲一钱五分（行痰），用陈皮、白茯苓各二钱（治痰以行气为先，而茯苓能利水行津液故也）。

虚者加人参一钱，盖痰气多由脾虚不能运化也。用竹沥、姜汁一盏加入服之。

如体实能食者，不若加元明粉一钱，就其势从大便去之，却服收涩之剂。食积泻多嗳气如败卵臭，宜去白芍药，加枳实、木香（另磨。俱理气之药）一钱，砂仁五分。仍看所伤之物而用药，如伤肉食者加山楂，伤米食者加神曲，伤面食者加萝卜子，伤酒者加干葛各一钱，伤蟹者加丁香五分，仍进保和丸（方见伤食）。酒积每晨起必泻，本方内加人参、干葛各一钱，白豆蔻仁、吴茱萸各五分。寒泻加人参一钱，熟附子、干葛各五分（阳气不足则寒，故用人参补气，姜、附已寒）。

不能食者进八味丸。元是寒泻，因泻而寒燥引饮，转饮转泻者，去白芍药，加干姜、黄连、人参各一钱（干姜治初得之寒，黄连解添加之热，寒何由动，热泻久而虚，故有虚热也，须用人参补之）。此理中汤加黄连也，名连理汤，多有奇效。

有一等盛暑，又复内伤生冷，及热泻、暑泻，诸药不效者，疑似之间，尤宜用此。风泻完谷不化，丹溪以为脾虚，前已列脾虚一条，若用补脾药不效，便当治风。《素问》云：久风入中为飧泄。又云：春伤于风，夏生飧泄。而《史记·仓公传》又名之为回风。足知完谷不化（完谷不化乃回风之候，连理汤必佐羌防以升之，关窍通而伏风自去）乃风症也。宜本方内以苍术代白术，加羌活、防风各一钱（辛温通关窍而去风），升麻、柴胡各加五分（又经云：清气在下，则飧泄。故以二药助甘辛之味引清气而上升）。仍绝不与食一二日，泄当自止。暑月泄泻与热泻同，仍宜服六和汤（方见暑门）。

并啖浸冷西瓜数片。又有一种气泻，肠鸣气走，胸膈痞闷，腹急而痛，泻则腹下宽，须臾又急，气塞而不通者，此由中脘停滞，气不流转，水谷不分所致，宜于本方内以苍术代白术，去白芍药（以其酸收，故去之），加姜制厚朴（散结散气）、大腹皮（主气攻心腹）各一钱，白蔻仁五分（辛温能下气理中），仍磨入木香汁服之（木香治腹中气不转运，又火煨之，能实大肠）。如小便不利，加猪苓、泽泻各五分，并调进车前子散。如口渴引饮，加人参、麦冬各一钱（二药何为能生津而止渴，盖脾气上升于肺，肺气下降，乃生津液，而二药能补脾肺故也），升麻五分（引清气上朝于口），乌梅肉五个（酸能止渴）。如久泻气脱，加人参一钱，罂粟壳五个（酸能止渴），诃子皮（二药俱酸涩，故能敛脱气而止泻）、肉豆蔻各一钱，木香（煨，另磨）、砂仁各五分（肉蔻止泄之要药，涩以固脱；煨木香实大肠；砂仁理气）；泻久气必下陷，须用升举之药，加升麻、柴胡各一钱，羌活、防风各五分（风药能鼓舞元气上升）。有久泻不止，及泻已愈而隔年及后期复泻者，有积故也，宜本方内加三棱（醋煮）、莪术（醋煮焙干，二药消积）各一钱，木香、砂仁各五分（理气），兼进保和丸。凡大便泄，服理中汤。小便不利，大便反泄，不知气化之过，本肺不传化，以纯热之药治之，是以转泄，少服则不泻，多服则愈热，所以不分，若以陈皮、青皮之类治之则可。经曰：膀胱者，津液之府，气化则能出矣。

呕血

宜降气，不宜降火。水曰润下，火曰炎上，引其气而使之下，即以水克火之理，是降气即所以降火也。若用苦寒之药以降火，火万无降理，盖炎上作苦，苦先入心，故芩、连之苦，本助火入心经之药，而名为降火者，徒以其寒耳。寒能凝血，苦能伤胃，是非但不能抑上升之气而使之平行，横溢之血而使之归源，害且有不可胜言也，可不戒哉。

宜行血，不宜止血。凡呕血之症，其始也，未有不病胸胁痛者。盖由平日起居失节，致血停瘀之久，不能归源，满而溢焉，遂发为呕，殆非一日之积矣。使其流行宣畅，散行百脉，又何呕之有？故凡治呕血之症，必须用行血之药，宣其余滞，而推陈以致新焉，血既流行，胃脘清楚，自不出矣。是行之乃所以止之也。医往往拘泥犀角地黄汤等，过于凉血，虽间或止之，其后常患胸胁大痛、肿满等症，以致不起。盖血得凉则陈者不行，新者不生，瘀物愈积，而真元愈削故也。况血不可止，而强欲止之，奚得乎！恙由郁久化火，外袭暑热，故倾盆呕出，危殆已极，诸药不受。余曾治一妇，危在顷刻，因思诸药皆苦寒，是以投以即呕，借用八汁饮，冀其甘寒可以入胃清上，血止再商。投之果应。方载《治验录》，参观可也。

宜补肝，不宜伐肝。肝藏血，血阴物也，阴难成而易亏，又肝为东方木，于时为春，为发生之脏，宜滋养而不宜克伐。先医谓肝无补法，大谬论也。失血之后，肝脏空虚，汲汲焉实之不暇，而敢以纤毫平肝之药伐之哉，往往见其治疝胀诸症，谓为肝火有余，而用平肝之药，以致爪青囊缩而不起者，则肝之不可伐也，亦明矣。

余外兄虞检庵病呕血，医欲用降火平肝止血之药，而余贻尺牍止之。奈虽用余言，从事于补，而时止时作，大率吐后新血既生，四五日还复吐出，迁延岁月，忽得散脉，知决不可为矣。更数日卒。盖自得病以来，未尝瞑目而卧也。肝为藏血之脏，故人卧则血归肝。今肝脏虚极，不足以摄血，而荣卫之气，亦不复行于表分，故不复瞑目而卧，则血无所归矣。血无所归，故积久而复吐出，自然之理也。余一时思不及此，心常缺然。岁己卯秋，始晤缪仲淳于白下，相得甚欢，忽谓余曰，补血须用酸枣仁。余洒然有省，嗟乎，一人之心思有限，而病态无穷，非博览而约取，舍己而从人，即精如卢扁，不能无失也。而况资庸智暗，学俭识寡者乎。既用自箴，因书之以诏来者。

庸俗每言伐肝，贻害匪浅，往往延成痼疾，殒身者有之。第未明肝为藏血之脏，人卧血归于肝，若肝虚不足以摄血，故目不瞑。若用补血养肝，血有所归，如茯神、龙眼肉、酸枣仁等，随症择用。所以医贵博览约取，虚心研究，以匡其不逮。

便秘

家姑八十余，尝得此患。余惟欲调气利小便之药，虽仅获效，而不收全功。尝慰之，令勿性急，后因不能忍，遽索末药利下数行，不以告余。自谓稍快矣，而脉忽数动一止，气息奄奄，颓然床褥。余知真气已泄，若不收摄，恐遂不救。急以生脉药投之，数剂后，结脉始退，因合益血润肠丸与服，劝以勿服他药，久之自有奇效。如言调理两月余，而二便通调，四肢康胜如平时矣。向使图目前之快，蔑探本之明，宁免于悔哉。便秘是老人常事，盖所固而不泄，故能寿考。而一时难堪，辄躁扰而致疾，若求通润之方，非益血而滋肾，乌乎可也。丸方虽为家姑设，而可以通行天下，故表而出之，以为孝子养亲，仁人安老之一助云。

益血润肠丸：熟地黄六两，杏仁（炒，去皮尖）、枳壳（麸皮炒黄）、麻仁（拣去壳，令净。壳反涩大肠也）各三两（以上三味各杵膏），橘红三两五钱，阿胶（炒）、肉苁蓉（酥煮透，烘干）各一两五钱，苏子（炒研）、锁阳（酥煮）、荆芥各一钱。

上末之，以前三味膏，同杵千余下，仍加炼蜜丸，桐子大，每服五六十丸，空心白汤下。

大法云：大便秘，服神芎丸。大便不通，小便反利，不知燥湿之过，本大肠少津液，以寒燥之药治之。是以转燥，少服则不济，多服则亡血。所以不通，若用四物、麻子、杏仁之类则可。经云：燥则为枯。湿剂所以润之。肾燥便难也。

益血润肠丸，乃王道之师，非神芎丸之瞑眩。若津涸液少，当用四物润燥，间服益血润肠丸。

编者按：王肯堂治疗内伤杂病，先辨虚实，首肯脾肾。患脾虚之疾，补脾不应者，当补其肾，这是王肯堂的一个重要经验总结。他认为："今人只知脾胃虚则当补，补之不应则补其母，如是足矣。而不知更有妙处，补肾是也。……医家所以谓脾为太阴湿土，湿之一字分明土全赖水为用也，故曰补脾必先补肾。至于肾精不足，则又须补之以味，故古人又谓补肾不若补脾。二言各有妙理，不可偏废也。"又认为："医之中见稍高者，以为脾虚不能运化精微之故，而从事于补脾。然仅可以苟延岁月，而多至于因循蹉跎而不救，此不知补肾之过也。"所以，他主张对腹胀而兼痰多发喘、伴小便不利者，要施用济生肾气丸，疗效会更加显著。肾气对全身气机运动具有推动作用，因此气虚气滞之胀满等，适当运用温肾益气法，亦有奇效。

张三锡

张三锡，字叔承，号嗣泉，盱江（今属江西）人，后居应天府（今江苏南京）。世医出身，行医30余年，博采群书，结合己见，著有《医学六要》（包括《四诊法》《经络考》《病机部》《治法汇》《本草选》《运气略》六部分），影响甚大。名医王肯堂曾校勘此书，赞之曰："叔承医圣哉！"

张三锡精通医理，博极群书，认为医学要旨有六方面，即诊法、经络、病机、药性、治法、运气。遂采辑《黄帝内经》《伤寒论》《难经》等历代医著中有关内容，撰成《医学六要》。其中《治法汇》按总要、气、血、脾胃、虚损、发热等分门别类，列有内科、妇科、五官科等各科80余种病证；首载治疗总则、药物性味、用药宜忌，再详录各病证之症状、治法、方药、加减及服法。

反胃

张三锡曰：治反胃，用新水一大碗，留半碗，将半碗水内细细浇香油，铺满水面，然后将益元散一帖，轻轻铺满香油面上，须臾，自然沉水底，此即阴阳升降之道也。（方即灵活可法，用治实症当有效）但香油却最容易引吐，用者审之。用匙扰匀服，却将所留水半碗荡药碗，漱口令净。吐既止，却进丹溪凉膈散，通其二便。未效再进一帖益元及凉膈即效也。此方极验。

泄泻

一人，泄泻，口干舌燥，脉洪数。与六一散，一服知，二服已。又一人，服不应，用芩连四物散效。

一老妪，久泻，服补剂不应。以参苓白术散加黄连、肉豆蔻少许作丸，服未半斤，永不发。

饮食伤

一人，发热头痛，七日不止。诊之，左脉平和，右寸关俱弦急有力，乃内伤宿食为患也。以二陈加枳实、厚朴、楂炭、柴胡，三剂，再加黄芩，头痛除。但热不净，投枳实导滞丸百粒，更衣而愈。

一妇，每夜分即发热，天明渐止，自投四物汤，反加呕恶。诊得左关微急，而右寸关弦数有力。询之，经后食梨，午后遂热起，正丹溪所谓胃虚过食冷物，抑遏阳气于脾土之中。此病皆因血虚而得者，遂以升阳散火汤，一服热已。后用四物去地黄，加枳、术、陈皮，健脾养血，调理而愈。

一人，夏月食羊肉太多，作渴烦躁。自谓受暑，用凉水调益元散，躁烦愈甚。诊之，脉虽滑，不鼓指，随以盐汤吐之，得生肉碗许。乃以二陈加草果、肉桂、厚朴、山楂，调理而安。若用凉药作暑治，立见其毙。

一人，饮茶过度，且多愤懑，腹中常漉漉有声。秋来寒热似疟，以十枣汤料，黑豆煮晒干研末，枣肉和丸芥子大，以枣汤下之。初服五分不动，又服五分，无何腹痛甚，以大枣汤饮之，大便五六行，时盖日晡也。夜半，乃大下数斗积水而积平。当其下时，瞑眩特甚，手足厥冷，绝而复苏，举家号泣，咸咎药峻。嗟乎，药可轻用哉。

一人，过食瓜果，时值夏月，大泻不止，中脘大痛，烦渴引饮，自服天水散及香薷饮。脉之，右关寸俱沉伏，因作停冷治。香砂六君子汤加炮姜、厚朴，一服痛渴俱止，只以胃苓调理而安。

一老人，偶伤饮食，消导未减。或误与润肠丸，二服下清水，胀痛转甚。或复投巴豆丸，二服至呃逆不止。用大剂六君子汤二帖，至五帖全止，补养而愈。

一人，腹痛而泻，口干，面时赤，乃食积也。与木香槟榔丸，一服去硬物，愈。

一酒客，每日腹痛泻黄沫，知积热也。投芩、连、厚朴、炒栀子、木通、泽泻、赤苓，二剂少可。复以酒蒸大黄为丸，酒下二钱，凡三服，遂不发。

编者按：张三锡认为，痰饮可变生诸证，形似种种杂病，不当为诸杂病牵制作名，治疗时以治痰为先。如对于恶心、呕吐等症，张三锡认为患者多食油腻厚味，滋生痰涎，故痰浊内蕴而发。有的痰病患者一闻到油腻腥荤之气，即感到恶心、头晕，此乃油腻厚味生痰，同气相求为患，并非气、血虚弱之候，当与之鉴别。热为阳，痰为阴，热可化阴，热食热饮入胃，临时起“离照当空”之效，故喜进热食热饮。淡味为阳，有淡渗痰饮水气之功，故喜素食、淡食、焦香干燥食物。

张介宾

张介宾(1563—1640),字会卿,号景岳,别号通一子。原籍四川绵竹,后徙居浙江会稽(今绍兴)。在京师从名医金英(梦石)学医,尽得其传。精研《素问》《灵枢》,经三十载而著成《类经》,将《黄帝内经》加以分门别类,详加阐释,亦多所发明,后世医家誉之。又为增补不足,再撰《类经图翼》。至晚年,又将其毕生医疗经验撰成《景岳全书》。其医理多与易学相通,主张医易同源,疗病思想以"阳非有余,真阴不足"为中心,认为"人体虚多实少",强调命门在人体中的重要性,治疗则主张补真阴元阳,创立左归、右归之法,常重用熟地,是温补学派主要代表人物,对后世有重大影响。在诊断治疗思想上,强调辨证论治、辨证求本,认为"诸病皆当治本"。张介宾提出一些著名论点,如"治病用药,本贵精专,尤宜勇敢""治病之则,当知邪正,当权重轻"等。

呕吐

吴参军,因食蘑菇,致大吐大泻。医谓速宜解毒,以黄连、黑豆、桔梗、甘草、枳实之属连进,而病益甚,胸腹大胀,气喘,水饮不入。延张诊,投以人参、白术、甘草、干姜、附子、茯苓之类。彼疑曰:腹胀气急,口干如此,安敢服此耶?阅日愈剧,再求治,与药如前,且疑且畏,含泪吞之,一剂而呕少止,二剂而胀少衰。随大加熟地,以兼救其泻亡之阴。前后凡二十余剂,复元如故。盖蘑菇之为物,必产于深坑枯井,或沉寒极阴之处,其得阴气最盛,故肥白且嫩也。今中其阴寒之毒,而复加黄连之寒,其解毒云何?兹用姜、附以解其寒毒,人参、熟地以培其所伤之元气,此疾之所以愈也。

金氏少妇,素任性,每多胸胁痛(肝火)及呕吐等证,随调随愈。后于秋尽时,前证复作,而呕吐更甚,病及两日,甚至厥脱不省(肝火)。众谓汤饮不入,无策可施。一医云:惟用独参汤,庶几万一。张诊之,其脉乱数,且烦热躁扰,意非阳明之火,何以急剧若此?乃问其欲冷水否。彼点头,遂与以半钟,惟此不吐,且犹有不足之状,乃复与一钟,觉稍安,因以太清饮投之。有谓此非伤寒,又值秋尽,能堪此乎?不与辩,及药下咽,即就枕酣睡半日,不复呕矣。复以滋阴轻清等剂,调理而愈。大都呕吐多属胃寒,而复有火证若此者(此病火证极多,张偏于温补,故有此说)。经曰:诸逆冲上,皆属于火。即此是也。自后凡见呕吐,其有声势涌猛,脉见洪数,症多烦热者,皆以此法愈之。(以多属胃寒及自后二字观之,张生平于此误亦不少矣。盖此症良由肝火上逆,故暴急如此,而曰阳明之火,其孟浪可知)

张景岳曰:沈姓者业医,年近四旬,极劳碌,因癞疝下坠。欲提上升,用盐汤吐法,遂吐不止,汤水不受,如此一日夜,复大便下黑血一二碗,脉微如毛欲绝。此盖吐伤胃气,脾虚之极,兼以盐汤走血,血不能摄,从便而下。令速用人参、姜、附等,以回垂绝之阳。忽一医至,曰:诸逆冲上,皆属于火,大便下血,亦因火也。尚堪参、附乎?宜速饮童便,则呕可愈而血亦止矣。病者然之，及童便下咽，即呕极不堪而毙。按：癞疝下坠，本由肝木厥张，乃复激之上腾，致脾胃俱伤而下血，不死何俟。童便固非，即参、附亦未为是也。

其季子，甫半岁，受寒，吐泻大作。用温胃和脾之药，不效；用理中汤，三日后加人参三钱，及姜、桂、吴茱萸、肉果，亦不效；至四五日，则随乳随吐，吐其半而泻其半，腹中毫无所留，乃用人参六钱，制附子、姜、桂等各一二钱，下咽即吐，一滴不存，而所下之乳，则白洁无气，仍犹乳也。斯证形气之危，万无生理矣。因思寒气犯胃而吐泻不止，若舍参、姜、桂、附之属，尚何术焉？再四思之，谓胃虚已极，而药之气味，略有不投，必拒而不纳。矧附子味咸，亦能致呕，惟得甘辣可口之药，庶乎胃气可安，尚有生意。乃用胡椒三钱（捣碎），加煨姜一两，水煎，又令煎人参二两，以参汤之十，入椒姜汤之一，茶匙挑与，竟咽而不吐，徐徐服之，乳药皆安矣。四鼓服起，至次日未时服完，忽然躁扰呻吟，烦剧之甚，家人疑热药太过，烧断肚肠，相与抱泣。景岳云：若药果有难堪，何自四鼓至午前皆相安，而此时遽变若此，其必数日不食，胃气新复，而仓廪空虚，饥甚则然也。取粥以示之，则张皇欲得，因与食之，竟至半碗，而寂然安卧矣。次日复加制附，始泻止全愈。

饮食伤

一上舍，年及三旬，因午刻食水煮面角，及至初更，小腹下至右角间见痛，遂停积不行，而坚突如拳，大如鹅卵，其痛之剧，莫可名状。察其明系面积，显而无疑。然计其已入大肠，此正通则不痛之症也。乃与木香槟榔丸，其痛如故。因疑药力之缓，犹未及病，及更投神授丸以泻之，又不效。因谓此药性皆寒，故滞而不行也。再投备急丸，虽连得大泻，而坚痛毫不为减。斯时也，张计穷矣。因潜思其由，不过因面，岂无所以制之，今既逐之不及，使非借气以行之不可也。且计面滞非大蒜不杀，气滞非木香不行。又其滞深直远，非精锐之向导不能达。乃用火酒磨木香，令其嚼生蒜一大瓣，而以木香酒送之。一服后，觉痛稍减。三四服后，痛渐止，而食渐进，而小腹之块仍在。后至半年许，始得消尽。由是知欲消食滞，即大黄、巴豆犹有所不能及，而惟宜行气为先也。且知饮食下行之道，乃必由小腹下右角间，而后出于广肠，此自古无言及者。

一姻家，年力正壮，素饮酒，常失饥伤饱，偶饭后胁肋大痛，自服行气化滞等药，复用吐法，尽出饮食，吐后逆气上升，胁痛虽止而上壅胸膈，胀痛更甚，且加呕吐。张用行气破滞等（愚哉），呕痛渐止，而左乳胸胁之下，结聚一块，胀实拒按，脐腹膈间不能下达，每戌亥子丑之时，胀不可当。因呕吐既已，可以用下，凡大黄、芒硝、三棱、巴豆等，及萝卜子、朴硝及大蒜罨等法，毫不应，愈攻愈胀（势所必然）。因疑其脾气受伤，用补尤觉不便（庸极）。汤水不入者二十余日，无计可施。只得用手揉按其处，觉肋下一点，按着痛连胸腹。细为揣摩，正在章门穴。章门为脾之募，为脏之会，且乳下肋间正属虚里大络，乃胃气所出大路，而气实通于章门。因悟其日轻夜重，本非有形之积，而按此连彼，则病在气分无疑（犹属盲猜）。乃用神术散，令日服三四次，兼用艾火灸章门十四壮，以逐散其结滞之胃气（到底未知为肝病）。不三日胀果渐平，食乃渐进，始得保全（幸矣）。此其症治俱奇，诚所难测哉。

一壮年，素好火酒，适夏月醉则露卧，不畏风寒。此其食性脏气，皆有大过人者，因致热结三焦，二便俱闭。先以大承气汤，用大黄五七钱，如石投水。又用神佑丸及导法，俱不能通，且前后俱闭，危益甚。遂仍以大承气汤加生黄二两、芒硝三钱，又加牙皂二钱，煎服。黄昏进药，四鼓始通，大便通而后小便渐利。此所谓盘根错节，有非斧斤不可者。若优柔不断，鲜不害矣。

大便不通

朱翰林太夫人，年近七旬，于五月时，偶因一跌，即致寒热。医为之滋阴清火，用生地、芍药、丹皮、黄芩、知母之属，其势日甚。张诊之，见其六脉无力，虽头面上身有热，而口则不渴，且足冷至股。乃曰：此阴虚受邪，非跌之为病，实阴证也。遂以理阴煎加人参、柴胡，二剂而热退，日进粥食二三碗。而大便以半月不通，腹且渐胀，群议燥结为火，复欲用清凉等剂。张谓如此之脉，如此之年，如此之足冷，若再一清火，其原必败，不可为矣。经曰：肾恶燥，急食辛以润之。正此谓也。仍以前药，更加姜、附，倍用人参、当归，数剂而便即通，胀即退，日渐撤消矣。

编者按：张介宾对脾胃的认识较为全面。他继承了李杲的脾胃为滋养元气之源和益气补脾等诸多学术思想，并在此基础上又创新发展。张介宾根据自己的观点，结合李杲的脾胃学说，提出了升阳不忘养阴的思想。首创补阴益气法，制定补阴益气煎。张介宾在继承薛己脾胃思想的同时，也注重了脾肾之间的相互关系。在《景岳全书》中指出："人之始生本乎精血之原，人之既生由乎水谷之养，非精血无以立形体之基，非水谷无以成形体之状。精血之司在命门，水谷之司在脾胃。""凡胃气之关于人者，无所不至，即脏腑、声色、脉候、形体，无不皆有胃气。"在治疗上，重视脾胃之阴和脾胃与五脏的关系，认为调五脏即治脾，治脾胃能安五脏。脾胃是后天之本，因此张介宾提出"人以水谷为本，故脾胃为养生之本""是以养生家必当以脾胃为先"的养生观念。

李中梓

李中梓(1588—1655),字士材,号念莪。明末著名医学家。幼年长于文学、兵法,但屡试不第,加之体弱多病,乃弃儒学医。他悉心钻研当时医学界的张、刘、朱、李四大名家的著作,深得其中精要,在实践中创立了自己的医学理论,成为一代名医。他注重实践,不墨守成规,在实践中总结经验,对各种疑难杂病很有研究。李中梓的医学著作甚丰,主要有《内经知要》《医宗必读》《伤寒括要》等,文章简明通俗,流传甚广。

泄泻

闽人张仲辉,素纵饮,又喜啖瓜果,忽患大泻,诸用分利燥湿者俱不效。李诊其六脉皆浮,乃引经言:春伤于风,夏生飧泄。用麻黄三钱,参、术各二钱,甘草、升麻各一钱,取大汗而愈。

呕吐

兵尊高元圃,久患呕吐。李诊之曰:气口大而软,此谷气少而药气多也,且多犯辛剂,可以治表实,不可以治中虚,可以理气壅,不可以理气弱。用熟半夏五钱,人参三钱,陈仓米一两,白蜜五匙,甘澜水煎服,十剂全安。

又治屯院孙潇湘,夏月食瓜果过多,得食辄呕,二十日弗止,困顿床褥,手足如冰,举家惊惶。李曰:两尺按之有神,胃气缕缕不绝,只因中气本弱,复为寒凉所伤耳。遂用红豆丸,连进三服,至明日,便能食粥,兼与理中汤加丁香、沉香,旬日之间,饮食如常矣。

痢

屯院孙潇湘夫人,下痢四十日,口干发热,饮食不进,腹中胀闷,完谷不化。尚有谓其邪热不杀谷者,计服香、连、枳、朴、豆蔻等,三十余剂,绝谷五日,命在须臾。李诊之,脉大而数,按之豁然,询得腹痛而喜手按,小便清利,此火衰不能生土,内真寒而外假热也。亟煎附子理中汤,冷服一剂而痛止,六剂而热退食进,兼服八味丸,二十余日霍然起矣。

兵尊张䌹庵,秋间患痢,凡香、连、枳、朴等剂,用之两月而病不衰。士材诊之,滑而有力,失下之故也。用香、连、归、芍、陈皮、枳壳,加大黄三钱,下秽物颇多。诊其脉尚有力,仍用前方,出积滞如鱼肠者约数碗,调理十余日而痊。

噎膈

邑宰张孟端夫人，忧怒之余，得食辄噎，膈中隐隐痛。李曰：脉紧且滑，痰在上脘，用二陈加姜汁、竹沥。曰半夏燥乎，李曰：湿痰满中，非此不治。遂用四剂，病尚不减，改大半夏汤，服四帖，胸痛乃止，又四帖而噎亦减，服二十剂而安。

又治江右太学方春和，年近五旬，多欲善怒，患噎三月，日进粉饮一钟，腐浆半钟，且吐其半，六脉细软。此虚寒之候也，用理中汤加人乳、姜汁、白蜜、半夏，一剂便减，十剂而日进糜粥。更以十全大补加竹沥、姜汁四十帖，诸证皆愈。

嘉定钱远之，二十五岁，以鼓盆之戚，悲哀过度，不能食饮。又十余日，粥亦不能食，随食随吐，二便闭涩，自谓必死。求诊于李。李曰：脉按有力，非死证也。以酒蒸大黄加桃仁、当归、砂仁、陈皮，蜜丸与服，凡五服而下燥屎干血甚多，病若失矣，数日之间，能食倍常。

心胃痛

宋敬夫，心腹大痛，伛偻不能仰，自服行气和血药罔效。其脉左滑而急，其气不能以息，偶一咳，攒眉欲绝，为疝无疑。以生姜饮粥，用小茴香、川楝子、青木香、吴茱萸、木通、延胡索、归身、青皮，一服而痛减，五日而安。

李长蘅，吴门舟次，忽发胃脘痛，用顺气化食之药勿效。李诊之，曰：脉沉而迟，客寒犯胃也。以参苏饮加草豆蔻三钱，煎熟，加生姜自然汁半碗，一服而减，两服而痊。

一人，将应试，八月初五心口痛甚，致不能饮食。李诊之，寸口涩而软。与大剂归脾汤加人参三钱，官桂一钱。彼云痛而骤补，实所不敢，得毋与场期碍乎？李曰：第能信而服之，可以无碍。若投破气之药，其碍也必矣。遂服之，不逾时而痛减，更进一剂，连饮独参汤，场事获竣。

胁痛

一妇人，受暑胁痛，皮黄发疱，用清肝破气之剂，不效。用大栝蒌一个，捣烂，加粉草、红花少许，药入而痛止。

李明奇，素雄壮，忽左胁痛，手不可近。用左金丸、泻肝汤，至月余，痛处渐大，右胁亦痛，不能行动，神气如痴，惚惚若有所失，面色黄，两关脉促。谓其蓄血已深，非快剂不下，用桃仁承气汤，一服不动，再加干漆、生大黄五钱，下血块十余枚，遂痛止神清。惟见困倦，先与独参汤，再用八珍汤调理，三月而康。此与橘泉之用承气加归、芍、柴胡、黄柏、黄连者，微有不同，但连、柏苦寒，何以瘀血亦下也。

腹痛

一妇人，郁怒之余，胸腹胀痛。先服消痰顺气化食之剂，不效，更以人参补之亦不效。诊之，六脉弦而数。此内有郁热，为寒凉饮食壅之而痛，用黄连三钱，栀子一钱五分，橘红、白豆蔻各二钱，钩藤、木香各八分，官桂二钱，加姜汁半钟，三剂痛止，四剂复加干姜、人参而霍然。

焦太史，当脐切痛。作食气疗之无效。李诊之曰：当脐者，少阴肾之部位也。况脉沉而弱，与气食何干？非徒无益，反害真元。以八味丸料煎饮，不十日而痊。

胡京卿，少腹作痛，连于两胁，服疏肝之剂，一月以来，日甚一日。李诊之，左关尺俱沉迟，治以理中汤加吴茱萸。

常州尹文辉，嗜火酒能五斤，五月间，入闽中，溪水骤涨，涉水至七里，觉腹痛甚。半月后，右丸肿大，渐如斗形，闽中医者，与肝经之剂，乃温热之品，半载无功。归而就商于李士材。李曰：嗜火酒则湿热满中，涉大水则湿寒外束。以胃苓汤加栀子、黄柏、枳壳、茴香，十剂而略减，即以为丸，服至十五斤，全安而不发。

大便不通

蒋少宰，服五加皮酒，遂患大便秘结。四日以来，腹中胀闷，服大黄一钱，通后复结。李曰：肾气衰少，津液不充，误行疏利，是助其火矣。以八味丸料，煎成加人乳一钟，白蜜五钱，二剂后即通，十日而愈。

文学顾以贞，素有风疾，大便秘结，经年不愈。士材曰：此名风秘，治风先治血，乃大法也。用十全大补汤，加秦艽、麻仁、杏仁、防风、煨皂角仁，半月而效。三月以后，永不患矣。

编者按：李中梓认为，治病求本，就要掌握生命之本，不外乎先天之本与后天之本两方面。先天之本在肾，后天之本在脾。其基本思想与李杲的脾胃为元气之本相一致。脾肾在人体生命活动过程中至关重要，故李中梓在诊断、治疗诸方面，十分重视先后天亏损的调治。在治疗上，李中梓则接受李杲、赵献可、薛己诸家之说，从脾肾先后二天入手。故其在《医宗必读》中说："治先天根本，则有水火之分。水不足者，用六味丸壮水之主，以制阳光；火不足者，用八味丸益火之源，以消阴翳。治后天根本，则有饮食、劳倦之分。饮食伤者，枳术丸主之；劳倦伤者，补中益气主之。”六味、八味二方，赵献可善用其补肾命水火，而枳术丸、补中益气汤是李杲补脾胃良剂。薛己宗二家之说，先后天并重；李中梓对此十分赞赏，故说“每见立斋治症，多用前方，不知者妄议其偏，惟明于求本之说，而后可以窥立斋之微耳”。因此，李中梓治病多宗薛己之法，于六味、八味、枳术、补中益气之间取方，疗效显著。

第四章

清代医家验案

喻昌

喻昌(1585—1664),字嘉言,江西南昌府新建(今南昌市新建)人,因新建古称西昌,故晚号西昌老人。喻昌在中医学理论研究方面颇有贡献,不仅对《伤寒论》的研究独有体会,倡导三纲学说,而且对中医基础理论相关问题颇有建树。其大气论、秋燥论等观点亦为后世所称许。此外,其强调辨证施治,倡导诊治规范,亦很有学术价值。至于其临床经验,亦十分丰富,如治痢用活人败毒散以逆流挽舟,治关格用进退黄连汤升降阴阳等,都被后人所推崇。他先后撰写和刊出了《寓意草》《尚论篇》《医门法律》三部书。《寓意草》是中国医学史上较早又较著名的一部个人自订医案,初刊于1643年(明崇祯十六年)。《尚论篇》全称《尚论张仲景〈伤寒论〉重编三百九十七法》,又名《尚论张仲景〈伤寒论〉》,初刊于1648年(清顺治五年),主要参考明代方有执《伤寒论条辨》编撰,但编次有所不同,内容也有所补正。《医门法律》是一部综合性医书,初刊于1658年(清顺治十五年)。《医门法律》结合临床病证,正面阐述辨证论治的法则,谓之"法";同时指出一般医师在临床辨证治疗上容易发生的错误,指示禁例,谓之"律"。这三部书集中体现了喻昌的学术思想,也确立了他在中国医学史上的地位。

泄泻

喻嘉言治胡太夫人病,偶然肚腹不宁,泻下数行。医以痢疾药治之,其利转多。更引通因通用之法,用九蒸大黄丸三钱下之,遂扰动胃气,胀痛,全不思食,状如噤口。诊之,六脉皆沉而伏,应指模糊,曰:此非痢病,乃误治之证也。今但安其胃,不必治利而利自止,不必治胀痛而胀痛自除。遂以四君子汤为主,少加姜、蔻暖胃之药,二剂利果不作。但苦胃中胀痛不安,必欲加入行气之药,以冀胀消痛止而速得进食。固争曰:宁可缓于食,不可急于药。盖前因药误,引动胃气作楚,若再加行气,则胀痛必无纪极。即用橘皮和中,亦须炒而又炒,绝不惹动其气。凡五日,未得大便,亦听之,痛止胀消,食进便利,共七日全安。浑不见药之功,其实为无功之功也。

饮食伤

喻嘉言治王岵翁，有脾约症，得苁蓉、胡麻、首乌、山药等润剂即解。冬尽，偶饱食当风而吐，胃气大伤，微似发热，左关脉甚大，自云初觉中脘不舒，今则气反攻左，初饮梨汁不投，今服蔗汁稍定。喻曰：此虚风之候也。以胃中空虚若谷，风自内生，左投肝木，而从其类，是以气攻左，而左脉即为之大且劲。经云：风淫于内，治以甘寒。梨蔗皆甘寒，而一效一不效者，乃胃中气虚已极，不奈梨性之达下，而喜蔗性之和中也。遂以甘寒定方，人参、竹沥、麦冬、生地之属。众议除参不用，服后腹内呱呱有声，呕出黄痰少许，胸中遂快，次早大便亦通，症似向安。然本胃经受病而胃脉反和，惟心肾肝肺之脉不安，其故口中味淡，汤饮不肯下行，此中央气弱不能四迄转达也。宜急用四君子汤之理胃气，则中央之枢转有力而四畔之机关尽利，喉管之水气不逆而口中之淡味亦除矣。不信，别召二医，一谓中风，一谓伤寒，微用表剂，即汗出沾濡，气高神荡，呃逆不休矣，再投黄连一剂，则脉乱如沸羹，频转频歇，神昏身强，年寿黑滞，气出顺而入必哕，昼夜万三千五百息，即哕亦如之。二医卸祸，谓喻前议四君，今始可用。喻曰：气已出而不入，再加参、术之腻阻，气立断矣。惟仲景旋覆代赭一方，可收神功于百一。进一剂而哕势稍减，二剂加代赭至五钱，哕遂大减，连连进粥，神清色亮，脉复体轻。再用参、苓、麦冬、木瓜、甘草，平调二日，康复如初。

心胃痛

喻嘉言治陆子坚，从来无病，因外感之余，益以饥饱内伤，遂至胸膈不快，胃中隐隐作痛，有时得食则已，有时得食转加，大便甚艰，小水不畅，右关之脉，乍弦乍迟，不得调适，有似痼疾。用药得当，驱之无难；若岁久日增，必为大患。人身胃中之脉，从头而走于足者也，胃中之气，一从小肠而达于膀胱，一从小肠而达于大肠者也。夫下行之气，浊气也，以失调之故而令浊气乱于胸中，干其清道，因是窒塞不舒。其始本于病时胃中津液为邪火所烁，至今津液未充，火势内蕴，易于上燎，所以得食以压其火则安。然邪火炽则正气消，若食饮稍过，则气不能运转其食而痛亦增，是火不除则气不复，气不复则胃中清浊混乱，不肯下行，而痛终不免也（论症洞如观火）。病属胃之下脘，而所以然之故，全在胃之中脘。盖中者，上下四旁之枢机，中脘之气旺盛有余，必驱下脘之气入于大小肠，从前后二阴而出。惟其不足，所以反受下脘之浊气而桡括也。夫至人之息以踵，呼之于根，吸之于蒂者也。以浊气上干之故，吸入之气艰于归根。且以痛之故，而令周身之气凝滞不行，亦非细故也。为订降火生津、下气止痛一方，以为常用之药。尚有进者，在先收摄肾气不使外出，然后浊气之源清，而膀胱得吸引上中二焦之气以下行，想明哲之所务矣。

噎膈

李思萱室人有孕，冬日感寒，至春而发，初不觉也。连食鸡面鸡子。遂成夹食伤寒，一月才愈。又伤食物，吐泻交作，前后七十日，共反五次，遂成膈症，滴饮不入。延诊时，其脉上涌而乱，重按全无，呕哕连绵不绝，声细如虫鸣，久久方大呕一声。余曰：病者胃中全无水谷，已翻空向外，此不可救之症也。思萱必求良治，以免余憾。余筹画良久，因曰：万不得已，必多用人参。但才入胃中，即从肠出，有日费斗金，不勾西风一浪之譬，奈何？渠曰：尽在十两之内，尚可勉备。余曰：足矣！乃煎人参汤，调赤石脂末，以坠安其翻出之胃。病者气若稍回，少顷大便，气即脱去。凡三日服过人参五两，赤石脂末一斤，俱从大便泻出。得食仍呕，但不呕药耳。因思必以药之渣滓，如粞粥之类与服，方可望其少停胃中，顷之传下，又可望其少停肠中。于是以人参、陈橘皮二味，煎如芥子大，和粟米同煎作粥，与服半盏，不呕，良久又与半盏。如是再三日，始得胃舍稍安。但大肠之空尚未填实，复以赤石脂末为丸，每用人参汤吞两许。如是再三日，大便亦稀。此三日参橘粥内，已加入陈仓米，每进一盏，日进十余次，人事遂大安矣。仍用四君子汤丸调理，通共用人参九两痊愈。然此亦因其胎尚未堕，有一线生气可续，故为此法以续其生耳！不然者，用参虽多，安能回元气于无何有之乡哉！后生一子，小甚，缘母病百日，失阴之故。

痢

张仲仪初得痢疾三五行，即请往诊，行动如常，然得内伤之脉，而夹少阴之邪。余诊毕即议云：此证仍宜一表一里，但表药中多用人参，里药中多用附子，方可无患。若用痢疾门诸药，必危之道也。仲仪以平日深信，径取前药不疑，然疾势尚未著也。及日西，忽发大热，身重如巨石，头在枕上，两人始能扶动，人事沉困，举家惶乱，忙忙服完表里二剂。次早诊时，即能起身出房，再与参附药二剂全安。若不辨证用药，痢疾门中，几曾有此等治法乎！况于疾未着而早见乎！

周信川年七十三岁，平素体坚，不觉其老，秋月病痢，久而不愈。至冬月成休息痢，一昼夜十余行，面自浮肿，肌肤晦黑，求治于余。余诊其脉沉数有力，谓曰：此阳邪陷入于阴之症也。吾以法治之，尚可痊愈，明日吾自补药来面治。于是以人参败毒散本方煎好，用厚被围椅上坐定，置火其下，更以布条卷成鹅蛋状，置椅褥上，垫定肛门，使内气不得下走，然后以前药滚热与服，良久又进前药，遂觉皮间有津津微润，再溉以滚汤，教令努力忍便，不得移身。如此约二时之久，皮间津润总未干，病者心躁畏热，刻不可忍，始令连被卧于床上。是晚止下痢二次，以后改用补中益气汤，一昼夜止下三次，不旬日而全愈。盖内陷之邪，欲提之转从表出，不以急流挽舟之法施之，其趋下之势，何所底哉！闻王星宰世兄患久痢，诸药不效，苏郡老医进以人参败毒散，其势差减。大有生机，但少此一段干旋之法，竟无成功。故凡遇阳邪陷入阴分，如久疟、久痢、久热等证，当识此意，使其缓缓从内透出表外，方为合法。若急而速，则恐才出又入，徒伤其正耳。

朱孔阳年二十五岁，形体清瘦，素享安佚，夏月因构讼，奔走日中，暑湿合内郁之火而成痢疾，昼夜一二百次，不能起床，以粗纸铺于褥上，频频易置，但饮水而不进食，其痛甚厉，肛门如火烙，扬手踢足，躁扰无奈。余诊其脉，弦紧劲急，不为指挠。谓曰：此症一团毒火蕴结在肠胃之内，其势如焚，救焚须在顷刻，若二三日外，肠胃朽腐矣！于是以大黄四两，黄连、甘草各二两，入大砂锅内煎，随滚随服。服下人事稍宁片刻，少顷仍前躁扰。一昼夜服至二十余碗，大黄俱已煎化，黄连、甘草俱煎至无汁，次日病者再求前药。余诊毕，见脉势稍柔，知病可愈，但用急法不用急药，遂改用生地黄、麦门冬各四两，另研生汁，而以天花粉、牡丹皮、赤芍、甘草各一两，煎成和汁，大碗咽之。以其来势暴烈，一身津液从之奔竭，待下痢止，然后生津养血，则枯槁一时难回。今脉势既减，则火邪俱退，不治痢而痢自止，岂可泥润滞之药，而不急用乎！服此药，果然下痢尽止，但遗些少气沫耳。第三日思食豆腐浆，第四日略进陈仓米清汁，缓缓调至旬余，方能消谷。亦见胃气之存留一线者，不可少此焦头烂额之客耳。

陈汝明病痢，发热如蒸，昏沉不食，重不可言，至第三日危急将绝，方请余诊。其脉数大空虚，尺脉倍加洪盛。谓曰：此两病而凑于一时之症也。内有湿热，与时令外热相合，欲成痢证，尚不自觉。又犯房劳，而为骤寒所乘，以故发热身重，不食昏沉，皆属少阴肾经外感。少阴受邪，原要下痢清白，此因肠中湿热，已蒸成猪肝鱼脑败浊之形，故色虽变而下痢则同也。再用痢疾门药一剂，即刻不救矣！遂忙以麻黄附子细辛汤一剂，与之表散外邪，得汗后热即微减；再以附子理中汤，连进二剂，热退身轻能食；改用黄连理中汤丸，服至旬日全安。

叶茂卿幼男病痢，噤口发热十余日，呕哕连声不断。诊其关脉上涌而无根，再诊其足脉，亦上涌而无根。谓其父曰：此非噤口痢之证，乃胃气将绝之症也。噤口痢者，虚热在胃，壅遏不宣，故觉其饱而不思食，治宜补虚清热两法。此因苦寒之药，不能容食，治惟有颛颛温补一法而已。于是以理中汤，连投二剂。不一时痢下十余行，遍地俱污。茂卿恐药不对症，求更方。余曰：吾意在先救胃气之绝，原不治痢。即治痢，人之大小肠，盘叠腹中甚远，虽神丹不能遽变其粪，今借药力催之速下，正为美事，焉可疑之？遂与前药连服二日，人事大转，思食不哕，痢势亦减，四日后止便糟粕，以补中益气汤调理，旬日全安。此可见小儿之痢，纵啖伤胃者多，内有积热者少，尤不宜轻用痢疾门中通套治法也。

浦君艺病痢疾，初起有表邪未散，而误用参、术固表，使邪气深入；又误服黄连凉解，大黄推荡。治经月余，胃气不运，下痢一昼夜百余行，一夕呕出从前黄连药汁三五碗。呕至二三次后，胃与肠遂打为一家，内中幽门、阑门洞开无阻，不但粥饮直出，即人参浓膏才吞入喉，已汩汩从肠奔下。危急之中，诸昆玉及内戚俱探余曰：此证可无恐乎？余曰：在此用药便有可恃，吾岂不知病势之危，但无别人可任，姑以静镇之，而殚力以报知己耳！于是以大剂四君子汤，煎调赤石脂禹余粮二味，连连与服。服后其下奔之势少衰，但腹中痛不可忍。君艺曰：前此下痢虽多，然尚不痛，服此药而痛增，未可再服矣。余曰：此正所谓通则不痛、痛则不通之说也，不痛则危，痛则安，何乐而不痛耶？仍以前药再进。俟势已大减，才用四君子倍茯苓，十余剂全安。

编者按：喻昌论病强调脾胃为本，认为人之脾胃在五行属土，土为万物之母；万物之繁茂，莫不归根于土；脾胃为中州之地，人体生命活动与脾胃密切相关。喻昌云："胃中水谷之精气，与水谷之悍气，皆正气也。"又曰："造物全赖湿土生化之一气，而木火金水始得相生于不息。"可见，脾胃与人身之正气及其他各脏腑功能的盛衰有着密切的关系。在病理上，喻昌十分看重脾胃在发病中的重要地位，认为"胃为水谷之海，五脏六腑之大源，多气多血之冲，乃吉凶死生所攸关"。喻昌治病首重保养胃津，如在论治阳明热盛之证时，重视热邪侵袭阳明胃腑多从燥化而灼伤胃津（"盖阳明胃经主津液者也……故热邪传入阳明，必先耗其津液"），并认为急下存津是重要而有效的方法。

马俶

马俶(1634—1714),字元仪,号卧龙老人,吴郡(今江苏苏州)人。曾从名家沈朗仲、李中梓等习医,并私淑喻昌,精诣医理。其师沈朗仲所著《病机汇论》未刊之前,马俶与其弟子尤怡共同参注校阅;另附个人医疗经验1卷于书后,取名为《印机草》,一名《马氏医案》,论治多所发明。其弟子颇多。

呕吐

袁某,患小腹厥气上冲即吐,得饮则吐愈甚,诸治不效。诊之,两脉虚涩,右尺独见弦急。曰:人身中,清气本乎上,而反陷下,则为注为泄。浊气本乎下,而反逆上,则为呕吐。今病正在下而不在上也。下焦之浊气上腾,则胸中之阳气不布,故饮入于胃,在上壅而不下达耳。经云:云雾不清,则上应白露不下。非地道下通,浊气何由而降?呕吐何由而止?以调胃承气汤一剂,下宿秽甚多,继培中气而愈。

张司马子妇,患胸中满结作痛,饮入则呕,涌出痰涎,多成五色,已数月。或主攻克,或主补虚,卒无一效。至七月中,病转危迫。诊之,两关尺虚微少神,体倦神烦,胸中结痛,按之愈甚。此正气内伤,阴邪内结,攻之则伤其正,补之则滞其邪,当以仲景脏结法治之。用黄连汤加桂枝,一剂呕吐顿除,再剂胸中满痛亦释。次用理中汤加桂枝,数剂而安。

黄疸

沈玉格,患疸症,一身及面目悉黄,微见黑滞,烦渴腹满。脉之,左弦数,右空大。此内伤发黄,为厥阴肝木,太阴脾土,二脏交伤之候也。夫肝郁则生热,脾郁则生湿,湿热交争,而烦渴腹满,发黄之症生矣。至黑色兼见于面,则并伤其肾,汗之下之,非其治也。宜平肝之亢,扶土之虚,兼解郁热以清气道,除湿蒸而和中气。用人参三钱,白术二钱,白芍一钱,黄连、山栀各七分,归身、丹皮、茵陈、秦艽各一钱,柴胡七分,炙草五分,半夏曲一钱,服三十剂愈。

呃逆

葛怀,年六旬外,下痢呃逆,两足微冷,或以痢治之转剧。诊之,两脉虚微,此中气挟寒下痢,当大剂温补,以恢复元气。时有言下痢多由湿热在胃,不行清理,而反温补恐未合。曰:湿热伤者,其脉必实,其腹结痛,且无呃逆足冷之症。此由年高气弱,火衰于下,气虚于中,因之升降失常,而输泄无度。温补非治痢也,阳回则痢自止耳,若必俟痢止而后补之晚矣。遂与人参四两,合附桂理中汤,连投四大剂而瘥。

陆圣修年逾六旬，呃逆泄泻，面赤如妆，足冷如冰，两脉沉微。曰：人身之中，赖元气以充养，今因泄泻而气衰于下，复因呃逆而气伤于上，上下交征，年高气弱，何以当此？所幸者犹未喘与汗，尚可挽也。与附子理中汤，大培火土，加丁香以暖胃止呃，盖一法而升降之道备焉。降者以肾中阳旺，则气不上僭而下收崇土之功，升者以脾中阳旺，则气不下陷，而中守之营运有职，则饮食自然变化精液，而泄泻安有不愈乎？

朱氏子未第时，患腹胀食少，倦怠自汗，呃逆口干。脉之，左得弦急，右见虚微，此中虚肝盛，得之烦劳且怒也。烦劳则气分驰而脾胃损，郁怒则肝木横肆而脾胃伤，由是汗出不止，脾虚而腠理不固也。口中干燥者，脾虚而精液不升也；腹胀者，气虚而传化失常也；食少者，胃阳不化，健运失职也；呃逆者，五阳不布，阴气用事也。当用桂附理中汤，大培中土，土旺则不受制于木，且能生肺以制木也。服四剂，脉渐起，胀渐平。因停药数日，胀如故，与大剂桂附理中汤，少加沉香以和胃气而行肝气，调理一月而安。

老仆王忠妇呕逆呃气，几无宁刻。脉之，右寸独大，余脉虚微。此中州土败，水气不行，五阳不布，浊阴上逆也。与五苓散一剂。此肝邪挟水气上逆也，五苓利水，中有桂以制肝，故速愈。服后一时许吐逆顿止，再与附桂理中汤连服之，明日两脉向和，呃逆亦止。微觉倦怠，与加桂理中汤，四五剂而安。

编者按：马俶同为士材学派，在诊疗脾胃常见疾病时，考虑到脾胃多为饮食、劳倦及情志所伤，易发生脾胃虚弱、生湿凝痰，终致脾肾两虚，故在选方用药时，在辨证论治之外，还多用药性温和、药味甘辛的补益药物温补脾胃。其次，在疾病治疗期间，注重服药宜忌，力求既病防变。在疾病后期，症状缓解之后，注重继续用药调理脾胃，使正气得复，达到病后防复的目的，并提出诸多养生要点，旨在未病先防。

叶桂

叶桂(1666—1745),字天士,号香岩,别号南阳先生,江苏吴县(今江苏苏州)人。祖籍安徽歙县,其高祖叶封山从安徽歙县蓝田村迁居苏州,居上津桥畔,故叶桂晚年又号上津老人。叶桂是清代著名医学家,四大温病学家之一。叶桂最擅长治疗时疫和痧痘等,是中国最早发现猩红热的人。在温病学上的成就,尤其突出,是温病学的奠基人之一,被尊为温病学派的代表。叶桂所著《温热论》,为我国温病学说的发展提供了理论和辨证的基础。他首先提出"温邪上受,首先犯肺,逆传心包"的论点,概括了温病的发展和传变的途径,成为认识外感温病的总纲;还根据温病病变的发展,分为卫、气、营、血4个阶段,作为辨证施治的纲领,为温病的辨证论治开辟了新途径;在诊断上则发展了察舌、验齿、辨斑疹、辨白痦等方法。主要著作有《温热论》《临证指南医案》《未刻本叶氏医案》等。

呃逆

脉微弱,面亮载阳,呃逆胁痛,自利,先曾寒热下利,加以劳烦伤阳,高年岂宜反复,乃欲脱之象,三焦俱有见症,议从中治。

人参　附子　丁香皮　柿蒂　茯苓　生干姜

食伤肠胃,复病呕吐,发呃下利,诊两脉微涩,是阳气欲尽,浊阴冲逆,阅方虽有姜附之理阳,反杂入芪、归,呆钝牵制,后方代赭重坠,又混表药,总属不解,今事危至急,舍理阳驱阴无别法。

人参　茯苓　丁香　柿蒂　炮附子　干姜　吴萸

脉搏劲,舌干赤,嗳气不展,状如呃忒,缘频吐胃伤,诸经之气上逆,填胸聚脘,出入机逆,周行脉痹,肌肉着席而痛转加,平昔辛香燥药不受,先议治肺经,以肺主一身之气化耳。

枇杷叶汁　杏仁　桔梗　枳实

便血

脉缓濡弱,阳气不足,过饮湿胜,大便溏滑,似乎不禁,便后血色红紫,兼有成块而下,论理是少阴肾脏失司固摄,而阳明胃脉,但开无合矣,从来治腑,以通为补,与治脏补法迥异,先拟暖胃通阳一法。

生茅术　人参　茯苓　新会皮　厚朴　炮附子　炮姜炭　地榆炭

寒热如疟,便血不已,左胁有块,攻逆不已而作痛,脉弦数兼涩,弦则为风,数则为热,涩则气结,此肝脾之气悒郁不宣,胸中阳和抑而成火,故神明不清,肝之应为风,肝气动则风从之，故表见寒热也，人身左半，肝肾主之，肝风自逆，故左胁攻楚有块也，肝为藏血之地，肝伤则血不守，且以风淫热胜，盖为亡血之由也。

生首乌　黄连　柴胡　黄芩　知母　枳实　厚朴

稚年泻血，是饮食不调，热蒸于络，为肠胃之病；肛痔亦由湿热内蒸而致；热甚则阴液不充，风热上升，故干呛。法当与甘寒之剂，俾金水同出一源，况肺热必移大肠，肾开窍于二阴也。

鲜生地　地骨皮　麦门冬　金银花　豆皮　肥知母

伤寒蓄血，都是邪入于里。《内经》谓阴络伤，血乃下溢。阴为脏病，阴气从下走泄，阳气失恋上冒，遂令神识昏狂，乃脱症也，况在立冬大节之交关。阅医药，今朝所服，犹是羌防葛根，前此柴防服之屡屡，身中阴阳，遭此魔障劫尽，焉有安逸之理，虽急急收拾散越，恐未稳追返耳。

人参　茯神　禹余粮　木瓜　五味　小麦

痞

日前议用辛润下气以治肺痹，谓上焦不行，则下脘不通，古称痞闷多属气分之郁也。两番大便，胸次稍舒，而未为全爽，此岂有形之滞，乃气郁必热，陈腐粘凝胶聚，故脘腹热气下注，隐然微痛。法当用仲景栀子豉汤，解其陈腐郁热，暮卧另进白金丸一钱，盖热必生痰，气阻痰滞，一汤一丸，以有形无形之各异也。

黑山栀　郁金　香豉　桃仁　杏仁　栝蒌皮　降香　白金丸

面垢油亮，目眦黄，头胀如束，胸脘痞闷。此暑湿热气内伏，因劳倦正气泄越而发，既非暴受风寒，发散取汗，徒伤阳气。按脉形濡涩，岂是表症？凡伤寒必究六经，伏气须明三焦，论症参脉，壮年已非有余之质，当以劳倦损伤伏邪例延医。

滑石　黄芩　厚朴　醋炒半夏　杏仁　蔻仁　竹叶

因惊而得，邪遂入肝，故厥后热，神色昏狂。诊得面青舌白，微呕渴饮，胸次按之而痛，此属痞结，乃在里之症。宗仲景以泻心汤为法。

川连　半夏　干姜　黄芩　人参　枳实

积聚

骑射驰骤，寒暑劳形，皆令阳气受伤。三年来，右胸胁形高微突，初病胀痛无形，久则形坚似梗，是初为气结在经，久则血伤入络。盖经络系于脏腑外廓，犹堪勉强支撑，但气钝血滞，日渐瘀痹，而延癥瘕。怒劳努力，气血交乱，病必旋发，故寒温消克，理气逐血。总之，未能讲究络病工夫。考仲景于劳伤血痹诸法，其通络方法，每取虫蚁，迅速飞走诸灵，俾飞者升，走者降，血无凝着，气可宣通，与攻积除坚，徒入脏腑者有间。录法备参末议。

蜣螂虫　䗪虫　当归须　桃仁　川郁金　川芎　生香附　煨木香　生牡蛎　夏枯草

病后食物失和，肠中变化传导失职，气滞酿湿，郁而成热，六腑滞浊为之聚。昔洁古、东垣辈，于肠胃病每取丸剂缓攻，当仿之。

川连　芦荟　鸡肫皮　煨木香　小青皮　莱菔子　南山楂　紫厚朴

蒸饼为小丸。

嗔怒强食，肝木犯土，腹痛，突如有形，缓则泯然无迹，气下鸣响，皆木火余威，乃瘕疝之属。攻伐消导，必变腹满，以虚中挟滞，最难速功。近日痛泻，恐延秋痢。

丁香　厚朴　茯苓　炒白芍　广皮　煨益智仁

据述泻血五日，血止即患咳呛，左胁下有形如梗，身动行走，必眩晕欲仆，春夏减食，秋冬稍加，交冬人迎脉络结瘿，诊脉虚，左关尺数。此肝肾精血，因惊恐忧劳所伤，阳失阴恋，络中空隙，阳化内风，鼓动不息，日就消烁，不肯复，为郁劳之症。四旬以外，生气已浅，非治病可却。春夏，身中真气，不耐发泄可知。屏绝家务，关怀颐养，望其病缓。

石决明　女贞实　杞子　黑芝麻　桑叶　阿胶　寄生　柏子仁　茯苓　炒当归

宿瘕在胁下，亦与肥气相类，自述因嗔怒。盖肝之积也，久郁气血不通，肝藏内寄相火，时当夏令，泛潮苦雨，脾胃受湿，自必困倦，肝木横克脾土，胀势日满，所受湿邪，漫无出路，蒸于肠胃，粘脓积滞，利不肯爽，中焦不和，寤不得逸。症属难治，且议分消。

白术　厚朴　茯苓　猪苓　茵陈　通草

病始足胫，乃自下焦肝肾起病，其形不肿，则非六气湿邪，当从内损门痿推求。萸地滋滞，久服胃伤，食减呕逆，皆因浊味滞气而然，经年不复，损者愈损，脏真不能充沛，奇经八脉不司其用。经云：冲脉为病，男子内结七疝，女子带下瘕聚。夫冲脉即血海，男子藏精，女子系胞。今精沥内结有形，是精室气结，亦犹女子之瘕聚也。凡七疝治法，后人每宗张子和，但彼悉用辛热，与今之精室气结迥殊。久病形消肉脱，议以精血有情，涵养生气。

用鲜河车，水煮捣烂，入山药、建莲，丸如桐子大，清晨人参汤送下。

据述左胁痛引胸胁虚里穴中，按之有形，纳食不得顺下，频怒劳烦，气逆血郁。五旬以外，精力向衰，延久最虑噎膈。议宣通气血，药取辛润，勿投香燥，即有瘀浊凝留，亦可下趋。

当归尾　京墨汁　桃仁泥　延胡索　五灵脂　老薤白

呕吐

勉强攻胎，气血受伤而为寒热，经脉乏气而为身痛，乃奇经冲任受病，而阳维脉不用事也。《内经》以阳维为病苦寒热。维者，一身之网维也。既非外感，羌苏柴葛三阳之药，及芩栀枳朴之属，辛酸继以苦寒，未能中病，胃口屡伤，致汤饮皆哕出无余，大便不通，已经半月，其吐出形色青绿涎沫。显然肝风大动，将胃口翻空，而肠中污水得风，翔如浪决，东西荡漾矣。熄风镇胃，固是定理，但危笃若此，此明理以邀天眷耳。

淮小麦　火麻仁　阿胶　生地　秋石拌人参　南枣肉

未病先有耳鸣、眩晕，恰值二气之交，是冬藏根蒂未固，春升之气泄越，无以制伏，更属产后，精气未复，又自乳耗血，血去液亏，真阴日损，阳气不交于阴，变化内风，上巅犯窍，冲逆肆横，胃掀吐食，攻肠为泻，袭走脉络，肌肉皆肿。譬如诸门户尽撤，遂致暴风飘漾之状。医者辛酸苦降重坠，不但病未曾理，致阳更泄，阴愈涸，烦则震动即厥，由二气不能自主之义。阅王先生安胃一法，最为卓识，所参拙见，按以两脉，右手涩弱，虚象昭然，左脉空大，按之不实，亦非肝气肝火有余，皆因气味过辛散越，致二气造偏。兹以病因大旨，兼以经义酌方。

人参　茯苓　半夏　白芍　煨姜　炒粳米

《灵枢经》云：中气不足，溲便为变。是崩淋泄泻皆脾胃欲败之现症。今汤水下咽，少顷倾囊涌出，岂非胃阳无有，失司纳物乎？奈何业医者，中怀疑惑，但图疲药，待其自安，怕遭毁谤耳。此症一投柔药，浊升填塞，必致胀满。仲景于阳明满实，致慎攻下者，恐以太阴之胀误治耳。今舌微红微渴，皆是津液不肯升扬，脾弱不主散精四布。世岂有面色如白纸，尚不以阳气为首重也耶。

人参　熟於术　炙甘草　炮姜　茯神　南枣

凡论病，先论体质形色脉象，以病乃外加于身也。夫肌肉微白属气虚，外似丰溢，里真大怯。盖阳虚之体，为多湿多痰，肌疏汗淋，唇舌俱白，干呕胸痞，烦渴引饮，由乎脾胃之阳伤残，邪得僭居于中，留蓄不解，正衰邪炽。试以脉之短涩无神论之，阳衰邪伏显然，况寒凉不能攻热，清邪便是伤及胃阳之药。今杳不纳谷，大便渐涩，若不急和胃气，无成法可遵。所谓攻人之病，虑虚其阳。参拟一方，仍候明眼采择。

人参　半夏　生於术　枳实　茯苓　生姜

脉濡弱，左胁下久有聚气，纳食酿积于胃脘之中，两三日呕逆吞酸，积物上涌吐出。此皆怫怒动肝，肝木犯胃，胃中阳伤，不能传及小肠，遂变化失司。每七八日，始一更衣，为胃气不主下行故也。法当温胃阳、制肝逆。宿病久缠，恐多反复，致成反胃之症。

淡附子　淡干姜　姜汁　生白芍　淡吴萸　白粳米

寒热邪气扰中，胃阳大伤，酸浊上涌吐出，脘痛如刺，无非阳衰阴浊上僭，致胃气不得下行。高年下元衰惫，必得釜底暖蒸，中宫得以流通。拟用仲景附子泻心汤，通阳之中，原可泄热开导，煎药按法用之。

人参　熟附子　淡干姜　川连　炒半夏　枳实　茯苓

壮年形伟，脉小濡，恶闻秽气，食入呕哕。缘阳气微弱，浊阴类聚，口鼻受污浊异气，先入募原，募原是胃络分布，以上逆而为呕吐。此病理标者，用芳香辟秽扶正气，治本以温上通阳。

藿香　草果　公丁香　茯苓　厚朴　砂仁壳　广皮　荜茇

少腹属肝，肝厥必犯阳明胃腑，故作痛呕。二年来，病患已不知因何起病。医徒见病图治，想肝肾必自内伤为病，久则奇经诸脉交伤。经谓冲脉动而诸脉交动也。议温通柔润剂，从下焦虚损主治。

淡苁蓉　干茯苓　当归　杞子　炒沙苑　肉桂心

知饥能纳，忽有气冲，涎沫上涌，脘中格拒，不堪容物。《内经》谓肝病吐涎沫。丹溪云：上升之气，自肝而出，木火上凌，柔金受克，咳呛日加。治以养金制木，使土宫无戕贼之祸；滋水制火，令金脏得清化之权。此皆老年积劳致伤，岂攻病可效。

苏子　麦冬　枇杷叶　杏仁　北沙参　桑叶　丹皮　降香　竹沥

噎膈

向来翻胃，原可撑持，秋季骤加惊扰，厥阳陡升莫制，遂废食不便，消渴不已。如心热呕吐涎沫，五味中喜食酸甘。肝阴胃汁，枯槁殆尽，难任燥药通关。胃属阳土，宜凉宜润；肝为刚脏，宜柔宜和。酸甘两济其阴。

乌梅肉　人参　鲜生地　阿胶　麦冬汁　生白芍

老年血气渐衰，必得数日大便通爽，然后脘中纳食无阻。此胃汁渐枯，已少胃气下行之旨，噎症萌矣。病乃操持太过，身中三阳，燔燥烁津所致。故饵药未能全功，议用丹溪法。

麦冬汁　鲜生地汁　柏子仁汁　甜杏仁汁　黑芝麻汁　杜苏子汁　松子仁浆

劳心劳力经营，向老自衰，平日服饵桂附生姜三十年，病噎不食，下膈吐出。此在上焦之气不化，津液不注于下，初病大便艰涩，按经云味过辛热，肝阳有余，肺津胃液皆夺，为上燥。仿嘉言清燥法。

麦冬　麻仁　鲜生地　甜水梨　桑叶　石膏　生甘草

脉弦而小涩，食入脘痛格拒，必吐清涎，然后再纳，视色苍，眼筋红黄，昔肥今瘦。云是郁怒之伤，少火皆变壮火，气滞痰聚日拥，清阳莫展，脘管窄隘，不能食物，噎膈渐至矣。法当苦以降之，辛以通之，佐以利痰清膈，莫以豆蔻沉香劫津可也。

川黄连　杏仁　桔梗　土栝蒌皮　半夏　橘红　竹沥　姜汁

黄疸

心下痛，年余屡发，痛缓能食，渐渐目黄溺赤。此络脉中凝瘀蕴热，与水谷之气，交蒸所致。若攻之过急，必变胀满，此温燥须忌。议用河间金铃子散，合无择谷芽枳实小柴胡汤法。

金铃子　延胡　枳实　柴胡　半夏　黄芩　黑山栀　谷芽

述初病似疟，乃夏暑先伏，秋凉继受，因不慎食物，胃脘气滞，生热内蒸，变现黄疸，乃五疸中之谷疸也，溺黄便秘。当宣腑湿热，但不宜下，恐犯太阴变胀。

绵茵　茯苓皮　白蔻仁　枳实皮　杏仁　桔梗　花粉

面目悉黄，微见黑滞，烦渴腹满，左脉弦数，右脉空大。此内伤发黄，为厥阴肝木、太阴脾土二脏交伤之候也。夫肝为风脏，其性喜伸而恶屈，郁则木不得伸而屈矣，郁极则其气盛而风乃发，风发必挟其势以贼脾；脾为湿土之司，土受克而气不行，则湿胜矣。风性虽善行，遇湿以留之，反壅滞经络而不解。由是湿停阳瘀而烦渴有加，其发黄也必矣。虽曰风湿所致，实由木亢而不宁，土困而不舒，非外来风湿之比。况黑色见于面，则知并伤其肾。以脾病不行，胃中谷气入肾，反将脾中浊气下流，故于黄中见黑滞耳。即其腹满，亦是中气不行，虚热内壅，非结热当下之比。若误下之，则藏气空虚，风从内生矣。若误汗之，则阳气外解，湿愈不能行矣。为商治法，平肝之亢，扶土之虚，兼解郁热以清气道，除湿蒸而和中气。

人参　白术　白芍　黄连　山栀　归身　丹皮　茵陈　秦艽　柴胡　甘草　半夏

痢

将两月，目微黄，舌白口干唇燥赤，腹满，按之软，竟日小便不通。病者自述肛门窒塞，努挣不已，仅得迸出粘积点滴。若有稀粪，自必倾肠而多。思夏秋间暑湿内着为痢，轩岐称曰滞下。谓滞着气血，不独食滞一因。凡六腑属阳，以通为用；五脏为阴，藏蓄为体。先泻后痢，脾传肾则逆，即土克水意。然必究其何以传克之由。盖伏邪垢滞，从中不清，因而下注矣。迁延日久，正气因虚。仲景论列三阴，至太阴篇中，始挈出腹满字样。脾为柔脏，惟刚药可以宣扬驱浊。但今二肠窒痹，气不流行，理中等法，决难通腑。考《内经》二虚一实者治其实，开其一面也。然必温其阳，佐以导气逐滞，欲图扭转机关，舍此更无他法。

制附子　生厚朴　木香　制大黄　炒黑大茴

舌白，渴不欲饮，心腹热，每痢必痛，肛坠，痢又不爽，微呕有痰，口味有变，头中空痛，两颊皆赤。此谷气蒸湿，热郁于肠胃，清浊交混，忽加烦躁，难鸣苦况。法当苦寒泄热，辛香流气，渗泄利湿。盖积滞有形，湿与热本无形质耳。

川连　黄芩　郁金　厚朴　猪苓　槐米　秦皮

夏秋痢疾，固是湿热伤气，脾胃气滞，后重里急不爽。古方香连丸，取其清里热，必佐理气，谓气行斯湿热积聚无容留矣。知母、生地，滋阴除热，治阴分阳亢之火，与痢门湿热大异。盖滋则呆滞，气钝窒塞，宜乎欲便不出，究竟湿热留邪仍在。附桂热燥，又致肛坠，痛如刀割。理中益气，东垣成法，仅仅升举下焦清阳，未能直透肠中。再用大黄重药，兼知母、生地等味，更令伤及下焦。书义谓诸痢久都属肾伤，小腹坠忌冷，显然是下症。议用升阳，亦须下治。

人参　茯苓　泽泻　炙草　防风根　羌活　细辛　生姜　大枣

暑必挟湿，伤在气分，古称滞下。此滞字非停滞饮食，言暑湿内侵，腑中流行阻遏而为滞矣。消导升举温补，暑邪无有出路，胸痞不饥不食，粘腻未已，而肛门沉坠里结，三焦皆受邪蒸，上下浑如两截，延为休息痢疾，缠绵展转，岂旦晚骤愈之病。

淡干姜　生姜　小川连　人参　枳实

泻痢两月，肢高浮肿，高年自属虚象，但胸脘痞闷，纳谷恶心，每利必先腹痛，是夏秋暑热郁滞于中，虚体挟邪，焉有补涩可去邪扶正之理，恐交节令变症，明是棘手重症矣。

人参　茯苓　川连　淡干姜　生白芍　枳实

脉右数、左细数，面垢舌燥，白苔点点，肌肤甲错，左胁动气，伏暑当秋凉而发，初病如疟，当从苦辛寒法，里邪炽烈，变为下痢，胃津液劫，阴液大耗。昔贤于热病受涸，急以救阴为务，苟胃关得苏，渐以冀安，否则犯喻氏所指客邪内陷，液枯致危之戒矣。

人参　生地　乌梅　炙草　麦冬　木瓜

泻痢起于长夏，医谓时令湿热，胃苓汤芩芍法，固非谬讹，因高年肾阳肝阴先亏，使客气内扰，阻遏中流，乏砥柱坐镇，致狂澜滔天耳。病经两旬不减，重阴无阳，验诸神识甚清，其外邪为少，而内损为多，八脉无权，下无收摄，漏卮不已，理必生阳泄，下焦冷。此皆阴阳二气绝微，治病则夯，治本则宜，非置之不理，实究天人而已。

人参　鹿茸　炒黑当归　生杜仲　生沙苑　茯苓

初起无寒热，即泻痢呕恶不食，乃噤口痢重病。夫暑邪之伤，由口鼻吸气而入，邪与水谷交混，蒸变湿热，酿为积滞脓血，肠胃气窒，欲解不能通爽，遂致里急后重。香连苦辛，理气导湿清热，初用颇是，皆缘劳碌之人，非膏粱温养之质，淡薄积劳，中气易伤。四十日来，积少痛缓，医称病解，而食不下咽，不知饥饱，诊得脉弦形衰，舌白，不渴饮水，日泻数行。全是胃倒气夺，中宫损极，下关不摄，谷不能咽，焉能承受汤药？药味气劣，胃衰必恶；久痢久泻，务在能食。古人非醒脾胃，即安肾摄纳。再询粉浆下咽，或呛或噎。议以上脘宜通其清阳，下焦当固其滑脱，仿古方中参苓白术散末，当以米饮日服二次，间以不腻滑之物，食些少勿多，以示胃之所喜为补，必须胃气渐苏，方可转危为安。

人参　焦术　茯苓　炙草　炒扁豆　苡仁　桔梗　砂仁　炮姜炭　肉豆蔻

邪陷疟后变痢，伤及厥阴，症见气上撞心，饥不能食，干呕腹痛。全是肝病。肝为至阴之脏，相火内寄。仲景治法，不用纯刚燥热之药，以肝为刚脏故也。今正交土，土木为雠，五日内未为稳当。

人参　炒当归　炒白芍　炒乌梅肉　茯苓　淡吴萸　生香附汁　真北秦皮

当年痢久，用三神丸得效，是脾肾两困，兼由气分之滞，体质阳虚，遇冷病加。今病起长夏，小水不通，必系夏热阻其宣化，久则气血凝着，而为肠红。先与桂苓甘露饮，分消其湿。

於术　茯苓　猪苓　泽泻　滑石　桂心

泄泻

平素操持积劳，五志之火易燃，上则鼻窍堵塞，下有肛痔漏红。冬春温邪是阳气发越，邪气乘虚内伏。夫所伏之邪，非比暴感发散可解，况兼劳倦内伤之体。病经九十日来，足跗日肿，大便日行五六次，其形粘滞，其色黄赤紫腻，小便不利，必随大便而稍通。此肾关枢机已废，二肠阳腑失司。所进水谷，脾胃不主营运，酿湿坠下，转为瘀腐之形。正当土旺入夏，脾胃主气，此湿气内淫，由乎脾肾日伤。不得明理之医，一误再误，必致变现腹满矣。夫左脉之缓涩，是久病阴阳之损，是合理也，而右脉弦大，岂是有余形质之滞？即仲景所云，弦为胃减，大则病进，亦由阳明脉络渐弛，肿自下而上之义。守中治中，有妨食滋满之弊，大旨中宜运通，下宜分利，必得小溲自利，腑气开阖，始有转机。若再绵延月余，夏至阴生，便难力挽矣。

四苓加椒目、厚朴、益智、广皮白。

三疟劫截不效，必是阴脏受病，衄血热渴，食入不化，痛泻，二者相反。思病延已久，食物无忌，病中勉强进食，不能充长精神，即为滞浊阻痹。先以胀泻调理，不必以疟相混。

草果　厚朴　陈皮　木香　茯苓皮　大腹皮　猪苓　泽泻

经营劳心，纳食违时，饥饱劳伤，脾胃受病，脾失运化，夜属阴晦，至天明洞泻粘腻，食物不喜，脾弱恶食柔浊之味。五苓通膀胱，分泄湿气，已走前阴之窍，用之小效。东垣谓中气不足，溲便为变。阳不营运，湿多成五泄矣。

人参　生白术　茯苓　炙草　炮姜　肉桂

脉沉缓，肌肉丰盛，是水土禀质，阳气少于营运，水谷聚湿，布及经络，下焦每有重着病痛，食稍不运，便易泄泻，经水色淡，水湿交混。总以太阴脾脏，调理若不中窍，恐防胀病。

人参　茯苓　白术　炙草　广皮　羌活　独活　防风　泽泻

晨泄难忍，临晚稍可宁安，易饥善食，仍不易消磨，其故在乎脾胃阴阳不和也。读东垣《脾胃论》，谓脾宜升则健，胃而降则和。援引升降为法。

人参　生於术　炮附子　炙草　炒归身　炒白芍　地榆炭　煨葛根　煨升麻　炮姜灰

能食不化，腹痛泄泻，若风冷外乘，肌肉着冷，其病顷刻即至。上年用膏石安肾丸，初服相投，两旬不效，知是病在中焦，不必固下矣。自述行走数十里，未觉衰倦，痛处绕脐。议用治中法，足太阴、阳明主治。

生於术　生茅术　生益智　淡干姜　胡芦巴　茯苓　木瓜　荜茇

便闭

脾宜升则健，胃宜降则和。盖太阴之土，得阳始运，阳明之土，得阴自安，以脾喜刚燥，胃喜柔润。仲景急下存津，治在胃也。东垣大升阳气，治在脾也。今能食不运，医家悉指脾弱是病。但诊脉较诸冬春，盛大兼弦。据经论病，独大独小，斯为病脉。脾脏属阴，胃肺属阳。脉见弦大，非脏阴见病之象。久病少餐，犹勉强支撑，兼以大便窒塞，泄气不爽，坐谈片刻，嗳气频频，平素痔疮肠红，未尝安适。此脉症全是胃气不降，肠中不通，腑失传导变化之司。古人云，九窍不和，都属胃病。六腑为病，以通为补。经年调摄，不越参术桂附，而毫乏应效，不必再进汤药。议仿丹溪小温中丸，服至七日，俾三阴三阳一周，再议治之。

小温中丸。

汤食下咽，嗳噫不已，不饥不食，大便干坚若弹丸。大凡受纳饮食，全在胃口，已经胃逆为病，加以嗔怒，其肝木之气，贯膈犯胃，斯病加剧，况平昔常似有形骨梗脉得左部弦实，气郁血结甚肖。进商辛润方法。

桃仁　冬葵子　皂荚核　郁李仁　大黄　降香　郁金

服咸苦入阴，大便仍闭涩，针刺一次，病无增减，可谓沉锢之疾。夫病着深远，平素饮酒厚味酿湿聚热，渍筋烁骨，既已经年不拔，区区汤液焉能通逐。议以大苦寒坚阴燥湿方法，参入酒醴引导，亦同气相求之至理。

黄柏　茅术　生大黄　干地龙　金毛狗脊　川连　萆薢　晚蚕砂　穿山甲　汉防己　仙灵脾　海金沙　川独活　北细辛　油松节　白茄根　黄酒、烧酒各半浸七日

阳明脉大，环跳尻骨筋掣而痛，痛甚足筋皆缩，大便燥艰常秘。此老年血枯，内燥风生，

由春升上僭，下失滋养。昔喻氏上燥治肺，下燥治肝，盖肝风木横，胃土必衰，阳明诸脉，不主束筋骨，流利机关也。用微咸微苦，以入阴方法。

鲜生地　阿胶　天冬　人中白　川斛　寒水石

肝血肾液久伤，阳不潜伏，频年不愈，伤延脾腑。由阴干及乎阳，越人且畏。凡肝体刚，肾恶燥。问大便五六日更衣，小溲时间淋浊，尤非呆滞补涩所宜。

炒杞子　沙苑　天冬　桂拌酒白芍　茯苓　猪脊筋

少腹微胀，小便通利方安，大便三四日一通，而燥坚殊甚。下焦诸病须推肝肾，腑络必究幽门二肠。阅所服药，是香砂六君以治脾，不知肾恶燥耳。

当归　苁蓉　郁李仁　冬葵子　牛膝　小茴　茯苓　车前

蜜丸。

编者按：叶桂非常重视脾胃理论学术思想，认为脾与胃虽同属中土，但其功能有别，喜恶不同，故提出了“胃喜润恶燥”的观点。他指出：“太阴湿土，得阳始运；阳明阳土，得阴自安。以脾喜刚燥，胃喜柔润也。”不仅指出了脾与胃的不同特性，弥补了东垣温补脾阳学说的不足，而且为创制养胃阴一法奠定了理论基础。叶桂认为东垣升降之法，常用四君子汤、异功散、补中益气汤等是针对脾气虚所设，针对胃腑提出“腑宜通即是补，甘濡润，胃气下行，则有效验”，强调治胃不可采用温燥治脾之法。叶桂在临床中发现口干口苦、大便干结、饥不纳食、胃中灼热、干呕呃逆、渴欲饮冷及形体消瘦等症状，实为胃阴损伤所致。因胃阴受伤，津液不能上承则口干口苦，津液不能下行则大便干结；胃阴不足，功能失常，则不饥或饥不欲食；胃气上逆则干呕呃逆。因此，他反对概用升补脾阳之法，倡导保护胃阴，运用甘平或甘凉濡润之品以濡养胃阴，创立胃阴虚的理论和治法，弥补了东垣脾胃理论之不足。在创立甘凉濡润胃阴大法的基础上，叶桂提出了“胃喜为补”的观点，根据胃气强弱，胃之阴阳盛衰，常采用益胃、化阴、醒胃、养胃之法扶助胃气。久病入络学说，也是叶桂治疗脾胃病及内伤杂病的重要特色之一。叶桂以络病理论为指导治疗脾胃病，临床要点有三：一，久病入络之病程多长；二，特征性症状为“疼痛”；三，通络方法以辛香、虫蚁散之通之。

尤怡

尤怡(？—1749),字在泾,号拙吾,别号饲鹤山人。吴县(今属江苏)人。自幼性格沉静,工诗善书,尝因家贫鬻字谋生。后转攻医学,就学于名医马俶,医术益精,后隐居于花溪,潜心著书立说。其于仲景之学钻研尤深。其说认为,仲景著作因王叔和之编次错乱而受影响。遂以伤寒六经为纲,重新编次,并于正治法之外,再列各经之变治法;且对伤寒之分证甚为明确,提出以温清两法分别治疗伤寒少阴及厥阴两证,以使学者先明治法,由法而方药,始能掌握伤寒之实质。此论对后世伤寒学发展颇有影响。其著作皆为阐发仲景之学,计有《伤寒贯珠集》(此书与柯琴《伤寒来苏集》为后世所并重)。另著有《金匮要略心典》《金匮翼》《静香楼医案》《医学读书记》等。

呕哕

下既不通,势必上逆而为呕,所谓“幽门之气,上冲吸门”是也。治法自当疗下。但脉小目陷,中气大伤,宜先安中止呕,呕定再商。

人参　茯苓　刺蒺藜　竹茹　半夏　广皮　芦根　石斛

痛呕之余,脉当和缓,而反搏大。头晕欲呕,胸满不食,神倦欲卧。虑其土陨木张,渐致痉厥。法当安胃清肝,亦古人事先预防之意。

半夏　茯苓　广皮　白风米　钩藤　竹茹　枇杷叶　鲜佛手

因气生痰,痰凝气滞,而中焦之道路塞矣。由是饮食不得下行,津液不得四布,不饥不食,口燥便坚,心悸头晕,经两月不愈。以法通调中气,庶无噎膈腹满之虑。

旋覆代赭汤加石菖蒲、枳实、陈皮。

中气迭伤,不能健运,朝食暮吐,完谷不腐。诊得脉虚色黑,腰脚少力。知不独胃病,肾亦病矣,此岂细故哉?

人参　附子　川椒　茯苓　益智仁

黄疸

面黑目黄,脉数而微,足寒至膝,皮肤爪甲不仁。其病深入少阴,而其邪则仍自酒湿得之及女劳也。

肾气丸。

面目身体悉黄,而中无痞闷,小便自利。此仲景所谓虚黄也。即以仲景法治之。

桂枝　黄芪　白芍　茯苓　生姜　炙草　大枣

瘕癖

脐下积块，扪之则热。病者自言前后二阴俱觉热痛，其为热结可知。况自来之病，皆出于肝耶？鄙见非泄厥阴不能获效。

龙荟丸，五十粒，酒下。

络病瘀痹，左胁板实。前年用虫蚁，通血升降开发已效，但胸脘似是有形，按之微痛。前药太峻，兹用两调气血，以缓法图之。

醋炒延胡　姜黄　阿魏　桃仁　生香附　麝香　归须

为末，蜜丸。

脉虚数，色白不泽，左胁有块杯大，大便小便自利。病在肝家，营血不和，此为虚中有实，补必兼通。

白术　归身　炙草　白芍　生地　茯苓　琥珀　广皮　桃仁　红花　沉香　郁金

时病食复，至今不知饥饱，大便不爽，右胁之旁，虚里天枢隐隐有形。此阳明胃络循行之所，多嗳气不化，并不烦渴。岂是攻消急驱实热之证耶？拟用丹溪泄木安土法。

小温中丸，如半月后有效，仍以前法。

左胁积块，日以益大，按之则痛，食入不安。凡痞结之处，必有阳火郁伏于中，故见烦躁、口干、心热等证。宜以苦辛寒药，清之开之，然非易事也。

川连　枳实　香附　川芎　神曲　茯苓　青皮　赤芍

心下高突，延及左胁有形，渐加腹胀。思正月暴寒，口鼻吸受冷气，入胃络募原，清阳不用，浊阴凝阻，胃气重伤，有单腹之累，殊非小恙。

厚朴　草果　半夏　干姜　茯苓　荜拨

另，苏合香丸一粒，化服。

编者按：尤怡临证诊治，特别注重中气，尊崇李杲的脾胃学说，重视脾胃在人体的作用。他认为，脾居四脏之中，生育营卫，通行津液，诸气源于中气。很多疾病的发生均与中气不足有关。如《静香楼医案》所述：咳嗽，“食后则减，此中气虚馁所致”；噎膈，“脉疾徐不常，食格不下，中气大衰，升降失常”；反胃，“中气迭伤，不能健运，朝食暮吐，完谷不腐”；痞疾，“疟止复发，汗多作呕，中气虚逆”；肿胀，“脾健失职，食入不消，遂生胀满”。由此可以看出，尤怡是十分重视中焦脾胃的。正因为疾病发生的原因大多与中气有关，而治病必求于本，故尤怡治疗疾病，无论外感内伤，新病旧恙，都很重视培补中气，调治脾胃。

薛雪

薛雪(1681—1770),字生白,号一瓢,又号槐云道人,晚年自署牧牛老朽,以字行。母多病,遂研读《黄帝内经》,究心医学。医理晓畅,治疗每奏奇效。《清史稿》称其“于医,时有独见,断人生死不爽,疗治多异迹”,“与叶天士先生齐名,然二公各有心得,而不相下”。薛雪并非专一业医者,但他于湿热证治特称高手,所著《湿热条辨》即成传世之作。薛雪对湿热病的研究,突出了湿邪与热邪相合为病的特点,抓住了湿热二邪轻重不同的要害,并结合脏腑、三焦、表里等辨证方法,使之融为一体,解决了湿热病的证型辨析,有利于临床应用。在治疗上,虽然有温化、清泻、清热祛湿诸大法,同时又有补阳、益气、养阴、生津诸法的配伍,然其用药时时注意清热不碍湿、祛湿不助热、扶正不碍祛邪、祛邪当参扶正等。治疗不拘泥于固定成方,体现了湿热病治疗的特点,成为后世治疗湿热病的规矩,影响极其深远。又尝选辑《黄帝内经》原文,著成《医经原旨》6卷。唐大烈《吴医汇讲》录其《日讲杂记》8则,阐述医理及用药;另著有《膏丸档子》《伤科方》和《薛一瓢疟论》(抄本)等。

痢疾、泄泻、便血

鼻痒心辣闪烁,即大便下血,形瘦脉小数,已经数年。
枯黄芩　生白芍　清阿胶

痢疾自止,头痛至腰,二便得通少安。议通太阳以驱湿郁。
木防已　生白术　紫厚朴　桂枝木　苓皮　广皮

邪陷入里,疟变为痢,古称经脏两伤。方书都以先解外,后清里,拙见论病先究体质。今素有血症,且客游远临,从阴虚伏邪,是用药须避温燥劫阴矣。鼻煤龈血,舌绛干涸,阴液有欲尽之势。奈何邪热内迫,有油干焰灭之危。医见病治病,不审肌如甲错,脉细尺不附骨,入夜烦躁不寐。议以护阴,急清阴中之邪热。
生鸡子黄　黄柏　清阿胶　白头翁　北秦皮　小川黄连　细生地

产后病起下焦为多,今右偏头痛,得暖为甚,纳食则脘腹加痛,必泻而后已。夫病随利减,已见湿郁气阻,热是湿升,恒有是症。从脾胃门调治。

下血后大便燥闭不爽,继而自利,白滑胶黏,日数行下不禁。年五旬,形衰脉沉,必因久伏水谷之湿。腑病宜通,以温下法。
生茅术　制军　制附子　紫厚朴

泻血原从痢起,食物不忌,垢泻不清,致延二年不愈。胃苓汤。

湿伏为热，先泻，泻止腹痛，耳窍脓水，微出血，淡渗以分消。

连翘　茯苓皮　淡枯芩　紫厚朴　滑石　赤芍　淡竹叶

煎送保和丸。

脉弱形瘦，食不适，必泄泻。此阳气已伤未寒，下焦先冷。用缪仲淳双补丸。

向有遗精，肾阴不摄。正月间粪溏积下，入秋足胫浮肿，目下渐上，遇冷为甚。脾肾双补丸。

长夏入秋，脾胃主气，湿郁阻气，为痛为泻，更月不愈。中宫阳气未醒，仍有膨满之象，导气利湿主方。

茯苓皮　草果　藿香梗　广皮　厚朴　大腹皮

脉微晨泄，初冬未及藏阳，以脾肾治，最是纳谷减少，当以中焦兼理其下。

人参　炒干姜　炙甘草　生於术　淡熟附子　淡吴茱萸

肠红既止，便泻三年，火升则能食，热坠必妨食。此皆阴气走泄，阳不依附，当从阴引阳。

赤石脂　锁阳　五味子　水煮熟地黄（砂仁末拌炒）　远志　禹余粮

蒸饼为丸。

幼稚夏季不食，腹痛泻积，交冬未愈。忆今四五月久雨，潮湿之蒸，皆令脾胃受伤。半年来虚中留滞，当疏补兼投食物，冷滑肥甘须忌。

人参　麦芽　生益智仁　茯苓　广皮　白芍　炒山楂　焦术　砂仁　神曲

浆和丸。

大病后，饮食起居，皆不如法。以邪陷入里，舌干自利，恐其深入阴中，则危矣。

白芍　甘草　附子　枳实

平素阴亏，热注入里为利，粪结便出痛坠，诊脉左坚下垂。不以脾胃燥药。

细生地　阿胶　炒楂　穞豆皮　生白芍

寒热脘腹胀，呕恶舌白利。乃久痢不曾复元，再着风湿之邪。

藿香　白蔻　茯苓　广皮　厚朴　泽泻　保和丸

食物不运，太阴脾阳受伤，湿热内蕴气室，为腹胀痛下利。据说胀起上年，痢在今秋。但主理气温脾祛湿，用冷香饮子。

草果　藿香梗　茯苓皮　木通　厚朴　大腹皮　广皮

目红黄脘胀，下血紫滞，里急后重。此夏秋湿热，与水谷互蒸，致气分窒塞，三焦不清。当薄味蔬食，不致酿痢。

白蔻　银花　桔梗　厚朴　木通　茵陈　槐花　广皮　茯苓皮

本病下损，利再伤阴，从肝肾治。勿以泻痢投燥，燥则劫阴矣。

人参　炒黄山药　炒楂肉　熟地黄　广橘红　茯神

夏秋痢疾，大率水土湿热致病，用药都主苦寒、攻消、清火最多。但体质久虚，带淋经漏，当利起经带交炽，因时病累及本病。未宜香、连、槟、朴、大黄大泄之剂矣。良由下焦不固，利必亡阴，小肠气郁，粪垢欲出，痛坠不爽。此宜通垢滞，又必顾护阴气。凡看病必究体质，勿通套混治。

细生地　炒银花　炒黑砂糖　炙黑甘草　穞豆皮　炒楂肉　炒白芍

久痢久泻肛坠，频频不爽，此乃肾伤，脉来数小。医作脾胃病治，故不效。

熟地黄炭　炒焦归身　漂淡补骨脂　炒菟丝子　五味子

接案：久痢治法，非通即温，既曰肾病，则阳宜通，阴宜守矣。

熟地炭　熟附　桂枝木　五味　炒川椒　炒归身

接案：柔中佐刚，利未得减，下焦常冷过膝。

仲景四逆汤

厥阴下利，少腹有形。

五味加茴香、椒目。

接案：动气在少腹左右，粪与血或前后，秋利交冬不愈。当温其营。

人参　浔桂　炮姜　当归（以小茴香拌炒）　茯苓　炙甘草

脉沉迟，下利血水，神呆不欲食，四肢冷，前已完谷。与温理其阳。

人参　附子　茯苓　炒黄干姜　生白芍

长夏痢症，皆因湿热，继而先泄气，后下血。盖变内风混处肠络，是为肠风。血去阴气日伤，为眩晕无力。主以甘酸化风，益阴节劳，可以不反。

熟地黄炭　当归身炭　地榆炭　柿饼炭　槐米炭　炙甘草

下痢腹痛，初因寒湿伤脾，久变湿热，着于肠胃，痛利不减，肠中硬起不和，不得流通明甚。当以苦泄小肠，兼分利而治。

川连　楂肉　川柏　木通　泽泻　苦楝皮

清暑和中，痢减痛缓，医惑于痰嗽，多以清凉。视面无华色，血气更偏。东垣云：疟痢都因脾弱。用：戊已汤。

上有鼻窍浊涕紫血，下则遗精便血。但说肾虚，阴不配阳，未必上下皆病。意者本质固虚，水谷之气聚湿，湿生热，热升热降，致上下不宁。此酒肉鲜腥须忌，谓助其湿热也。

生白术　黄连　黄柏　防风根　地榆　煨葛根　槐花　茯苓

水泛为丸。

上窒下坠，手太阴、阳明病。下血久，兼理厥阴。

升麻　槐米　归身　桔梗　炒芍　炙甘草

血奔肠红，都是阴液走泄，阳浮发泄易汗，背寒心热，脏阴腑阳交损，形体日渐消瘦。皆衰老液枯之象。

鲜生地　阿胶　茯神　火麻仁　柏子仁　天冬

先粪后血为远血。临便先痛，恐有湿热凝阻，分利逐湿主之。

生於术　炒槐花　木瓜　茯苓　地榆　广皮

脉两关弦虚，先血后粪，两月未已。当年原有病根，遇劳而发属虚。仿仲景黄土汤。

黄土汤加炒焦白术，四剂后加人参一钱。

阴络伤则血内溢，久药鲜当，以甘药投之。

人参　生地黄　升麻　槐米　血余　龟板

又方：人参　桂圆肉　白糯米　赤石脂　炒白芍　炙草炭

酒客便溏肠红，是内伤之湿，戒饮酒既愈。夏天湿胜气泄病发，自述食腥油，大便即频。宗损庵劫胃水法。

生白术　熟附子　生白粳米　炮黑姜

痞胀便秘

气分上热，吸烁津液，能令便艰。当滋养营液，其心痛必安。

柏仁　茯神　鲜生地　天冬　阿胶　炒桃仁

肠中变化失司，胃气不得下行，此不饥少食因由也。夫小肠为火府，非苦不通，以六府皆阳，气室则变热矣。用小温中丸，苦药已得小效。

芦荟　胡黄连　砂仁壳　鸡肫皮　青皮

脾胃不和，食后不化，晡暮阳不用事，纳食痞胀不寐。病起夏秋，必因时令之湿，久延半年未痊。又虑阳微浊凝为胀满，故厚味须忌。

生於术　煨益智　炒泽泻　茯苓　煨姜　新会皮

脐左右两傍按之痛，交子夜辘辘有声，时或气胀。此皆腑阳不通，欲结肠痹，非脏病虚寒矣。八味汤不效谓此。

小茴香　川楝子　茯苓皮　青皮　猪苓　青木香

肠痹治肺，丹溪方信不谬，但酒客久蕴温热，亦有湿结。便秘一症，当以辛苦寒专理气分之滞。

真茅术　制半夏　冬葵子　生石膏　山栀仁　晚蚕砂

临服磨入大槟榔汁二匙。

老年脉沉目黄，不饥不食，腹痛自利，后坠溺涩。此长夏湿邪伤于太阴脾位，阳不运行，湿热凝注。法当温脾导湿，佐辛香以宣浊，补中益气，甘温升守壅气，宜乎膜胀。议开太阳温太阴方。

木防己　川桂枝　大腹皮　生厚朴　草果仁　新会皮　小茵陈　茯苓皮

痰滞下泄痛缓，腹胀喜按。此属虚痞，为劳伤无形之气。

川桂枝　川黄连　厚朴　生白术　广皮

寒暖饥饱失和，日晚腹中膜胀，脾胃气钝，深秋最防泻利。

藿香　生智仁　厚朴　炒元胡　茯苓皮　陈皮　大腹皮　炒黑楂肉

又，橘术丸。

脉沉迟，食入腹胀便溏。平昔饮酒中伤，留湿阻气，小便不爽。用香砂平胃散。

香附　厚朴　砂仁　广皮　制茅术　炙草

水泛丸。

血结为癥，气聚为瘕，病在络为胀。形寒鼓栗，已是阳微。夏季腹膨溺少，议暖水藏。大针砂丸，滚水送下。

少腹宿瘕，悲哀痫厥，继而腹胀大满，直至心下。经来淋漓，过月乃止。其胀不减，便泻溺少，肢冷内热。是气血皆病。议温水脏法。大针砂丸。

不饥少寐，二便不爽，经脉中牵掣。此非风寒从表，乃长夏水土之湿，与水谷之湿，互蒸气阻。三焦不通，中年两月不愈，恐延格胀之累。

白蔻仁　杏仁　厚朴　广皮　苓皮　茵陈　防己

客游劳顿，阳气先伤，夏季湿邪，是阴郁遏身中之气。《经》旨谓：阳邪外寒。胸中清阳不旋，不饥痞闷，先治其痞。仿仲景薤白汤。

桂枝　薤白　生姜　茯苓　半夏

自云膜胀，左胁痛势休息，大便日下黏浊，临便自觉冷痛。凡五脏锢结为胀，六腑浊痹为聚。数年久病，难以廓清，议温下法。

大黄　草果　青皮　附子　厚朴　陈皮

经水不来，腹大足冷浮肿。此乃血分臌胀，四大症候，何得渺视。禹余粮丸。

接服：人参　泽泻　淡干姜　淡附子　茯苓

又，禹余粮丸。

夏秋内伏暑湿，皆是阴邪，久疮渐致食入痞满，形寒脉小。当温中醒阳，莫以清凉治疮。

薏苡仁　茯苓　生白术　肉桂　猪苓　五加皮

阳微气不流畅，脘中痞满嗳气。

人参　半夏　丁代赭　煨姜　广皮　南枣肉　白旋覆花　茯苓

阳气不旋，不饥强食。

薤白　茯苓　半夏　白酒　橘红皮

述小腹之右，入暮有形如梗，按之而痛。此为疝瘕肝病，乃浊阴凝聚，必犯胃气。大半夏汤有去痰扶胃之功，必加泄浊和肝，勿令致胀满。

人参　茯苓　炒小茴香　青木香　半夏　炒橘核　川楝子

脉沉，汤饮食物，呕吐吞酸，胸高腹胀，二便不爽，浊气上阻。柔温宣通。

熟半夏　白蔻仁　新会皮　藿梗　生姜汁　大杏仁　紫厚朴　茯苓皮

脉微小而迟，久食物不进，形色枯悴畏寒。此为无阳，延久成胀。

人参　熟附子　生益智仁　茯苓　炒干姜

左脉独弦，脐突筋青，肝胀显然。脾愈虚，肝愈实，又不合实脾治肝之法。先泄肝。

郁李仁　柏子仁　茯苓皮　炒乌梅　炒桃仁　赤芍药　薏米仁

由食冷脘胀溏泄，渐渐目眩神疲，筋纵脚弱，阴阳日衰，前进薛氏肾气丸相投。今夏月土衰木侮，必兼理阳宣通，不致浊阴结聚胀满矣。

人参　干姜　椒目　淡附子　茯苓

水泛丸，晚服。早上仍用薛氏肾气丸。

腹右有形为聚，脉大，食入即胀。治在六腑。

香附（生磨汁）　草果　白术　茯苓　三棱　厚朴　南楂肉　广皮

脉微迟，左胁宿痞，渐腹胀，便溺少。明系浊阴上攻，当与通阳。

制附子　炒茴香　茯苓　椒目　泽泻　远志

时病食复，至今不知饥饱。大便不爽，右胁之傍，虚里天枢，隐隐有形。此阳胃络经行之所，多嗳气。食不化，并不烦渴，已非攻下急骤实热之症。先用：丹溪小温中丸。

据述上年秋痢，峻剂攻逐，病愈不能复元，自小腹䐜胀，渐延中部，按之仍软。此真气不收。法当温养奇经，使元海壮而病却。鹿茸斑龙丸法加茴香。夜服资生丸去连。

夏秋痢疾，是时令温热，邪未清爽，即食腥味，致脾胃受伤。舌腻白苔，食减无味，气坠足肿，久久延成中满也。但数月久病，旦晚未能奏功。

生於术　广皮　生益智仁　茯苓　厚朴　生砂仁

三阳结乃成膈，先用更衣丸三钱，破小肠之结，后服煎方。

枇杷叶　桃仁　制半夏　柏子仁　蒌仁　杏仁　郁金　桔梗

食入不化，腹胀便泻不爽。长夏湿着脾胃，荤酒不忌，气分郁滞。据述嗔怒致此，未必皆然。

茵陈　草果　木通　腹皮　飞滑石　厚朴　茯苓皮　广皮

脾胃病

长斋数年，脾胃日弱，食进脘中少运，小溲入暮渐多，色萎黄，脉弦虚。皆中气不足。

香砂异功散，水泛为丸。

呕泻都令胃气受伤，凡不适意食物，更能妨胃。药用和中，谨慎口腹，使脾胃气壮，不致反复。

茯苓饮去元参。

金石斛汤泛丸。

形劳嗜饮，中气受伤，凉药治肺，清痰降火，不过见病治病。急急理胃土以生金。

米仁　白及　黄芪　桔梗　茯苓

素嗜酸者，中气不利。治以此法。

粗桂木　炒陈皮　白豆蔻　焦白术　炙黑甘草

舌白滑，微呕自利，阳微虚馁。急当温里。

人参　生於术　炙草　淡附子　炮姜　生益智

接服：生白术　人参　茯苓　生益智　淡附子　炮姜　炒芍

又服：六君子汤丸方。

生於术　人参　木瓜　茯苓　生益智　陈皮　炮姜

用煨姜、南枣肉煎汤泛丸。

饥饱失节为内伤，山岚瘴疠是外因，六腑阳气不通，滞浊蕴蓄不清，经年不愈，非汤药所宜。

生茅术　草果仁　厚朴　制军　广皮　薄桂心

水泛为丸。

脉左小涩右弦，六旬有六，阳微肢冷，脘痞不易运化，大便三四日一更衣，初结后溏。此太阴脾阳受困，当用温中醒阳。

理中加桂汤。

温伏皆令脾胃受伤。寒热，随利黄水，小便短赤，热自湿中而出，痛扰虚里右胁，食入不运。仍是脾胃不和，升降失司。以温胃宣通治。

生於术　茯苓　生智仁　紫厚朴　新会皮　生姜渣

平昔饮酒，脾阳受伤聚湿，食少不化，大便久溏，晡食不安，饮水多，溲溺愈少。宜温中佐运，厚味酒醴须忌。

生於术　牡蛎　附子　泽泻

饥饱寒热用力，都伤营卫，内应脾胃，故萎黄无力，食入䐜胀溏泄。

平胃加炒黑川椒、草果。

茹素多年，中焦阳气易亏，纳食必胸脘痛及两胁。由乎脾脏阳弱，不主运行矣。治以辛香温暖，健脾佐运。

於术　荜茇　淡干姜　新会皮　益智仁　淡吴萸

夏秋湿胜滞脾，食物不为运化，阳不流行，湿滞久而壅热，此中气更困。以和胃健脾，分利水道逐湿。

生白术　草果仁　木通　茵陈　泽泻　厚朴　茯苓皮　新会皮

胃阳不旺，晚暮腹鸣痞胀，晨起瘕泄。两方用胃苓治中相安，今吐沫上涌，仍属胃病。

人参　生於术　茯苓　益智　附子　干姜

各为末，水泛丸。

凡滋味食下不安，嗳出臭浊不变，盖在地之物，假粱肉成形者，皆阴类也。宜食飞翔之鸟，以无油膘滞腻。药用妙香散，芳香醒脾，不致燥烈伤肾。

人参　茯苓　石菖蒲　益智　茯神　炙甘草　檀香（或用木香）　新会皮

奔驰劳动摇精，精腐溺浊，继出血筋，真阴大泄于下。胸膈痞闷，不饥不食，腹内响动攻触，清阳结闭于上。由医者不察阴阳虚实，反以清降滋阴，伤及胃中之阳。

人参　谷芽　石菖蒲　茯苓　茯神　石斛　广皮　生益智　广木香　檀香末

服十剂后，转斑龙丸。

食入脘胀且痛，是胃阳受伤。凡冷浊肥腻须戒。

藿香　草果　广皮　茵陈　厚朴　茯苓皮

向系积劳伤阳，肝风内动，症如类中。专以温肾补脾，运痰息风得效。丁巳春深，诊脉不附骨而洞泄，迄今形瘦未复，频年久泻。法宗泻久伤肾，以固摄下焦。定议六君子汤，仍宜暮服勿间。以胃气弱，阳微呕酸。

吴萸　干姜　胡芦巴　茯苓　荜茇　南枣

食入恶心痞胀，先曾腹痛泻下，外因口鼻受邪。宜正气平胃辛香，久则脾胃阳伤。温中宜佐宣通，可使病愈。

附子　广皮　茯苓　草果　厚朴　煨木香

胃口弱极，肛坠如欲频便。夫肾为胃关，皆肾虚不司收纳，元海气逆，水化痰饮矣。

早上用八味丸减桂，加五味子，以收肾气散越。午后服异功散健中安胃，都气丸四服。

脘胁腹中诸痛

饥饱悲哀，内伤情志，痛无定所，忽闭忽开。主乎营卫流行失绪。凡心主营，肺主卫，当开爽怡悦，气血不致结痹，不必偏于寒热补泻也。

桂枝　茯苓　石菖蒲　远志肉　炙甘草　茯神

消渴心嘈，心下痛，气塞自下而上，咽中堵塞。此厥阴肝阳升举，劳怒动阳必发，久则反胃欲厥。

阿胶　柏仁　天冬　小生地　女贞子　茯神

脉左涩伏，右弦，呕吐脘痛，引及胁肘，痛甚则四肢冷麻。是肝厥心痛，惊起怫郁致痛。

高良姜　沙延胡　青皮子　生香附　茯苓　吴萸　川楝子

接服：苏合香丸　真川椒　乌梅肉

泡汤化服。

接案：脉伏者起，似宜病减，而痛胀脘痞，口涌涎沫，舌仍白，鼻窍煤，面欲赤头汗。显然肝厥犯胃，左升之气，逆乱攻络，胁肱乳穴皆胀。辛香开气不应，便秘溺少，用河间金铃子散，佐以润液，两通气血。

川楝子　青橘叶　左牡蛎　延胡索　炒桃仁　漏芦

病久绪繁，终不离乎厥阴一藏。今商佐金气以暗制之，滋营气以抚绥之，实太阴以渐御之，亦子贡存鲁霸越灭吴之意。

人参　制首乌　茯神　羚羊角　阿胶　麦冬

补肝法。

人参　炒白芍　茯神　归身　柏仁　炙草

又方：人参　天麻　钩藤　茯神　蒸於术　广皮　炙草

附方：戊己汤，砂仁汤法丸。

丸方：盐水炒川连　青皮　当归身　炒黑川椒　川楝子肉　细辛　淡干姜　生白术

脉沉小左弦，冲气至咽欲厥，下坠入前阴，溲溺不能，自利。此厥阴冲脉之病，当以秽药驱浊。

桂枝　薤白　茴香　川楝　茯苓皮　青木香

素有肝厥痛，气从胁腹厥逆至咽，胸痛彻背。且多痰饮，舌苔常垢白，病发不饥不食，呕酸症已数年，痼疾难效。

人参　炒焦白术　茯苓　制半夏　炙甘草　陈皮（炒焦）　当归　乌梅　肉桂心　炒川椒

病从少腹右痛，寒热呕吐，是肝病传胃，病去不复。寝食未如昔，二气不复，总属虚象。议治厥阴、阳明，和阳益阴法。

小麦　石决明　阿胶　南枣　生地　炙甘草

连朝阴晦，阳气郁勃，食入运化失司，气滞为痛，性更躁动，木来乘土。况有血症，辛燥动络非宜，主两和肝胃。

生白芍　延胡索　神曲　炒枳实　广皮　炒山楂

用甘药呕缓，都因治嗽苦辛寒伤胃，冲脉亦阳明胃经管辖，此补胃以宁冲阳，实具至理。

川桂枝　炙甘草　生黄芪　生白芍　南枣肉　生牡蛎

呕吐苦水，必在早晨，盖竟夜未进食物，胃空则阳中浊壅攻胃，胃底之水上溢。此病已八年，是食不谨慎，胃阳受伤矣。

淡吴萸　熟附子　生白芍　块茯苓

老人胃弱，多食甜物缓中。况入暴冷，亦走胃之募原，汤水尽呕，胃脘痛气逆格拒。以辛香开之。

吴萸　高良姜　红豆蔻　块茯苓　熟半夏　研入苏合丸

寒自口鼻中入内，发散疏表非法，便燥不爽，腑气不和。当先治痛理气。

生香附汁　草果仁　杏仁　高良姜　广皮　厚朴

丁巳风木，不及春半，阳未生旺。议养阳方法。

人参　熟於术　生智仁　茯苓　广皮　干姜

食入涎涌，脘胁痛胀在右边，近日天冷更加。前议胃阳已伤，浊沫凝涎，壅于胃脘，致浊气不降，肠中为痹，古称九窍不和，显然腑病。想暴寒口鼻吸入，近日反痛，为新寒凝冱之象。

苏合香丸。

辛香颇通知，迩日吸受寒威，与久蓄凝涎互结，以六日始更衣，论无形与有形交混，不独轻剂理阳矣。

荜茇　半夏　良姜　茯苓　广皮白　妙香丸

五年来饥饱失和，脐中胃脘啾唧痛，痛甚呕吐清水。显然中焦阳伤，但久痛不已，必致凝瘀沉痼。自述泄气则缓，病痛之根，在乎腑络。

半夏　厚朴　草果　姜汁　广皮　胡芦巴

劳怒脘痛，是肝木乘土。屡经发作，脘聚瘀痰，上涌下泄，瘀去始缓。但痛发徒补则壅，议冬月用通补方，胃属腑，腑通为补。

制半夏　广皮　桂木　茯苓　生於术　石菖蒲

牛肉胶为丸。

心下高胀至少腹，其形横梗，大便不爽，咽中痰阻。从九窍不和，属胃虚。

小温中丸，十服。

食不得化，是无阳也。盖胃阳受伤，阴浊上僭，为胀为呕。而酸水痰涎，都因阴浊，通阳为正治法。

人参　半夏　附子　茯苓　干姜

胃气痛发。

五灵脂　生蒲黄　川楝子　元胡索　桂木　生香附

痛缓用后方。

炒桃仁　柏子仁　茯神　桂圆肉　炒杞子　新绛

丁巳风木司天，春木气震，胃土受侮，嗳气呕食。上年多以辛通得效，阳气因病致伤。姑以小半夏汤和胃，佐吴茱萸驱浊。

半夏　茯苓　干姜　吴茱萸

四年脐左有形闪动，发必坚大，腰软欲束缚，不饥不欲食。仿《金匮》桂姜苓术汤，转旋下焦之阳。始而嘈杂，食进不化，数年前脘中渐痛微呕。此乃积劳伤及营络，络虚为补，安闲怡悦，可以少发药饵，攻病未必去根。

炒桃仁　桂枝木　桂圆肉　归须　炒延胡　茯神

病着右腹，甚至针刺刀割，牵引入于腰背，必泄浊气病缓。自述服蚌灰小效复发。夫蚌系介属，味咸攻坚，直入至阴之界，是病已在阴络，锢结瘀滞。蚌但咸寒，不能宣逐瘀腐，络病在下属血，缓攻为是。

䗪虫　炒桃仁　麝香　酒大黄

熬膏为丸。

阴中之阳失护，痛由前至肋引经。必用厥阴、阳明，是谓知医。

淡苁蓉　枸杞子　茯苓　沙苑　蒺藜　当归　生精羊肉

阴气混阳，厥阴病难治。

吴茱萸　川椒　干姜　乌梅　川楝子　元胡

背脊痛不耐坐，左胁板实，吸气呛痛，左手冰冷，食入不化。常有遗精久病，三年在络。议甘温气剂。

川桂枝木　肉桂　当归　茯苓　左牡蛎　炙甘草

虚里穴为阳明胃，阳明气血皆多，络脉窒塞为痛，映及背部。脉络不和，必宣通望其痛息，彼萸、地之凝，芪、术之守，皆非络药。

桃仁　穿山甲　阿魏　归须　韭白根　麝香

先有血淋，淋止胁痛，脉来左部坚搏。是少阳郁热乘络所致，忌食酒肉厚味。

炒熟桃仁　当归须　茺蔚子　牡丹皮　山栀　泽兰

脉沉小，痛起胸脘，串及腰背，五年宿恙，寝食不改。此病在脉腠之间，痹阻不伤藏腑。议以流通周行气血，勿得峻剂。

川桂枝　抚芎　姜黄　乳香　香附　茯苓

酒水各半泛丸。

络气不通。

嫩苏梗　煨葛根　黄麻骨　块茯苓

左胁下硬，忽忽喜忘，是为蓄血之象。

桃仁　牡丹皮　钩藤　降香汁　橘红　郁金　赤芍药

气痹、噎膈、关格、呃逆

中年以后，阳气已微，午时嗳气，食纳上泛，皆胃弱气逆。视面明脉弦，必伏痰饮。仲景胃虚客气上逆例。

旋覆代赭汤。

气郁四年，脘结自能排遣，其结聚已散。近日喉间吐咯不清，食味甘必滞脏，是肺胃不降。以微辛微苦之属，久恙勿投峻剂。

枇杷叶　米仁　茯苓　川贝母　金石斛　橘红　白蔻仁　桔梗

蜜丸。

喉旁左右有形，咽物不碍，但略起未食，其形为虐。思未食时，胃中阳皆上蒸犯肺矣。从前致病，以火酒大辛，热结气壅五年，已为痼疾矣。

甜北沙参　生黄芪　甜秋梨　金银花　麦冬

熬膏服。

清肺胃化生津液。

玉女煎。

附方：苇茎合葶苈大枣汤。

附方：芦根　生米仁　滑石　川贝　浙苓　桑叶
附方：黄芪　黄精　白及　米仁　桔梗　百合

声嘶喉噎，食不适即呕逆呛逆。自述饮酒致伤，首先犯肺，开气理逆，清肃上焦。
鲜枇杷叶　薏米仁　射干　活水芦根　浙苓　降香汁

脉症乃气结在上，津不运行，蒸变浊痰，由无形渐变有形。徐之才谓轻可去实，非胶固阴药所宜。
鲜枇杷叶汁　杏仁　紫厚朴　白蔻仁　薏米仁　降香汁

脉小涩，面赤目黄，喉痛咽物不碍，溺后淋浊。此水谷之气，凝聚成湿郁，气不升降，三焦不利。当以清肃上焦主治。
芦根　射干　米仁　白葱　浙苓　通草

昔年强旺，夏秋热病顿减，精采不复，鼻窍不通，左胁有声，攻触痛呕，遇劳即发。必脉络中瘀留凝聚，顿然食减少饥，大络必聚血，病中衄血，已见一斑矣。
生蒲黄　桃仁　归须　五灵脂　穿山甲　桂枝木
韭白汁泛为丸。

脉虚浮，沉取直上下行。胃纳素减，病发从背彻心，先胀闷几日，气遂从下焦直冲至咽，手足厥逆发呃。细测病源，属胃虚，相火直冲清道而上也。夫冲脉并少阴之经，行乎幽门通谷，夹巨阙而上。故丹溪谓：呃逆属于肝肾之虚者，其气必从脐下直冲，上出于口，断续作声。右肾为相火所寓，相火炎上，挟其冲气，乃能逆上为呃。主以大补阴丸，折火滋水，伏藏冲任。治虚呃用参术汤，崇土以制龙雷之火也。至东垣之论，又云：胃为冲脉所逆，而反上行，其症气上冲咽不得息，名曰厥逆。宜调中益气汤加吴茱萸，观厥气多少而用之，且随四时寒热温凉而治。若夏月有此症为大热，宜加连、柏、知母，直至下元，以泻冲脉之邪也。两条治法井井，高出千古。今拟大补阴丸早服，调中益气午服。恪守勿懈，自可除根，远胜后人庞杂之方矣。
大补阴丸、调中益气汤，秋冬去连、柏、知母、熟地。
黄柏　柴胡　知母　熟地　木香　元武板　人参　吴茱萸　白术　炙草　陈皮　黄连

右少腹中冲气，上至胃口，痛而呕欲呃。此阳微阴浊上踞，老人有关格之累。
炮黑附子　淡吴茱萸　生淡干姜　雄猪胆汁
接案：阴浊得辛热，反佐苦寒而降，阳明之阳必伤。然腑药以通为补，须忌食物厚味。
人参　制附子　茯苓　淡干姜

形寒呕逆，瘕痛上冲，嗳食稍减。

人参　半夏　茯苓　高良姜　吴茱萸

右脉如控弦。

北苏子　生枳实　新会皮　半夏　淡姜　郁金　代赭　茯苓

恶心饥不能食。

旋覆花　人参　金石斛　代赭石　广皮　姜汁　云苓　半夏

接服：六君子去甘草，加生姜、煨益智仁。

附方：枇杷叶　金石斛　橘红　鲜芦根　竹沥　姜汁

后去竹沥、姜汁，加杏仁、紫菀。

老人脉右弦左涩，因嗔怒，致呕吐䐜胀不纳物。此肝木犯胃，涌逆不已，必致浊阻上下不通。老年复虑关格。

开口吴茱萸、姜汁炖，南枣肉捣丸，服六七分，日三服。

平昔嗜酒，肺胃积热，阴液下枯，阳津变痰，鼻塞多呛，减食无味，旬日更衣，粪如羊屎。老人关格，治之极难。况酒客不喜黏腻甘柔，形脉症象，不受温热。议以铁瓮申先生琼玉减蜜方法。

鲜生地、人参，水一盏，煎至四分，临服加入沉香末、琥珀末。

清阳不主转旋，强纳不运吐出。是不化之形，肠汁干涸，腑阳不得传导，便难艰涩，古称关格。为阴枯阳结，药难奏效。或以半硫丸宣浊通腑，仿戴元礼诸热药皆固秘，惟硫黄滑而不秘。

半硫丸。

六旬外阳气不旋反闭，上不纳食，下不更衣，此为关格。脉小结涩，伤于无形，最为难治。

妙香丸，每日三粒，十服。

接案：大凡噎格反胃，老年闭于胃脘之上，是清阳不主转旋，乃无形之结。辛香通关，反觉热闷上开，虚症无疑。以大半夏汤合加黄连合泻心法。

人参　川连　半夏　竹沥　茯苓　姜汁

膻中为宗气之海，气无冲和之力，为噎为格，皆能致之。竟拟渐磨运荡之法，庶几得之。

郁金汁　檀香汁　川贝　瓜蒌皮　制半夏　沉香汁　枳实汁　块茯苓

先吐污浊，继而气逆吐食，平日腹痛今已。便难，瘀留在络，气乱道路不通，有形阻及无形。议攻其瘀。

桃仁　制军　去皮桂枝　延胡　韭白汁　生蒲黄(炒烟尽)　五灵脂(临服冲入三十匙)

凝瘀既久,三焦道路为壅,延成反胃噎膈。议缓逐一法。

人参(研)　桃仁(去皮尖,烘脆)　麝香(研)　大黄　䗪虫(酒浸,新瓦上烘焙脆)　当归梢(烘)

炼蜜为丸。

视面赤属饮,脉弦为痰,饮留气凝,焉得不痛?缓痛宜通,然非攻下荡涤之比,当从通阳镇逆为法。真寒辛酸,破泄真气,大伤胃阳,不可再服。仿仲景胃虚客气上逆例。

人参　淡附子　代赭　块苓　淡干姜　白旋覆花

酒热伤胃,谷食入脘即噎,涌出涎沫,阳明脉不用事,筋脉牵绊,与半夏泻心汤。

半夏　竹沥　茯苓　姜汁　金石斛

接服:杏仁　鲜枇杷叶　茯苓　厚朴　半夏

右脉弦长而数,左脉带涩,阻在胃之上脘。起自恚怒,不独伤肝,肺亦有之,何也?以其循胃上膈,是肺之所属,金不及木,得反侮之。聚则气凝痰阻,眼胞足以证之。拟泄金平木何如。

姜制枇杷叶　苏子　水梨汁　醋制代赭石　桃仁　茯苓　姜汁　郁金　滑石　绛绢(三四寸,煎汤代水)

半硫通下颇效,妙香开上反吐,此中焦胃阳已虚也。

用:大半夏汤。

食不得化,是无阳也。脉络映痛,辛香芳温可效。

当用:苏合香丸。

昔年嗜饮,湿聚痰壅,致清升浊降,痹阻食脘窄隘,咽窍不纳,饮留气凝。治在上焦,以饮有质,气无形也。

生滑石　紫厚朴　芦根　瓜蒌皮　竹沥(冲)　姜汁(冲)

老人噎膈,不能纳谷,脘中窄隘。是气不通,非有余之比。

枇杷叶　米仁　橘红　芦根　茯苓　姜汁

途次吸入寒气,伤及络脉,每胸痛饮热酒,宣通小愈,中年屡发。阳气受伤,必有瘀聚,漫延反胃噎膈。宜薄味节劳。

姜汁　茯苓　炒桃仁　桂枝木　半夏　胡索

附方:早服淡豆腐浆,晚服枇杷叶膏。

噎膈为患,脉微而迟,乃胃之冲和之气,曲运神机所致也。今已颗粒不食,呃逆不止,仓廪顿惫之象。

人参　茯苓　陈皮　枳实　生术　炙甘草　半夏(磨冲)

纹银汁和入服。

《内经》无火无水之论原非泛指,张子和亦云:汤中煮桂,火里烧姜,岂不读耶?

芦根　生地　块苓　米仁　生术　枇杷叶　竹茹　郁金　代赭石

又接服:六君子去甘草,加枳实、代赭、枣、姜、黄米。

脉右弦,面色赤亮,纳谷咽干脘阻碍不下。五十四岁清阳日薄,致转旋日钝,痰必阻气,结则脘窄不能宣通耳。大便仍利,但治脘膈之上。

白蔻仁　杏仁　厚朴　桔梗　枳实　半夏

半年脘闷多嗳咳嗽,此气郁不解。纳谷已减,破泄耗气,非宜从胸痞治。

薤白汤。

黄疸

饮食不司运纳,人皆知脾胃不和。但夏季之湿郁,必伤太阴脾,湿甚生热,热必窒于阳明胃脉。全以宣通气分,使气通湿走热清。四末微肿,黄未尽除,阳明之脉,尚少流利机关也。宜忌厚味腥浊可愈。

生於术　陈皮　薏仁　刺蒺藜　茯苓　干姜　萆薢　桔梗

水泛丸。

此长夏受病,湿着太阴,热在阳明,不忌食物,最有发黄疸胀之累。必须蔬食,使清浊转运。谓因病致伤,病去自复。

桑白皮　茯苓皮　大腹皮　陈皮　茵陈　木通　厚朴　莱菔子

久痢休息,脾胃皆弱。今夏湿胜,臂痛右瘓,湿郁阻遏经脉流行之气。主以温脾辛香,为里中之表。治已得痛缓臂伸,当减姜黄、蒺藜之走经络矣。

生白术　生智仁　厚朴　草果　茯苓　陈皮

感长夏湿热,太阴、阳明不司旋运,唇黑肌黄,疸之象。近痔发便难,热注于肠为湿结。

宣腑经以清之泄之。

茵陈　黄柏　厚朴　蚕砂　茯苓皮　炒槐花　广皮　萆薢

夏病黄疸，是湿热中焦脾胃之病。病小愈能食，究未得水谷之精华。目微黄，肌膆胀耳鸣，犹是气分未为流畅。盖热伤气，湿阻气也。能慎口腹，经月天降可愈。

生益智仁　白术　茯苓　广皮　紫厚朴　泽泻　生砂仁　苦参

上各碾细末，金石斛汤泛为丸。

编者按：薛雪对湿热病的各种证型与临床变化，条分缕析，进行了很好的总结。在脾胃病方面也有体现，如若中气不足，使升降失常，症见病后数日，呕吐泄泻一时并至，脾气大虚，中气不支者，可选用生麦芽、莲子心、扁豆、薏苡仁、半夏、甘草、茯苓等温中健脾。薛雪治疗泄泻实证时多从湿邪论治，又细分为湿热泻、暑湿泻和寒湿泻。湿热治以分消走泻法，清热祛湿，淡渗导下；暑湿治以清暑化湿，行气导滞；寒湿治以温阳散寒，运脾除湿。治疗泄泻虚证时多从阴阳论治，并细分为阳虚泻、阴虚泻和阴阳两虚泻。脾肾阳虚者治以建中助运，温阳补肾；脾肾阴虚者治以育阴止泻；阴阳两虚者治以从阴引阳，阴阳同调而收功。

徐大椿

徐大椿(1693—1771),原名大业,字灵胎,号洄溪,江苏吴江人。性通敏,喜豪辩,尤精于医。徐大椿指出:医家要实事求是地诊断病情,用药必须十分慎重,不可不分青红皂白,一味温补。他在《医贯砭》中,语气有些过激地批评了明代医学家赵献可专以六味、八味为治,尽废古人经方的做法。他又在一篇《人参论》的文章里告诫人们,绝对不可以人参为起死回生之药而必服。在与错误偏见斗争中,他总结了如下经验,凡读书议论必审其所以然,要精思历试,不能为邪说所误,这是可取的。大椿精勤于学,平生著述甚丰,皆其所评论阐发,如《医学源流论》《医贯砭》《兰台轨范》《慎疾刍言》等,均能一扫成见,另树一帜。又著《难经经释》《神农本草经百种录》《伤寒类方》等,以及后人整理的《洄溪医案》,虽曰遵经诠释之作,其中真知灼见亦颇不少。

吐血

平望镇张瑞五,素有血证,岁辛丑,余营葬先君,托其买砖灰等物,乡城往返,因劳悴而大病发,握手泣别,谓难再会矣。余是时始合琼玉膏未试也,赠以数两而去,自此不通音问者三四载。一日镇有延余者,出其前所服方,问:何人所写?则曰:张瑞五。曰:今何在?曰:即在馆桥之右。即往候之,精神强健,与昔迥异,因述服琼玉膏后,血不复吐,嗽亦渐止,因涉猎方书,试之颇有效,以此助馆谷所不足耳。余遂导以行医之要,惟存心救人,小心敬慎,择清淡切病之品,俾其病势稍减,即无大功,亦不贻害。若欺世徇人,止知求利,乱投重剂,一或有误,无从挽回,病者纵不知,我心何忍。瑞五深以为然,后其道大行,遂成一镇名家,年至七十余而卒。琼玉膏为治血证第一效方,然合法颇难,其时不用人参,只用参须,生地则以浙中所出鲜生地,打自然汁熬之,不用干地黄,治血证舍此无有无弊者。

洞庭吴伦宗夫人,席翁士俊女也,向患血证,每发,余以清和之药调之,相安者数年。郡中名医有与席翁相好者,因他姓延请至山,适遇病发,邀之诊视,见余前方,谓翁曰:此阳虚失血,此公自命通博,乃阴阳不辨耶!立温补方加鹿茸二钱,连服六剂,血上冒,连吐十余碗,一身之血尽脱,脉微目闭,面青唇白,奄奄待毙,急延余治。余曰:今脏腑经络俱空,非可以轻剂治。觅以鲜生地十斤,绞汁煎浓,略加人参末,徐徐进之,历一昼夜尽生地汁,稍知人事,手足得展动,唇与面红白稍分,更进阿胶、三七诸养阴之品,调摄月余,血气渐复。夫血脱补阳,乃指大脱之后,阴尽而阳无所附,肢冷汗出,则先用参附以回其阳,而后补其阴。或现种种虚寒之证,亦当气血兼补。岂有素体阴虚之人,又遇气升火旺之时,偶尔见红,反用大热升发之剂,以扰其阳而烁其阴乎!此乃道听途说之人,闻有此法,而不能深思其理,误人不浅也。

嘉兴王蔚南,久患血证,左胁中有气,逆冲喉旁,血来有声如沸。戊子冬,忽大吐数升,面色白而带青,脉微声哑,气喘不得卧,危在旦夕。余以阿胶、三七等药,保其阴而止其血,然后以降火纳气之品，止其冲逆。复以补血消痰、健脾安胃之方，上下分治，始令能卧，继令能食，数日之后，方能安卧。大凡脱血之后，断不可重用人参升气助火，亦不可多用滋腻以助痰滞胃。要知补血之道，不过令其阴阳相和，饮食渐进，则元气自复，非补剂入腹，即变为气血也。若以重剂塞其胃口，则永无生路矣。况更用温热重剂，助阳烁阴而速之死乎。

洞庭张姓，素有血证，是年为女办装，过费心力，其女方登轿，张忽血冒升余，昏不知人。医者浓煎参汤服之，命悬一息，邀余诊视。六脉似有如无，血已脱尽，急加阿胶、三七，少和人参以进，脉乃渐复，目开能言，手足展动，然后纯用补血之剂以填之，月余而起。盖人生不外气血两端，血脱则气亦脱，用人参以接其气，气稍接，即当用血药，否则孤阳独旺而阴愈亏，先后主客之分不可不辨也。

痢

崇明施姓，迁居郡之盘门，其子患暑毒血痢，昼夜百余行，痛苦欲绝。嘉定张雨亭，其姻戚也，力恳余诊之。余曰：此热毒蕴结。治之以黄连、阿胶等药，一服而去十之七八矣。明日再往，神清气爽，面有喜色。余有事归家，约隔日重来。归后遇风潮，连日行舟断绝，三日后乃得往诊。病者怒目视余。问以安否？厉声而对曰：用得好药，病益重矣。余心疑之，问其父，曾服他人药否？隐而不言。余甚疑之，辞出。有二医者入门，因托雨亭访其故，其父因余不至，延郡中名医，仍进以人参、干姜等药。给病者曰：视汝脉者此地名医，而药则用徐先生方也。及服而痛愈剧，痢益增，故恨余入骨耳，岂不冤哉！又闻服药之后，口干如出火，欲啖西瓜。医者云：痢疾吃西瓜必死。欲求凉水，尤禁不与，因给其童取井水嗽口，夺盆中水饮其半，号呼两日而死。近日治暑痢者，皆用《伤寒论》中治阴寒入脏之寒痢法，以理中汤加减，无不腐脏惨死，甚至有七窍流血者，而医家病家视为一定治法，死者接踵，全不知悔，最可哀也。

东山叶宝伦患五色痢，每日百余次。余悉治痢之法治之。五六日，疾如故。私窃怪之。为抚其腹，腹内有块，大小各一，俨若葫芦形，余重揉之，大者裂破有声，暴下五色浓垢斗许，置烈日中，光彩眩目，以后痢顿减，饮食渐进。再揉其小者，不可执持，亦不能消，痢亦不全止。令其不必专力治之，惟以开胃消积之品稍稍调之，三四月而后块消痢止。大抵积滞之物，久则成囊成癖，凡病皆然。古人原有此说，但元气已虚，不可骤消，惟养其胃气，使正足自能驱邪，但各有法度，不可并邪亦补之耳。

洞庭葛允诚，患血痢五年，日夜百余次，约去血数石，骨瘦如柴，饮食不进，举家以为必无生理。余友姜君锡常次子䓪芳，从余学医于山中，病者即䓪芳妻弟也。锡常怜之，令同䓪芳寄膳余家，朝夕诊视。余先用滋补之剂以养其血脉，复用开胃之药以滋其化源，稍健而能食。久痢至五载，大肠之内必生漏管，遂以填补之品塞其空窍。痢日减，饭日增，不半年而每食饭必六七碗，至冬病全愈。丰肥强壮。归至家，亲戚俱不相识认，无不叹以为奇。

烂溪潘开于表弟，其夫人怀娠患痢，昼夜百余次，延余视。余以黄芩汤加减，兼养胎药饮之，利遂减，饮食得进，而每日尚数十次，服药无效。余曰：此不必治，名曰子利，非产后则不愈。但既产，恐有变证耳。病家不信，更延他医，易一方则利必增剧。始守余言，止服安胎药少许。后生产果甚易，而母气大衰，虚象百出。适余从浙中来，便道过其门，复以产后法消息治之，病痊而利亦止。盖病有不必治而自愈，强求其愈，必反致害，此类甚多，不可不知也。雄按：此所谓利，即是泄泻。古人名曰利下，非今之痢也。痢疾古名滞下，若胎前久痢不愈，产后其能免乎？

呃逆

郡中陆某，患呃逆，不过偶尔胃中不和，挟痰挟气，世俗所谓冷呃也，不治自愈。非若病后呃逆，有虚实寒热之殊，关于生死也。陆乃膏粱之人，从未患此，遂大惧，延医调治。医者亦大骇云：此必大虚之体，所以无病见此。即用人参、白术等药，痰火凝结而胃络塞，呃遂不止，病者自问必死，举家惊惶。余诊视之，不觉狂笑，其昆仲在旁，怪而问故。余曰：不意近日诸名医冒昧至此，此非病也，一剂即愈矣。以泻心汤加旋覆花、枇杷叶，果一剂而呃止。越一月，呃又发，仍用前日诸医治之，数日而死。其老仆素相熟，偶遇于他所，问其主人安否，因述其故。余曰：前几死，我以一剂救之，何以蹈覆辙？曰：众论纷纷，谓补药一定不错，直至临死时欲来敦请，已无及矣。呜呼！岂非命耶！

东山席士俊者，暑月感冒，邪留上焦，神昏呃逆，医者以为坏证不治，进以参附等药，呃益甚。余曰：此热呃也，呃在上焦。令食西瓜，群医大哗。病者闻余言即欲食，食之呃渐止，进以清降之药，二剂而诸病渐愈。

又有戚沈君伦者，年七十，时邪内陷而呃逆。是时余有扬州之行，乃嘱相好尤君在泾曰：此热呃也，君以枇杷叶、鲜芦根等清降之品饮之必愈。尤君依余治之亦痊。盖呃逆本有二因：由于虚寒，逆从脐下而起，其根在肾，为难治。由于热者，逆止在胸臆间，其根在胃，为易治，轻重悬绝。世人谓之冷呃而概从寒治，无不死者，死之后则云，凡呃逆者俱为绝证。不知无病之人，先冷物，后热物，冷热相争，亦可呃逆，不治自愈，人所共见，何不思也。

反胃

嘉兴朱亭立，曾任广信太守，向病呕吐，时发时愈，是时吐不止，粒米不下者三日，医以膈证回绝，其友人来邀诊。余曰：此翻胃证，非膈证也。膈乃胃腑干枯，翻胃乃痰火上逆，轻重悬殊。以半夏泻心汤加减治之，渐能进食，寻复旧，从此遂成知己。每因饮食无节，时时小发，且不善饭，如是数年，非余方不服，甚相安也。后余便道过其家，谓余曰：我遇武林名医，谓我体虚，非参附不可。今服其方，觉强旺加餐。余谓此乃助火以腐食，元气必耗，将有热毒之害。亭立笑而腹非之，似有恨不早遇此医之意。不两月遣人连夜来迎，即登舟，抵暮入其寝室。见床前血汗满地。骇问故，亭立已不能言，惟垂泪引过，作泣别之态而已。盖血涌斗余，无药可施矣，天明而逝。十年幸活，殒于一朝，天下之服热剂而隐受其害者，何可胜数也。

娄门范昭，素患翻胃，粒米不能入咽者月余，胸中如有物蠢动。余曰：此虫膈也，积血所成。举家未信，余处以开膈末药，佐以硫黄，三剂后吐出瘀血半瓯，随吐虫二十余枚，长者径尺，短者二寸，色微紫。其肠俱空，乃药入而虫积食之，皆洞肠而死者。举家惊喜，以为病愈。余曰：未也。姑以粥与之，连进二碗，全然不呕，更觉宽适，顷之粥停不下，不能再食。余曰：胃腑已为虫蚀，无藏食之地，无救也。辞不复用药，不旬日而卒。

编者按：徐大椿主张慎用温补治法，要求临证必须辨病辨证，据病证而施治。这一思想在脾胃病方面也有体现，如徐大椿强调辨治痢疾，首要分明阴寒、暑毒。若伤寒传入阴经，见下利清谷、脉微厥冷，则为阴寒痢，非人参、附子、干姜不治，但患此证者少；若夏秋之月，暑邪入腑、脓血无度，为暑毒痢，宜用仲景之黄芩汤为主加减治疗。若用温补之药以治暑毒痢，致使患者饱受折磨而死。如徐大椿所云："今乃以暑毒热痢，俱用附、桂、姜、茸，始则目赤舌焦，号痛欲绝，其色或变如豆汁，或如败肝，热深厥深，手足逆冷，不知其为热厥，反信为真寒，益加桂、附，以至胃烂肠裂，哀号宛转，如受炮烙之刑而死。"

魏之琇

魏之琇(1722—1772),字玉横,钱塘人。世医出身,幼因贫于质肆帮活,夜则灯下苦读,先后达20年,竟通医术,并以医济世,以明代江瓘《名医类案》尚有未备,遂予以补充,著《续名医类案》。另有《柳洲医话》等,均行于世。《续名医类案》是清代名医魏之琇所著,继明代江瓘《名医类案》之后的一部中医医案巨著。魏之琇的学术思想主要反映于《续名医类案》之中,《四库全书总目》称其"所附案语尤多,所发明辨驳,较诸空谈医理,固有实征虚揣之别焉"。

呕吐

鲍渌饮,年二十余,以夏月肩舆反歙,途次受热,鼻衄盈盆,愈后偶啖梨,遂得吐证。盖肝火而胃寒也,百治无效。闻道吐字,则应声而呕,以故家人咸戒之。后至吴门,就叶氏诊。以其脉沉细,令服附子理中汤,人参、姜、附俱用三钱。服后出门,行及半里,觉头重目眩,急归寓,及门而扑。幸其尊人,雅谙药性,谓必中附毒,亟煎甘草汤灌之,良久乃苏。后去附子,仍服三剂,吐转剧。再往诊,仍令服前方,遂不敢试。改就薛氏,告以故。薛用六君子汤,服四剂无验。再求诊,适薛他往,薛婿令照方加益智仁一钱,再服亦不应。又求诊于孙某,其方用甘草八钱,不下咽即吐。因不复求治而返。偶以冬月送殡,感寒增咳,缠绵至夏,余偶访之,则病剧。询知为向患吐,近复二便俱秘,已七八日不食,惟渴饮茶水,更医数人,或令以艾灸脐,俱不应。请诊之,见其面色青悴,脉弦伏而寸上溢。谓此缘脾阴大亏,木火炽盛。又因久嗽肺虚,肝无所畏,遂下乘脾而上侮胃,致成关格。(观此论,则前胃寒二字,殊无着落。尽此症本由肝火冲胃,胃中热极,梨之甘寒不足以胜其热,反激动其猖狂之热。非胃寒也)幸脉不数,易已也。宜先平肝,俾不上冲而吐止,斯肺得下降而便行。令以黄连、肉桂各五分,隔汤蒸服。饮下觉吐稍止,即能食糕数块。然二便胀不可支,令以大田螺一枚,独蒜一枚,捣烂罨于丹田,以物系之,不逾时,二便俱行,所下皆青色,遂霍然而愈。时甲戌五月二十七日也。后与六味加减,入沙参、麦冬等,咳嗽亦止。向后常服养荣之剂,吐不作矣。雄按:甲戌乾隆十九年也,其时天士已殁,一瓢尚在,所云叶氏,或天士之后人乎。

叶太史古渠,在上江学幕中,患吐证久不愈。凡学使按临之郡,必召其名医延医,两年余更医十数,病日甚。岁暮旋里,或与二陈加左金,吴萸、川连俱用五六分,服下少顷,吐血碗许。脉之不数,第两寸俱上鱼际,左尺微不应指。彼欲言病源及所服方药,余曰:悉知之矣。第服余方,五十剂乃得痊,计熟地当用三斤许。乃讶然莫喻,问所患究何病?曰:彼上江名医,不过谓病痰饮耳,所用方不过用四君、六君已耳。遂拍案笑曰:一皆如言。但非痰饮,何以多酸苦涎沫?今饮食日减,何以反重用熟地?曰:此证由于肾虚,肝失其养,木燥生火,上逆胃络,肺金亦衰。饮食入胃,不能散布通调,致津液停蓄脘中,遇火上冲,则饮食必吐而出也。四君、二陈、香、砂类皆香燥之品,以之为治,犹抱薪救火,反助之燃。必滋水生木,润肺养金，庶可获效。第阴药性缓，病既久，非多剂不瘥也，用熟地、杞子、沙参、麦冬、石斛等出入加减，初服吐自若，十剂外吐递减，食渐增，果至五十剂而愈。

倪首善年未二十，禀赋甚弱，早婚，得吐病。或与二陈、五香等剂转甚。有用桂、附者，服一剂觉不安，乃止。有教单食猪油者，初颇效，后亦不应。脉之，虚弦略数，与生熟地、沙参、麦冬、川连、蒌仁，四剂后去连，又三十余剂而痊。

高氏女七八岁时，即病头痛而呕，或酸或苦，百治不效。其父询余，余曰：此肝火上逆耳。与生地、杞子、沙参、麦冬，二三剂即愈。后及笄，于春尽病复作。其父已殁，乃兄延数医治之，所用皆二陈、六郁、香、砂、丁、桂之类，经半年，面杀青，股无肉。其母泣令延余，仍以前方，每剂内熟地一两，二十余剂乃愈。

金氏妇患吐证，盖十余年矣。所服香燥，不可胜计。后左胁渐痛有块，经水不行，脉涩数，善怒。延诊，辞不治。延不已，勉与六味加减，服之颇有验。然一怒即发，越半年而卒。

福建罗二尹悔斋，久病足痿，于去年春尝呕而头汗大出，医疗无效。乃不药，数月渐可。随于夏间又患不眠，治亦无效，至秋后乃痊。今年春因公事寓杭，求针科治足疾，又为灸中脘、气海等穴十余壮，步稍良，而呕证大作，食入即吐，绝粒数日，又不眠，服姜、附、萸、桂、二术、二陈等，觉有烟辣之气上冲。诊之，六脉大如箸头，两寸皆溢出鱼际，舌瘦小，伸之极尖，且舌颤，黄苔边红瘪，额色赭石，鼻色熏焦，小便清白，大便常五日一行。谓此营气大亏，肝肾之火，上逆胃络则呕吐，浮入心包则不眠。与养心汤加川连、牛膝、米仁。嘱其验小便黄则病退。一剂即不呕能食，小便果黄色。二剂得眠，舌苔淡红瘪消。唯两胁如有物，动辄牵引，加山栀、川楝，二剂左胁之物即坠下。又加枇杷叶、熟地、蒌仁，去山栀、川楝、黄连、牛膝，二剂右胁之物亦坠下，脉亦稍敛，大便二日一行，以行期甚迫。嘱其照方服至舌不颤乃可。或足疾再甚，慎进风燥之剂。所以云者，知其针之得泻而暂愈耳。

祖姓人年近七旬，素有胃痛病。于二月间忽发呃，昼夜不绝声者十余日，胃亦痛，食入即呕。或与二陈汤加丁香、藿香等，病转剧。脉之，两手皆洪数，两寸溢而鼓，时见歇止，乃厥阴之火上冲而然。与杞子、米仁各一两，沙参五钱，麦冬三钱，酒连四分，二剂而愈。后半年病复作，以贫乏无力再药而死。

泄泻

宋复华兄尊堂，年七十，体素肥，长夏病泄泻。诊之曰：此肝木乘脾也。(雄按：所云肝木乘脾，实皆乘胃之症也，故润药相宜。如果乘脾，则参、术又为主药矣)宜养肝肾则愈，勿治脾。与数剂，病已略减。会复华以事入都，家人另延医，投以苍白术、补骨脂、肉豆蔻、丁、桂、香、砂仁、建莲、扁豆之类，频服至百余日，肌肉枯削，动则忡惕眩晕，食入即呕，而下利益频。始谢去，再延余，但与重剂杞子、地黄、沙参、麦冬、米仁、山药。初加黄连三分，四剂随减去。加人参一钱，四五剂，亦减去。后加肉苁蓉四钱，四剂，凡服药一月而安。类皆甘寒润滑之品，有泥景岳之说，谓吐泻皆属脾胃虚寒者，宜变通焉。

复华令正亦患脾泄，每五更黎明，必行一二次，医亦以香燥辛热健脾之剂与之。治半年余，泄泻转加，月事数月不至，寒热无时，头晕心忡，四肢厥冷。每下午则面赤口苦舌燥，食则欲呕，寐则多惊。幸脉未数，亦与杞、地、沙参、麦冬，间入酒连，诸证递愈，经水亦行。再加山药、枣仁，食增泻止。

褚某年二十四五，新婚数月，忽病泄泻，日五六次，食后即急欲如厕，腹胀甚，腰亦疼。脉之，两手俱弦，与生地、杞子、沙参、麦冬、米仁、川楝，稍减旋覆。乃加杞子至一两，入酒连四分，二剂而愈。

项秋子尊堂年五十，久患泄泻，日常数行。凡饮食稍热，即欲泄，后食渐减，治数年无效，已听之。偶昏暮于空房见黑影，疑外孙也，抚之无有，因大恐失跌，遂作寒热，左胁如锥刺，彻夜不眠，口苦眩晕。或疑邪祟，或疑瘀滞，幸未服药。诊之，脉弦数，与川连、楝肉、米仁、沙参、麦冬、生地、杞子、蒌仁，才下咽，胁痛如失。再剂，则累年之泄泻亦愈矣。或问故，曰：此肝经血燥，火旺乘脾之证。经曰：人虚则目䀮无所见。其见黑影者，乃眩晕时作，又因恐而失跌也。原夫向之泄泻，屡治罔验者，盖时师见证治证，所用必香、砂、苓、术诸燥剂也。火生于木，祸发必克，此《阴符经》之秘旨也。医者能扩而充之，则世无难治之病矣。

黄疸

徐环薇，年二十余，病疸，服山栀、茵陈、五苓、六一之剂将两月，不效。脉之，弦细而驶，面目爪甲俱淡黄，语言迟倦。谓之曰：君以黄疸求治，此其余症耳，今病成劳损矣。乃竦然曰：诚有之，近来夜卧不宁，晚即发热，黎明始退，咳嗽痰稀，腰膝疼痛。然治之当奈何？曰：病缘阴虚火盛，肝热久郁，移其所胜，故食少便溏，发为黄症。与酒谷诸疸为湿热熏蒸者不同，乃服苦寒渗利，重伤其阴，致成劳损。今宜峻养肝肾，俾嗽止热退，食进便调，而黄自消矣。与集灵膏加减十余剂，诸症渐退，黄亦愈矣。

胁痛

范康侯年弱冠，患胁痛，已六七年，更医既屡，转益羸瘠，食少而气馁，言懒而神疲，稍远行则心下怦怦然，遇劳则膈间如裂。就予诊，告以初时但腹胁痛，医与逍遥散，暂愈再发，再复不应矣。医投四磨饮，亦暂愈再发，再投亦不应矣。又更医用五香散、越鞠丸，则愈而即发，自是腹中忽有块。再更医以为痞积，进青皮、厚朴、五灵脂、延胡索之类，块益多，时隐时现，上下左右，约六七枚，如拳如掌，往来牵痛。近有老医谓为虚也，用当归、白芍、香附、郁金之类服之，了无进退。予曰：似君之疾，遍宇内矣，误治而毙者，可胜道哉。盖古来方书，于此症殊无肯綮，无怪乎世之梦梦也。原其误人之始，只肝无补法四字，遂使千万生灵，衔冤泉壤。或以疏散成劳，香燥成膈，或以攻伐成鼓，或以辛热成痈，其于变症，笔难尽述。幸子青年，禀赋厚而未婚，故仅若此，否则不可言矣。今据脉已细数弦涩，脏气已亏，幸不数，且无咳嗽夜热，犹可为也。第服余剂，只可希远效，而不可求近功耳。与生熟地、沙参、麦冬、杞子、枣仁等剂略安。至数十剂，块渐减。遂以方为丸，服数年益就痊可。今已娶，第能樽节，庶无后患也。盖此症惟两仪膏最妙，然有力者始能用之。

方某年三十余，因析居阋墙，胁痛，左胁下有块如槃，按之坚硬，食下则胀，痛甚不能侧卧，百治莫应，枯瘁如柴矣。偶于药肆，遇人谓之曰：此病惟淳佑桥魏某能治。因就诊。脉之弦且急，曰：肝举症也。肝叶左三右四，血足则润而下垂。今怒火伤阴，其叶燥硬，故举而不下也。经曰：肝病则迫胃逆咽。故左叶张，则支胠而不可侧卧；右叶张，则侵脘而不能容食。昧者不知，投以香散，则如火上添油耳。与生熟地、沙参、麦冬、蒌仁、米仁、杞子、川楝，十余剂，其病如失。

詹渭丰母年六十余，九月间疟后自汗，余已愈之。至十一月，胁痛大作，医以加味黑逍遥散治之，未为误也。服一剂，至夜分忽晕厥欲脱。盖柴胡、白术，皆非阴虚火盛之人所宜进也。黎明急余治，脉之，两关俱伏，两尺极微，足冷过膝，面如纸灰。云初起左胁痛，服药后忽移于右，遂发厥，厥虽止而痛剧，不可转侧，痛处不可按。察其舌，燥硬如干荔，已危矣。姑与生熟地、杞子各五钱，沙参、麦冬各三钱，服下痛略减。前方加倍，再入米仁五钱，蒌仁二钱，其痛乃复归左胁，能转动矣。仍服前方数剂而愈。余常治数贫人，感症后不能进饮食，宛如百合病，脉之或弦或涩，按其胁或左或右，或有块无块，皆曰痛甚。检其方，诸燥药外，有服柴胡至二三两者。察其舌，或中干，或枯燥，或紫赤，是皆诛伐太过，伤其肝肾之害也。悉以前方，相其伤之轻重，为剂之大小，数服而愈。

又赵氏子年十六，金氏女年十七，其家皆素封，病胁痛，服逍遥散皆五十余剂，病益困。以前方去熟地与之，皆不服，乃更从香燥而殁。盖地黄、杞子，举世咸畏之如虎，缘本草谓地黄腻而杞子热也，其杀人亦多矣。言医药者可不慎哉。

编者按：魏之琇认为，内伤杂病多由肝病所致，尤重视养阴生肝法，以为肝虚之由，乃禀赋之故，或房劳，或误治所致。在治疗脾胃病时，如胃痛，其认为多由肝木犯胃土所致。胃脘虚寒，肝木乘犯，或肝气郁滞，横逆犯胃。在治疗时，魏之琇强调补养肝体，不仅戒忌茯苓、泽泻、牡丹皮、柴胡，而且将山茱萸亦视为戒忌之品，认为有损肝阴。他在《续名医类案·目》所载黄履素一案内有夹注："山萸味酸，肝开窍于目。经云：肝病者毋多食酸。凡肝肾病，皆不宜此三味，不惟目也。"

黄凯钧

黄凯钧(1752—1820),字南薰,别号退庵居士,浙江嘉善人。黄安涛之父。黄凯钧幼年习儒,因少年多疾,至19岁后弃举子业,立志为医,遇有难治之症,遍翻方论,每至深夜,必得其要领而后已。其刻苦研习各家学说,学识渊博,医名日噪,岁无虚日。积40余年之识见,乃著述医话6种,名《友渔斋医话》。

胁痛

陈(五十),肝火内煽,络脉受伤,胁肋大痛。疏通气血。

桃仁二钱 红花一钱 生白芍一钱五分 丹皮一钱五分 橘皮一钱 延胡索一钱五分(活血化气第一品) 旋覆花一钱 青葱管七寸(二味能入络止痛)

周(四十),肝阳犯胃,胁痛呕吐。

川楝肉 归须 生白芍 橘白 半夏 山栀 茯苓 炙草 老姜渣

三服痛止呕除,午后觉脘中嘈杂,六脉细软,胃土久受木侮,气虚不能健运。阳明以通为补,以降为顺,所以补中须佐清降。

人参 蒸於术 茯苓 半夏 枳壳 橘皮 归身 白芍 炙草

张(二五),木郁为热而胁痛,湿蕴则肌黄并见矣。

柴胡 薄荷 丹皮 黑栀 延胡索 旋覆花 归须 桃仁 新绛 青葱管

久痛必入络脉,今三服既得减去什七,治黄新病要紧。纳少嗜卧,因脾气欠运,疸症之常,此恙若平一二分痛,不治而瓦解矣。

柴胡 薄荷 夏枯草 川连 山栀 香附 广皮 木通 茵陈

徐(五一),右胁闪痛,咳呛腥痰,内痈之象。

苡仁 桑皮 地骨皮 橘红 茯苓 杏仁 党参 白术 甘草

六服竟愈。

陶(二八),左胁痛如刀割,畏寒身热,神气昏惫,脉象模糊,势甚危急。此乃客邪干犯,疏风兼治络,冀得速平,方保无事。多有变失血者,亦属瘀滞,流行无妨。

炒延胡 当归 红花 桃仁 橘红 生香附 旋覆花 苏叶 青葱管

腹痛

钱(四十),幼年腹中起块,时常作痛。迩来频发,食入膨胀,吐出方松,究其病源,属肝木乘土。通阳明，泄厥阴，遵叶氏成法。

川楝肉一钱　炒延胡一钱　橘白一钱　半夏一钱五分　枳实七分　生白芍一钱二分　丹皮一钱五分　炙草三分　姜渣二钱

柴妪（五一），两脉虚细，当脐作痛，连及胸胁，而兼身热足冷。此系元虚阳亏，当投温补。

党参　於术　黄芪　归身　白芍　桂心　橘皮　香附　炙草　煨姜　大枣

四服，热退神旺。

沈（三七），寒湿内侵，腑气不行，腹痛下痢。

苏叶　羌活　茅术　楂肉　厚朴　橘白

一服而愈。

呕吐

周氏（十四），兼旬进食辄呕，近日粥饮亦吐，神识潦倒，大为危候。皆因平素善怒，肝血不足，木火易升，上凌胃土。拟苦辛酸法，必可纳谷，再商扶治。

党参二钱　半夏一钱五分　生白芍一钱五分　川连六分　生牡蛎三钱　橘白八分　丹皮一钱五分　山栀一钱五分　吴茱萸三分　老姜渣二钱

服一剂，胸脘宽舒，纳食不呕，面青稍退，略有口苦，脐旁动气。宜养脾阴，切戒动怒。

生地　归身　白芍　丹皮　牡蛎　桑叶　麦冬　甘草

数剂安然。后因不戒于怒复发，仍来招余，力辞难治，缠绵两月，竟成膈症而殁。

外母（五七），丙午仲秋，患晨起呕吐黄水，腹痛泄泻，食物些微亦胀，神气潦倒，将成重候。切脉左浮弦、右沉涩，知为肝木不平，脾胃虚弱。用斯意调治不效，改投温通酸敛而愈。因夏月喜饮井泉，及生冷瓜桃之类，脾胃虚寒，肝火上乘所致。

吴茱萸六分　干姜一钱　党参一钱五分　白术二钱　白芍一钱五分　乌梅肉七分　煨木香三分　炙草五分　大枣二枚

一服呕止，再剂能下紫血数块，腹即不痛，纳食亦安，惟大便未实。换方：

党参　炒白芍　茯苓　橘皮　破故纸　山药　肉果　炙草　菟丝饼

六服痊愈。

陈（四三），病发先泻，既吐食并酸水，旬日一发，经历三年，欲成反胃。自述当临发时，汗出寒栗。此病由于厥阴浊阴上僭，致脾胃气弱，传化无节，纳导无权。治当苦降辛散，甘补酸收，法乌梅丸意，临发前一日服。

桂枝木　白蔻仁　半夏　川连　党参　生冬术　当归　白芍　乌梅　茯苓　炙草

张（十五），咳呛弥月，呕吐饮食，便燥如栗。询述脐旁宿有块上攻，即咳吐食物。此系厥阴之气犯胃，胃不下降所致，今以抑肝通腑润肠。

乌梅　鳖甲　生白芍　生地　半夏　通草　归身　麦冬　玉竹

又病减大半，惟午餐吐尚未除，脉来短数。中气亦虚，前法兼补胃。

归身　白芍　生地　党参　蒸冬术　鳖甲　乌梅　麦冬　半夏

痢

许（五八），身热赤痢，匝月不饥不纳，脉带微弦。证属难治，犹得神气不丧，姑投一方，以观消息。

川连八分（清暑毒）　莲肉三钱（去心，补脾带涩）　白芍一钱五分（清血）　橘皮八分（利气）　厚朴六分（炒，疏滞）　楂肉二钱（消积）　银花一钱五分（解毒止利）　甘草三分（和中）　菜花头五个（此味得春和之气，温而能升。所以生万物者也，以提脾胃之气）

两帖热退思食，痢减半变白。此症妙在病患不轻服药，从未投剂，所以用方取效尤速，已历除途，可许抵岸。又用：

莲肉三钱　扁豆三钱　茯苓二钱　白术一钱（炒）　白芍一钱五分（炒）　银花一钱五分　橘皮一钱　厚朴六分

服之痊愈。

蔡氏（五九），血痢两月，医治无法。近日粥饮俱不进矣，胸闷干呕，腹痛不休，里急后重，昼夜六七十行，形神疲困，脉细数而沉，噤口重症显然。幸脉不致弦劲，势虽危险，总因热毒蕴蓄肠胃，非真土败之比，尽人心力，可冀斡旋。

川连一钱　黄芩一钱五分　白芍一钱五分　山楂三钱　厚朴一钱　橘皮一钱　木香（磨冲，少许）　扁豆花二十朵

两服干呕止，痢变白，但腹痛仍然，行数不能大减。肛坠，前方清热调气，其痢不减分毫。因忆目下天气收肃，出秽转侧，岂无感冒？肺与大肠相为表里，今脏腑之气皆郁而不伸，治病必当求本。

苏叶一钱　防风一钱　升麻七分　橘皮一钱五分　楂肉二钱　苦参一钱五分　白芍一钱五分　甘草四分　厚朴六分　蛀枣两枚（善治秋痢）　姜皮四分（辛凉走表）

一服痛痢减半，再剂其病如失。饮食渐进，胸膈不甚舒畅，因肝木动故也。况年及甲周，大病新瘥，中州焉能骤健？缓调平复。

党参　白芍　麦冬（白米拌炒）　炒银花　归身（炒黑）　钩藤　橘皮　丹皮　炙草

又方：五味异功散，加归、芍、熟地、砂仁、麦冬，十余剂而痊。

徐（四七），血痢半年，近添畏风，夜热盗汗。此阴分已伤，兼有外感。

生地炭四钱　归身炭一钱五分　白芍一钱五分　厚朴八分　楂肉一钱五分　茅术一

钱　广皮一钱　防风一钱　苏叶一钱

吴(五十),痢下赤白,肛门下陷,脉来濡软。此属湿热,用东垣升举法。

葛根一钱　升麻六分　焦术一钱五分　厚朴一钱　黄芩一钱五分　银花炭一钱五分　橘皮一钱　谷芽一钱五分　楂肉三钱　炙草四分　扁豆花十五朵

三服愈。

柏(三七),赤痢初起,稠腻难下,腹痛便泄,身热畏冷,脉细。此热郁脏腑,寒束肌表,治当双顾。

苏叶一钱　防风一钱　葛根一钱　川连六分　黄芩一钱五分　楂肉三钱　槟榔一钱　厚朴一钱　泽泻一钱　扁豆花二十朵

两服痢减十七,身热腹痛全除。惟小溲微涩,黄昏微热,阴分受伤。

滑石　白芍　苦参　丹皮　楂肉　厚朴　泽泻　甘草

吴(五一),形寒咳嗽,血痢时下,不思纳食。内邪未尽,外贼又来,一定表里双顾。

苏叶一钱　防风一钱　杏仁二钱　生茅术一钱五分　橘皮一钱　厚朴一钱　炒银花一钱五分　楂肉二钱　炙草四分

两服病已。

李(四四),痢下五色,腹痛重坠,行数无度,纳食无几,已历五旬,以上各症,亦为不轻,而脉更弦大,非痢所宜。幸神气不惫,当属阳症,用逐热导邪升举之法。若得桴应,可商维持。

川连七分　条黄芩一钱五分　白芍一钱五分　楂肉二钱　厚朴一钱　木香四分　柴胡三分　升麻三分　炙草四分

三服痢仍不减,腹痛后重无矣,脉弦稍缓,舌苔干黄微渴。因意前投芩、连逐热,反见黄苔,五旬久痢,阴血大亏,竟用加味四物汤。

生地炭四钱　归身炭一钱五分　麦冬二钱　山药二钱　银花一钱五分　莲肉二钱　蛀枣二枚(因病立方者祥,执方治病者殃)

三服痢减大半,谷食顿增,如此重症,得如此速效,信药之有缘也。今但扶脾胃,不治而可愈矣。

异功散加熟地、归、芍、山药、楂肉、砂仁壳,不十剂而痊。

周妪(六六),红痢三月不痊,宜逐邪兼顾本原。

谷芽　楂肉　砂仁壳　橘皮　黄芩　炒白芍　炒归身　炒冬术　银花　莲肉　炒山药　炙草

四服痢止。

泄泻

曹氏(三四),胸闷便泄,纳少而胀,脉左弦右软。木来乘胃,泄肝通腑治法。

金铃子散加云苓、白芍、栝蒌皮、老姜。

陈(二一),久泄不止,纳食作胀,失聪雀目,唇燥腿软,脉左细弱右弦,属木旺土虚。经营劳力,是为重伤,宜补脾胜湿和肝。

党参　蒸冬术　茯苓　焦白芍　猪苓　泽泻　橘皮　厚朴　钩藤　炙草

钱(二十),三日疟起匝月,旬日前后患晨泄,热重寒轻,胸闷不思纳食,两脉小数,舌苔微黄。此邪踞膜原,阳气下陷,治宜分理。

川郁金　厚朴　橘皮　茯苓　半夏　黄芩　柴胡　升麻　防风　葛根

一服泻止,又两服发轻如不知矣。又前投扶中升提,已得桴应,纳食大增;今但平理营卫,更须小心食物,弹指可愈。

半夏　橘皮　柴胡　知母　厚朴　茯苓　黄芩　红枣

黄(四六),目黄腹痛,泄泻咳呛,胸闷不纳。此由湿热内侵,风凉袭肺,治以彻表清暑、利小便。

杏仁　防风　薄荷　前胡　黄芩　黑栀　楂肉　广皮　茯苓　猪苓　泽泻　木香

便血

陆(六三),便红有年,大便常泄,左尺独小。古有病久不愈,责诸肾者,盖因肾为胃之关,今用其意。

生地四钱　萸肉二钱　菟丝子饼二钱　山药二钱　荆芥炭一钱　茅苍术一钱五分　厚朴一钱　橘皮一钱　茯苓一钱五分　侧柏叶一钱五分　山楂肉二钱

张僮(十四),自述前年嬉戏举石,旋即便血。此为努力伤脾,脾不统血;久则肾亦不固,肾为胃之关,当双补之。

党参一两五钱　蒸冬术一两五钱　生茅术一两　黄芪二两　橘皮一两　山药一两五钱　山萸肉一两五钱　菟丝子饼二两　砂仁末七钱　茯苓一两五钱　炙草五钱　侧柏叶一两　枣肉为丸

晨服四钱,一料痊愈。

顾(三二),肠风便血,下必有声,兼见咳嗽。当宗东垣法。

茅术　防风　荆芥炭　羌活　柴胡　升麻　川连　侧柏叶(炒黑)

投升阳散风燥血之剂，数服后，血嗽俱减。肺与大肠相为表里，然今脉软弱，脐不快而痛。此失血过多所致，当补中气，仍佐升发。

党参　白术　黄芪　归身炭　杜仲　防风　升麻　橘皮　荆芥炭　生地炭　炙草

张(六十)，大肠之气虚滞不和，腹痛便血。

生地　茅术　厚朴　橘皮　砂仁壳　白芍　黄芪　蒸於术　党参　楂肉　炙草　蛀大枣

四服，其病顿愈。此方黑地黄丸与补中益气相配成方，疗虚人便血最效。

编者按：《素问》曰："邪之所凑，其气必虚。"若正气壮旺，自无留邪之患，诸恙可平。黄凯钧根据这一理论，汲取仲景、东垣、介宾等先贤经验，重视扶正，善用补法。如治大便燥结，多从中气受损入手；治小儿慢惊，先用理表清热消导之剂，继以培脾平肝辄应。其所著医案中，有开手即补者，有邪未尽去而间用补者，有邪去而用峻补者。黄凯钧也主张"治病虽愈，善后不可缺"，"若大病久病愈后，必当随时调理，方为无弊"，"不然则一篑之亏，前功尽弃矣"。其善后注重调节饮食与药物调养。

陈念祖

陈念祖(1753—1823),字修园,又字良有,号慎修,福建长乐人。陈念祖自幼一边攻读儒经,一边学医,曾拜泉州名医蔡茗庄为师学医。平生著述甚丰,医学思想皆本《黄帝内经》《伤寒论》《金匮要略》。他以严谨的治学态度,终生不懈地研究《伤寒论》,对长沙法,“叹高坚”,“仰之弥高,钻之弥坚”。晚年著《伤寒医诀串解》六卷,采用分经审证之法,对《伤寒论》一书作了详尽、系统的研究、归纳。他治学严谨,力求“深入浅出,返博为约”,“由浅入深,从简及繁”,致力于医学之通俗化,著有《医学三字经》《医学实在易》等,为初学门径书,流传极广。其他著作尚有《灵素节要浅注》《女科要旨》《神农本草经读》《时方歌括》《十药神书注解》等。陈念祖非常敬仰东汉张仲景,尊之为“仲师”“医圣”。他曾说:“医门之仲师,即儒宗之宣圣。”宣圣即孔子。

黄疸

一身面目俱黄,色暗如熏黄,已食如饥。怠倦嗜卧,短气,小便色黄,自利。乃脾胃湿热内郁,膀胱之气不化,渐成黄疸。证属虚候,以理中汤加味治之。

炒白术三钱　人参一钱　干姜八分　炙甘草八分　茵陈二钱　白茯苓三钱

始有寒热往来,复因食物不节,胃脘气滞生热,蒸变发黄,溺赤便秘,是名谷疸。若误下之,恐犯太阴,防有胀满之患,法当宣腑以清热利湿。方列于后:

绵茵陈三钱　杏仁(去皮尖)二钱　白茯苓二钱　枳实八分　桔梗一钱　白寇仁一钱　天花粉一钱

泄泻

掾史徐文淙妻,卧病三年,身体羸瘦,畏寒战栗,后发热,得汗始解,脊背拘疼,腰膝软弱,饮食不进,进则肠鸣作泻,心虚惊悸,胸肋气胀。畏风畏热,头眩目昏,月信愆期,莫知其病之原也。予诊其脉,朝诊之已得其慨,暮诊之与初无异。《书》云:早晚脉同,病虽危而可疗。其脉左寸左关右寸右尺,失其升降之常,惟脾、肾二脉平和,知其病困久矣。徐子曰:寒热往来,战栗出汗,既汗乃解,得非疟乎?予曰:久疟之脉,病来脉弦而大,病退脉静而弦小,兹脉早晚无异,岂得为疟?徐子曰:病形羸瘦,闻响心惊,畏风畏热,自汗如雨,饮食不进,月信不行,得非产后弱疾乎?予曰:虽有诸证,应乎四部之脉,脉体不失五行之象,且去来皆缓,而无沉小疾数之脉,何为弱也?曰:经期已过三月,得非孕乎?予曰:阴搏阳别,谓之有孕。今阴脉沉滞,阳脉不别,焉得有孕?曰:饮食少进,即便泻出,非脾胃泄乎?予曰:脾泄者,饮食不化,今腹响一阵,泻一阵,粪皆黄水热下,此是火能化物,与脾何干?此正是气郁病也。气有余即是火,火与元气不两立,元气已亏,不可多药。今将脉证,开具于左。左(寸)心小肠属火，火本炎上，脉当浮大而散。今诊得心脉虽大而散，犹欠浮，不浮者何义？心为一身之主，藏神而生血，宜常静而不宜多动。人能静养则心血充满，脉自浮大。若不能静养，事事搅乱，心毋（原无）宁刻，斯神不安，而血不充，血既不充，是以脉无力而不浮，怔忡惊悸之病，由之以生也。况诊至七八至，或十二三至，又往下关中一猎，有类以灰种火之状，此乃君火郁于下，而无离明之象也。据脉论证，当有胸中烦闷，蒸蒸然不安，蒸出自汗，则内稍静。而腠理不密，畏寒为验。左关肝胆属木。《脉经》云：宜弦细而长。兹诊得左关弦长而不细。又虽长，不可出关，兹侵上寸部二分，推之于外，内见洪大有力，是肝气有余也。盖因火子郁于中，下不能承顺正化之源；木母太王，上助心火，中侮脾土。又肝藏血而生筋，病当头眩目昏，脊背项强，卒难转侧，背冷如水，甚则一点痛不可忍；下则腰膝软弱无力，脾胃不和等证为验。左尺肾与膀胱属水。《经》云：脉宜沉濡而滑。唯此部得其正，往来不匀，按不搏手，是无孕也。右寸肺与大肠属金，脉宜短涩而浮。兹沉滞而大，按三五至或十数至一结，结乃积深，脉沉是气，此正肺受火邪，气郁不行也。病当胸膈不利，或时闷痛，右肋胀满，饮食不便，传送大肠，鸣泄等证为验。右关脾胃属土，其脉宜缓而大，此部虽然无力，犹不失其本体。右尺三焦命门属相火，君火不得令，相火代君行令。《书》有云：命门还与肾脉同。盖谓右尺中虽是火体，亦当沉静，不宜浮大。此部浮取三焦，脉浮而无力，侵上脾胃，是君火郁于下，而相火升于上，侮其金也。病主气满，胸膈嘈杂，饮食不利等证为验。详六部脉证，惟左尺得体，肾为寿元，根本尚固。右关脾土，为木所侮，虽是少力，然来去缓大而不弦，此五脏之源，生气有存，无足虑也。予惟探其本源治之，先投以和中畅卫汤三剂：苏梗五分，香附（醋炒）一钱，抚芎八分，桔梗六分，苍术八分，神曲二钱，炒贝母八分，砂仁（研碎）三分，连翘（去子尖）六分，姜三片，水煎服。而肺脉浮起，胸次豁然，诸证顿减。继以清中实表，固其腠理，月信太行，久积尽去。表里皆空，用阴补固真之剂，并紫河车丸。日进一服，月余全愈。

徐子曰：敢问用和中畅卫之旨？予曰：人之一身，有气有血，气血调和，百病不生，一有拂郁，诸病生焉。令正之脉，君火郁于下，相火代令侵于上而侮金，金衰不能平木，木王侮土，土弱不能生金，故肺脉沉大而结。夫肺为五脏华盖，百脉之宗，专司乎气。浮取三菽之重得之，则肺得其体，今沉滞而结，失其纲领，何以行气？气有一息不运，血有一息不行，气血不匀，百脉不能应刻循环，凝滞经络，诸病猬生，理必然也。病证多端，要之不过气郁而已。丹溪云：气有余，即是火。火郁则发之。

端昌王既白之妃，患泄泻，屡用脾胃门消耗诸药，四五年不能止。一医用补中益气汤，人参三钱。服一月，不泄。忽一日胸膈胀满，腹响如雷，大泻若倾，昏不知人，口气手足俱冷，浑身汗出如雨，用人参五钱，煎汤灌苏，如是者三。病者服久，自觉口中寒唦。医者以为出汗过多，元气虚弱，于前汤内加人参三钱，酸枣仁、大附子、薄桂各一钱，昏厥尤甚，肌肤如冰，夏暑亦不知热。二年计服过人参二十五斤，桂、附各二斤，酸枣七十斤。至己巳冬，饮食入口，即时泻出。服中即饥，饥而食，食即泄，日十数次，身不知寒，目畏灯火。予初诊之，六脉全无，久诊六部来疾去缓，有力如石。闻其声尚雄壮，脉亦有余。自予断之，乃大郁火证也。以黄连入平胃散与之，饮药少顷，熟睡二时，不索食，不泄泻。饮五日，方知药味甘苦。即用通元二八丹，与汤药间服。一月饮食调和，其病遂愈。

予用前药，众皆惊曰：久泻之病，饮下即出，六脉俱无，虚弱极矣。先生言六脉有余，而用黄连寒苦之物止泻，实吾辈所不知也。予曰：此乃亢极之病，火极似水。若以为虚弱而用补药，是抱薪救火矣。众曰：既云是火，则火能化物，今食物不化何也？予曰：譬之铳炮，先已有药在内，遇火即时充出。《书》有曰：胃中有热难停食。正合此也。果是虚弱之证，前已用过参、附等药数十斤而不愈耶？予以黄连四钱为君，以泻火热；用平胃散为脾胃之引。因此病火势甚烈，不可偏用苦寒之黄连，兼用苍、朴四味之温，以缓治之。此所以用平胃而效也。

痢

省亭殿下，己卯七月，病痢。众始治以通利之剂，次行和解，又次滋补，月余而病甚。每日行数次，肚腹绞痛，但泄气而便不多。起则腰痛，屈曲难伸，胸膈胀满，若有物碍，嗳气连声，四肢厥冷，喘息不定，召予诊治。诊得两寸俱沉大，右寸肺脉更有力，右关沉紧，左关弦长而洪，喜两尺沉微，来去一样。予曰：此神劳气滞之病也。以畅中汤进之。香附八分，苍术一钱，神曲三钱五分，抚芎七分，黄芩八分，枳壳五分，苏梗五分，甘草三分，姜一片，枣二枚，水煎服。服后兀兀欲吐，冷气上升，嗳气数十口即大便，所去秽污颇多，胸次舒畅，腹中觉饥，自午至酉，止去一次，四肢不厥，肩背轻快，六脉平复，但心内怔忡，头目昏眩，饮食无味。用六君子汤加香附、砂仁二剂，胃气渐复，眩运怔忡，乍止乍作，又以补中益气汤加蔓荆子、茯神、枣仁、黄檗，半月而诸证痊。

重九日，殿下置酒谢予，问曰：吾病痢二月，始用通法，继服调理脾胃之药，月余而痢反剧。先生用枳壳、黄芩，宽利大肠，而痢顿止者，何也？予曰：殿下之脉，两寸俱沉，左寸沉者，心火郁于下，乃神劳也；右寸沉而有力者，盖肺主气，与大肠为表里，七月金当令之时，脉宜浮短是正。今不浮而沉者，因思则气结，不得循环，失其升降之常，惟走大肠顺道，气滞而下陷，故作里急后重，有似于痢，实非痢也。曰：有谓四肢厥逆，大肠久滑，当用附子温之者；有谓内有宿积作痛，当用硝、黄下之者。二说孰是？予曰：皆非也。殿下肺脉不浮而沉，是金不得令也。金不得令，则不能制木，故肝脉不弦细而弦洪，不当王而反王，木来侮土，脾气转结于内不能运，故四肢逆而厥冷，所谓热深厥亦深也。热厥上不过肘、下不过膝，脉伏有力可验也。既为热厥，岂可复用附子之剂？夫用附子温之者，固非矣，而欲攻以硝、黄者，亦非。《经》曰：心藏神，多念则神劳；脾藏意，多思则气结。气结故腹痛下利，若复加以寒凉之剂，其结愈甚，此硝、黄所以亦不可用也。予唯以辛凉之剂散之，有香附辛温以快肺气，苏梗疏通诸窍，神曲舒脾气而化脾积，苍术燥湿、引脾气散于四肢，抚芎畅达肝气，黄芩、枳壳荡涤大肠，加甘草以和中，使气升而循环经络，积去而大肠通快，又何腹痛之不减，而厥逆之不除哉！

腹痛

瑞昌王孙镇国将军，久患腹痛，每饮诸药不效，饮烧酒数杯顿止，无能识此病者。甲戌孟夏，予诊治之。其脉左寸沉大有力，左关弦大而坚，时或一驮，左尺沉弱无力。予曰：此乃积血证也。彼不信。至仲冬，其疾大作，面红目碧，眼胞浮肿，神乱气促，腹痛饮烧酒亦不止。是夜诊其脉，与初诊无异，唯人迎、气口二脉，洪滑侵上，知其有欲吐之意。投以盐汤一盏，遂大吐，吐出血饼，大如杯者、大如枣栗者各数十，兼有白饭、清水，夹杂如笔管者二三条。吐讫，胸中宽快，仍不服药。次日黎明，口鼻气塞，四肢厥冷，昏不知人，心胸间微热而已。予复诊，幸两尺犹存，根本尚在，急以烛火暴其曲池、虎口、中脘、气海。病者略知有痛，即令官人挟坐，勿令睡倒，随进独参二服。手足微温。继用人参五钱，附子二钱，作理中汤，日与饮之，六脉微见。过七日，方开眼识人，小便始通。继以补中益气汤、六味地黄丸，兼服半月，元气壮实，诸病悉除。

予用此汤，诸缙绅闻而问曰：《经》云无实实，无虚虚。失血之证，而用补气之药，正乃实实虚虚，何也？予曰：此正无实实、无虚虚之治。先后诊得肝脉弦大而坚，时或一驮。盖肝主血，弦大而坚，血有余也；时或一驮，血积而不行也。肺脉浮大，大者火也，金受火邪，气弱不能运血也。脾脉微涩，脾主思，思则气结，上不能生金也。其吐出之物，又皆白饭、清水；血成片块；如枣如条，气为不足。既吐之后，以证观之，血犹有余，气愈不足，若不用人参以助其气，白术以健其脾，附子以助阳，干姜以暖血，甘草以和中，则经络何以开通、血气何以流行？望其苏也难矣！

食积

王孙章湖，壮年，戊寅七月间，秋收忙迫，饥食二鸡子，酒数杯。时因恼怒，至暮风雨大作，又当风沐浴，夜半身热寒战，腰背脊强，胸满腹痛。一医用五积散发汗，身凉战止，惟头额肚腹大热。又服柴苓汤半月，不愈。大便欲出不出，每出些须，即时作痛。又用大黄，下三五行，病仍不减，反加胃寒吐逆，饮食入口即吐，吐时头汗如雨，至颈而还，四肢或厥冷或发热，大便一日二三次，小便如常，饮食不进者四十余日，亦不知饥，形瘦日甚。其父洪山殿下，召予诊治。左手三部，俱平和无恙，惟大肠与脾胃脉俱沉紧，按之则大，时一结，坚牢者力推之不动，按之不移。予曰：此气裹食积也，下之则愈。先以紫霜丸二十一粒，温水送下，二时不动。又进七丸，约人行三五里，腹始鸣，下如血饼者五六块，血水五七升，随腹饥索食，以清米饮姜汁炒盐少许，一二杯与之，神气顿生。次早复诊，右寸关脉，豁然如左，以平胃合二陈汤，日服一剂。后用补中益气汤加麦冬、砂仁，（侵晨服）六味地黄丸，不一月，痊愈。

洪山曰：吾儿之病，外感内伤兼有，前医用汗药已愈，但胸腹痛甚，及下后，反增胃寒，见食即吐，米粒久不下，惟啜清酒米饮，是下非所宜矣。先生复下之而愈，何也？予曰：有见于脉耳，左手三部和平，是无外证，右手寸关沉紧而结，坚牢不动不移。《脉诀》云：下手脉沉，便知是气，沉而有力者为积，沉紧为寒、为痛。自脉断之，阳明经当有坚积也。《书》又云：食积发热，夜热昼凉，头额肚腹最甚，胃中积热，蒸蒸头汗，至颈而还。自外证观之，阳明有积甚明矣。洪山曰：先生论积固当，前医用小承气汤下之，不唯不能去积，而反加胸闷不食，何也？予曰：殿下先因气裹饮食，后复外感风寒，当日若用香苏散一剂，有紫苏叶散去表寒，有香附、陈皮内行气滞，表解食消，岂不两全？乃用五积散，虽有麻黄散寒，而当归等药又补住食积，故胸腹愈痛。至于大、小承气，尤为未当。小承气去胃中之邪热，大承气去阳明之燥粪，今殿下非邪热燥粪。盖邪热燥粪，乃寒邪自表入里，积热之毒，搏结阳明大肠中，原有之粪成块成燥，必遇大黄之寒而邪热始散，得朴硝之咸而坚积始镕，此大、小承气汤之主治也。若殿下乃有形之物，自外得之者，且鸡蛋性冷而滞，食时遇恼为气所裹，又加以沐浴受寒，气与食在内，寒邪在外包裹坚固，其势有不易消者。欲夫解散寒邪，消化食积，非温热之药不可。食得热则行，得冷则凝，今不用温热而反以寒凉治之，则寒势愈滋，食积愈坚，胸膈愈满矣。紫霜丸有巴霜之大热以化寒凝，杏仁之辛热以破痰气，代赭石、赤石脂之重坠以镇定脏腑真气，兼之巴霜之性，走而不守，何虑坚不化，积不除？坚积去，则饮食自进，元气复而病自痊矣。

便秘

一儒官，仲秋末，患便闭证，初因小便时闭，服五苓散、八正散、益元散俱不效。一医诊得二尺俱无脉，作下元阴虚水涸，用八味丸治之，日一服。服三日，大便亦闭，口渴咽干，烦满不睡。用脾约丸、润肠丸，小便一日数十次，惟点滴而已，大便连闭十日，腹满难禁。众议急用三一承气汤下之，服后微利，随闭，又加小腹绕脐满痛。复用舟车丸、遇仙丹，每空心一服，日利三五次，里急后重，粪皆赤白。如此半月，日夜呻吟，惟饮清米饮及茶盂许。九月终，请予诊治，诊得两寸沉伏有力，两关洪缓无力，两尺不见。予曰：关尺无。盖病在膈上，此思虑劳神，气秘病也。以越鞠汤投之：香附（醋炒）一钱，苏梗六分，连翘六分，苍术八分，神曲一钱，甘草三分，桔梗四分，黄芩八分，枳壳五分，山栀六分，抚芎六分，水煎服。服一盂，嗳气连出；再一盂，大小便若倾，所下皆沉积之物，浑身稠汗，因进姜汤一盂，就榻熟睡。睡觉觅粥，进二盏。次早复诊，六脉无恙，调理气血，数日痊愈。

一士夫问曰：吾友病脉，两寸俱沉，两关洪缓，两尺不见，众皆以为尺脉无根，君独以为尺脉得体，众皆曰痢，君独曰气秘，何也？且二便皆闭，其病在下，用下部药者，似为近理，君反以上部药收功，又何也？予曰：人身之病，有上有下，有表有里，虽有不同，不过一气为之流通耳。气之通塞，均于脉息辨之。今两尺皆无，众泥经文，谓如树之无根矣。不知今年己卯，燥金司天，君火在泉，己土运于中正，是南面以象君位，君火不行令，两尺不相应。今两尺隐然不见，正为得卯年之体，若尺脉盛于寸，则为尺寸反矣。《经》曰：尺寸反者死。岂八味丸所能治乎？然而里急后重，赤白相杂，痛则欲解，有似乎滞下之证。但滞下之脉，见于两关，今关脉不浮，不紧不数，其非滞下明矣。既非滞下，而用承气、舟车、遇仙等药，则元气为之大伤，而病愈增矣。其病源在上焦气秘，而下窍不通也。心脉居上，两寸之脉当浮，今不浮而沉，下手脉沉，便知是气，气郁不行，则升降失职，是以下窍秘结，二便不顺，吸门不开，幽门不通，正此谓也。譬如注水之器，闭其上窍，则下窍不通，水安从出？乃不治上部而专治下部，攻之愈急，则元气愈陷，二便何由而利耶？予用香附之辛以快滞气；苏梗通表里之窍；连翘香辛升上，以散六经之郁火；苍术、神曲健脾导气，散中结于四肢；炙甘草以和中；少加桔梗，引黄芩、枳壳荡涤大肠之积；山栀去三焦屈曲之火，而利小肠；抚芎畅达肝木，使上窍一通，则下窍随开，里气一顺，则表气自畅，是以周身汗出，二便俱利，正所谓一通百通也。夫气秘者病之本，便闭者病之标，予惟治其本，故见效速也。

编者按：陈念祖承袭医籍，立足脾胃，阐述生理，分析病理，指出脾胃的重要性，继承和发挥了脾胃学说。他根据“五脏皆受气于脾，脾为五脏之本”“胃为五脏之本”“胃安则脏腑俱安”，提出土能生水的理论，并认为脾胃之气的盛衰在疾病的发生发展中起着关键的作用。饮食不节、起居不时、寒温失调，均能损伤脾胃，从而导致纳化失常，元气不充，五脏六腑皆失其养。在治疗各种疾病中，陈念祖多以脾胃为中心，善后以调理脾胃为主，或补、或泻、或清、或和，方法众多，疗效显著。

王之政

王之政，字献廷，号九峰，江苏丹徒人，生于乾隆十八年(1753)。少年时代的王九峰就喜爱研习医学，在乾隆年间，被召为御医。到了嘉庆十四年(1809)，被授以登仕郎的官职。入仕后的王九峰，仍然仰慕扁鹊等名医，而淡泊于仕途。编有《痘疹汇评》，其医案由其子硕如整理成《王九峰医案》，又名《王九峰临证医案》。门徒甚多，李欣园尤得其真传，蒋宝素亦有医名。王之政著作尚有《医林宝鉴》《六气论》《医案随笔》《王九峰心法》，均有传本行世。

痢疾

肠癖赤白，气血俱伤，后重腹疼，溲赤脉数，暑滞俱重。河间云：溲而便脓血，气行而血自止，行血则便自愈，调气则后重除。宜芍药汤。

因热贪凉，人情之常。过食生冷，脾胃受伤。值大火流西，新凉得令，寒湿得以犯中，下传于肾，致成肠癖。溲色清澄，是其明验，脉来缓弱，温中为主。

平胃散加藿香、木香、炮姜、赤猪苓。

《经》言食饮有节，起居有常。饮食不节，起居不时，脾胃受伤，则上升清华之气反从下降，而成飧泄，久则戊邪传癸，发生肠癖。延绵不已，变态多歧。下血或多或少，鲜瘀不一。此血不归经，气失统摄，下时里急后重，脾阳肾水俱伤，下后魄门瘙痒。中虚逼肠于下，脐旁动气有形，或左右上下殆越，人所谓动气之状。腹胁胀坠，不为便减，土困于中，魄门锁束，小溲不利，水亏于下，均非热象，矢气欲解不解，则肛门胀坠，时或燥热，直逼前阴，肾囊收缩，气随上逆，皆水亏土弱之征。小腹坠，大腹膨，矢气解则舒，不解则胀，连胁肋右胜于左，以脾用在右，脾病故得矢气则快然如衰。常觉中下焦痞塞，大便有时畅下，则诸证较减，以肾居于下，为胃之关，开窍于二阴，大便既畅，土郁暂宣，水源暂畅，故减。至于或为之症，犹浮云之过太虚也。致病必求其本，法当脾肾双培，偏寒偏热，恐致偏害。

归脾汤去桂圆，四物汤加鹿胶、龟胶、乌梅、石榴皮、炙升麻、罂粟壳、煨肉果，溶胶为丸。

二气素虚，七情不节，致伤脾胃，传化失常，清不能升，浊不由降，清气在下，则生飧泄，戊邪传癸，转为肠癖，色白如脓，日十余次，下时里急后重，脾阳肾水潜伤。舌苔色常黧黑，中寒格阳于上，腹中隐痛，癖久波及肠胃脂膏，食减神疲，夜多噩梦，肾不交心，而中虚气馁。因循怠治，希冀自瘥。病情转剧将近一载。前进补中益气、归脾、六君等汤，以行升降之令。总服胃关煎、四神丸、五味子散，温固三阴，病势退而复进，脉体和而又否，病势若深，殊难奏捷。免拟温固命门，引火归窟，冀其丹田暖则火就燥，下元固则气归精。然否，质诸高明。

真人养脏汤去肉桂，桃花汤去粳米，加煅龙中骨、熟地、黄芪、酸榴皮、煨草果、砂仁、五味、山药、桂圆、川荜茇、吴茱萸、补骨脂(盐水炒)，水丸。

痢成休息，本是缠绵。气伤则白，血伤则赤。痢下纯红，血分受伤。起自客冬，暮春未已。大和中土，培补肾关，共服十有六帖。痢势十减六七，第尊年胃气易伤，饮食颇减。宜停煎剂，以丸缓图。

大熟地二两　辽五味二两　炙升麻五钱　上广皮五钱　党人参一两　怀山药四两　赤石脂三两　煨木香五钱　炙甘草八钱　地榆六两　煎水叠丸。

反胃

肾虚中阳不建，脾虚运化失常，食入停中不运，朝食暮吐，午后脘痛，气响转矢气可稍舒，昼夜如是。七情郁结，思虑尤甚。补中益气虽好，不若归脾兼养心脾。

早服金匮肾气丸。

服肾气丸尚合机宜。《经》云忧愁恐惧则伤心，思虑劳倦则伤脾。脾主中州，养心脾是其法则。

归脾汤加冬瓜子。

纳食主胃。胃阳不足，则不思食；胃阴不足，则不纳食。阳赖肾火以煦和，阴赖肾水以濡润，纳食思食运食皆真气周匝。素本火旺阴亏，木火时升，肺阴不降，常多鼻流清涕，喉痛。所服补中益气，木郁达之，火郁发之，脾升胃降则健，可谓详而尽矣。年逾古稀，二气皆属不足，虽有虚邪，亦当固本。

大熟地　白茯苓　福泽泻　焦白术　党人参　白山药　蛀青皮　枳实炭　广木香　秋桔梗　每早服枳术丸

木病春旺，土困木克，不纳不运，肝脾两伤，胃气不畅，素来嗜饮，湿甚中虚，气血不生，化源日少，源头不来，生气必败，诸病丛生，难以杜患，虚不受补，里气日衰，拟养心脾，暗和肝胃。

归脾汤加茯神。

呕吐

呕吐清水，痛则欲绝，脉象细软而涩，大非所宜。

陈海皮　使君子　淡干姜　乌梅肉　新会皮　苏蒲荠

恙因肝郁夹湿，木旺土亏，胸闷作呕，气逆痰不升，间有寒热，此肝虚湿患，非客感也。脉来细软而滑，速宜固正和中，调脾渗湿。煎丸并进，尚可收功。

制首乌　制半夏　杭白芍　白茯苓　左牡蛎　上广皮　建泽泻　生苡仁　野郁金

呃逆

胃失冲和，气逆作呃。

温胆汤加刀豆子。

气痰呃逆，脉象弦滑而数，按之无力，中虚胃不和，肺气不降，痰郁作呃，丁香、柿蒂、人参，甘温之品皆是。呃由暴起，所谓肺胃不和是也。拟二陈汤合杏仁、枇杷叶。一治肺，一治胃，明日再进三剂可也。

二陈汤加杏仁泥、枇杷叶，次加刀豆子(三生四熟)，服二帖。

膈症

右脉弦大，左象涩小。中宫失运，胃不冲和，气痰阻食。年近七旬，肺胃液枯，八仙长寿是理。现气痛阻逆，腻滞难投，暂宜宣剂。

生脉散、二陈汤加枇杷叶、红糖，雪羹汤煎。

气郁动肝，中伤气逆，食入作痛，嗳气不止，脉象沉弦，中州失运，非佳候也，拟补中益气加味。

补中益气汤加白芍、五味、海蜇、赤砂糖。

三进补中益气，痛逆平平，气郁伤肝，中州失运。

四君子汤加白芍、江枳实、木香、红糖、雪羹汤。

丸方：归芍异功散加枳实、香橼花、川郁金，蜜丸。

食入作噎，气痰作阻，前后心痛，已延三载有余。现粥已难下，三阳结为之膈。拟补阴益气加味。

补阴益气煎加辽五味、枇杷叶。

恙原已载，前方进补阴益气，噎阻虽开，仍防旋闭，既有效机，原法出入。

前方去党参，加枳实、花麦冬。

服药关津已利，前后心痛亦愈，以丸代煎，以免复萌。

补阴益气煎加孩儿参、半夏粉、炒枳实、北五味、枇杷叶、荸荠粉，红糖为丸。

脉来沉小，心肝肾三阴不足。左脉犯弦，木制中胃，清气不展，浊阴上潜，清浊混淆，天地不泰，变生否象，不可轻视。

补阴益气煎去党参，加五味、苏梗、枇杷叶。

脉来沉小而涩，肝肾阴亏，左脉仍弦，木制中胃，气失冲和，天地不泰，否象生矣。不独香燥难投，破气更属不利。养肝肾以纳气机，养肺胃以舒气化。是否候酌。

八仙长寿丹加苏梗、枇杷叶、生蜜。

阴亏于下，火炎于上，肺胃枯槁，气痰阻塞，操劳内伤，火升莫制，液化为痰，气化为火，肾水不升，肺阴不降，乃逆候也。

八仙长寿丹加枇杷叶。

先天薄弱，水不养肝，肝虚犯胃，胃不冲和，气不下逮，反逆于上，所以食不能下，脉象虚弦，不宜香燥，当以乙癸同源为是。

八仙长寿丹服二帖。

喉痛咳减，气逆亦平，饮食尚未进纳豁然。素有气痛，亦是肝肾不和。补水抑木，清心养肺，仍守原法。

八仙长寿丹加阿胶、枇杷叶。

前方服后，饮食加增，不甚呕逆，大便不畅，此阳明气不和，阴亏所致。拟六味合二冬加味。

六味地黄丸加乌梅、二冬膏为先。

肾虚胃关不健，气逆中宫，食入作阻，水不养肝，肝气中胃，两脉俱弦，舌绛苔燥，痰多汗多，阴阳不化，香燥殊属不宜。拟十味温胆加味。

十味温胆汤去枣仁，加辽五味。

服药后食入不阻，痰少汗多，舌苔已润。养阴化燥，畅和中胃，已和机宜，原方加减。

前方加花麦冬、鲜地栗。

服煎药以来，痰少汗敛，阻碍已开，饮食较多。十味温胆大合机宜，仍以上病治下，纳气归窟，不致复阻，方为吉兆，以丸缓治。

金匮肾气丸加北五味、麦冬、竹茹、半夏粉，用枇杷膏、福橘膏炼蜜为丸。

中宫失运，胃失冲和，气痰阻噎，食不能下，且痛且闷，吐出方定。机关不利，致有三阳结病之势。姑拟十味温胆汤加味，冀天相吉人而已。

十味温胆汤加蒲荠。

纳食主胃，运化主脾，脾升则降，胃降则和，中宫失运，气痰作阻，胃失冲和，饮食难下。年逾六旬，大便结燥。肺胃干槁，脉见双弦。木制中胃，病势深沉，虑难奏捷。

十味温胆汤。每早服肾气丸。养肝补肾，纳气归元。

右脉弦大不平，胃失冲和，木犯中宫。肝为刚脏，非柔不和，纳食主胃，胃降则和。肾不吸胃，胃关不健。金匮肾气，养肝补肾，纳气归窟，上病治下。十味温胆，奠安中州，未获效机。见浅陋，拟补中益气加减，多酌。

补中益气汤去芪，加甘蔗、自然汁。

中宫失运，肺胃气机不利，七情郁结，胃失冲和，升降失常，天地不泰，否象见矣。拟归脾法。

归脾汤去芪。

肺胃气机不利，会厌开阖失常，思虑郁结，必得怡悦开怀，不致结痹为妙。

补阴益气煎加五味子、枇杷叶。

心胸已上，部位最高，清空之所，如离照当空，旷然无外。天地不泰，否象见矣。归脾补阴益气，寡效者，肝郁心不畅，郁结之病也。必得慰以解忧，喜以胜悲。再拟上病下取法挽之。

桂附地黄丸加沉水香。

据述服阳八味一帖，又服归脾用参三帖，俱觉平和，耳鸣、头眩、心虚减去一二分，惟胸口不宽，半夜间或心中烦躁，午后口内作黏，乃心胸胃脘不畅，木不条达。仍以畅心脾、和肝胃。现交夏至节令，每剂可用老山人参五分。

归脾汤用人参，去黄芪，加陈皮。

情志抑郁，气勃于中，胃不冲和，气痰作阻。心肾交亏，神志不藏，寤不成寐，神情恍惚，七情不适之病，怡悦开怀为妙。

北沙参　清阿胶　酸枣仁　上广皮　花麦冬　白茯神　炙远志　甘草　夜交藤　合欢花

肾虚胃关不健，饮食迟于运化；中虚健运失常，痰起中焦。脉来弦大而数，按之无力。肾之阴亏，肝之阳强，犯中扰胃，清浊混淆，天地不泰，致生否象。胸满头眩，夜来阳强，梦多内热，四肢无力。胸下脐上，左右痞块，横硬延年十载。操劳烦心太甚，心肝肾三阴皆亏。香燥难投，谨防气痰作阻，法宜乙癸同源。

十味温胆汤去竹茹、枣仁，加雪羹汤；每早服八仙长寿丹。

左脉沉弦，肝郁中伤，右脉沉滑，气逆痰阻。中宫失运，胃不冲和。年逾六旬，五液先亏，防成关格。

六君子汤加炒枳壳、麦冬、竹茹、姜渣、枇杷叶、刀豆子（三生四熟）。

思虑伤脾，郁怒伤肝，肝胃不和，饮食减少，中宫不畅，懊侬作痛，病已多年，脉象双弦，弦者为减，殊属不宜。肝郁达之，火郁发之。拟东垣补中益气法，调中养胃，不致三阳结病为吉。

补中益气汤去黄芪，加檀香、白芍、赤砂糖。

脉来沉滑，气痰作阻，胸次不开，噫逆不爽，慎防堵塞。舒肺胃以展气化，不致病结则吉。

补阴益气煎加竹二青、枇杷叶。

中宫失运，气痰交阻，食不能下。关津不顺，乃老年之逆症。姑拟一方以救之。

生脉散加半夏、诃子肉、阿胶、蒲荠、白蜜、姜汁。

中宫失运，气痰阻塞，胃失冲和，关津不利，难以奏捷。

温胆汤加党参、麦冬、枇杷叶。

左脉弦，右脉结，情怀抑郁，气勃于中，五志过极，皆从火化。木郁达之，必得抑郁开怀，心肝得太和之气，自臻安吉，否则防其结痹。

补阴益气煎加檀香。

开上实下，轻舒肺气，胸次渐开，天地交泰，否象自除。从心脾进步，候脉无结象，再为易方。

黑归脾汤加檀香。

中宫失运，气失冲和，痰逆气阻，食不能下。太阴阳明，机关不利，非高年所宜。

补阴益气煎加檀香。

喉者候气也，咽者咽物也，开合之枢机，出入之门户。会厌失常，阻逆饮食。肺胃干槁，机关不利，极难奏捷。拟上病下取法，多酌。

八仙长寿丹加附子、甘蔗汁、雪羹煎。

年近花甲，形瘦液枯，肺胃干槁，机关不利，气化为火，液化为痰，食不能下，膈症已成，难于救治。勉拟附都加味，以尽人力。

附都气丸加枇杷叶、川白蜜、半夏粉。

脉来沉小，气胀拱痛，汩汩有声，二便皆不通畅。前哲以溲便不利谓之关，饮食不下谓之格。阴阳偏胜，病之逆从也。

知柏地黄丸加火麻仁、郁李仁、冬瓜子、冬葵子、当道子。

年逾六旬，操劳烦心，中胃不和，食入痛阻，机关不利，两脉俱弦。木犯中胃，殊属不宜。所服之方甚好，仿以为治。

杭白芍三钱　上广皮一钱　白茯苓三钱　赤砂糖二钱　诃子肉二钱　乌梅肉一个　生甘草五分　雪羹汤（代水）

暴怒伤阴，酒后饮冷，气火郁结，肺胃不降，大渴引饮，已延一月。心慌手抖，茶水不入，大便结如羊粪，小溲全无。呕之不出，纳之不下，已变关格，难以救药。姑拟温胆汤加味，候酌。

温胆汤加党参、黄芩、五味、干姜、甘蔗汁。

昨服药后，烦呕已平，大便行而未畅。原方加减。

原方去竹茹，分量略增。

烦呕虽平，气痰未下。阳明不和，腑气不调，仍属逆候。拟泻心温胆，宣畅阳明。

半夏泻心汤、温胆汤加生姜、荸荠、蔗浆。

呕吐已好，纳食稍可，小溲行，便未解，是无糟粕也。

半夏泻心汤加粉甘葛、炒枳实、白茯苓、生姜。

服药后，下结粪两次，纳食不吐，咽中仍干，仍呕白痰。拟十味温胆汤。

十味温胆汤加麦冬、杏仁泥。

纳食不吐，结粪已通，小溲已行，呕恶已愈，危症得安。乃天幸也。不可动怒乱食，复蹈前辙，前功尽弃，须当慎之。

前方去麦冬。

纳食已畅，腑气已通，胸次已开。肺胃阴亏，喉内作干，阴不化燥。

生熟地　银条参　半夏粉（地栗汁浸透）　枳实炭　天麦冬　金叉斛　新会皮　生甘草

始因消渴，变为关格，大醉引饮而起。服温胆、泻心，吐止便通而纳食多日矣。现喉又作干，夜来饮水四次，胃阴不降，仍以前法。

半夏泻心汤加栝楼仁、知母、枳实、茯苓、甘蔗浆。

消渴之病，本属阴伤，变为关格，阴阳俱竭。服药后关格已通，忽又干渴，气不生阴，阴不化气，仍属危候。

生脉散、二陈汤加竹二青、枇杷叶，消渴已减，夜来安寐，饮食如常，舌后之，尚未全清。胃阴未复，原方加味。

原方加铁皮石斛、经霜桑络、黑芝麻。

气火痰结，肺胃阴虚，会厌开合失常，咽中不爽，喉中作噎，吞之不下，吐之不出。宜养阴化燥，清气化痰，不宜动怒烦心。

八仙长寿丹加枇杷叶。

肺胃干槁，气逆阻塞，嗳气不舒，乃中宫之逆候。

八仙长寿丹加杷叶、雪羹煎。

诸气膹郁，皆属于肺。诸逆冲上，皆属于火。气阻逆食，会厌开合失常。情怀抑郁，气勃于中。

生脉散、二陈汤加枳实炭、杏仁、枇杷叶。

服药五帖，气闷已好，原方加减。

橘皮竹茹汤加枳实。

服药以来，气闷已开，嗳逆已除，以丸代煎调养。息虑凝神，不致反复，方为佳兆。

大熟地　半夏粉　胡芡实　光杏仁（去皮尖）　孩儿参　上广皮　白茯苓　炙远志（去心）　炒枳壳　枇杷叶　红糖为丸。

恙因善饮过多，火结肺胃，以致妨碍阻塞，食难入胃，兼之隐隐作痛，乃痛膈之状也。治宜和胃化痰为主。

大贝母　肥玉竹　怀牛膝　白茯苓　广郁金　杭白芍　大麦冬　生甘草　黑山栀　广橘红

肝胃病

恙因痛在胃中，中焦气阻于肝，肝气攻冲于胃。年近六旬，气分虚，脾胃弱，治宜定痛和中为主。

代赭石　生甘草　白茯苓　白豆蔻(后下)　吴茱萸　杭白芍(醋炒)　广郁金　上陈皮　制香附

肝气不调，攻冲作痛，呕吐酸水。《经》云：酸者肝之味。又云：木旺则土虚。治宜调气平肝，畅中和胃。

二陈汤加杭白芍、白蔻仁、郁金、麦芽、石斛、桔梗。

肝气不调，攻冲作胀，恙因先天不足于前，脾土有伤于后，以致饮食入胃，胀闷不舒。《经》云：胃司纳，脾司运。木旺则土虚，遂致脾旷其运。和胃畅中，固是一法，而平肝调气，尤为先务。

川石斛　青陈皮　麦芽　广郁金　白蔻仁(后下)　杭白芍　云茯苓

六脉往来调达，气分虚而肝脾不足。恙因思虑伤神，中焦失运，肝气横逆，木来侮土。《经》云：胃主纳，脾主运，一纳一运，化生津液。又兼胃中无火，不能消谷。命门火虚，釜底无薪。早进金匮肾气，晚服十九味资生。此二方最稳。然久患肝脾，汤药不宜多服。况年高气弱，津液内耗，温燥之品，亦不可多投。宜滋肝调气，静养怡情，庶乎相合。

党人参　贡白芍　黄郁金　干切茯苓　怀山药　干石斛　新会皮　薏苡仁

每日早服金匮肾气丸，晚服十九味资生丸。

胃脘痛

胃脘当心而痛，痛则水泻。脉滑而弦，舌有黄苔，不思谷食，胸闷不宽，积湿化热，兼之停食，食聚中胃作楚。

粉葛根　元金散　枳实炭　赤茯苓　川根朴　南木香　甜冬术　建泽泻　草果

胃脘当心而痛，中阳不建，阴维为病。

桂苓术甘汤加姜枣汤。

年甫念三，胃病九载，痛则呕吐酸水，脉象沉弦而滑。中阳不建，胃寒积饮。拟苓桂术甘加味。

桂苓术甘汤加熟半夏、白蔻仁、煨姜、赤砂糖。

胃脘当心而痛。客秋得后，心中颇似悲泣欲哭而不能舒气，闷而不能升。曾服黄连药二帖稍好。现大痛不已，痛时胸口至喉，内热如火炭，喉内痰塞不利，午后尤甚，头晕四肢无力，精神倦怠，饮食不香。此肝气犯胃，土受木侮，以苦降辛通法，调之左金、戊己本是先，权以泻心法服后再议。

半夏泻心汤加鹅管、茯苓。

肝郁气痛，痰多作嗽，肺有伏风，值秋燥令行，自得其位，乌足虑也。

杏苏二陈汤加当归、白芍。

气痛立止，痰嗽未平，咽痛似伤，非喉痹也。乃阴虚火燥，肺有伏风。仍以清开肺胃。

前方加蛤粉、炒阿胶、炒牛子。

旧恙肝虚，气郁作痛，调治虽痊，去冬因风袭肺络，痰嗽延今不已。形神日羸，饮食日增，腹中汩汩有声，脉来细数无力。中虚积饮伏于肺经，乃虚劳之渐，殊堪虑也。

二陈汤加党参、金沸草、归身、姜、枣。

痰嗽稍平，脘痛复作，按之则痛缓。可按为虚也。经以脾络布于胸中，肺脉还循胃口。证本木旺中虚，土不生金，风邪伏肺，气机不展。痛则不通，不可拘痛无补法之说。通则不痛。通者，宣和也，非必通利也，补亦可通也。益水生木，培土生金，展气化、宣伏风主治。

归芍六君子汤加熟地、枣仁、远志、阿胶、霞天曲、陈仓米，水泛丸。

服丸徐治，入冬以来，脘痛时作时止，痰嗽或减或增，饮食较进，细数之脉未起。脾肾双亏，伏风未尽。肾病当愈于冬，自得其位而起。不愈者，以水旺于冬，而冬水反涸，其体因少生生之气故也。水冷金寒，肺有伏风，外风易感，同气相求也，使里气融合，方可有济，暂从温散。

小青龙汤去桂枝、芍药，加熟地、茯苓、杏仁、苏梗、当归、桔梗。

温散伏风，痰嗽竞止。脉仍细数，脘痛依然。暂以二陈加味，以搜肺络之余风。服三帖，仍以甲子所拟丸方调治。

乙丑五月诊脉仍细数。素本阴亏，木不条达，克制中胃。中伤络损，气失冲和。肝郁则痛，胃伤则呕。阳明之气下行则顺，太阴之气上升则和。《经》以六经为川，肠胃为海，以通为主。五六日更衣一次，阴液不濡，肠胃燥涩可知。香燥开胃非所宜也。拟以润燥生阴，佐和中胃。

大熟地四钱　陈阿胶三钱　怀牛膝三钱　苏橘红一钱　吉林参八分　淡苁蓉三钱　当归身三钱　蜂蜜八钱

润燥生阴，佐和中胃，服后痛呕俱平。惟胸次不畅，大便未解，阳明传送失职，太阴治节不行，皆缘阴液有亏也。不必强行伤气，前方加味。

原方加郁李仁。

大便已解，腑气已通，证本阴亏当缓治。盖阴无骤补之法。仍以甲子所拟丸方调治。逢节用人参五分煎汤送下。

丙寅二月诊脉之细数如初。饮食较前略进，形神渐振。痛吐之并作，举发渐稀。证本肝阴不敛，克制中胃，胃不冲和，传化失职，津凝为饮，液结成痰，中虚清气不展，阴霾上翳否象。呈与七方甘缓，最为妥协。服四五帖后，仍服甲子拟丸方调治。

归脾汤去黄芪、桂圆，加半夏、陈皮、姜、枣。

肝阴不敛，肾阴不滋，健运失常，中伤饮聚，痛呕并见。屡发不瘳，肾损伤于肺，肝病传于脾。肾气通于胃，脾络布于胸。络脉通调则不痛，胃健气强则无痰。治病必求其本，滋苗必灌其根。若不培养真元，徒以痛无补法，印定呆法，安望成功。数载以来，病势退而复进，脉体和而又否者，病势苦深而少静定之力也。盖阴无骤补之法，草木功能难与性情争胜。金为水母，水出高原。谨拟补肾生阴为主，清金益肺辅之。俾金水相生，从虚则补母之法，乃经旨化裁之妙，非杜撰也。

六味地黄丸加天麦冬、白沙参、肉苁蓉、霞天曲，阿胶水丸。逢节用人参五分，煎汤下。

肝气逆胃，痛呕不能纳谷，归芍二陈，两和肝胃。

归芍二陈汤加姜、枣。

气虚不能传送，液耗不能濡润。气主煦之，血主濡之。肾司二阴，胃司九窍。肾水承制五火，肺金运行诸气。二液不足，濡润肝阳，木横中伤，转输失职。血燥肠干，故大便不解，痛呕不舒，通夕不寐。拟参麦散，行肺金之治节，治肾水之源流。冀其清肃令行，肝胃自治，病不拘方，因人而使。运用之妙，存乎一心。公议如是，敬呈钧鉴。

生脉散加白蜂蜜。

昨进生脉散，夜得少寐。今仍痛呕，虽体气素壮，然病将三月之久，脾胃已困，肝木独旺。肝在声为呼，胃气逾逆，不能饮食，转输愈钝，大便不行。肝为刚脏，非柔不和。胃为仓廪，非谷不养。肝气郁极化火，火灼阴液为痰，痰凝气结，幻生实象，非食积壅滞可下也。公议生脉散加金匮大半夏汤。

生脉散加金匮大半夏汤。

痛呕不止，饮食不进，大便不解，夜来少寐，总由水不涵木，火灼液耗，两阳合明之气，未能合洽，故上不入、下不出，中脘痛呕不舒也。此时惟宜壮水清金，两和肝胃。木欲实金以平之，肝欲急甘以缓之。水能生木，土能安木。肝和则胃开纳谷，胃开则安寐便解。此不治痛、不通便，而通便止痛之法在其中矣。仍以生脉散、《金匮》参蜜半夏汤合甘麦大枣汤。

生脉散、参蜜半夏汤、甘麦大枣汤加黄粟米，甘澜水煎。

腑气虽通未畅，脏气未和，痛尚未止，总由肝气横逆。夫肝属木，赖肾水以滋荣。不思食者，胃阳不展，土受木克故也。胃为阳土，得阴始和。究其原委，皆缘平昔肝阳内炽，耗损肾阴，以致水亏于下，莫能制火，火性炎上，与诸阳相率为患。王道之法，惟有壮水之主，以制阳光。俾水能涵木，则肝自平，胃自开，痛自止矣。

生脉散合六味地黄丸。

木喜条达，郁则侮土，性借水涵，涸则燥急，心烦口燥，母病及子。胃气由心阳而开，肝木得肾阴而养，中阳宜健运，金冷宜清肃。大便通，大肠之气已顺。痛呕止，阳明之气已和。惟是胃气未开，尚不思食，乃痛久气馁。中伤胃不清和，阴液未能遽复。益气生津，俾二气各守其乡，庶免变生他患。

参麦散合六味地黄丸、怀牛膝。

肝制中胃，不能纳谷，大便复闭。稽考各家，并无成法，拟《韩氏医通》中或谓问：大便不通，暂服通剂可否？曰：病非伤寒痰证，岂可下乎。虽可取快于一时，来日闭结更甚，使阴亏于下，阳结于上，燥槁日甚。三阳结病，势在必然。《经》以北方黑色，入通于肾，开窍于二阴。肾恶燥喜辛润，为五液之长。阴液足则大便通畅，阴液衰则大便燥结。高年血燥阴亏，每有是疾。《经》言肝木太过，令人善怒，不及令人胸痛引背，下则两胁胀痛，痛久伤气，气伤阴亏，火燥便结，肠胃气滞。外似实象，内系枯燥。所谓大虚似实，虚极反见实象是也。转瞬木令司权，中枢益困。急宜养阴涵木，子母相生。俾春生之气，萃于一身，自然勿药有喜。

野山参一两　原熟地八两　云茯苓三两　川牛膝三两　花麦冬三两　山茱萸四两　甘枸杞三两　归身三两　辽五味一两　怀山药四两　蜜水为丸。

昔肥今瘦，神倦食减，胸痹作痛，曲直作酸，痰饮作呕。中虚木侮，传化失常。治宜宣补。

东洋参三钱　制半夏一钱五分　炙甘草五分　煨木香五分　於白术二钱　青广皮各一钱　炮姜五分　白蔻仁（后下）八分

中伤积饮，食少运迟，胸次作痛，有妨饮食，午后痛势攻冲，上下不定，痛即呕吐。肾虚真阳不布，升降失常，益火之源，以生中土，方为求本治法。

金匮肾气丸加沉水香，蜜丸。

木乘土位，转化失常，清阳不升，浊阴不降，升降失司，否而不泰。脘痛如刺，呕吐痰涎，不思饮食，脉来软数已历多年。正气已亏，殊难奏捷。拟调气法中加以辅正之品。

归脾汤去黄芪、桂圆，加青陈皮、草寇仁、白芍、上沉香，蜜丸。

阴虚于下，肾不养肝，木乘土位，健运失常，不能化运精微二气，源流不畅。痛则不通，是以痛呕，不能纳谷，延今四载有余。春末夏初举发，今年发在冬时。脘痛如刺，呕吐不食，呻吟不绝，几致汗脱，延绵四十余日。服药呕虽平，饮食难进，脉尚未起，虑其来复。以丸代煎，徐徐培养。

油肉桂（后下）一两　高丽参四两　云茯苓三两　上沉香一两　大生地八两　酸枣仁三两　白归身四两　姜半夏三两　怀山药四两　炙远志二两　杭白芍三两　福橘皮二两　山萸肉四两　煨木香一两　蜜丸

病原前方申说，第脘痛甚则怯寒，肢尖面目不可以当风，此属气闭不能敷荣四末、上走清空，非真寒也。服理气之剂，佐以山栀清气郁之火，痛势虽愈，呕平食纳，数脉亦缓。证本木乘土位，中伤气郁，化火伤阴，不宜烦劳动怒。肝病治脾，前贤良法。拟归芍六君加减，运中枢以畅清阳为主。

归芍六君子汤去半夏，加煨木香、远志、蛀青皮、省头草、沉香，蜜丸。

肝郁乘脾，中伤气痛，食饮少，食入时吐，脉来细数无神。久延有虚劳之虑。《经》以怒为肝志，木郁达之。然草木功能难与情志争胜，使非戒怒，终无济也。

归芍异功散加广郁金、佩兰梗，蜜丸。

胁痛

胁痛本属肝胆。二经之脉皆循胁肋。素本忧劳，忧伤肺志，劳动心阳，心肺伤而肝胆郁。法当宣补，未可作东方气实宜疏论治。

异功散加归身、远志、木香、姜、枣。

肝胆气滞不舒，胁肋痛如锥刺。宜济川推气饮。

济川推气饮加姜、枣。

肺郁伤肝，木乘土位。木性条达，不扬则抑；土德敦厚，不运则壅，气道不宣，中脘不快，两胁作痛。

香橘汤加姜、枣。

暴怒伤肝，木火载血，妄行清窍，胁肋胀痛，烦热脉洪。宜先泻东方之实，兼助中央之土，以杜传脾之患。

箱归身三钱　焦山栀一钱五分　青广皮各一钱　云茯苓三钱　京赤芍二钱　粉丹皮一钱五分　象贝母二钱　白术炭一钱五分

胁痛多年，屡发不已，延今寒热宜甚，复用养血调气等剂，遍尝无效。第痛时一条扛起，乃食积之征也。

每日服保和丸。

肝火内郁，胁痛，二便不爽。

大古勇一钱　龙胆草一钱　洋芦荟一钱　黑栀肉一钱五分　吴茱萸四分　全当归三钱　飞青黛一钱　广木香五分

肝藏诸经之血，肾司五内之精。缘少年嗜欲无穷，损伤肝肾，精血两亏。精虚不能化气，血虚无以涵肝。气血尤水源也，虚则不能流畅，凝滞不通，以故胸胁作痛，延绵不已。虚痛奚疑，法当培补精血，治病之本，不可泛服行气通络之品。

大营煎。

肝胆之脉，循于胁肋。忧思过度，致损心脾。气血不能流贯，致令厥少二经不利。心脉亦循胸出胁，脾伤故木不安，是以胁肋隐痛。培补心脾，治病之本。

黑归脾汤去黄芪，加柏子仁。

腹痛

脾虚易感腹中作痛。

补中益气汤。

疟后脾肾两伤，腹痛心慌，神倦懒惰，食后呕恶酸水。五更喉干作烧，头中一线作痛，眼生黑花，三阴不足，阴湿蕴结，致有腹痛之患。

阳八味地黄丸加青木香、陈皮、半夏、煨姜。

脉象沉弦，气郁动肝，肝冲气胀，已历多年。不耐烦劳，大腹小腹胀痛。形容憔悴，血不荣色，心脾营损，肝气横逆。养心脾以合肝胃。

归脾汤加白芍、陈皮。

进养心脾以和肝胃，痛定神安，容色渐转，既获效机，依法进步。

前方加肉桂。

腹痛已痊，饮食已香，夜来寐安，脉神形色俱起。不宜烦劳动怒，原方损益。

黑归脾汤加白芍。

当脐疼痛，痛则作胀作呕，已历数载。肾气不和，积寒为患。

桂附八味丸去地黄，加木香、沉香、茴香、桂水炒白芍、红糖；每早服金匮肾气丸。

少腹胀痛拒按，上攻胸胁，便黑不爽，溲赤而浑，血蓄下焦已著。昨进通瘀之剂，胀痛反甚，非药不对症，乃药浅病深，况病久正气已虚，无能斡旋药力。正治之法从缓，暂以养营宣络主之。

全当归五钱　明乳香一钱五分　赤茯苓二钱　怀牛膝二钱　青陈皮各一钱　没药一钱五分　建泽泻一钱五分

瘀停少腹，胀痛不舒，火在二阳，自汗不寐。血为热搏，滞涩难行。呕吐心嘈，二便不爽。病延日久，二气交亏。屡进扶正通瘀之剂，证势退而复进，瘀血行而又止。盖血为热搏，干涩于中，有非气复津回不能融化之势。今拟清轻之品，以澈三阳之火。待肠胃清利，再议行瘀可也。

中生地四钱　福泽泻一钱五分　怀牛膝二钱　黑山栀一钱五分　粉丹皮一钱五分　云

茯苓一钱五分　车前子二钱　全当归三钱

两进清轻澈火之剂，诸症俱减，少腹胀痛依然，心下反竟不快，按之则痛，时呕痰涎。此恙久脾胃两伤，转输失职，不能运化精微，以故中央不快，脾伤不能为胃行其津液，凝滞成痰作呕，胃虚不能斡旋药力流畅诸经，停瘀不散作痛。欲培脾胃守补之剂，非宜欲散停瘀胃弱不胜攻剂，暂以通澈阳明主治。

二陈汤加生地、孩儿参、归身、枣仁、远志。

积聚

据来恙源，细参一切始原，遍身发冷，出汗不止，服真武加减未效。后便血，脐左右有硬积二块，头晕夜烦。两胁心腹作胀，筋骨疼痛不舒。肝主筋，脾主四肢。阴液本亏，阳明郁痰闷结，气积凝而成块，连服温胆小效。后服下剂，更兼礞石丸，据云症势已减六七，惟硬积跳动不消。此症虽在肝脾，总由肾之水亏，肝之阳强，阴液不充，是以气积不化。《素问》云：阳在外为阴之使，阴在内为阳之守。气行血流如风行水动也。仲景谓养正而积自除，正充而块自解，攻乏之剂不过一时，恐未能豁然。拟养正消积，固气和阴，久服可效，但不知脉象何如耳。

制首乌　延胡索　春柴胡　半夏曲　明党参　肥牛膝　杭白芍　建橘红　茜草根　蓬莪术　全当归　黄郁金　上丹参　大生地　怀山药　白茯苓

臌胀

厥阴肝气势结，太阴脾湿不宣，胸闷腹胀而大，并有积块中满之症，虑其食减、胀喘生变，多酌。

野於术(土炒)一钱五分　霞天曲一钱五分　鸡内金一钱五分　水红花子二钱　沙枳壳(麸炒)一钱二分　云茯苓三钱　上沉香五分　陈香橼皮五分　缩砂仁(后下)一钱五分

服两剂加制香附一钱五分、干蟾皮一钱五分。

熨腹法：官桂三钱　香附米五钱　制没药三钱　枳实五钱　猪牙皂三钱　香橼皮五钱　水红花子四钱

捣末，葱汁、米醋、烧酒敷匀脐上，旁以面围之，烧热鞋底熨药上。并治积聚。

便结

《经》以肾开窍于二阴，主五液而司开合。饮食入于胃，津液输于脾，归于肺，注于膀胱，是为糟粕转入小肠，传送大肠，出于广肠，是为大便。其中酝酿氤氲之气，化生精血，滋润五脏，营养百骸。盖大肠传送，相傅为之斡旋，故肺与大肠相表里。肺为传送之官，治节出焉。肾之液涸，赖州都为之藏蓄。故肾与膀胱相表里。膀胱为州都之官，津液藏焉，小溲多而大便结，正与小溲秘而大便泄同归一体。便泻、便秘乃清浊相混，溲多便结乃清浊太分，过犹不及。脉来软数无神，尺部尤甚，证本阴亏水不制火，火灼金伤，寒热如疟，注泄之后，五液耗干。肺不清肃，无由下降，致令开合失司，传送失职。州都津液少藏，故大便秘而小便数。拟清上实下主治。清上则肺无畏火之炎，实下则肾有生水之渐。冀其金水相生，肺肾相资。清归于肺，润归于肾，则大肠无燥闭之患。愚见未识，高明以为然否。

鲜首乌二两　羚羊片三钱　怀牛膝五钱　当归梢三钱　南沙参八钱　甜杏仁一两　分三次服。

六脉细软，按之少神。恙由肝肾不充，气虚不健，以致小溲勤而短，大便反结。《经》云肾开窍于二阴，阴不足则气反虚而不运，法宜益气以清阴。

制首乌　肉苁蓉　当归身　桑螵蛸（盐水炒）　楮实子　枸杞子　杭白芍　於白术　生牡蛎

便血

寒生湿，湿生热，热生风，风扰阳明之络。血络瘙痒无度。脏寒生热，便血多年，黑地黄、黄土汤皆是法程。但湿热伤阴，阴不化燥，气不摄血，血虚生风，宜养心脾。

归脾汤去黄芪、桂圆、木香，加生地、犀角、冬桑叶、三角胡麻。

每早服桑麻地黄丸。

便后血乃远血也。色红脱肛，半时乃上，已历十余年。头晕神倦，暑热脱肛不上。肾司二便，中虚、肾虚补中、归脾是理。奈肝肾阴亏，气失摄纳。

补阴益气煎加阿胶、赤石脂、干荷叶。

脉数且滑，湿热伤阴，肠风便血。

六味地黄丸加炒槐米、荆芥炭、黄芩，次加侧柏叶、炒枳壳、炮姜炭。

便血多年，先后不一，先紫后红，并有血块，腹中隐痛，脉来滑数，按之无力。三阴内亏，湿热不化，阴络受伤。肝不藏血，脾不统血，气不摄血，渗入大肠而下。

生熟地四钱　侧柏叶三钱　箱当归三钱　黑姜炭五分　赤石脂三钱　炒冬术三钱　杭白芍三钱　酸枣仁三钱　槐花炭三钱　阿胶珠二钱

泄泻

暑热湿痰，滞伤于脾胃。腹响痛泻，小溲色赤。进平胃加减，虽轻未已，原方进步。乘此驱逐，否则久延正虚，防生歧变。

制根朴　赤茯苓　南木香　上广皮　范志曲　建泽泻　淡干姜　甘草

脾喜燥而恶湿，湿滞脾土，痛泄呕恶，进理中、胃苓，痛止呕平，泻势欲止，舌苔渐化，夜寐已安，脾胃渐和，慎调为妙。

六君子汤加木香、蔻仁、谷芽、干姜。

面浮肢肿，入谷则出，腹胀胸闷，大便溏泄，小水不畅。六脉沉紧而涩，舌根白色不起。风湿抑郁，食填太阴，脏寒生满，浊气逆上，则生䐜胀，清气反下，则生泄泻。总由出纳之官应运不灵，是以二阴开窍不爽。拟温里以开通上下。延久脾阴大伤，牵及肾气，更为棘手。

制附子　黑炮姜　广橘皮　建泽泻　川根朴　采云曲　肥牛膝　赤茯苓　枳实炭　冬瓜皮

编者按：王之政的思想继承了李杲和叶桂的脾胃学说，在其医案中多有体现，如在治疗积聚时，从脾胃阴阳论治，培运中土，以恢复脾胃中枢之转运功能，同时上兼顾到心，下兼顾到肝肾，整体把握病机。其提出从脾胃论治积聚六大法：脾胃虚弱者升阳健脾，脾阳不足者温阳健脾，水湿不运者健脾化湿，营阴不足者健脾养营，胃阳不足者宣补胃阳，胃阴亏虚者濡养胃阴。治疗中以补正气促机体的恢复以提高机体抗邪能力，同时给予行气散结、祛痰化瘀之品，促气血条达，共奏积聚消散之目的。

吴瑭

吴瑭(1758—1836),字配珩,号鞠通,江苏淮安楚州人,是一位杰出的中医温病学家,清代山阳医派的创始人。吴瑭对中医学的贡献,在于对中医立法上的革新和理论上的完善,使得中医的基本治法在外感病和热性病方面得到了进一步完善。吴瑭所撰《温病条辨》,是温病学的一座里程碑,提出温病的三焦辨证学说,对温病学说贡献很大,是继叶桂、薛雪之后的温病学派重要代表人物。吴瑭创立了温病"三焦学说",并结合"卫、气、营、血"理论,创造性地提出温病辨证论治的纲领和方法,大大地丰富了祖国传统医学宝库。吴瑭对《伤寒论》的六经辨证,同样采取了积极采纳的态度,认为"《伤寒论》六经由表入里,由浅及深,须横看;本论论三焦由上及下,亦由浅入深,须竖看";这些理论,虽然从立论方式和分析方法上有所不同,但实际上仍是对叶桂卫气营血辨证法的继承,并对其进行了很大的发扬,尤其在对疾病变化的认识上,是可以权衡协调的,二者并无矛盾之处。另外,吴瑭在《温病条辨》中,为后人留下了许多优秀的实用方剂,如银翘散、桑菊饮、藿香正气散、清营汤、清宫汤等,都是后世医家极为常用的方剂。

呕吐

恒氏,二十七岁,初因大惊,肝气厥逆,呕吐频仍;复因误补,大呕不止,呕即避人,以剪刀自刎,渐至粒米不下,体瘦如柴,奄奄一息,仍不时干呕,四肢如冰,后事俱备,脉弦如丝而劲。与乌梅丸法。

辽参三钱　川椒炭四钱　吴萸三钱　半夏四钱　姜汁三匙(冲)　川连(姜炒)二钱　云苓块五钱　乌梅(去核)五钱　黄芩炭一钱

服二帖而进米饮,服四帖而食粥,七帖后全愈。后以两和肝胃到底而大安。

癸亥三月二十日,金,六十八岁,旧有痰饮,或发呕吐,仍系痰饮见症。医者不识,乃用苦寒坚阴,无怪乎无可存之物矣。议食入则吐是无火例。

淡吴萸五钱　半夏八钱　淡干姜五钱　生薏仁六钱　广皮三钱　生姜汁每次冲三匙

水五杯,煮二杯,分二次服,渣再煮一杯服。

廿三,曰:前方业已见效,但脉迟紧,与通养胃阳。

人参一钱五分　淡吴萸三钱　半夏三钱　生薏仁三钱　茯苓二钱　生姜五片　不拘帖。

辛卯五月廿八日,喻,六十一岁,肝郁停痰呕吐百余日,治不如法,肝未愈而胃大伤,议与苦辛以伐肝,甘淡以养胃阳。

姜半夏五钱　人参三钱　淡吴萸三钱　云苓五钱　川椒炭四钱　炒川连五钱　生姜汁三匙(冲)

煮三杯，分三次服。

六月初四，曰：于前方内减川椒炭一钱、淡吴萸一钱，加旋覆花（新绛纱包）三钱、香附三钱、姜半夏一钱。

胁痛

庚寅六月二十九日，恒妇，十九岁，肝郁兼受燥金，胁痛二三年之久，与血相搏，发时痛不可忍，呕吐不食，行经不能按月，色黑且少，渐至经止不行，少腹痛胀。汤药以宣肝络，兼之和胃，再以丸药缓通阴络。

新绛三钱　桃仁三钱　川椒炭三钱　旋覆花（包）三钱　归须三钱　苏子霜三钱　姜半夏五钱　青皮二钱　广皮三钱　降香末三钱　生姜五钱

煮三杯，分三次服。十帖。外以化癥回生丹，每日清晨服一钱，开水调服。

二诊：七月十四日。诸证俱减，照原方再服七帖，分十四日服。每日仍服化癥回生丹一钱。

三诊：七月二十八日。痛止胀除，饮食大进，惟经仍未行，六脉弦细，右更短紧，与建中合二陈汤以复其阳。

姜半夏四钱　桂枝四钱　生姜三大片　广橘皮三钱　炒白芍二钱　大枣（去核）二枚　炙甘草三钱　胶饴（烊化）一两

煮二杯，分二次服。每日服化癥回生丹一钱。

八月十七日诊：服前十数帖，兼服化癥回生丹十数丸。一应俱佳，经亦大行。

伊芳氏，二十岁，肝郁胁痛，病名肝着，亦妇科之常证，无足怪者。奈医者不识，见其有寒热也，误以为风寒而用风药。夫肝主风，同气相求，以风从风，致令肝风鸱张；肝主筋，致令一身筋胀；肝开窍于目，致令昼夜目不合、不得卧者七八日；肝主疏泄，肝病则有升无降，失其疏泄之职，故不大便，小溲仅通而短赤特甚。医者又不识，误以为肠胃之病，而以大黄通之，麻仁润之，致令不食不饥，不便不寐，六脉洪大无伦，身热，且坐不得卧，时时欲呕，烦躁欲怒，是两犯逆也。《金匮》论一逆尚引日，再逆促命期，不待智者而知其难愈也。议宣通络脉法，肝藏血，络主血故也，必加苦寒泄热，脉沉洪有力，且胆居肝内，肝病胆即相随故也。

旋覆花五钱　炒黄连二钱　桃仁四钱　归须四钱　郁金三钱　川楝皮五钱　新绛四钱　降香末四钱　苏子四钱　急流水八碗。

又，服前方见小效，即于前方内加：丹皮三钱（炒黑）、生香附二钱，减川楝皮二钱。

又，胁痛减其大半，但不得寐，时时欲呕。拟两和阳明厥阴，仍兼宣络。

半夏五钱（醋炒）　青皮钱半　降香末三钱　新绛三钱　归须三钱　苏子霜三钱　秫米一撮　桃仁三钱　川楝皮二钱　广郁金二钱　黄芩二钱

煮三碗，日二夜一。

又，昨方业已效，今日复苦药，即苦与辛合，能降能通之意。即于前方内加：古勇黄连二钱(姜汁炒)。

又,昨用苦辛法,脉减便通。今日腹中觉痛,将近经期,一以宣络为主。

新绛纱五钱　苏子霜二钱　丹皮二钱(炒)　制香附二钱　两头尖二两　旋覆花五钱　元胡索二钱　条芩钱半(酒炒)　桃仁泥四钱　降香末三钱　归须三钱　郁金三钱

水八碗,煮取三杯,日二夜一。

又,昨日一味通络,已得大便通利,腹中痛止,但不成寐;今日用胃不和则卧不安,饮以半夏汤,覆杯则寐法,仍兼宣络。此仲景先师所谓冲脉累及阳明,先治冲脉、后治阳明也。

半夏一两　旋覆花五钱　降香末二钱　秫米二两　新绛四钱

水十杯,煮成四杯,日三夜一。

又,昨与半夏汤和胃,业已得寐,但脉沉数,溲赤短。议加苦药,泄肝热而通小肠火府。

半夏六钱　降香末三钱　黄柏二钱(盐水炒)　秫米一两　新绛四钱　旋覆花五钱　生香附三钱　黄连二钱(炒)

煎法如前。

又,昨日和胃宣络,兼用苦通火府,今日得寐,溲色稍淡,口亦知味,是阳明有渐和之机矣。惟胸中微痛,背亦掣痛,按肝脉络胸,背则太阳经也。是由厥阴而累及少阳,肝胆为夫妻也;由少阳而累及太阳,少太为兄弟也。今日仍用前法,加通太阳络法。

半夏五钱　降香末三钱　黄柏钱半(盐水炒)　旋覆花三钱　古勇黄连一钱　桂枝尖三钱　新绛三钱　秫米六钱　生香附三钱

煎法如前。

又,绕脐痛者,瘕也,亦冲脉肝经之病。

桂枝尖三钱　新绛三钱　半夏五钱　炒云连一钱　当归三钱(炒黑)　生香附三钱　淡吴萸三钱(炒)　小茴香三钱(炒黑)　秫米八钱　川楝子三钱

又,两和肝胃,兼治瘕痛。

半夏八钱　青皮二钱　吴萸三钱(炒黑)　新绛纱三钱　小茴香三钱(炒黑)　生香附三钱　旋覆花三钱　桂枝尖三钱　云连钱半(炒黑)　淡干姜二钱　乌药三钱　秫米一两　降香末三钱　全当归三钱(炒黑)

煮成四碗,日三夜一。

又,腹中拘急而痛,小便短赤,皆阴络阻塞,浊阴凝聚之象。与宣通阴络降浊法。

桂枝尖三钱　降香末三钱　琥珀三分(研细末)　小茴香三钱(炒)　川楝皮三钱　原麝香五分(研冲)　新绛三钱　两头尖二钱　元胡索二钱　吴萸钱半　归须三钱　桃仁泥二钱

水六杯,煮成二杯,每服半杯,冲韭白汁两小茶匙,日二杯,夜一杯,明早一杯。

又,仍用前方,但昨日未用半夏,今彻夜不寐,酉刻再服《灵枢》半夏汤一帖。又因肝病不得疏泄,兼有痹痛,拟两疏气血法。

桂枝尖三钱　川楝子三钱　小茴香三钱(炒黑)　牛膝二钱　防已二钱　降香末三钱　新绛三钱　归须三钱　蚕砂三钱　桃仁泥三钱　黄连一钱(吴萸汁炒)

又,诸证悉减而未尽,左脉已和,右脉弦大,是土中有木,于两疏气血之中,兼泄木安土法。

桂枝尖三钱　牛膝二钱　郁金二钱　归须三钱　白芍三钱(酒炒)　杏仁三钱　蚕砂三钱　降香末二钱　半夏五钱　青皮二钱　川楝子三钱　防己二钱　新绛三钱　小茴香三钱　茯苓皮三钱

又,右脉弦刚,土中木盛。

白芍六钱(酒炒)　茯苓块四钱　郁金三钱　桂枝尖四钱　降香末三钱　新绛三钱　姜半夏六钱　归须三钱　广皮二钱　小茴香三钱　川楝子三钱

又,脉弦数,头痛时止时甚,向来时发时止,已非一日。此乃少阳络痛,虚风内动也。今日且与清胆络法,勿犯中焦。

桑叶二钱　甘菊花二钱　刺蒺藜一钱　丹皮钱半　羚羊角八分　苦桔梗一钱　炒白芍二钱　钩藤一钱　生甘草八分

又,治下焦络法。

桂枝尖二钱　泽兰钱半　新绛二钱　整当归五钱　生香附三钱　小茴香三钱　白芍六钱(酒炒)　缩砂蜜二钱(研细)　郁金三钱

煮成三杯,日二夜一。

又,八脉隶于肝肾,肝病久,未有不累及八脉者,用通补阴络,兼走八脉法。

桂枝尖一钱　杞子二钱(炒黑)　小茴香二钱　杭白芍六钱　归身三钱　缩砂仁钱半　新绛钱半　桂圆肉二钱

又,法同前。

桂枝尖一钱　全当归三钱　桂圆肉二钱　广木香一钱　炒白芍六钱　降香末三钱　生香附三钱　新绛三钱　川芎二钱　泽兰一钱

尹氏,三十二岁,误服大辛大温,致伤心阳,使下焦浊阴来攻,过提致少阳无忌,有升无降,上愈盛,下愈虚。且与镇固法,非治病也,特医药耳。

新绛三钱　栀子三钱(炒黑)　半夏六钱　旋覆花三钱　古勇黄连钱半　代赭石一两　降香末五钱　焦白芍三钱　紫石英一两(研细)　炙龟板五钱

煮成三大茶杯,分三次服,渣再煎一杯服。

又,镇冲脉,泄胆阳,业已得效,仍宗其法。其血络之郁痛未能卒治,盖事有缓急也。

紫石英一两　代赭石一两　焦白芍五钱　新绛纱四钱　古勇黄连一钱　山栀三钱(炒)　炙龟板八钱　旋覆花三钱　半夏六钱

苏氏,三十二岁,癸亥十月二十八日,脉弦数,左尺独大,瘕居右胁,发则攻心,痛跃不止,病名肝着。先宜宣络,后补八脉。

新绛纱三钱　归须二钱　广郁金二钱　旋覆花三钱　炒桃仁三钱　两头尖三钱(拣净两头圆)　降香末三钱　丹皮三钱(炒)　元胡索二钱

初二日:肝着用通络法,业已见效,仍宗前法。但必须用化气丹间服为妙,取其治病而不伤正耳。

新绛纱三钱　归须二钱　元胡索二钱　旋覆花三钱　桃仁三钱　生香附三钱　苏子净霜三钱　降香末三钱　半夏三钱　广郁金三钱　乌药二钱

二帖。

初三日：于前方内加两头尖三钱、丹皮（炒）三钱、白芍三钱、韭白汁三小匙。

初六日：药力不及，且用进法。

新绛纱三钱　桃仁泥三钱　藏红花二钱　旋覆花三钱　归须钱半　生香附三钱　焦白芍六钱　丹皮五钱　川楝子三钱

三帖。

十四日：仍宗前法。

新绛纱三钱　桃仁泥五钱　归须二钱　旋覆花三钱　藏红花三钱　降香末三钱　栀子三钱　生香附三钱　元胡索二钱　广郁金二钱　苏子霜三钱　川楝子三钱

三帖。

十六日：业已见效，照前方日服半帖，丸药减三分之二。

甲子正月十九日，经来五日，颜色已正，不得过行伤正。其瘕气，留为丸药化可也。兹拟宁心止汗。

白芍六钱（炒）　粉丹皮三钱　洋参二钱　茯苓块五钱　制五味一钱　牡蛎五钱　整朱砂三钱　麦冬五钱（连心）　大生地五钱　制龟板八钱　大枣二枚（去核）　小麦三钱

水八碗，煮取三碗，分三次服。三帖。

甘氏，五十岁，凡两畔不同者，皆肝病也。此证气至丑寅则上升，暮卒复。左脉沉弦，右脉浮弦，升降失司，痰饮斯聚。

姜半夏五钱　降香末三钱　旋覆花三钱　小枳实三钱　广陈皮三钱　杏仁泥三钱　苏子霜三钱　黄芩炭八分　生姜三片

杨，室女，五十岁，胁痛，心烦懊侬，拘急肢冷，脉弦细而紧。欲坐不得坐，欲立不得立，欲卧不得卧，随坐即欲立，刚立又欲坐，坐又不安。一刻较一刻脉渐小，立刻要脱。与霹雳散不住灌之，计二时，服散约计四两而稍定，后与两和脾胃而全安。

肝痛

谢，四十四岁，辛巳三月二十四日。病起肝郁胁痛，痰中带血，病名肝着。医者不识络病因由，与络病治法，非见血投凉，即见血补阴，无怪乎愈治愈穷也。大凡血症之脉，左脉坚搏，治在下焦血分；右坚搏，治在上焦气分。兹左手脉浮取弦，沉取洪大而数，重按即芤，前曾痰有气味，现下痰挟瘀滞黑色，唇舌皓白，其为肝经络瘀挟痰饮，咳血无疑。势已惫极，勉与宣络止血，兼之两和肝胃，以逐痰定咳。（方此未服）

新绛纱三钱　旋覆花三钱　归须钱半　桃仁泥三钱　半夏三钱　广皮炭二钱　苏子霜一钱　降香末钱半　广郁金二钱

煮两茶杯，分四次服。二帖。

四月初三日，血家左手脉坚搏，治在下焦血分。此症先因肝络瘀滞，以致血不归经，日久不治，由阴经损及阳气，自汗溺变痿弱，阳虚也，左脉洪数而芤，阴伤也。如是阴阳两伤之极，而瘀滞仍然未净，通络则虚急，补虚又络滞，两难措手。不得已用新绛一方，缓通其络，其补药则用阴阳两摄法，聊尽人力而已。（从此服起）

辽参一钱　麦冬四钱（连心）　海参二钱　五味子一钱　沙苑蒺藜三钱　茯神五钱　枸杞子三钱　龟板五钱　牡蛎六钱

初四日，病起于胁痛，瘀血致壅，久嗽成劳，至骨痿不能起床，仍有瘀滞不化之象，且痰有臭味，即系肝着成痈。前日脉虽芤大而涩，昨日大见瘀血后，今日则纯然芤矣，岂非瘀血之明征乎？若一味贪补，断难再起，兼之宣络，万一得苏，妄诞之诊，高明酌之。

新绛纱三钱　旋覆花二钱　归横须八分　半夏钱半　广皮炭一钱　桃仁泥三钱　丹皮炭五钱

此方《金匮》载在妇人虚劳门，有识者其悟之。上半日服此方完，下半日服前补方。

初五日，痰中臭味太甚，黑痰未净，是活络之方不能除；脉芤自汗甚，是补摄之方又不可缓。痰稀纯白，内有支饮，于补方中去牡蛎、海参。盐味之碍饮者。此症极虚极实，时人但知其虚而不知其实，所以日误一日，以至于此。治实碍虚，治虚碍实，焉望成功。一通一补，俱每日照前服法未改。

初七日，脉较前敛戢，于新绛方内半夏加钱半，作三钱，余仍旧，服法亦如之。

初八日，今日左尺脉独大，加封固肾气法，余有原案二方，每日间服如前。

人参一钱　炙龟板八钱　莲子五钱　炙甘草三钱　制五味一钱　杞子三钱（炒黑）　沙蒺藜二钱　左牡蛎六钱　云茯苓五钱　麦冬三钱（连心）　炒白芍三钱

初十日，于前方内加辽参五分作钱半，又加海参一条、淡苁蓉三钱，四帖，余悉如前。

十三日，仍照前服，每日间服一通一补方。

十七日，左脉空大未敛，精神较前虽好，犹宜收摄下焦，于前方内去龟板、五味子、白芍、海参、苁蓉，余如旧间服法。煮好去渣，再上火煎成二杯，分二次服。同日：痰色犹不能清白，气味亦不净，仍须宣络。

新绛纱三钱　旋覆花二钱　半夏五钱（姜制）　广皮炭钱半　广郁金钱半　当归须一钱

上半日服，四帖。

二十一日，脉少敛，通补二方间服如前，四帖。

二十四日，痰浊未变，脉象少敛，午后微热不寐，饮食由渐而加，不可太过不及。

人参钱半　莲肉五钱（连心皮）　炙甘草三钱　枸杞三钱（炒黑）　沙蒺藜三钱　云茯苓五钱　左牡蛎五钱　麦冬三钱（连心）　熟五味子一钱　炒枣仁三钱　海参二条（洗去砂）　大淡菜三钱

午后服此。

又方：新绛纱二钱　旋覆花二钱　半夏三钱（姜制）　广郁金二钱　归须一钱　桃仁泥二钱　广陈皮八分　香附二钱

煮两小茶杯，午前服。

初九日，复诊于补方去牡蛎、五味子，余仍二方间服如前。

十三日，痰已渐清，肝亦渐平，精神渐旺，拟去搜逐而补中，与《外台》茯苓饮意。（专用一方）

云茯苓块六钱　人参二钱　香附三钱　生於术五钱　炙甘草二钱　半夏五钱　生薏仁五钱　小枳实二钱

吐血

王，脉弦如刃，吐血后左胁微痛，喉中如有物阻。治在肝络，使血不瘀，则吐可止，止后当与补阴。

新绛纱三钱　归须二钱　元胡索二钱　旋覆花三钱　炒桃仁三钱　降香末三钱　丹皮三钱　苏子霜二钱　郁金二钱

又，如刃之脉，已渐平减，但虚数如故。

新绛纱三钱　制香附钱半　焦白芍三钱　旋覆花三钱　丹皮五钱（炒）　细生地三钱　降香末三钱　归须二钱　广郁金二钱

又，肝为刚藏，劲气初平，未便腻补，取松灵之解肝络者宜之。

辽沙参三钱　细生地三钱　丹皮五钱（炒）　桑叶钱半　焦白芍六钱　整石斛三钱　白蒺藜三钱　麦冬五钱（连心）　生甘草一钱　广郁金二钱　归须钱半

又，昨日仍有瘀血吐出，今尚未可呆补。

沙参三钱　细生地三钱　沙苑蒺藜二钱　桑叶钱半　丹皮五钱　茶菊花二钱　麦冬五钱（连心）　焦白芍三钱　钗石斛五钱　当归钱半　生甘草一钱　羚角片二钱

外，另服新绛三钱。

普女，二十三岁。大凡吐血，左脉坚搏，治在下焦血分，右脉坚搏，治在上焦气分。又有心血、肝血、大肠血、小肠血、胃血、冲脉血，各种不同，岂一概见血，投凉所可治哉，无怪乎室女童男，劳瘵干血甚数，体厚色白，少腹痛，小便短赤，咳吐瘀紫，继见鲜红血，喉中咸，此冲脉袭受寒邪，致经不得行，倒送而吐耳。大忌柔润寒凉，议温镇冲脉，行至阴之瘀浊，使经得行而血症愈矣。苦辛通法。

小茴香二钱　两头尖二钱　桃仁三钱　降香末三钱　韭白汁三茶匙　紫石英三钱　归须二钱　川楝子三钱　琥珀三分（研细冲）

癸酉七月二十五日，伊芳，二十四岁，六脉弦数，两关独浮，左更甚，右胁痛，胸中痞塞，肝郁吐血，先理肝络。

新绛纱三钱　广郁金二钱　旋覆花二钱　归须二钱　降香末二钱　丹皮三钱(炒)　苏子霜三钱

三帖。

乙丑三月十七日：细生地五钱　丹皮五钱　白芍四钱　甘草钱半　阿胶二钱　麻仁三钱　沙参二钱　天冬三钱　麦冬四钱　真云连一钱(炒黑)　黄柏炭三钱　三七一钱

水八碗，煮取三杯，分三次服。

二十三日，左脉仍弦细数、锋钢如刃，吐血，左手脉坚搏，治在下焦血分。

细生地五钱　丹皮五钱　白芍四钱　甘草钱半　霍石斛五钱　阿胶二钱　麻仁三钱　沙参三钱　天冬三钱　麦冬四钱(连心)　元参三钱　茯苓块三钱　黄芩炭二钱

煮四杯，分四次服。

二十六日，脉数减，弦刚甚。

大生地五钱　炒白芍四钱　炙甘草钱半　丹皮五钱　阿胶二钱　麻仁二钱　洋参三钱　麦冬四钱　茯苓块三钱　生牡蛎三钱

吴，二十五岁，每日饱食就床，脾阳致困，因失其统血之职，此为伤食吐血，脉弦。与灶中黄土，每日一斤，分二次煎服。将尽半月而愈，戒其夜食，永远不发。

寿，二十岁，乙酉十一月十二日，怒伤吐血，两胁俱痛，六脉弦紧，误补难愈。凡怒伤肝郁，必有瘀血，故症现胁痛，一以活肝络为主，俟瘀血去净，而后可以补虚。

新绛纱三钱　桃仁三钱　丹皮炭三钱　归须三钱　降香末三钱　苏子霜二钱　旋覆花三钱　广郁金二钱

煮三杯，分三次服。四帖。

二十二日，复诊脉之弦紧虽减，而未和缓，胁痛虽大减，而未净除。与原方去桃仁，加细生地五钱。四帖。

十二月初五日，六脉弦细而紧，《金匮》谓脉双弦者寒也，弦则为减，男子失精亡血，小建中汤主之。怒伤吐血愈后，以小建中复阳生阴。

焦白芍六钱　生姜三钱　桂枝三钱　大枣二枚　炙甘草三钱　胶饴一两(后化入)

初九日，加丹皮三钱、麦冬三钱。服八帖。

十八日，诸症全愈，胃口大开，虚未全复，于原方加麦冬二钱，使分布津液于十二经脏，则虚从饮食中复矣。

金，三十岁，肝郁胁痛吐血，病名肝着，且有妊娠。一以宣肝络为要，与新绛旋覆花汤法，切戒恼怒、介属。

新绛纱三钱　旋覆花三钱(包)　丹皮五钱　降香末三钱　归须三钱　桃仁二钱　香附三钱　广郁金二钱　苏子霜二钱

以胁痛止为度。

便血

毛，十二岁，癸亥十二月初二日，粪后便红，责之小肠寒湿，不与粪前为大肠热湿同科，举世业医者，不知有此，无怪乎十数年不愈也，用古法黄土汤。

灶中黄土二两　生地黄三钱　制苍术三钱　熟附子三钱　阿胶三钱　黄芩二钱（炒）　炙甘草三钱（加酒炒白芍）　全归钱半

水八碗，煮成三碗，分三次服。

初七日，小儿脉当数而反缓，粪后便血，前用黄土汤，业已见效，仍照前法加刚药，即于前方内去白芍、全当归，加附子一钱、苍术二钱。

孙男，三十八岁，戊寅七月初一日，湖州孝廉，其人素有便红之症，自十八岁起至今不绝，现面色萎黄，失血太多。急宜用古法，有病则病受，虽暑月无碍也。

方法分两同前，服一帖即止，次日停后服，半月复发，再服一帖痊愈。

福，二十九岁，初因恣饮冰镇黄酒，冰浸水果，又受外风，致成风水。头面与身，肿大难状，肿起自头，先与越婢汤发其汗，头面肿消，继与利小便，下截三消胀减，后与调理脾胃，自上年十月间服药，至次年三月方止，共计汤一百四十三帖，其病始安，嘱其戒酒肉生冷。不意夏月暑热甚时，仍恣吃冰冷水果，自八月后粪后大下狂血，每次有升数之多。余用黄土汤去柔药，加刚药，每剂黄土用一斤，附子用六钱，或止复来。伊芳本人见其血之不止也，加附子至八钱，或一两，他药接是，服至九十余帖，始大愈。

胡，三十岁，乙酉年九月十七日，本系酒客，湿中生热，久而发黄，颜色暗滞，六脉俱弦，其来也渐，此非阳黄，况粪后见红，非又为小肠寒湿乎。

灶中黄土八两（代水先煎）　熟附子三钱　茵陈五钱　苍术炭三钱　黄柏三钱（炒）　猪苓三钱　泽泻三钱　云茯苓三钱

煮三杯，分三次服，五帖全愈。

陈，三十五岁，乙酉四月二十一日。粪后便红，寒湿为病，误补误凉，胃口伤残，气从溺管而出，若女子阴吹之属瘕气者然。左胁肝部，卧不着席，得油腻则寒战发杂无伦，几于无处下手。议治病必求其本，仍从寒湿论治，令能安食再商。与黄土汤中去柔药，加刚药。

川椒炭三钱　广陈皮三钱　生姜二钱　灶中黄土四两　云茯苓五钱　生茅术三钱　香附三钱　熟附子三钱　益智仁三钱

煮三杯，分三次服，服三帖。

五月初二日，又服二帖。

初三日，心悸短气，加小枳实四钱、干姜二钱，已服四帖。

十一日，去川椒三钱，已服三帖。

二十一日，诸症皆效，大势未退，左脉紧甚，加熟附子一钱、降香末三钱、干姜一钱，已服三帖。

二十七日，诸症向安，惟粪后便血又发，与黄土汤法，粪后便血，乃小肠寒湿，不与粪前为大肠热湿同科。

灶中黄土八两　广皮炭三钱　熟附子四钱　益智仁二钱　黄芩炭四钱　云茯苓五钱　苍术四钱(炒)

煮三杯，分三次服，以血不来为度。

七月十四日，面色青黄滞暗，六脉弦细无阳，胃口不振，暂与和胃，其黄土汤，俟便红发时再服。

姜半夏六钱　云苓块五钱　广陈皮三钱　生苡仁五钱　益智仁三钱　川椒炭一钱　白蔻仁一钱

煮三杯，分三次服。

十七日，加桂枝五钱。

十一月十五日，肝郁挟痰饮，寒湿为病，前与黄土汤，治粪后便血之寒湿，兹便红已止，继与通补胃阳，现下饮食大进，诸症渐安，惟六脉细弦，右手有胃气，左手弦紧，痰多畏寒，胁下仍有伏饮，与通补胃阳，兼逐痰饮。

桂枝六钱　小枳实三钱　川椒炭三钱　旋覆花三钱　香附四钱　广皮五钱　炒白芍三钱　干姜三钱　云苓五钱　姜半夏八钱

煮三杯，分三次服。

十二月初十日，脉弦紧，痰多畏寒，冲气上动，与桂枝茯苓甘草汤合桂枝加桂汤法。

桂枝一两　茯苓块二两(连皮)　炙甘草五钱　全当归三钱　川芎二钱　瑶桂五钱(去粗皮)

服一帖，冲气已止，当服药后，吐顽痰二口。

十一日，冲气已止，六脉紧退，而弦未除，可将初十日方，再服半帖，以后再服二十九日改定方，以不畏寒为度。

十三日，服十一月十五日疏肝药二帖。

十四初，背畏寒，脉仍弦紧，再服十二月初十日桂枝加桂汤二帖，以峻补冲阳，服药后吐顽痰二口。

十七日，脉仍弦紧，背犹畏寒，阳未全复，照原方再服二帖，分四日服。

十九日，前之畏寒，至今虽减，而未痊愈，脉之弦紧，亦未冲和，冲气微有上动之象，可取初十日桂枝加桂汤法，再服二帖，分四日，立春以后故也。

丙戌正月初五日，六脉俱弦，左脉更紧，粪后便红，小肠寒湿，黄土汤为主方，议黄土汤去柔药，加淡渗通阳。虽自觉胸中热，背心如热水浇，所云热非热也，况又恶寒乎。

灶中黄土八两　生苡米五钱　云苓块六钱　熟附子四钱　苍术炭四钱　桂枝五钱　黄芩炭四钱　广皮炭四钱

煮四碗，分四次服，血多则多服。万一血来甚涌，附子加至八钱，以血止为度。再发再服，切勿听浅学人妄转一方也。

初十日，粪后便红虽止，寒湿未尽，脉之紧者亦减，当退刚药，背恶寒未罢，行湿之中，兼与调和营卫。

苍术炭三钱　黄芩炭钱半　灶中黄土一两　焦白芍四钱　生苡仁三钱

煮三杯，分三次服，以背不恶寒为度，戒生冷、介属、猪肉。

腹胀

毛，四十四岁，病起肝郁，木郁则克土，克阳土则不寐，克阴土则䐜胀，自郁则胁痛。肝主疏泄，肝病则不能疏泄，故二便亦不宣通。肝主血，络亦主血，故治肝者必治络。

新绛纱三钱　半夏八钱　香附三钱　旋覆花三钱　青皮三钱　小茴香三钱　归须三钱　降香末三钱　广郁金三钱　苏子霜三钱

头煎两杯，二煎一杯，分三次服。三帖。

初七日服肝络药，胀满、胁痛、不寐少减，惟觉胸痛。按：肝脉络胸，亦是肝郁之故。再小便赤浊，气湿也。

桂枝嫩尖三钱　晚蚕砂三钱　归须二钱　川楝子三钱　半夏六钱　降香末三钱　白通草三钱　青橘皮三钱　茯苓皮三钱　旋覆花三钱(新绛纱包)　小茴香三钱(炒黑)　两头尖三钱

服二帖。

初十日，驱浊阴而和阳明，现在得寐，小便少清，但肝郁必克土，阴土郁则胀，阳土郁则食少而无以生阳，故清阳虚而成胸痹，暂与开痹。

薤白头三钱　半夏一两　广郁金三钱　栝蒌实三钱(连皮仁研)　生苡仁五钱　桂枝尖五钱　茯苓皮五钱　厚朴三钱　小枳实二钱

服三帖。

十四日，脉缓，太阳已开，而小便清通，阳明已阖，而得寐能食。但䐜胀不除，病起肝郁，与行湿之中，必兼开郁。

降香末三钱　生苡仁五钱　白通草八钱　厚朴三钱　煨肉果钱半　茯苓皮五钱　半夏五钱

徐，三十岁，腹胀且痛，脉弦细，大便泄，小便短，身不热。此属寒湿，伤足太阴。

猪苓三钱　黄芩炭一钱　泽泻二钱　桂枝三钱　厚朴三钱　广皮二钱　干姜钱半　生苡仁五钱　通草二钱

滞下

丁氏，五十八岁，滞下白积，欲便先痛，便后痛减，责之积重，脉迟而弦，甚痛。盖冷积也，非温下不可。

熟附子五钱　广木香三钱　小枳实三钱　生大黄片五钱　广陈皮五钱　南楂肉三钱　厚朴五钱　炒白芍三钱　良姜炭二钱　黄芩炭三钱　坚槟榔三钱

梁，二十八岁，滞下白积，欲便先痛，便后痛减者，责之有积，用温下法。

炒白芍二钱　广皮二钱　枳实钱半　黄芩二钱（炒）　木香一钱　槟榔钱半　云连一钱（炒）　锦纹军三钱（酒炒黑）　厚朴三钱　熟附子三钱

五杯水，煮成两杯，分二次服。

张，三十八岁，甲子十一月十八日，先泄而后滞下，脾传肾，为难治。

大白芍二钱　真雅连钱二分（吴萸炒）　黄芩炭一钱二分　生茅术三钱　猪苓三钱　泽泻三钱　生苡仁二钱　广木香钱半　老厚朴二钱　川椒目五钱　良姜二钱　广皮钱半

水六杯，煮取二杯，渣后再煎一杯，三次服。

二十日，先泄后滞下，古云难治，非一时可了，且喜脉弱，尚有生机。

白芍三钱（炒）　南槟榔钱半　木香钱半　当归尾一钱　地榆炭三钱　广陈皮二钱　小枳实二钱（捣碎）　红花二钱

煎法如前。

二十三日，脉沉有力，滞下，胀痛太甚，便后少减，片时其痛仍然。议网开一面，用温下法。

白芍三钱（酒炒）　黄芩三钱（酒炒）　真山连二钱（酒炒黄）　大黄五钱（酒炒）　枳实三钱　厚朴三钱　广木香二钱　安边桂二钱（去粗皮）　广皮炭二钱　红花二钱　归尾钱半

水五杯，煮成三杯，分三次服。一帖。

二十三日，于二十日方内加两头尖三钱。

二十四日，肾症复归于脾，用四苓合芩芍汤法。

猪苓五钱　泽泻五钱　生苡仁五钱　茯苓皮五钱　焦白芍二钱　黄芩钱半（炒）　广木香钱半　生白术五钱　广陈皮钱半　厚朴二钱　真山连钱半（炒）

水八杯，煮取三杯，分三次服。

二十五日，于前方内加白通草二钱。

二十六日，肝郁则小便亦不能通，此徒用四苓不效，议开阴络法。

降香末三钱　麝香五厘（冲）　桃仁三钱　归须二钱　琥珀三分（冲）　猪苓三钱　两头尖一钱　泽泻三钱　小茴香三钱　川楝子三钱

二十七日，已效，于前方内加安边桂三分、生香附三钱、郁金六钱。

二十八日，九窍不和，皆属胃病，用开太阳、阖阳明，兼泻心法。

半夏六钱　青皮二钱　广陈皮二钱　茯苓三钱（连皮）　猪苓三钱　泽泻三钱　黄芩二钱　生苡仁三钱　厚朴一钱（姜汁炒）　干姜二钱　炒山连钱半　广木香一钱

水五杯，煮成二杯，再煮一杯，三次服。

二十九日，开太阳，阖阳明，兼祛湿中之热。

半夏六钱　茯苓皮三钱　生苡仁三钱　广皮二钱　白芍二钱　白通草二钱　广木香一钱　茯苓三钱　泽泻三钱　黄芩炭二钱　真山连钱半　萆薢二钱

三十日，粪后便血，加黄土汤法。

半夏五钱　广木香一钱　灶中黄土六钱　黄芩炭二钱　萆薢三钱　炒白芍三钱　茯苓皮三钱　广皮二钱　全当归钱半　老厚朴二钱　炒苍术三钱

水五杯，煮取二杯，渣再煮一杯，分三次服。

初一日，舌绛甚，胸中嘈杂无奈，喉且痛，粪中犹带血迹。议酸苦泄热法。

乌梅九枚　灶中黄土八钱　黄芩二钱

初二日，四苓合芩芍法，以小便短，口糜，犹有滞下也。

炒白芍二钱　半夏三钱　真山连钱半　泽泻三钱　炒黄芩钱半　猪苓三钱　乌梅肉三钱　茯苓皮三钱　赤苓炭钱半　当归一钱　灶中黄土三钱

头煎一杯，二煎一杯，分三次服。

初三日，少腹胀痛，不小便。仍系肝郁，不主疏泄之故。

真云连二钱（炒）　黄芩炭二钱　桃仁泥三钱　生香附三钱　韭白汁三滴　两头尖三钱　降香末三钱　麝香末五厘　小茴香三钱（炒黑）　归须二钱　琥珀末五分（同冲）

初四日，于前方内加广郁金二钱。

初五日，苦辛淡，开下焦湿热，兼泻肝火法。

萆薢五钱　云连二钱（炒黑）　小茴香三钱（炒黑）　白通草二钱　川楝子三钱　吴萸钱半（炒黑）　黄柏炭二钱　生香附三钱

小儿滞下红积，欲便先痛，便后痛减，积滞太重，非温下不可为功，恐缠绵日久，幼孩力不能胜！滞下为脏病也。

焦白芍钱半（炒）　黄芩钱半　云连一钱（炒黑）　神曲钱半　生大黄二钱　老厚朴钱半　广木香八分　广皮七分　枳壳六分　桃仁八分　南槟榔八分　归尾一钱　地榆炭一钱　肉桂八分

即于前方内去大黄、肉桂，方中再去归尾、地榆、桃仁，加苍术一钱五分。

积聚

张，二十七岁，甲子三月十三日，脐右有积气，以故右脉细弦沉伏，阳微之极，浊阴太甚克之也。溯其初原从左胁注痛而起，其为肝着之咳无疑。此症不必治咳，但宣通肝之阴络，久病在络故也。使浊阴得有出路，病可自已，所谓治病必求其本者也。如不识纲领而妄冀速愈，必致剥削阳气殆尽而亡。

桂枝尖三钱　小茴香三钱　降香末二钱　桃仁三钱　川楝子二钱　青皮络二钱　炒广皮一钱　归须三钱　乌药三钱　苏子霜三钱　旋覆花三钱（新绛纱包）

十九日，服通络药，已见小效，脉气大为回转，但右胁着席则咳甚，胁下支饮故也。议于前方内去桃仁、川楝、小茴，加生香附三钱、半夏六钱、杏仁三钱、肉桂八分，再服四帖。

二十三日，先痛后便而见血，议通阴络法。

苏子霜三钱　归须二钱　降香末三钱　桃仁二钱　两头尖三钱　丹皮三钱　藏红花一钱　半夏五钱　小茴香三钱　香附二钱　广木香一钱　广陈皮一钱

张，二十八岁，脐左癥瘕，面黄，肢倦，食少，不能作文，看书亦不能久，宛如虚损。与化癥回生丹。缓通阴络法，每日空心服一丸，亦有早晚服一丸，时服之二年有余，计服化癥回生丹六百丸之多，始化净，气体复原，看书作文，始举进士。

吴，三十一岁，脐右结癥，径广五寸，睾如鹅卵大，以受重凉，又加暴怒而得，痛不可忍，不能立，不能坐，并不能卧，服辛香流气饮，三日服五帖，重加附子、肉桂，至五七钱之多，丝毫无效，因服天台乌药散，初服二钱，满腹如火烧，明知药至脐右患处，如搏物然，痛加十倍，少时腹中起蓓蕾无数，凡一蓓蕾，下浊气一次，如是者二三十次，腹中痛楚松快。少时痛又大作，服药如前，腹中热痛，起蓓蕾，下浊气亦如前，但少轻耳。自巳初服药起，至亥正共服五次，每次轻一等。次一日腹微痛，再服乌药散，则腹中不知热矣。以后每日服二三次，七日后肿痛全消。后以习射助阳而体壮。

叶，四十五岁，乙酉四月二十八日，无论癥瘕，虽有气血之分，然皆系阴病结于阴部，岂有用阴药之理，维日已久沉寒痼冷疾，非巴豆不能除根。用天台乌药散。

六月初九日，业已见效，未能除根，照常服前药，早晚各五分，癥瘕痛发时服二钱，舌苔厚白，面色淡黄而暗，左脉沉细阳微，再与汤药行湿通阳。

云茯苓块五钱　益智仁钱半　萆薢四钱　白蔻仁一钱（连皮）　生苡仁五钱　半夏五钱　广陈皮二钱　桂枝二钱　白通草一钱

服至舌苔退为度。

甘，二十九岁，乙酉年五月初一日，十年瘕气，六脉弦细而紧。

淡吴萸三钱　乌药三钱　川椒炭五钱　归须二钱　良姜二钱　小茴香五钱（炒黑）

煮三杯，分三次服。已服五帖。

初九日，病减者减其制，每日服半帖。

王氏，四十岁，乙酉五月二十一日，六脉弦紧，心下伏梁，非易化之症。一生忧泣，肝之郁也，又当燥金太乙天符之年，金来克木，痛愈甚矣。与温络法，其吐血亦络中寒也。

降香末三钱　川椒炭二钱　香附三钱　半夏三钱　枳实三钱　归须三钱　公丁香八分　广皮三钱

服四帖。

二十五日，诸症皆效，自觉气上阻咽。加旋覆花五钱。

二十九日，效不更方，再服。

六月初二日，加吴萸三钱。

余氏，三十岁，乙酉五月二十四日，瘕结脐左，经来必痛，六脉沉细，阳微。

吴茱萸三钱　川楝子三钱　公丁香一钱　良姜二钱　全当归三钱　降香末三钱　小茴香三钱　艾炭三钱

煮三杯，分三次服，服七帖后，接服丸药。

六月初二日，业已见效，每日服半帖，再服十天。

二十日，每行经前三日，腹微痛时，空心服化癥回生丹一丸，服至经尽后，腹中丝毫不痛为止。下月经行，腹痛发时，再如此服法。癥瘕痛亦服回生，空心服一丸，化净为度。

泄泻

陶，四十五岁，乙酉年四月十五日，久泄脉弦，自春令而来，古谓之木泄，侮其所胜也。

柴胡三钱　猪苓三钱　生姜五钱　姜半夏五钱　炙甘草二钱　大枣三枚（去核）　泽泻三钱　广陈皮三钱　茯苓块五钱　桂枝三钱

十九日，泄泻已减前数，加苍术三钱。前后共计服十三帖，全愈。

五月初六日，前曾木泄，与小柴胡汤十三帖而愈。向有粪后便红，乃小肠寒湿之症，现在脉虽弦而不劲，且兼缓象，大便复溏，不必用柴胡汤矣，转用黄土汤法。

灶中黄土四两　黄芩炭二钱　熟附子三钱　茯苓块五钱（连皮）　炒苍术五钱　广皮炭二钱

煮三杯，分三次服。

十二日，湿温成五泄，先与行湿止泄，其粪后便红，少停再拟。

猪苓五钱　苍术四钱　泽泻五钱　茯苓六钱（连皮）　桂枝五钱　苡仁五钱　广皮四钱　广木香二钱

煮三杯，分三次服，以泄止为度。

八月初六日，胃不开，大便溏，小便不畅，脉弦。

猪苓三钱　白蔻仁二钱　泽泻三钱　生苡仁五钱　茯苓皮五钱　广皮二钱　姜半夏三钱　柴胡一钱

煮三杯，分三次服。

陆，二十七岁，乙酉年五月十九日，六脉弦细，面色淡黄，泄则脾虚，少食则胃虚，中焦不能创建，安望行经，议先与强土。

藿香梗二钱　广皮炭钱半　广木香钱半　白蔻仁一钱　云苓块三钱　苏梗钱半　苡仁二钱　姜半夏三钱　益智仁一钱

煮三杯，分三次服，七帖。

二十八日，右脉宽泛，缓也。胃口稍开，泄则加添，小便不通，加实脾利水。

猪苓三钱　泽泻三钱　茯苓五钱　苡仁五钱

六月十八日，前方服十四帖，泄止，胃稍醒，脘中闷，舌苔滑，周身痹痛，六脉弦细而沉。先与和中，治痹在后。

桂枝三钱　防己三钱　益智仁钱半　藿香梗三钱　杏仁三钱　苡仁五钱　姜半夏五钱　白蔻仁二钱　广皮三钱

煮三杯，分三次服。

噎

王，左尺独大，肾液不充，肾阳不安其位，尺脉以大为虚，经所谓阴衰于下者是也。右手三部俱弦，食入则痛，经所谓阳结于上者是也。有阴衰而累及阳结者，有阳结而累及阴衰者。此证形体长大，五官俱露，木火通明之象。凡木火太旺者，其阴必素虚，古所谓瘦人多火，又所谓瘦人之病，虑虚其阴。凡噎症治法，必究阴衰阳结，何者为先，何者为后，何者为轻，何者为重？此症既系阴虚为本，阳结为标，何得妄投大黄十剂之多？虽一时暂通阳结，其如阴虚而愈虚，何业医者岂不知数下亡阴乎？且云歧子九法，大半皆攻，喻嘉言痛论其非，医者岂未之见耶？愚谓因怒停食，名之食膈，或可一时暂用，亦不得恃行数用。今议五汁饮果实之甘寒，牛乳血肉之变化，降胃阴以和阳结治其标，大用专翕膏峻补肝肾之阴，以救阴衰治其本，再能痛戒恼怒，善保太和，犹可望愈。

真大生地四斤　人参四斤　杭白芍四斤　清提麦冬四斤　阿胶四斤　蔡龟胶四斤　山萸肉二斤　鳖甲四斤　芡实二斤　沙苑蒺藜四斤　海参四斤　鲍鱼四斤　猪脊髓一斤　羊腰子三十二对　鸡子黄六十四个　云苓块四斤　乌骨鸡一对　牡蛎四斤　莲子四斤　桂圆肉二斤　白蜜四斤

取尽汁，久火煎炼成膏。

李，五十四岁。大凡噎症由于半百之年，阴衰阳结，古来纷纷议论，各疏所长，俱未定宗。大抵偏于阳结而阴衰者，宜通阳气，如旋覆代赭汤、进退黄连汤之类。偏于阴衰而阳结者，重在阴衰，断不可见一毫香燥，如丹溪之论是也。又有食膈宜下，痰膈宜导，血膈宜通，络气膈宜宣。肝呕吐太过而伤胃液者，宜牛转草复其液。老僧寡妇，强制太过，精气结而成骨，横处幽门，宜鹅血以化之。厨役受秽浊之气伤肺，酒肉胜食而伤胃，宜化清气，不可胜数，用玉女煎法。

真大熟地六钱　煅石膏八钱　牛膝三钱　炙甘草三钱　麦冬六钱　白粳米一撮　知母二钱　旋覆花三钱(新绛纱包)

每早服牛乳一茶碗。

张，六十三岁，老年阳结，又因久饮怒郁，肝旺克土，气上阻咽，致成噎食。

洋参二钱　茯苓块四钱　桂枝六钱　代赭石一两二钱（煅）　半夏一两　旋覆花五钱（包）　生姜六钱

七帖。

二十日，阳脉已起，恐过涸其液，议进阴药，退阳药。

洋参四钱　桂枝三钱　白芍六钱（炒）　旋覆花六钱　茯苓三钱　炙甘草三钱　代赭石一两（煅）　半夏六钱　姜汁每杯冲三小匙

二十五日，前日脉数，因退阳进阴，今日脉缓而痰多，仍须进阳，俾中焦得运，以复其健顺之体。

洋参二钱　桂枝六钱　焦白芍三钱　半夏一两二钱　茯苓八钱　代赭石一两六钱　旋覆花六钱（包）　生姜五大片

二帖。

傅，五十五岁，先因酒楼中饮酒，食烧小猪响皮，甫下咽，即有家人报知朋友凶信，随即下楼寻车，车夫不知去向，因步行四五里，寻至其友救难未遇。又步行四里，又未遇。渴，急饮冰冻乌梅汤三碗，然后买车返家，心下隐隐微痛，一月后痛有加，延医调治，一年不效。次年五月饮水一口，胃中痛如刀割，干饭不下咽，已月余矣。闰五月初八，计一粒不下已十日，骨瘦如柴，面赤如赭，脉沉洪有力，胃中痛处，高起如桃大，按之更痛。余曰：此食膈也，当下之。因用大承气汤，加牵牛，作三碗，一碗痛至少腹，三碗痛至肛门，大痛不可忍，又不得下。于是又作半剂，服一碗，外加蜜导法，始下如鸭蛋，黑而有毛，坚不可破。次日，先吃烂面半碗，又次日饮粥汤，三日食粥，五日吃干饭矣。下后所用者，五汁饮也。

杨，四十六岁，先因微有痰饮咳嗽，误补于前，误下于后，津液受伤，又因肝郁性急，致成噎食，不食而大便燥，六脉弦数。治在阴衰。

炙甘草三钱　大生地六钱　生阿胶三钱（化）　丹皮三钱　麦冬三钱　麻仁三钱　郁金八分

服七帖而效，又于前方加鳖甲四钱、杞子三钱，服十七八帖而大效，进食如常。惟余痰饮，后以《外台》茯苓饮散，减广皮、枳实，收全功。

反胃

周，六十五岁，甲子十月二十五日，老年阳微浊聚，以致胸痹反胃，三焦之阳齐闭，难望有成，议先通胸上清阳。

栝蒌二钱　薤白三钱　半夏五钱　白蜜半酒杯　桂枝尖五钱　小枳实八分　川朴一钱　茯苓二钱　姜汁三小匙

水八杯，煮取三杯，分三次服。

三十日，老年阳微浊聚，反胃胸痹，用开清阳法，业已见效，但呕痰仍多。议食入则吐为无火例，用茱萸汤合大半夏汤。

淡吴萸八钱（自泡） 洋参三钱（姜汁炒） 生白蜜一酒杯 半夏一两二钱 生姜二两

水八杯，煮取三杯，分三次服，渣再煮半碗服。

初三日，即于前方内加茯苓块五钱。

初十日，即于前方去吴萸，加薤白三钱。

哕

王，三十岁，癸亥六月十五日，六脉俱濡，右寸独大，湿淫于中，肺气膹郁，因而作哕，与伤寒阳明足太阴之寒哕有间，以宣肺气之痹为主。

广皮二钱 生苡仁三钱 杏泥二钱 通草二钱 柿蒂三钱 竹茹三钱 飞滑石三钱 姜汁二小匙（冲入）

十七日，泄泻胸闷，于前方加茯苓三钱、藿梗二钱。

十九日，脉之濡者已解，寸之大者已平。惟胃中有饮，隔拒上焦之气，不得下通，故于其旺时而哕甚，今从阳明主治。

半夏六钱 飞滑石三钱 茯苓五钱 生苡仁五钱 广皮三钱 柿蒂一钱

二十二日，哕虽止而六脉俱数，右手更大，泄泻色黑，舌黄，气分湿热可知。

茯苓皮五钱 白通草二钱 黄芩炭一钱 泽泻二钱 滑石三钱 生苡仁三钱 白扁豆皮三钱 川朴一钱 连翘二钱

胃腹痛

吴，五十七岁，乙酉四月十九日，感受燥金之象，腹痛，泄泻，呕吐。现下泄泻虽止，而呕不能食，腹痛仍然，舌苔白滑，肉色刮白。宜急温之，兼与行太阴之湿。

川椒炭三钱 茯苓五钱 陈皮三钱 高良姜二钱 苡仁五钱 公丁香一钱 吴萸二钱 益智仁二钱 半夏五钱

二帖。

二十二日，背仍痛，原方加高良姜一钱、吴萸一钱、桂枝五钱。再服四帖。

二十七日，已效，阴气未退，再服三帖，分四日服完。

五月初三日，痛减，呕与泄泻俱止，减川椒、萸、姜之半，再服六帖。

十三日，阴未化，阳自不复，且心下坚大如盘，脉如故，前方再服。

李，四十六岁，乙酉四月十六日，胃痛胁痛，或呕酸水，多年不愈，现下六脉弦紧，皆起初感燥金之气，金来克木，木受病，未有不克土者。土受病之由来，则自金克木始也，此等由外感而延及内伤者，自唐以后无闻焉。议变胃而受胃变法，即用火以克金也。又久病在络法：

公丁香一钱　茯苓五钱　枳实四钱　川椒炭三钱　苡仁五钱　生姜五钱　半夏五钱　陈皮三钱

四帖。

二十三日复诊，仍用原方四帖。

五月初二日，现下胃痛、胁痛、吐酸之证不发，其六脉弦紧不变，是胸中绝少太和之气。议转方用温平，刚燥不可以久任也。

桂枝四钱　茯苓五钱　生姜三钱　陈皮三钱　大枣二枚　炙甘草二钱　半夏五钱　干姜二钱　苡仁五钱　白芍四钱

服之如无弊，可多服。

十一日，诊脉已回阳，去干姜，减桂枝之半。

二十四日复诊，脉仍紧，原方加益智仁二钱，服三帖愈。

余，五十二岁，五月初二日，胃痛胁痛，脉双弦，午后更甚者，阳邪自旺于阴分也。

川椒炭三钱　陈皮三钱　公丁香钱半　降香末三钱　香附三钱　楂炭二钱　吴萸二钱　青皮二钱　青橘叶三钱　半夏五钱　苡仁五钱

接服霹雳散。

十七日复诊，病稍减，脉仍紧，去楂炭、橘叶及川椒炭一钱，加枳实三钱。

二十四日，脉之紧者稍和，腹痛已止，惟头晕不寐，且与和胃令寐，再商后法。

半夏一两　苡仁一两　茯苓五钱　枳实三钱

煮三杯，分三次服，以得寐为度。如服二帖后仍不寐，可加半夏至二两，再服一帖。

赵，三十八岁，七月二十四日。感受燥金之气，腹痛甚，大呕不止，中有蓄水，误食水果。

公丁香三钱　半夏一两　茯苓皮五钱　生姜一两　川椒炭六钱　乌梅肉三钱　吴萸四钱　陈皮五钱　高良姜四钱　枳实三钱

水五碗，煎二碗，渣再煎一碗。另以生姜一两，煎汤一碗。候药稍凉，先服姜汤一口，接服汤药一口，少停半刻，俟不吐再服第二口。如上法，以呕止痛定为度。

二十五日，燥气腹痛虽止，当脐仍坚，按之微痛，舌苔微黄而滑，周身筋骨痛，脉缓。阳明之上中见太阳，当与阳明从中治例。

桂枝六钱　川椒炭二钱　生姜三钱　白芍三钱（炒）　公丁香一钱　防己三钱　苡仁五钱　茯苓六钱　半夏五钱

煮三杯，分三次服，服此身痛止。

二十六日，脉小于前，身痛已止，六脉未和，舌黄滑苔。

半夏五钱　生姜三钱　蔻仁钱半　茯苓五钱　陈皮三钱　厚朴钱半　苡仁五钱　大腹皮三钱　川椒炭钱半

二十八日，腹胀如故，不寐，加半夏一两。

初一日，太阳痹。

桂枝六钱　茯苓皮五钱　茅术炭三钱　防己四钱　通草一钱　片姜黄三钱　杏仁五钱　苡仁五钱　滑石六钱　蚕砂三钱

初六日，腹胀停饮，前方内去术之守，加苦辛之通，又去滑石。

大腹皮三钱　厚朴三钱　枳实三钱　陈皮三钱

初十日，六脉俱弦，胃口不开，腹胀肢倦，宜通六腑，即劳者温之之法也。

桂枝六钱　大腹皮三钱　川椒炭三钱　陈皮五钱　益智仁三钱　半夏五钱　枳实二钱　茯苓五钱　厚朴二钱

服五帖而愈。

郑，二十六岁，先是三月初九日，得太阳中风，与桂枝汤已愈。十二日晚已卧，下体有微汗，因厨房不戒于火，只穿小汗褂一件，未着袜，出外救火，火熄复卧，觉身微热恶寒，腹中胀痛，脉弦数，与桂枝柴胡各半汤，汗出稍轻，究不能解。以后外虽化热，面赤汗多如温病状，以当脐之痛未休，舌白不燥，断不敢用辛凉，而辛温之药，或进或退，十日不解。至二十四日，反重用温热，佐以黄连三钱，次日表证、里证一齐俱解如失。后与调理脾胃两阳而安。

食积

金男，四岁，幼孩手心热，舌苔厚浊，呕吐，食积也。法当和胃而醒脾，宜降不宜升。

藿梗二钱　焦曲钱半　白豆蔻三钱（研）　半夏二钱　鸡内金一钱　广皮炭一钱　苡仁二钱（研）　厚朴钱半　煨姜二小片

十三日，热退脉平，以调理脾胃为主。

白术二钱（炒）　广皮炭六分　白扁豆一钱　茯苓块三钱　神曲一钱（炒）　半夏一钱　厚朴六分　山药一钱（炒）

二十三日，泄久脾虚，将成滞下。

厚朴二钱　生苡仁三钱　广皮炭钱半　焦神曲二钱　云苓块二钱　益智仁五分（煨）　广木香八分　鸡内金二钱　黄芩炭八分　焦白芍一钱

陶，二岁，乙酉七月初二。幼童手心热甚，舌微黄，身微热，体瘦，神不足，防成疳疾，与疏补中焦，兼之消食。

生苡仁三钱　厚朴八分　焦神曲二钱　广皮炭一钱　鸡内金一钱　云苓块三钱　益智仁七分

煮二小杯，分三次服，三帖而愈。

孙，九岁，丁亥七月二十五日。疳疾已久，若不急讲调理饮食，则不可为矣。用药以疏补中焦立法。

茯苓四钱(连皮) 鸡内金二钱(炒) 广木香一钱 益智仁钱半 厚朴二钱 楂炭钱半 半夏三钱 橘皮炭二钱

继男,十二月十四日。脉大浮取弦数,脾虚食滞,疳疾将成,大便频仍,面肿腹大。与温宣中焦法。

益智仁钱半 黄芩钱半 橘皮二钱 茯苓皮三钱 神曲三钱(炒) 半夏三钱 苡仁四钱 蔻仁一钱

二十八日,大便后见血,乃小肠寒湿,加黄土汤法。于前方内去蔻仁,加苍术炭三钱、熟附子二钱、灶中黄土四两。再服三帖。

飧泄

章男,十一个月,六月十三日。泄久伤脾,恐成柔痉,俗所谓慢脾风。议疏补中焦。

茯苓块三钱 厚朴一钱 煨肉果一钱 苡仁三钱(炒) 扁豆二钱(炒) 莲子三钱(连皮去心) 广皮炭八分 芡实钱半(连皮) 木香五分

十四日,仍用通补而进之。

人参五分 厚朴八分 煨肉果一钱 茯苓块二钱 广皮炭八分 木香七分 苡仁二钱(炒) 藿梗八分 焦神曲八分 白扁豆三钱(炒) 半夏二钱 小茴香一钱

十六日,疏补中焦,业已见效,仍不能外此法。

人参五分 厚朴八分 半夏二钱 木香八分 茯苓三钱 煨肉果钱半 苡仁三钱(炒) 扁豆三钱(炒) 藿梗八分 广皮炭八分 焦於术一钱

十七日,神气声音稍健,皮热亦觉平和,大有起色,但积虚非早晚可充。

人参五钱 莲子二钱 肉果霜钱半 茯苓三钱 半夏二钱 木香八分 白扁豆二钱(炒) 广皮钱半 山药钱半

十八日,舌有黄苔,小便色黄,微有积,皆脾虚不运之故,且暂停参药,加宣络法。

茯苓三钱 厚朴一钱 煨肉果一钱 半夏二钱(炒) 鸡内金一钱 白蔻仁二钱 莲子二钱(去心) 木香七分 生苡仁三钱 生於术一钱 广皮炭八分

十九日,大便有不化形,思乳食,为血肉有情,应于疏补之中,加消血肉积者。

鸡内金一钱(炒) 楂炭一钱 广皮炭一钱 茯苓块三钱 煨肉果一钱 范曲炭八分 木香七分 川朴钱半 白蔻仁三分 生苡仁三钱

二十日,脾虚火衰,则食物有不化之形,肝肾与冲脉伏寒,怒甚则疝痛。

小茴香二钱 生苡米三钱 木香一钱 黑楂炭钱半 煨肉果钱半 制茅术一钱 茯苓一钱 广皮炭八分 白蔻仁五分 青皮六分 乌药八分

二十二日,补下通中。

小茴香钱半(炒黑) 生苡仁钱半 人参三分 楂炭八分 煨肉果一钱 茯苓三钱 制茅术八分 白蔻仁五分 木香六分

张男，八个月，泄泻四五日，暑邪深入下焦，头热如火，手冷如冰，谓之暑厥。羸瘦难堪，脉迟紧，未必得愈，姑立方以救之。先与紫雪丹五分，三次服。

猪苓二钱　制苍术一钱　泽泻一钱　茯苓二钱　桂枝木一钱　广皮炭七分　白扁豆一钱　木香七分

略有转机，然终可畏也。

猪苓二钱　白扁豆钱半（炒）　泽泻钱半　半夏钱半　生苡仁三钱　广木香八分　茅术炭一钱　厚朴六分　广皮炭五分

孟，十五岁，八月初八日。伏暑泄泻，加以停食，欲泻腹痛，泻后痛减，防成滞下，与五苓散加消食，脉细弦而缓。

桂枝三钱　云苓皮五钱　楂炭二钱　苍术炭三钱　神曲四钱（炒）　小枳实二钱　猪苓三钱　广皮炭四钱　川椒炭二钱　泽泻三钱

一月后复诊，病已大愈，善后方与调和脾胃。

胃痛

伊芳氏，三十岁，甲子十月二十七日。脉弦急，胁胀攻心痛，痛极欲呕，甫十五日而经水暴至甚多，几不能起，不欲食，少腹坠胀而痛。此怒郁伤肝，暴注血海，肝厥犯胃也，议胞宫阳明同治法。盖《金匮》谓胞宫累及阳明，治在胞宫；阳明累及胞宫，治在阳明。兹因肝病下注胞宫，横穿土位，两伤者两救之。仍以厥阴为主，虽变《金匮》之法，而实法《金匮》之法者也。

制香附三钱　乌药二钱　半夏五钱　艾炭三钱　郁金二钱　黄芩炭一钱　小茴炭二钱　血余炭三钱　青皮八分　五灵脂钱半

五杯水，煎两杯，分二次服。二帖大效。

二十九日，《金匮》谓胞宫累及阳明，则治在胞宫；阳明累及胞宫，则治在阳明。兹肝厥既克阳明，又累胞宫，必以厥阴为主，而阳明胞宫两护之。

制香附三钱　淡吴萸二钱　半夏五钱　萆薢二钱　川楝子三钱　艾炭钱半　小茴香三钱（炒黑）　乌药二钱　黑栀子三钱　桂枝三钱　杜仲炭二钱

水五杯，煎取两杯，分二次服。

伊芳氏，二十一岁，十一月二十九日。脉双弦而细，肝厥犯胃，以开朗心地要紧，无使久而成患也。

半夏六钱　青皮钱半　生姜三大片　广皮钱半　淡吴萸二钱　乌药二钱　川椒二钱（炒黑）　郁金二钱　川楝子皮二钱　降香末三钱

水五杯，煮取两杯，二次服。三帖。

王氏，二十六岁，十一月初四日。肝厥犯胃，浊阴上攻，万不能出通阳泄浊法外，但分轻重耳。前三方之所以不大效者，病重药轻故也，兹重用之。

川椒炭五钱　良姜五钱　小枳实三钱　川朴三钱　半夏五钱　乌药三钱　淡吴萸五钱　云连一钱　两头尖三钱（圆者不用）　降香末三钱

甘澜水八碗，煮取三碗，分六次。二帖。

初六日，重刚劫浊阴，业已见效，当小其制。

川椒炭三钱　良姜三钱　乌药二钱　半夏三钱　小枳实三钱　青皮二钱　广皮钱半　厚朴二钱

甘澜水八碗，煮取二碗，分二次服。二帖。

车，脉沉弦而紧，呕而不渴，肢逆且麻，浊阴上攻厥阴，克阳明所致，急宜温之。

乌药三钱　半夏五钱　淡吴萸五钱　川椒炭三钱　川朴三钱　干姜三钱　荜茇二钱　小枳实三钱　青皮二钱

头煎二杯，二煎一杯，分三次服。

纳呆

许，四十七岁，癸亥二月二十日。脉弦而紧，弦则木旺，紧则为寒，木旺则土衰，中寒则阳不运，土衰而阳不运。故吞酸嗳气，不寐不食，不饥不便，九窍不和，皆属胃病。浊阴蟠踞中焦，格拒心火，不得下达，则心热如火。议苦辛通法。

小枳实三钱　淡吴萸三钱　半夏一两　真云连二钱（炒）　生苡仁五钱　广皮二钱　厚朴三钱　生姜六大片

甘澜水八碗，煎成三碗，分三次服，渣再煎一碗服。

二十四日，六脉阳微，浊阴蟠踞，不食，不饥，不便，用和阳明兼驱浊阴法。今腹大痛，已归下焦，十余日不大便，肝病不能疏泄，用驱浊阴通阴络法。又苦辛通法，兼以浊攻浊法

淡吴萸三钱　小枳实二钱　川楝子三钱　小茴香三钱　雄鼠粪三钱　广皮钱半　乌药一钱　良姜二钱（炒）　川朴三钱　槟榔二钱

以得通大便为度。

二十七日，服以浊攻浊法，大便已通，但欲便先痛，便后痛减，责之络中宿积未能通清。

脐上且有动气，又非汤药所能速攻，攻急恐有瘕散为蛊之余。议化癥回生丹，缓攻为妙。

李，十三岁，五月十四日。六脉俱弦，不浮，不沉，不数，舌苔白滑，不食，不饥，不便，不寐，九窍不和，皆属胃病。卧时自觉气上阻咽，致令卧不着席，此肝气之逆也。额角上有虫斑，神气若昏，目闭不欲开，视不远，医云有虫，亦复有理。与两和肝胃，如再不应，再议治虫。

半夏一两　旋覆花五钱（包）　秫米一合

二十日，六腑不通，九窍不和。医者不知六腑为阳，以通为补，每见其二便闭也，则以大黄、蒌仁寒药下之。以后非下不通，屡下屡伤，遂致神气若昏，目闭不开，脉弦缓而九窍愈不

通矣。已成坏症,勉与通阳。

广皮三钱　川朴三钱　白蔻仁二钱　半夏三钱　大腹皮三钱　鸡内金二钱(炒)　云苓皮三钱　益智仁二钱

二十三日,六腑闭塞不通,有若否卦之象。

天台乌药散二钱,加巴豆霜二分,和匀分三分,先服一分,候五时不便,再服第二分,得快便,即止。

二十四日,服一次于五时得快便,宿物下者甚多,目闭已开,神气亦清,稍食粥饮,知顽笑矣。

二十五日,六腑不通,温下后大便虽通,而小便仍然未解,心下窒塞,不肌不食,六腑弦迟。急急通阳为要,与开太阳、阖阳明法。

川椒炭三钱　泽泻三钱　公丁香一钱　半夏五钱　广皮三钱　猪苓三钱　云苓皮五钱　良姜二钱　安南桂一钱

六月初一日,大便已能自解,胃能进食,是阳关已阖。惟小便不通,是太阳不开,与专开太阳。

桂枝三钱　云苓皮五钱　猪苓三钱　安边桂钱半　泽泻三钱　滑石三钱　苍术炭二钱　蚕砂三钱

煮三杯,分三次服,以小便通为度。若小便已通,而尚混浊者,再服一帖,以小便清为度。

初六日,服前方二帖,小便暂通。连日大小便复闭,大便闭已七日,自觉胃中痞塞,脸上虫斑未退。议用前配成之乌药散,再服四分。如二便俱通,即停药,统俟初八日清晨再商。如大便通一次,而小便不通,或竟不通,明日再服三分。若大便二三次,而小便仍不通者,即勿服。

初八日服乌药散四分,内巴霜四厘,已得快便,今早且能自行小便,六腑俱通矣。只与和胃,今能进食,可以收功。盖十二经皆取决于胆,皆秉气于胃也。

半夏三钱　云苓块四钱　益智仁一钱(煨)　广皮炭二钱　生苡仁五钱　生姜五钱

编者按:吴瑭遵《内经》,效仲景,丰富了脾胃学说。如他继承和发展了《素问·刺热》对“脾热病者,先头重颊痛,烦心颜青,欲呕身热”和“鼻先赤”的早期症状之义,在“湿之入中焦”病证中,认为无论寒湿、热湿、外湿、内湿,“其中伤也,有伤脾阳,有伤脾阴,有伤胃阳,有伤胃阴,有两伤脾胃”之异,以此概括了中焦湿证的辨治总纲。并将其临床表现详举于后,若“伤脾阳,在中则不运痞满,传下则洞泄腹痛;伤胃阳,则呕逆不食,膈胀胸痛;两伤脾胃,既有脾证,又有胃证也……伤胃阴,则口渴不饥;伤脾阴,则舌先灰滑,后反黄燥,大便坚结”。且在脾胃病的辨证后,又以“彼此混淆,治不中窾,遗患无穷,临证细推,不可泛论”的严谨治学态度告诫后世,不可“脾病治胃,胃病治脾,兼下焦者,单治中焦,或笼统混治,脾胃不分,阴阳寒热不辨”,否则诸证蜂起,将见“肿胀、黄疸、洞泄、衄血、便血”之证,从而对后世辨治湿伤脾胃给予很大启发。

程文囿

程文囿(1761—约1833),字观泉,号杏轩,歙县东溪人,悬壶于岩寺。程文囿出生于世医之家,少业儒,博学工诗,20岁开始研究医学,24岁在岩寺行医,所诊第一例患者为产后感邪、高热不退的危重患者(杏轩辨证施治,不囿于"产后宜温"之说,重用白虎汤合玉竹散清下,终使病愈,因此病名渐噪)。到嘉道年间,程文囿学验颇丰,而乃以内妇儿科见长,加之为人和蔼,医德高尚,求诊接踵,医名显卓。时人谓:"有杏轩则活,无杏轩则死。"程文囿认为,医术蔑古则失之纵,泥古则失之拘,应以古人为师。程文囿治学态度严谨,寝馈数十年,然后成书,尚实用而少空谈,敢于怀疑,在理论上时时有突破,著有《医述》《杏轩医案》等书。其中,《杏轩医案》为程文囿一生临床经验之总结,也是其学术观点的集中体现;它的学术价值较为突出,素来为中医界推崇。

噎膈

鲍宫詹未第时,游毗陵幕,抱疴半载,百治不痊,因买舟回里,延予治之。望色颊赤面青,诊脉虚弦细急。自述数月来通宵不寐,闻声即惊,畏见亲朋,胸膈嘈痛,食粥一盂,且呕其半,粪如羊矢,色绿而坚,平时作文颇敏,今则只字难书,得无已成隔证耶?予曰:君质本弱,兼多抑郁,心脾受伤,脾不能为胃行其津液,故食阻。二肠无所禀受,故便干。若在高年,即虑成,今方少壮,犹可无虞。方仿逍遥、归脾出入,服至数十剂,病尚未减,众忧之。予曰:内伤日久,原无速效,况病关情志,当内观静养,未可徒恃药力。续得弄璋之喜。予曰:喜能胜忧,病可却矣。半月后果渐瘥,仍劝往僧斋静养,共服煎药百剂,丸药数斤乃瘳。因更号觉生,盖幸其殆而复生也。

文兄令堂年届四旬,病经数月,初时不能食饭,后并米饮俱不能咽,强之即吐,隔证无疑。然每日尚可啖干面粿数枚,思古人论隔证,不出胃脘枯槁四字。又称阳气结于上,阴液衰于下,今既不能食饭,何独能食面?且饮汤即吐,干食反安,理殊不解,与逍遥散,数服不应。考《张氏医通》有饮鹅血法,行之又不验,更医多方图治,亦不效,因劝勿药,两载后可食面汤并精猪肉。今十余年,肌肉不瘦,起居如常,亦奇证也。

腹痛、腹胀

灿翁年近七旬,向患腹痛,一夕忽吐下紫瘀血块数碗,头晕自汗,目阖神疲,诊脉芤虚。谓其子曰:此血脱证也。书云:久痛多蓄瘀。盖腹痛数年,瘀蓄已久,一旦倾囊而出,夫气为血之帅,高年气虚,切虑晕脱。古人治血脱,每用独参汤以益其气,但目下参价甚昂,恐难措办,乃订大剂黑归脾汤,资其化源,固其统摄,未几获痊。次年病复,虽不若前之剧,亦觉困倦莫支,仍守前法治愈。其子忧甚,恐其再发,商图善后之策。予思血蓄之故,必有窠囊,如水之盈科而进，按胃为生血之源，脾为统血之脏，苟脾健胃强，则气血周流，何蓄之有？经以六经为川，肠胃为海，譬诸洪水泛滥，究缘江河失疏。为订二方，早用归脾丸，晚用参苓白术散，每方俱加丹参、干漆二味，冀其去瘀生新。服药经年，其病遂绝。

许生咏堂母病请治，据云因食豚肝面饼后，偶触怫郁，致患腹痛，自用麦芽、楂曲、香砂、二陈不应。因其痛在少腹，以为寒凝厥阴，加吴萸、炮姜服之益剧。予问痛处可按乎？曰：拒按。又问：日来便乎？曰：未也。切脉沉细，视舌苔黄、中心焦燥。顾谓生曰：此下证也。生曰：连服温消诸剂不验，思亦及此。因家母平素质亏，且脉沉细，故未敢下。予曰：痛剧脉伏，此理之常。质虽虚而病则实，书称腑病以通为补。仲师云：腹满不减，减不足言，当下之。又云：舌黄未下者，下之黄自去。今痛满拒按，舌黄焦燥，下证悉具，夫复何疑？方定大承气汤，用元明粉代芒硝，仍加香砂、楂曲，兼行气滞。服头煎后便行一次，其痛略定；随服复煎，夜半连下三次，痛势大减，舌干转润。易以调中和胃，旬后起居如常。

菜佣某，初患腹胀，二便不利，予用胃苓之属，稍效。渠欲求速功，更医，目为脏寒生满病，猛进桂附姜萸，胀甚，腹如抱瓮，脐突口干，溲滴如墨，揣无生理。其兄同来，代为恳治。予谓某曰：尔病由湿热内蕴，致成单胀，复被狠药吃坏，似非草木可疗，吾有妙药，汝勿嫌秽，可乎？某泣曰：我今只图愈疾，焉敢嫌秽。令取干鸡矢一升，炒研为末，分作数次，每次加大黄一钱，五更清酒煎服，有效再商。某归，根据法制就，初服肠鸣便泻数行，腹胀稍舒，再服腹软胀宽。又服数日，十愈六七，更用理脾末药而瘳。众以为奇，不知此本《内经》方法，何奇之有。予治此证，每服此法，效者颇多，视禹功、神佑诸方，其功相去远矣。

萃翁公郎葆晨兄，禀质素弱，曩患滑精，予为治愈，案载初集中。斯病之始，偶因登山跌扑伤足。吾乡专科接骨颇善，但其药狠，弱者每不能胜。葆兄缘伤重，欲图速效，日服其药，已戕胃气。又患腹痛，更服温肝行气活血等方，胃气益伤，神疲倦卧，痛呕不止，药食不纳。邀予诊视，脉虚细涩，气怯言微，面青自汗。谓萃翁曰：公郎病候，乃药戕胃气，恐蹈脱机。人以胃气为本，安谷则昌，治先救胃，冀其呕止谷安，然后以大补气血之剂继之，不徒愈病，且足得血而能步矣。但治呕吐之药，最宜详辨气味，不独苦劣腥臊不能受，即微郁微酸亦不能受，惟人参力大气味和平，胃伤已极，非此莫可扶持，而单味独用，分两需多，购办不易，姑以高丽参代之。日用数钱，陈米水煎，缓缓呷之，守服数日，呕止食纳，神采略转。接服大补元煎，渐可下床，移步尚苦，筋脉牵强，行动艰难。翁虑成跛。予曰：无忧，血气未复耳。仍服前方，半载后步履如常。

墀儿年逾弱冠，向无疾病，夏间偶患腹胀，以为湿滞，无关紧要，虽服药饵，然饮食起居，失于谨慎。纠缠两月，腹形渐大，肌瘦食减，时作呕吐，自疗不愈。就同道曹肖岩、余朗亭二公延医，药如和渗温清消补，遍尝无验。其时尚能勉力出户，犹不介意。予思既诸药无功，谚云：不药得中医。遂令停药。迨至冬初，因事触怒，病益增剧，食入旋呕，卧即气冲，二便欠利。予忆《经》云：肝主怒，怒则气上。得无肝气横逆，阻胃之降。是以为呕为胀，与自拟越鞠逍遥，及安胃制肝方法，亦不应。渐至腹大如鼓，坚硬如石，筋绽脐突，骨立形羸，行步气促。予技已穷，复邀同道诸公视之，皆称证成中满，消补两难，有进专治臌胀丸药者，言其音如响，一下其腹即消。予料彼药乃巴黄霸劫之品，今恙久胃虚，如何能受？即古治单胀，有用鸡矢醴一方，顾斯畏食呕吐，气味亦不相投，昼夕踌躇，无策可画。俄延至腊，忽睹梅梢蕊放，见景生情，旋摘数十枝，令以汤泡代茶，日啜数次。机关勘破，触类旁通，家有藏酿，用木瓜、橘饼各三钱，另以村醪煎熟，与藏酿对冲，晚饮两杯。以前腹胀否塞，绝不响动。如此啜饮三日，腹中微鸣，不时矢气，坚硬稍软，迨至旬余，胀势减半，二便觉爽，食入不呕，夜能安卧，匝月后腹胀全消。当时胀甚，腹如抱瓮，疑谓何物？邪气若此之盛，及其胀消，大便并无秽恶遗出，可知即此身之元气，与此身为难首耳。儿病愈后，咸以为奇。友人问予所用梅花治胀，出于何书。予曰：运用之妙，存乎一心。此予之会心偶中，无古可师。大概梅占先春，花发最早，其气芳香，故能舒肝醒脾；橘皮调和诸气；肝以敛为泻，木瓜酸柔，能于土中泻木，更借酒力，是以得效。友人喟然曰：子良工也。公郎之疾，固虽有术起之于后，尚且无法疗之于前。此医之难也。然使此证患于不明医理之家，当其迫切之际，未有不随下药而毙者。此又医之不可不知也。予聆斯语，不觉悚然。

玉翁大郎，童年曾患头昏，诸药不愈。予作肝风治，疏归芍地黄汤。佥谓头昏是有风寒，童子不可轻服熟地。翁排众议，依方多服而瘳。次春又患腹痛，呕吐便泻，延诊，药用温中调气，两服未愈。家人着急，令更他医，日请数人。或以为虫，或以为血，或以为火，治总不验，淹缠旬余，痛甚不止，呕泻不停，寝食俱废。复邀诊视，脉细面青，呻吟疲惫。予思病势增剧，玉翁固虽相信，然旁议纷纷，难与着手，转荐同道余朗亭先生延医。初投五苓散，续进真武汤，亦俱不应。玉翁坚嘱想法，予曰：非不欲为借箸，奈令郎病久，胃气必空，轻剂谅不济事，若背城借一，尊公爱孙如珍，见方骇然，焉肯与服？翁沉吟云：有一善策，今早友人谈及邻村有扶鸾治病者，家人欲往求方，予呵止之。祈拟一方，予持语家人云，是乩仙所开，自必信服。予曰：策固善矣，治法尚难。令郎之病，起初不过寒凝气滞，本无大害，因求速效，诸治庞杂，痛久伤气，吐多伤胃，泻多伤脾，故困顿若此。倘仍见病疗病，必至土败气脱，计惟扶阳益气，以拯其急。爰议附子理中汤，米水煎饮。气固胃安，庶堪保守。诘朝玉翁来舍，喜云：曩服他药，如水投石，昨服尊方，不但病减，并可啜粥。家人信为神丹，相烦往视，恳为加减。予曰：药已对证，勿轻易辙。今日照方仍服一剂，明日再为斟酌。次早往诊，病势大转，因其体素阴虚，方内除去附子，又服两日。更用参苓白术散，调理而痊。是役也，非玉翁平素信心，兼施权变，安能图成？志此以见医家临证，不特病情之难窥，而人情之难处尤甚也。

予患腹痛多年，由午餐饭冷强食而起，痛处在脐之上，痛时腹冷，掌按热熨稍瘥。虽盛暑亦必以帛护其腹，饮食渐减，喜暖畏凉，他物食尚相安，惟饭蒸煮未透，或稍冷食则必痛，素嗜瓜果，得疾后不敢尝。向患痔红，食姜蒜烧酒即发，故忌之。此疾作时，食入阻滞，饮烧酒一二杯，反觉通畅，不但姜蒜不忌，即食椒末辣酱，均与痔红无碍。经云：痛者寒气多也。证属寒凝气滞无疑。予素畏药，痛发无何，香砂姜萸陈半谷芽神曲之类，服一两剂即罢去，往岁发疏尚轻，惟餐饭不能如常，年来发频且重，不拘何物，餐后必痛。须食下行，其痛方止。于是餐后不敢坐卧，乃学古人养生，食后行百步，常宜手摩腹之法，并遵释教过午戒食，然亦无益于病，遂视食为畏途，无如疾经重载，消恐耗元，补防助壅，踌躇无策。友人谓予年近古稀，命阳衰弱，寒从内生，是以喜暖畏凉。釜底无火，物终不熟，是以谷食难化，须用八味丸补火生土。所论固是，予意终未坦然。思痛若在鬲，虑其妨食成噎，今幸在腹，当不害命。药饵乱投，恐反有伤，恪守不药得中医之诫。己丑季夏，旌邑孙村汪宅延诊，下塌塾中，时二鼓既寝，急欲大便。灯灭暗中摸索，跌扑莫能挣扎，大孔汩汩遗出如泻水状，呼仆持火至，扶起视地，皆污色如漆，汗淋气坠，即忙就枕。汪宅献楠、志仁二公闻之驰至，殊为着惊，予曰无妨，此因久痛蓄瘀，刻瘀下脱，未免伤气耳。饮党参、桂圆汤，少顷气稍续，汗亦敛，次早登厕，犹有余瘀。予恐其瘀复脱，遄归，到家更衣，瘀已无矣。自此腹不再痛，餐饭如常。细求其故，究由瘀凝肠胃，阻其传导之机，以故食入则痛。夫血犹水也，血之结而为瘀，亦如水之结而为冰。所以痛处常冷，按熨饮醇，热气至，故觉稍快。至于瘀蓄年久，胶固已深，一旦倾囊自出，理殊不解，得无长夏炎蒸，奔驰烦劳，动则阳化，如雪消而春水来耶。从斯悟入，书称久痛在络，络主血，不独肢体之痛为在络，即胸腹之痛，痞积之痛，皆为在络，皆宜治血，无徒从事于气。又如噎膈一证，方书虽有胃脘枯槁，及阳气结于上，阴液衰于下等语，然由瘀血阻塞胃口者恒多。进而思之，予疾将十年，固未能自知瘀蓄于先，然不药稳持，尚不失为中驷。不然补泻杂投，不殒于病，而殒于药矣。予见败坏之证自萎者十之二三，药伤者十之七八。药本生人，而反杀人，可不惧哉。自今以往，伏愿医家证未审明，勿轻用药，病家疾如可待，勿急求医，如此或亦可为卫生之一助耳。

胃脘痛

闵某处境艰难，向多忧虑，脘痛经岁，诸治不瘳。望色萎黄，切脉细弱。问：痛喜按乎？曰：然。得食痛缓乎？曰：然。予曰：此虚痛也。古云：痛无补法，此特为强实者言，非概论也。为订归脾汤，嘱多服乃效。如言服廿剂有应，百剂获痊。后一丐者患同，某检方与之，服数十剂亦愈。

就兄体素虚寒，向患腹痛，服温药相安，年来痛移上脘，气逆呕吐，饮食渐减，丁亥之秋，病发益剧，食全不纳，自服理中、六君之属，温理脾阳未应，形羸气怯，卧床不起，遣价逆予。诊脉胃少弦多，望色青白不泽，自以为殆，予曰无妨，治未中肯耳。尊体平素虚寒，原宜温理，据兹脉证，由于心境欠舒，木郁不达，厥阴干犯阳明，肝气逆横，胃降失职。仲圣云：厥阴为病，气上冲心，心中热疼，饥不欲食。夫肝为将军之官，脏刚性急，脾胃虽俱属土，然须分别治之，不容笼统而论。叶香岩谓胃司受纳，脾主运化，脾宜升则健，胃宜降则和，太阴湿土得阳始运，阳明燥土得阴自安数语，实发前人之所未发。观其食入即呕，足见其病在胃而不在脾。理中、六君，皆是脾药，不能治胃。今胃空若谷，必须参力扶持，始克有济。寒士购参不易，姑思其次，以高丽参代之，乃于六君子汤中，除术甘之守，加入川椒、乌梅、干姜、木瓜、白芍，另用陈仓米水煎服。药则辛酸并投，法合制肝安胃。予辞归。越日就兄专札来云：妙方连服两剂，痛缓呕止，稍能安谷，颇见效灵，深为感佩，尚祈加减。照原法略为出入，守服而痊。次春相晤郡城饶君扬翁宅中，丰采倍胜于前。

大便不通

郑媪年逾古稀，证患便闭，腹痛肛胀，寝食俱废，已经两旬，诸治不应。延诊以下为嘱，切脉虚细而涩。谓曰：此虚闭也，一补中益气汤足矣。何下为？服药两日，便仍不通，自言胀痛欲死，刻不可耐，必欲下之。予曰：下法吾非不知，但年高病久，正气亏虚，下后恐其脱耳。媪曰：与其胀闭而死，莫若脱之为快。因忆《心悟篇》云：病有不可下，而又不可以不下，下之不得其法，多致误人。沉思良久，于前汤内加入制大黄三钱，仿古人寓攻于补之意。饮后肠鸣矢气，当晚便解，结粪数枚，略能安卧。次日少腹尚痛，知其燥矢未净，仍用前方大黄分两减半，再剂便行两次，先硬后溏，痛止食进而愈。夫补中益气汤，原无加大黄之法，此虽予之创见，然医贵变通，固不容胶柱鼓瑟也。

光翁年逾七旬，偏中卧床不起，治用地黄饮子，参左右二归饮。服药半月，证已守住，惟大便两旬未圊，腹痛肛胀。盖由气血俱亏，不能传送。方如通幽汤、补中益气汤、五仁汤、济川煎，屡投不验。思用猪胆汁蜜煎导法，无如燥粪已抵肛门，阻不能入，每一努挣，魄汗淋漓，头晕欲脱，无可如何。偶记叶氏案中载治便闭，有用挖法，令病患自用中指染油探入肛内，将燥粪挖碎而出。奈病者肢废自难掉动，嘱其孙根据法行之，当即挖出燥粪数块，随后自解，秽腐甚多。不劳余力，病者称快，洵治便闭捷法也。

痢

族人联升，患休息痢，淹缠两载，药如清火固涩，补中升提，遍尝无效。偶遇诸涂，望其色萎气怯，知为脱血之候。谓曰：尔病已深，不治将殆。渠告其故，予曰：吾寓有药，能愈尔病。盍往取之。比随至寓付药，再服即愈。渠以两年之疾，百治不瘳，此药效速如此，称为神丹。方用鸦胆子一味，去壳取仁，外包桂圆肉捻丸，每早米汤送下三十粒，旋以食压之。此方初得之人，传专治休息痢，并治肠风便血，少则一二服，多则三四服，无不应验。其物不载《本草》，无从稽考，其味极苦，似属性寒，后阅《幼幼集成》书云：痢久邪附大肠屈曲之处，药力所不能到，用此奇效。思治虚怯沉疴，参、芪、归、地，有用数斤愈者；治伤寒热病，姜、附、硝、黄，有用数两愈者。何此物每用不过二三分，治积年之病，其效如神，物理真不可测。先哲云：千方易得，一效难求。信矣。

引翁年将花甲，秋季患痢，缠绵日久，清利过剂，肛如竹筒，直下无度，卧床不起，诊脉细濡，望色憔悴。知为脾肾两亏，元气下夺。所幸尚能纳谷，胃气未败。仿胃关煎，调石脂、余粮末，与服两日，其痢稍减。再加桑螵蛸，晚间参服四神丸，治疗匝月始止。

兑兄尊堂，年将及耋，本质阴虚，时常头昏，口干耳鸣，心悸，药服滋补相安。秋初患痢，后成休息，延至次春，昼夜或十余行、七八行之不等，每便腹痛后重，粪带鲜红、间见白垢，形疲食少。医治无效，召诊脉如平时。予曰：体素阴亏，原宜滋养，但痢久脾虚肠滑，滋药又非所宜。方仿异功散，加首乌、白芍、山药、扁豆、莲肉、老米，剂内俱用人参，数服痢仍不止。复诊告兑兄曰：令堂证属休息痢疾，病根在大肠曲折之处，诸药力不能到，即复人参，亦皆无益。兑兄云：然则奈何？予曰：非鸦胆子莫能奏效。特此物《本草》未收，他书亦鲜论及，惟《幼幼集成》载其功能，名为至圣丹。予用治此证，颇多获验。检书与阅。兑兄云：据书所言，并先生经验，自必不谬，第恐此药性猛，家慈年迈难胜耳。予曰：所虑固是。但每用只三十粒，去壳取仁，不过二三分，且有桂圆肉包裹，兼服补剂，扶持正气，断乎无伤。盖非此莫达病所，病不能除，正反伤矣。如法制服，三日全瘳。是秋其疾复作，家菡洲兄为治，多日未瘥，复邀同议。予曰：上春曾投鸦胆子见功，何不再用？兑兄仍以高年质虚为忧。予曰：有病当之不害，亦三服而愈。兑兄虑疾复萌，商用此味，研入调养丸药内，冀刈病根。予曰：善后之图固妙，然研末入丸，似不合法，更与菡兄斟酌，仍照原制，每以五粒与丸药和吞，服之两月，至今三年，其病不发。可见此药之功效如神。

胁痛

以翁自病寒热胁痛，口苦食少，呻吟不寐，已经月余，服药不应，自以为殆。诊脉弦急，知其平日情志抑郁，肝木不舒，病似外感，因系内伤，与加味逍遥散，一服而效，数服而安。

蔚兄来诊，云：病初右胁刺痛，皮肤如烙，渐致大便闭结，坐卧不安，每便努挣，痛剧难耐，理气清火，养血润肠，药皆不应。切脉弦急欠柔，谓曰：易治耳，一剂可愈。蔚兄云：吾病日久，诸药无灵，何言易治？予曰：此乃燥证。肺苦燥，其脉行于右，与大肠相表里，方书论胁痛以左属肝、右属肺，今痛在右胁而便闭结，肺病显然。但肝虽位于左，而其脉萦于两胁，《内经》言邪在肝，则两胁中痛。今痛虽在右胁，不得谓其专属肺病已也。夫金制木，忧伤肺，金失其刚，转而为柔，致令木失其柔，转而为刚，辛香益助其刚，苦寒愈资其燥，润肠养血，缓不济急。订方用栝蒌一枚，甘草二钱，红花五分。蔚兄见方称奇，乃询所以。予曰：方出《赤水玄珠》。夫栝蒌柔而润下，能治插胁之痛，合之甘草缓中濡燥，稍入红花，流通血脉，肝柔肺润，效可必矣。服药便通痛减，能以定卧，随服复渣，微溏两次，其痛如失。

编者按：程文囿深谙仲景之道，活用经方，灵活指导临床辨证用药，知常达变，不拘泥常变，善用温补之法（“太阴湿土，得阳始运”），善用六君子汤加炮姜、桂枝温健脾阳，以“五谷为养，五果为助，五畜为益”诸多濡液滋干之品酸甘淡养胃阴。程文囿尤重脾胃，擅长温脾阳、养胃阴。胃弱则生化无权，脾虚则统摄失职。万物以土为根，元气以土为宅。他细析其案，以久病、坏病居多，常有前医之过，寒热难解，虚实不分，致病势缠绵难愈。如“汪典扬翁外孙女体弱感邪，证变抽掣”案中，前医治以疏导药不应，反动惊，又加以金石之品。故在疾病诊治过程中，程文囿尤重对胃的调治，善药食同用，不拘于世。

张千里

张千里(1784—1839),字子方,号梦庐,桐乡乌镇人。清嘉庆、道光年间浙北名医,与越舲上人、吴芹齐名,并称“西吴医林三杰”。张千里博学多才,能诗善文,擅长书法。他秉持辨证论治、治病求本理念,提倡“凭脉症治病,祛邪即所以固正”,反对一味投以腻补,甚至主张停药以待胃气恢复,然后再议是否可补,治疗用药颇有独到之处。在临床诊治中,张千里虽以《温疫论》《温热论》等为依据,但善于博采众长,取舍有度,所出处方药味毫不庞杂,配伍十分精当。他注重诊治记录,积累了大量案例,有《珠村草堂医案》《外科医案》等著作。清道光十一年(1831)由邵庆槐手抄的医案是张千里的经典之作,它以内科杂病为主,兼收外科、五官科等,后收入裘庆元编辑的《三三医书》。张千里为人治病,态度严谨,细心诊察,一丝不苟。他说:“予之为医也,无悻获之心,无固求之志,不竞于人,不逐以物,沉静渊默,如钓之恭,夷犹澹荡,如钓之逸。”这种虚心务实、淡泊名利的品格,既造就了一代名医,也为后人提供了医疗作风的典范。

痰饮

长兴俞,劳郁太过,阳淤肝横,顺侮所胜,久则饮食不能游溢精气,聚而为饮,举发无时。痛呕交作,已经多年。脘胁胸背,皆为凌轹之所。驾轻成熟,艰难骤止。舌淡白而黄,脉迟弦而虚,面黄筋掣,主客两虚矣。宜平时用丸以养肝和胃,发时用煎以温中御侮,旷日持久,有备无患,庶乎有济矣。

潞党参　小川连　枳实　桂枝　生冬术　云苓　炙草　干姜　熟附子

丸方:

潞党参二两　大熟地三两　柏子仁三两　蛤壳生三两　冬术一两五钱　小茴香一两　川楝子二两　海石粉二两　云苓二两(泡)　泡吴萸三钱　白芍一两五钱　黑芝麻二两

上为末,枣肉为丸,早晚二服,荔枝橘饼汤下。

大窑沈妇,体丰阳虚,饮聚气滞,由来久矣。交春木气司令,肝胆易动,顺乘阳明,逼动心营,以致脘腹攻胀,心悸头晕,耳鸣舌光,少寐多汗,火升足清,食减不饥。虽痰饮吐咯,究难清澈。痰火胶结,津气易夺,大气升泄之时,尤患气火妄动,汗液易泄也。今脉得寸关濡弦滑数,总属痰火二者交相为病。气即是火,平气即所以清火;汗多亡阳,敛汗即所以和阳。再加涤饮以和胃,胃和则啖饮渐安,而心营自不至妄动,肝胆自不至僭扰也。

西洋参一钱五分　制半夏一钱五分　炒枳实五分　蜜炙黄芪一钱五分　浮小麦三钱　麦冬一钱五分　煅牡蛎三钱　陈皮一钱五分　穞豆衣三钱　竹茹一钱　云茯苓二钱　旋覆花(包)一钱五分　蛤壳三钱　生白芍一钱五分

钱丘范,痰饮之聚,原由阳虚,高年脾胃运化力迟,水谷之湿,酿为痰饮,每每有之。如古人"三子养亲"等方，虽为治标，亦有至理。今精气饮食已复，而脉弦有饮，亦当责诸脾胃运化之迟。时当湿土，宜参和胃益脾，以助谷气之运。

潞党参三两　法半夏一两五钱　木香六钱　莱菔子二两　生冬术一两五钱　陈皮一两五钱　谷芽三两　归身一两五钱　云茯苓二两　炙草四钱　白芍一两五钱　砂仁一两五钱　苏子一两五钱

水丸，晨服三钱，晚服四钱，莲子汤下。

石门马，脾胃阳虚，易受难运，水谷酒醴，半酿痰浊，循络旁行，则为臂麻或疼；溢冒上行，则为头眩；泛滥于中道，则为咳呕便溏；充斥乎营卫，则为汗泄，为肢清。此皆痰饮之为患也。去痰饮之源，在补脾和胃；节痰饮之流，在节饮食。今痰饮兼至，尚宜和阳之中，参以清热化湿，为时在湿土潮令，因时制宜之法也。

云苓三钱　炙甘草四分　小川连三分　海石粉二钱　桂枝三分　法半夏一钱　蛤粉三钱　泽泻一钱五分　生冬术一钱五分　广陈皮一钱五分　生姜皮三分

嘉兴王，向有失血频发，据述情状，自是胃络怒伤之血。今春外感咳久，肺伤复致吐瘀。近来寒热咳嗽皆止，而动辄气逆。脉坚弦，弦为饮，坚为肝阴虚，阴虚则肝无以养，饮聚则气易上逆也。

党参二钱　枳壳三钱　旋覆花一钱五分　炙甘草四分　陈皮一钱五分　白芍一钱五分　驴皮胶二钱　茯苓二钱　泽泻一钱五分　左牡蛎二钱

海宁封，吐血成盆，是胃血也。胃本多气多血，往秋血症复发，胃脉逆举，血动则气亦动。凡胃中蕴结之痰饮湿浊，亦无不随气以动。痰饮湿浊，皆阴之属也。故阳为郁而不敷布，则是起恶风。病经半年余，所投无非温补腻滞，则阳益不能通运，而痰益聚。右胁下辘辘有声，厥气上逆，或痞聚于中，或梗塞于内，或浮越于肌肉肤膜，则不耐起坐仰息。沃沫呕嗳，食少，大便干溏泄泻不一，小便浑赤而少，身处重帏，畏风如虎，种种具在矣。阳虚胃弱，则宜通和；湿浊内蒸，则宜淡渗；痰饮内聚，则宜涤逐。病机如此，然久病至此，才思振理，谅难速效也。

西洋参一钱五分　陈皮一钱五分　猪苓一钱五分　白蒺藜二钱　旋覆花一钱五分　茯苓二钱　泽泻一钱五分　丝瓜络三钱　宋半夏一钱五分　蛤壳三钱　米仁二钱（姜汁炒）　姜汁炒竹茹一钱

匠人港王，斑发数月才退，肤腠间尚有瞤惕麻痹，痰饮黏腻，舌苔黄滑，脉象濡弦，右部兼滑。总之阳明水谷之湿，易酿痰浊，以致脾胃之输运难速。宜清养肺胃之阴，以运脾气。远刚用柔，从秋令也。

西洋参二钱　穞豆衣三钱　陈皮一钱五分　米仁三钱　驴皮胶二钱　怀山药二钱　云苓二钱　秫米二钱　川贝母二钱　霜桑叶一钱五分　丹皮一钱五分

海盐朱云樵，烦劳伤阳，阳虚则饮聚，现病种种，都属痰饮为病。盖“烦劳”二字，原该劳心劳力而言；“伤阳”二字，亦不专指一脏一腑之阳。惟其阳虚，则水谷之入胃，不能游溢精气，上归于脾与肺，而通调水道，下输膀胱之常，皆乖其度。留酿饮浊，阻遏清阳，不能升降舒运。所以先见口淡食减，口淡胃阳虚也，食减胃气滞也。继见短气。《金匮》所云“短气者，其人有微饮”，微者言饮之不多，而属于阳虚也。驯致左胁下漉漉有声，按摩之稍若通运，是饮聚肝胆部分，而渐著其形也。加之右腿麻，是饮之聚于阳明大络也。左臂痹，是饮之聚于旁络也。惟其饮微，故无大创；惟其阳虚，故久不愈。然阳虚饮聚，原是一贯，至于营阴亦亏，是体之虚而又虚也。迄今经年，投剂已多，而未见成效者，是徒知其虚，而漫投补益，网络原野，而不知从痰饮入想用补也。《金匮》明明有“短气有微饮者，苓桂术甘汤主之”“肾气丸亦主之”条，二条既云苓桂术甘通其阳，何以又赘入复出肾气丸以纳其阴中之阳乎？其云“亦主之”者，正示人以智慧无穷，而其理又平易切实。盖短气不独肺主出气不足，而肾之纳气亦无权矣。微饮妨阳，自宜宣通。微饮挟阴气而上逆，致呼吸不利，甚至吸气短，则即宜通九渊下蛰之阳，以期龙雷下潜，而不致飞腾，不妨用奠定系维之法并行也。《经》旨昭明，正与此证吻合。肾气之纳下，不可缓矣。其苓桂术甘之治上者，尚嫌其力微而功浅，且性纯阳易动。目下冬藏之时，固应如是。然冬至蛰将动，又宜稍以静药控制之。病之理，治之法，粗陈梗概如此。

不过病之由来积渐，非伊朝夕，未能欲速也。宜节劳怒，慎起居，下数月静养功夫，自可渐期康复。

茯苓三钱　生冬术一钱五分　潞党参三钱　桂枝三分　炙甘草四分　白芍一钱五分　陈皮一钱五分　五味子五分(干姜一分同捣)　大枣两枚

丸方：大熟地三两　怀山药二两　茯苓三两　丹皮一两五钱　山萸肉一两五钱　淡附子三钱　泽泻一两五钱　桂枝三钱

上共为末，炼蜜为丸，早晚两服，每服四钱，淡盐汤下。今有河车山药之丸，或纂入钱许同服，至立春止。

梳妆桥沈，身热不壮，经月不解，脘痞右逆有形，自觉汤饮入胃，皆痞滞不运。今耳聋舌绛虽退，便溏腰酸手足疼，间有错语，脉虚涩，此属嗜酒阳微之体。痰饮湿浊，留踞中宫，则阳虚不得敷布及于四末。时渐深秋，深恐转痢，殊非轻候。

潞党参　陈皮　法半夏　麦冬　桂枝　白茯苓　白芍　炙草　苏子　蛤壳　竹茹

脘腹痛

夹浦卢，脘痛先由绕脐而来，去秋至今，不暂宁息，痛必在下，舌鲜而光，脉滑而数。初由肝木之侮，自脾及胃，痛既久而药剂过温，伤气及络。络伤便有动血之弊，不仅痰气凝滞已也。宜柔剂，急为辛温和络。

酒归须二钱　海石粉二钱　九香虫一钱　陈皮一钱五分　薏苡米三钱　蛤壳四钱　柏

子仁三钱　云苓二钱　旋覆花(包)一钱五分　薤白三枚

南浔李妇，阳虚之体，素多痰湿，加以操劳悲郁，肝气失调，乘阳明，挟化风，以致脘痛彻背，旁及胸胁，䐜胀痞嗳，作止不常。然肢面浮，脘腹肿，是饮溢于外也。耳鸣痉搐，心悬如饥，得食稍缓，是风动于中也。凡肝升太过，必致胃降不及，所以大便艰涩，而脘痛数月不已也。今脉右虚滞、左弦数，舌苔白腻近燥，宜急急通阳涤饮，泄肝和胃。

西洋参一钱五分　云茯苓二钱　旋覆花一钱五分　火麻仁二钱　法半夏一钱五分　陈皮一钱五分　苏子一钱五分　竹茹七分(生姜一片，同捣炒)　炒枳实五分　炙甘草四分　蛤壳三钱　桑叶两张

钱家潭厉，当脐时痛，软而喜按，食难用饱，大便燥结，得嗳与矢气则快然。痛起上春前年，屡经下血，而音窒不扬，喉粗气促。脉右虚左弦。肺胃大肠津气大虚，加以木来乘之，宜用柔药通和，不可沾沾治痛。

西洋参一分五钱　大麦冬一分五钱　白芍一分五钱　火麻仁三钱　柏子仁二钱　苏子一分五钱　大枣两枚　炙甘草五分　白蒺藜二钱　荔枝两枚

新市范妇，气滞痰凝，肝胆脾胃，失和久矣。迩来脘腹膨痛，寝食俱废，便结气逆，脘右癥瘕有形，痛作则疟止，是气扰于中也。今痛虽止而脉犹滞，舌白腻，黄溺未清澈，宜通调升降以和之。

法半夏一钱五分　小川连三分　苏子一钱五分　白芍一钱五分　陈皮一钱五分　干姜四分　柴胡三分　云茯苓二钱　枳壳一钱　青皮一钱

嘉兴莫，初因便坚下血，血燥生风，风阳内扰，左胁痛连肩背，数发不已，蒸痰酿浊，弥漫清空，堵塞隧络，是以有呕逆痞满，头重肢痹也。脉沉郁右甚，舌心黄。宜滋液息风、清气化痰法缓调，久病不可以峻剂劫之。

归须一钱五分　海石粉二钱　白芍一钱五分　代赭石二钱　米仁三钱　胡麻仁二钱　旋覆花一钱五分　冬桑叶一钱五分　蛤壳三钱　制首乌二钱　丹皮一钱五分

另服指迷茯苓丸三钱，酒下。

南浔汪，少腹痛，子前午后较甚，三月不止，加以咳嗽胃钝，舌黄少寐，亦已月余。脉右沉小弦，左弦大坚。肝脾营虚气郁，故腹痛，宜以丸缓治；肺胃阳虚饮聚，故咳而寝食皆乖，宜以汤液和之。

粉沙参一钱五分　杏仁二钱　宋半夏八分　枳实五分　炙甘草四分　云苓二钱　陈皮一钱五分　秫米二钱(炒)　炒谷芽二钱　生姜三分　姜竹茹八分

丸方：大生地三两　川芎七钱　小茴香一两　苍术(米泔水浸)一两　归身一两五钱　吴萸三钱　元胡索二两　白芍一两五钱　炙草四钱　制香附一两五钱

便血

永泰姚，痔血多年，血液虚燥。去秋郁怒闪挫，气血交阻。吐瘀后，右肋气滞如块，中挟痰也。手指时赤而麻，手厥阴虚火亦动也。调气和络，固不可少，而病之主尤须以止痔血为先，血液充则痰亦不致易滞。

党参二钱　旋覆花一钱五分　炒荆芥一钱五分　乌梅一枚　陈皮一钱五分　薏苡仁三钱　地榆炭二钱　阿胶二钱　云苓二钱　白蒺藜二钱　炒槐米一钱五分　柿饼（煨）半枚

震泽严，鼻血痔血，肺胃大肠之虚燥也。数年来虽有作止，然血既时去，气必易滞，眩晕昏瞀，皮软气乏，便结，心精不足，阳道不旺，此皆阳明之为病。盖阳明虚则水谷之精微不能灌输诸脏，且无以束筋骨而利机关也。兴利必先除弊，以清肺胃大肠为先。

西洋参一钱五分　石决明三钱　知母一钱五分　霜桑叶两张　麦门冬一钱五分　稆豆衣三钱　槐米一钱五分　柿饼半枚　小生地三钱　炒丹皮一钱五分　黑芝麻三钱

石门陈，起初便坚，后下血痔坠，原是阳明大肠金燥为病，此痔血也。迁延至三年余，竟无虚日，去血过度，阴络大伤，血无统摄，有似漏卮，肝脾肾三阴俱已枯燥。所谓上燥在气，下燥在血，气竭则肝伤，血竭则胃涸，水谷所入，不能敷布。粗者凝滞于上，酿为痰浊；精者渗泄于下，迸迫大肠。其心悸气逆，近更咳逆，是痰将为喘也。其便溏日四五度，每圊必失血数升，脉右芤弦，左寸关牢急，面黄唇燥，舌白如腐，是津液气血，皆已告匮矣。然痔血肠风，究属阳明本病。此时惟宜急急存养津气以养胃化痰，敛涩阴络以安营止血。

西洋参一钱五分　橘皮一钱五分　驴皮胶二钱　大生地三钱　糯稻根须三钱　川贝母二钱　麦冬一钱五分　椿根白皮三钱　炙甘草四分　甜杏仁二钱　白芍一钱五分（炒）　黑地榆二钱　莲房三钱

蒋溇吴，多痰多湿之体，湿热下迫大肠，痔血五年，肠枯血燥，大便艰涩异常。肠既传导失职，胃之受盛益滞，水谷精微，半酿痰浊，以致中脘结块有形。凡中枢不运，则周身脉络气机皆阻，虽吐痰不少，而气逆足软，心荡肠鸣神疲等症皆作矣。今舌苔黄腻，脉右滑数，欲和胃化痰，必先润肠养血。取效虽难，耐心调之可也。

西洋参一钱五分　蛤壳三钱　旋覆花（包）一钱五分　制半夏一钱　茯苓二钱　杏仁二钱　米仁三钱　火麻仁二钱　麦冬一钱　苏子一钱五分　柿饼半枚

晚另服清气化痰丸。

王泾江，素体肝阴不足，易郁多火，所谓木火之质，故平日喜进甘凉。九秋便溏，选用姜辣烧酒，矫枉过正，大反其常，则大肠既受其燥劫，厥阴又助其郁火，以致肠血杂下，血色紫黯，粪色苍黄，腹中气聚，攻逆亘塞，嗳与矢气，中仍不快，稍有郁怒，则寝食皆乖，左眦倏红，唇燥口干。此皆肠血去多，风燥火炽之象也。凡肠风为病，前贤皆主燥论，况又挟肝经郁火而发于秋冬之交，其为大肠燥金之病明矣，不待论及便干唇口燥而可决也。且木火偏旺之质，阳明肠胃津液易被消烁。今病几五旬，肠不润则胃亦虚，自然痰饮上溢。故口燥而恶汤饮，饮反喜温也。此属久病之兼症，又当分别观之。今脉得右虚小而静，左三部皆小弦见数，急当养阳明，以止血为要。血止则肝得养而不致横逆，胃不逆而渐就通和，庶乎不至纠缠。

米炒洋参二钱　陈皮一钱五分　茯苓二钱　川贝母二钱　玫瑰花两朵　驴皮胶二钱　白芍一钱五分　炒荆芥(炒)三钱　椿根白皮(炒)三钱　粉丹皮一钱五分　炙甘草四分　白蒺藜二钱　柿饼半枚

杭州许，烦劳饥饱，阳气久虚，便血百日，营阴又耗，以致肝阳挟冲气上逆，手指冷，懊侬呕吐，或竟晕厥。今诊得脉弦，关尺久柔。议通阳平逆为主，酸甘化阳为佐。

潞党参二钱　陈皮一钱五分　旋覆花一钱五分　苏子一钱五分　白芍一钱五分　沉香三分　炙甘草四分　桂枝三分　生冬术一钱五分　茯苓二钱　小川连三分

编者按：张千里对医学典籍研究甚深，认为学医之人必读之书有仲景所著之论、王冰所注之经、《神农本草经》和《难经》，立论多卓见。治疗时令病时，以《温疫论》《温热论》为依据，但处方选药又不尽相同，择善而施。治疗内伤杂病，善于吸收他人之长，如治平湖高某“水饮内蓄案”，他认为思虑伤脾，劳怒伤肝，脾不能为胃行其津液，则水谷、酒醴、肥甘不能输布精气，导致水饮内停，以洋参、麦冬、沙参、石斛通养胃阴。临证注重时时顾护胃气，如论孙宫保肿胀案，主张停药等待胃气来复，嘱病人澄心静虑，唯进糜粥以养其胃，俟其胃中冲和之气稍稍来复，灌溉周身，濡养百脉，充满然后流动，将必有不期肿之退而自退，不期溲之利而自利者。张千里采集民间单方、验方并经过自己临床实践，辑录成册。其在临床上用“榧子肉”治疗痰饮，用“棉花核”治疗妇人带下，用“生莱菔子”治疗风寒，用“谷精草”治疗中暑等。

王泰林

王泰林(1798—1862),字旭高,晚号退思居士。江苏无锡人。从舅父高秉钧学医多年,尽得其传。起初从事外科,后来专力于内科杂病,且对温病尤多关注,审证用药甚为精当。王氏学术代表著作为《西溪书屋夜话录》,书成后惜多散佚,仅存《治肝三十法》。王泰林著述甚丰,后世将其《退思集类方歌注》《医方证治汇编歌诀》《医方歌括》《薛氏湿热论歌诀》《增订医方歌诀》《西溪书屋夜话录》合刊为《王旭高医书六种》,另著《医学刍言》;门人方耕霞(仁渊)搜集编辑其师脉案,于1897年刊行《王旭高医案》4卷。

痢

马,高年下痢,一日夜百余次。舌苔白揹,身热恶心,诊脉细,饮食不纳,痢下五色,皆为忌款。败毒散法初起的是,然须人参扶正和胃。若喻氏痢疾门中,五色噤口,不治者多。尚祈商政是荷。

参须　败毒散　陈米(荷叶包)　石菖蒲

苗,湿伤于下,风伤于上,热处于中。湿夹热而成痢,痢下红血,湿热伤血分也。风夹热而咳嗽,痰稠舌白,风热伤气分也。从手太阴、阳明,一脏一腑立法。

豆豉　荆芥炭　黄芩　薄荷　焦六曲　桑叶　黑山栀　杏仁　桔梗　薤白头　赤芍　通草

孙,湿温邪陷厥阴,下痢色紫后重,左脉沉小,右脉弦大,舌黄,晡热。是阳明积热内恋,而木来乘土。高年体虚神怯,防其厥脱。

沙参　川连　白头翁　升麻　淡芩　焦六曲　川朴　通草　楂肉　秦皮　葛根　金银花　白芍　砂仁

又,前方升阳明、泄厥阴,以提下陷之邪。今改用败毒法,祛其邪,从表解,即喻氏逆流挽舟之意也。

人参败毒散去薄荷、生姜,加神曲。陈米煎汤代水。

又,舌苔灰黄,腹痛下痢,是阳明湿热积滞。而倦怠音低,正气大虚,饮食不纳,虑延噤口重症。仍以苦辛寒化肠胃之湿热,而开通其气,冀其谷进热和,痢减为妙。

北沙参　川石斛　川连　木香　石菖蒲　川朴　枳实　滑石　白芍　淡芩　焦楂肉　陈皮　荷叶　鲜藕

又,下痢不减,胃气略开。病将半月,高年元气内亏,湿热未化,深恐生变。

沙参　淡芩　川连　川朴　枳实　白芍　广木香　木瓜　西洋参　茯苓　通草　荷梗

又,痢将半月,色如败酱,腹痛后重,舌苔灰黄。湿热胶滞,肠胃不和,纳谷殊少。高年防其虚脱。

西洋参　川连　陈皮　六神曲　谷芽　青皮　当归　白芍　地榆炭　淡芩　砂仁　茯苓皮

又，考治痢方法，因于暑湿热阻滞肠胃者，不出苦辛寒药疏通理气。若胃不纳者，谓之噤口痢，九死一生。今高年体弱，胃不纳谷，舌色灰黄，身热腹痛，既不可补，又难用攻，只得宣通化滞，开其胃气。

白头翁汤加枳实、红曲、白芍、青皮、楂肉炭、木香、荷叶蒂、茉莉花蒂、砂仁（半生半熟炒研）、稻叶。

某，红痢日久，脾气必虚，营气必耗。前方理中汤下驻车丸，颇验。奈轻听人言，服红曲、滑石末，致痢复剧。脉迟缓而涩，舌薄白而底绛。渴不贪饮，口恶甜味。素体多湿，今脾阳失运，湿又动于中矣。徐灵胎云：血痢挟湿者，胃风汤最妙。《医归·痢疾门》亦采是法。

八珍汤去地、草，加肉桂、升麻、粳米。

李，久吃洋烟，脉沉而细。病方三日，微寒微热，头略胀痛，昼不痢，痢在夜，是属寒邪；而反色赤者，寒伤营也。当以和营散寒、温通阳气为法。勿与常痢同治。

防风根　白术　陈皮　木香　白芍（桂枝三分，煎汤炒）　炮姜　砂仁

服二剂愈，应手之至。

蔡，右脉细弦，木侮土也；左脉细弱，肾水亏也。病由肝气而起，水不涵木也。兹患下痢赤白，木胜土衰，湿热不化也。华先生用补中升阳，参入育阴，从本求治，极有见地。鄙意再参温化，乃兼顾脾肾之阳气也。

党参　茯苓　冬术　归身　阿胶　杜仲　白芍　炮姜　木香　川连　神曲　菟丝饼

尤，伏暑挟积，湿热内蕴。胸痞呕恶，发热舌燥。通腑之后，变为下痢，痢色红白腻冻，饮食不纳，虑成噤口。须得胃开谷纳，痢减不呕为妙。高年颇为重症。

川连　淡芩　白芍　陈皮　青皮　茯苓　焦楂肉　川朴　沙参　砂仁　谷芽　玫瑰花

宋，远行伤饥，饮酒伤胃，而成休息下痢。痢经两载不愈，许学士香茸丸最妙。今师其意，变汤服之。

杜仲　菟丝饼　丁香　当归　白芍　炮姜　鹿角霜　木香　茯苓　砂仁

薛，先患红痢，续加以疟，又变泄泻，泻止仍痢，两月有余。脉弦硬，昼无小便，每交子后至辰便痢数次，小溲亦得稍通。此伏暑湿热蕴于肠胃及厥阴。厥阴之表便是少阳，故先见热痢，后兼疟象，乃厥阴、少阳表里同病也。疟后大便溏泄者，少阳木邪侮土也。泻止而疟痢仍作者，胃气强旺，土不受邪，仍还厥、少两经也。小便少者，阴气亏则渗愈少，当滋其化源也。今清厥阴之热而举清阳，兼益肾之阴，运脾之湿，从白头翁合胃风汤意。

白头翁汤加防风、白术、白芍、五味子、大熟地、茯苓、神曲、谷芽、北沙参。

王，厥阴有寒，肠中有热。少腹冷痛，下痢红黏，身热肢寒，汗出舌腻，恶心不食，虑成噤口。拟辛通厥阴之寒，苦泄肠中之热，用姜萸当归四逆汤加香、连、芩、楂主之。

桂枝　白芍　吴茱萸　炮姜　炙甘草　木通　当归　川连　木香　黄芩　楂肉炭　砂仁

范，肝胃不和，湿热积滞为痢。痢延半载，仍脘腹胀痛，恶心。治以苦辛泄肝和胃，佐以分消运化。

川连　茯苓　川朴　木香　楂肉　青皮　陈皮　砂仁　赤芍　白芍

另用驻车丸三钱，乌梅丸一钱，相和服。

又，痢减腹仍痛，肝胃未和也。现值经来，脉弦寒热，血虚木郁。拟养血疏肝。

八珍汤去草，加香附、木香、陈皮、神曲、砂仁。另，驻车丸、乌梅丸、归脾丸各一钱，相和服。

张，便痢白腻如水晶鱼脑色，小便不利，少腹偏右板窒。诸医以为肠痈，固以相似。然考肠痈为病，有寒有热。《金匮》并出二方，如大黄牡丹汤、苡仁附子败酱散，概可见矣。但此症则属寒积，脉弦紧而数，面色青而不渴，宜用温通。

肉桂五苓散加楂肉、砂仁。

又，温通已效，仍从前方加炮姜、木香。

又，欲溺不爽，溺后气向下坠，便痢白腻虽稀，然腰尻酸痛如折。全属阳虚气陷之象。仿东垣参入前法。

西党参　升麻　冬术　肉桂　茯苓　泽泻　炮姜　木香　诃子（煨）　砂仁　生鹿角

此方连三剂，大便白腻全无，脾胃已开。按：此症并非肠痈，乃寒积下痢耳。因诸医皆云肠痈，只得委曲周旋，但从肠痈有寒有热，轻轻转笔，折入温通方法，既不碍医，又与病相合，不得不然之事也。故志之。

某，休息痢将及五年，腹中块垒时痛，痢下仍兼干粪。脉弦迟，苔灰白。此虚而有寒积也。《本事方》云：痼冷在肠胃，泄泻腹痛，宜先取去，然后调理，不可畏虚养病。此症的是。姑拟一方备采。信则服之，疑则勿服。

参须三钱　熟附子三钱　干姜二钱（炒）　甘草钱半　当归钱半（酒炒）　大黄三钱（酒炒）　川朴三钱　枳实三钱（土炒）　元明粉二钱

共研细末，蜜水泛丸。每日三钱，砂仁汤送下。

张，症有变迁，治无一定。痢疾多由积滞，而烟客中气素亏，肾气亦损。小溲不利，肾虚阳气不化也；舌红无苔，肾虚阴津不升也。腹不痛，无积可稽；气下注，清阳下陷。种种虚象，所以淹缠不易奏功。夫有胃则生，古人是训；而大烟伤气，剥削可虞。故烟痢一症，医家难以着手。诸宜自爱，谨慎为上。

熟地炭　白芍　川芎炭　肉桂　泽泻　归身炭　党参（元米炒）　冬术　茯苓　蜜炙粟壳

某，泄痢白腻，腹不痛，脉沉细。此寒也。宜温之。

吴茱萸　茯苓　木香　陈皮　炮姜　六神曲　焦白术　诃子　乌药　砂仁

李，河间论痢属热者多，而景岳论痢属寒者不少。此症腹不甚痛，但肛酸且胀，脉紧肢寒，并不发热，兼素有寒疝，苔白不渴，寒象为多。宗景岳论治之。

吴茱萸　茯苓　炮姜　木香　炙甘草　焦六曲　陈皮　砂仁

邢，休息痢必有积，延来两月，近今发热，湿热郁蒸于肠胃，痢色或白或赤。化湿热以运中州，疏积滞以和气血。勿以为日既久，遽投固涩也。

白术　川连　白芍　木香　当归　茯苓　广皮　楂炭　升麻　泽泻　防风

另：资生丸、补中益气丸、驻车丸等分，相和一处。每朝服三钱，开水送下。

徐，红痢匝月，仍腹痛后重。据云，先曾发热三次。此属中虚表邪传里。现今脉细肢寒，太阴阳气已弱；小便艰难，膀胱气化又钝。拟开其中焦，化其湿热，兼升阳解表，亦表里双解之法也。

柴胡　桂枝　茯苓　泽泻　川连　木香　白术　党参　砂仁　炮姜　炙甘草

张，疟后劳碌感寒，疟邪复发，更加红痢后重。此中虚气陷，湿热未楚也。用败毒散。

活人败毒散加神曲、楂炭、陈皮。

许，热伏营中，久痢纯血，腰疼腹痛。舌苔薄白，底绛，兼有紫点。此属湿热挟瘀之候。病将一载，法以咸苦通涩兼施。

杜仲（盐水炒）　阿胶（川连炒）　川断（盐水炒）　黄柏（盐水炒）　地榆炭　白芍　防风根　炙升麻　当归　生熟砂仁

又投咸苦通涩之剂，诸恙皆减，仍宗前法增损。

原方去黄柏、防风，加熟地、淡芩（醋炒）、荷叶蒂。

高，三疟汗少，邪不外达，饮食不节，变增泄泻。今竟下痢红白黏腻。自来体质气虚多湿，最怕淹缠。急宜忌口为要。

羌独活　柴胡　前胡　川芎　花槟榔　莱菔子　陈皮　炙甘草　茯苓　山楂炭　焦六曲　木香　砂仁

金，红痢三年，腹左结块，板硬不移，按之则痛，漉漉作声，即便下痢。此瘀凝寒积，久留于肠腑。当以温药下之。

苍术炭　川熟附　枳实炭　地榆炭　茯苓　当归　通草　桃仁（炒黑研）　大黄（酒炒）

黄疸

王，两目身体皆黄，小便自利色清。此属脾虚，非湿热也，名曰虚黄。

黄芪一两　白芍三两　茯苓二两　地肤子二两　酒浸服。

周，伏暑湿热为黄疸，腹微痛，小便利，身无汗。用麻黄连翘赤小豆汤，表而汗之。

麻黄　连翘　杏仁　淡豆豉　茵陈草　赤苓　川朴　枳壳　通草　六神曲（炒）　赤小豆（一两，煎汤代水）

曾，脉形乍大乍小，面色暗晦不泽，似有一团阴气阻遏于中。苔黄而湿，腹满足肿，小便黄赤，又有湿遏热伏之形。色症合参，是属女劳黑疸。变为腹满，在法难医。姑拟泄肾热以去脾湿，仿《金匮》法。

冬瓜皮　桑白皮　地骨皮　生姜皮　黄柏　川朴　茵陈　大麦柴（煎汤代水）

施，三疟止而复作，腹满平而又发。今目黄脉细，面黑溺少，防延黑疸。然疸而腹满者难治，姑与分消。

制附子　大腹皮　陈皮　麦芽　绵茵陈　赤苓　滑石　焦山栀　通草　瓜蒌皮

又面色黧黑，腹满足肿，脉沉而细。此脾肾之阳不化，水湿阻止于中，证势甚重。且与通阳燥湿。

四苓散加肉桂、川朴、陈皮、大腹皮、焦六曲、细辛、香橼皮、麦芽。

黄，面黄无力，能食气急，脱力伤脾之证也。用张鸡峰伐木丸。

皂矾一两（泥土包固，置糠火中，煨一日夜，取出，候冷，矾色已红，去泥土净）　川朴五钱　茅术一两（米泔浸，切，炒）　制半夏一两　陈皮二两（盐水炒）　茯苓一两　炙甘草五钱

共研细末，用大枣肉煮烂为丸。每服二钱，开水送。饮酒者酒下。此方颇效。

臌胀

陆，经停一载有余，肝气不时横逆，胸脘胁肋疼痛，呕吐酸水，大腹日满，青筋绽露，此属血臌。盖由肝气错乱于中，脾土受困，血海凝瘀，日积月大，状如怀子，而实非也。今病已极深，药力恐难见效。

川楝子　丹参　归尾　香附（盐水炒）　延胡索　五灵脂（醋炒）　陈皮　砂仁　红

花　淡吴萸

朱，肿胀已退，脉象较前稍大，汗出至膝而止。阳气有流通之象，阴湿有消化之机。今以温理中州，中州得运，庶几决渎流通，寒转为温，否转为泰矣。然须调养百日，庶无反复之虞。

熟附子　冬术　茯苓　通草　桂枝　焦六曲　牛膝　陈皮　泽泻　姜皮

又，肿胀由乎脾肾，阳虚水湿偏淫。通阳化湿水邪平，方法原为对证。面目四肢俱瘪，单单大腹膨脝，更兼遗泄再伤阴，久病恐难胜任。

桂枝　陈皮　冬瓜皮　益智仁　姜皮

另：六味丸三钱，药汁送下。

王，湿热素伏下焦，皮肤顽癣。近感风邪着腠理，陡然寒热，面目上部先肿，蔓延中下，今大腹阴囊足胫悉肿。据云阳物暴缩，足冷，似属阴寒，然鼻中热气上冲，此乃阳被湿郁，气不宣通，非阳衰可比。夫诸湿肿满，皆属于脾，而肺主一身气化，俾得肺气宣通，斯风与湿自然而解。

射干　杏仁　大腹皮　苡仁　茯苓　泽泻　桑白皮　冬瓜子　通草　丝瓜络　沉香　琥珀　枇杷叶

复：鼻头色微黑者，有水气。腹满足浮囊肿，水泛而侮土也。腹中气攻胀痛，土虚则木横也。欲泄水，必崇土；欲平气，必疏木。

吴萸炒川连　沉香　白术　葶苈子　茯苓　大腹皮　香附　陈皮　川朴　泽泻

复：面黧腹肿，脉沉而细。此脾肾之阳不化，水湿阻滞于中。症防加剧，姑且渗湿通阳。

肉桂炒白芍　茯苓　猪苓　白术　大腹皮　细辛　泽泻　川朴　陈皮　焦六曲　麦芽　香橼皮

秦，腹胀足肿，纳食则胀益甚。湿热挟气，填塞太阴，臌胀重症。

川朴　赤苓　大腹皮　青皮　泽泻　枳壳　黑丑　山楂炭　甘遂（面包，煨）　通草　生姜

复：腹胀稍宽，足仍浮肿。运脾化湿，冀其渐平。

川朴　赤苓　大腹皮　川椒目　苍术　泽泻　陈皮　焦六曲　黑丑　通草　枳壳　生姜

三诊：腹盈月余，得食则胀甚。两进攻消运脾之法，胃脘之胀已松，大腹之满未化，再议疏通消导。

旋覆花　五加皮　赤苓　泽泻　槟榔　黑丑　鸡内金　木香　通草　砂仁

朱，腹满，面黄，足肿。近因戽水受寒，又加疝痛。脾虚有湿，肾虚有寒。防其疝气上攻，大腹益满。

平胃散去甘草，加茯苓、小茴香、神曲、吴茱萸。

杨，脉沉，小便不利，面目、肢体、大腹、阴囊悉肿，病属里水。鼻中流血，喉间略痛，肺家有郁热也。拟越婢汤。

蜜炙麻黄　杏仁　甘草　石膏　白术　赤苓　泽泻　陈皮　防己　淡芩

复：水湿侵入经络，外溢肌肉。发汗利水诸法，效而不愈。今拟通阳渗泄。

五苓散加巴戟肉、川朴、车前子、陈皮、牛膝、五加皮、大腹皮、姜皮。

张，痢后阳虚，水湿不化，腹满面浮足肿，而色青黄，脉来虚细。虑延臌胀重症。

川熟附　猪苓　茯苓　白术　党参　上肉桂　泽泻　陈皮　神曲　砂仁

又，温通脾肾之阳，疏利决渎之气，冀其胀消肿退。

熟附子　肉桂　白术　猪苓　泽泻　茯苓皮　冬瓜皮　川朴　陈皮　通草

尤，脾虚木横，腹中结癖，寒热似疟，延及半载。惟脾虚则营卫不和，故寒热；惟肝横则气血凝滞，故结瘕。今食少便溏，舌红口渴，大腹日满，足跗浮肿，形肉瘦削，脾肾阴阳两伤。际此火亢金衰之候，火亢则阴益虚，金衰则木无制，深秋水土败时，虑其增剧。急宜健运和中，稍兼消暑。喻嘉言所谓刚中柔剂，能变胃而不受胃变。此法是矣。冀其脾胃稍醒为吉。

连理汤加陈皮。

某，痞块由大疟日久而结，多因水饮痰涎与气相搏而成。久则块散腹满，变为臌胀，所谓癖散成臌也。脉细如丝，重按至骨乃见弦象，是肝木乘脾也。口干，小便短少，是湿热不运也。匝月腹日加大，急宜疏通水道，泄木和中。

五苓散加川朴、姜汁炒川连、青皮、陈皮、大腹皮、木香、车前子、通草。

附：厚朴散

川朴（姜汁炒）三钱　枳壳三钱（巴豆七粒合炒黄，去巴豆）　木香（晒干，研）三钱　青皮（醋炒）三钱　陈皮（盐水炒）三钱　甘遂（面包煨）三钱　大戟（水浸，晒干，炒）三钱　干姜（炒黄）三钱

共为末，每服一钱，用砂仁、车前子泡汤调下。是治癖块大成臌之妙剂。

僧，水肿自下而起，腿足阴囊，大腹胸膈，泛滥莫御。今先从上泻下。肺主一身之气，又曰水出高源，古人开鬼门，洁净府，虽从太阳，其实不离乎肺也。

葶苈子　杏仁　川朴　陈皮　茯苓　川椒目　生姜　大枣

控涎丹，每日服五分。

某，暑湿伏邪挟积，阻滞肠胃，中州不运，大腹骤满，腹中时痛，痛则大便黏腻，色红如痢，小水短少。脉沉滑数，是积之征也。拟大橘皮汤送下木香槟榔丸。

四苓散加橘红、大腹皮、木香、木通、滑石、砂仁末、川朴。煎汤送木香槟榔丸三钱。

又，气与水相搏，大腹骤满，脉沉，小便不利，大便欲泄不泄。法以疏气逐水。

香薷　大茴香　泽泻　莱菔子　赤苓　大戟　甘遂　枳壳　黑白丑　生姜

某，腹但胀而不满者，属气，乃木乘脾土也。

川连（姜汁炒）　香附　砂仁　川朴　青皮　焦六曲　怀山药　茯苓　陈皮　泽泻

陆，疟后湿热内蕴，脾胃之气不利，为口糜，为腹胀。姑先和中清化为法。

川朴　川连　焦六曲　赤苓　大腹皮　枳壳　泽泻　黑山栀　陈皮　砂仁

张，木旺乘脾，腹胀如鼓，形瘦脉细，症属痹胀。法当温通。

淡干姜　茯苓　川朴　砂仁　怀山药　吴茱萸　陈皮　泽泻　大腹皮

金匮肾气丸五钱，开水送。

陶，年甫十三，断无忧郁之理，而腹满如臌，微微内热，将及两月，其义何居？良以童心太甚，饥饱不调，冷热不节，向有胃寒呕酸之疾，今反不呕，腹渐胀大，饮食不纳，内热时生。是非劳碌伤脾而失运，寒饮停聚而腹胀也。脾虚故内热生，单单腹胀，名之单胀，然治法不同也。今以温利中州，稍佐苦泄，取柔中之刚，能平胃而和脾。

党参　茯苓　半夏　陈皮　白芍　川连（吴萸炒）　炮姜　泽泻　川朴　冬瓜皮

孙，疮疥平面浮起，渐至腹满，胸闷气塞，小便不利，肿势日甚。水湿之气，一无出路，证成疮臌，防加气急。发汗而利小便，是两大法门。

麻黄　杏仁　白术　泽泻　茯苓　猪苓　葶苈子　川朴　通草　车前子　姜皮

又，肿势已平，小便通利。前方加减。

防风　白术　半夏　茯苓　陈皮　泽泻　杏仁　川朴　通草　葶苈子　车前子　葱白头　姜皮

孙，脾虚胀满，面浮足肿，小便不利。脉形细数，元气大亏。虑其喘急之变。

党参（元米炒）　牛膝　茯苓　巴戟肉　陈皮　泽泻（盐水炒）　车前子　冬术（土炒）　怀山药　苡仁　杞子炭　生熟谷芽

沈，先泄泻而后目盲。服单方，目明而渐腹满，是脾虚木横。又服草药，寒性伤中，病成臌胀。其根已久，恐难骤效。

焦白术　冬瓜皮　川朴　茯苓　陈皮　焦六曲　大腹皮　泽泻　砂仁　苡仁　陈香橼皮

杨，两尺脉滑，湿热积滞在于下焦。小便不利，大腹胀满，是下焦不利，中焦气不通也。

肉桂　赤苓　猪苓　白术　泽泻　大戟　神曲　陈皮　冬瓜皮　姜皮

何，内有湿热生疮，外受风寒浮肿。风湿相搏，症成疮臌。防加喘急。

防风 羌活 杏仁 大腹皮 橘红 赤苓 桔梗 荆芥 川朴 桑叶 通草

尤，疟止之后，腹胀足肿，湿热内归太阴，防成疟臌。但小便清利，是属脾虚。拟厚朴温中汤加味。

川朴 茯苓 陈皮 干姜 草豆蔻 木香 半夏 冬瓜皮 姜皮

廉，脾有湿热积气，渐渐腹满足肿，纳食则胀，证成气臌。

白茯苓 川朴 白术 苡仁 苏梗 五加皮 泽泻 陈皮 砂仁 通草

奚，湿热内阻肠胃之间，横连膜原。膜原者，脏腑之外，肌肉之内，膈膜之所舍，三焦决渎之道路，邪留不去，是为肿胀。胀属气，肿属水。是必理气而疏决渎，以杜肿胀之萌。

黑白丑各五钱 莱菔子一两 砂仁一两

用葫芦大者一枚，将三味纳入，再入陈酒一大杯，隔汤煎一炷香。取出葫芦中药，炒研为末，再以葫芦炙炭共研和。每晨服二钱。

薛，先足肿而后腹满，面浮，寒湿伤于下而渐上攻也。通阳化湿以利小便立法。

桂枝 泽泻 陈皮 川朴 桑白皮 莱菔子 五加皮 茯苓皮 半夏 大腹皮 姜皮

骆，疮之湿热与肝之气郁互结于里，近感风温，寒热咳嗽，骤然浮肿，证属疮臌。

苏梗 杏仁 川朴 桔梗 赤苓 泽泻 枳壳 橘红 大腹皮 茯苓 莱菔子 姜皮

又，湿夹热而生疮，风合湿而为肿。风从外入，故寒热而咳嗽。湿自内生，故腹满而气急。用仲景麻杏苡甘汤加味。

麻黄 杏仁 苡仁 甘草 川朴 滑石 连翘 淡苓 枳壳 莱菔子 元明粉 薄荷叶

共研粗末，滚汤泡服。

又，四肢面目肿退，而腹满未宽。在表之风寒虽解，在里之湿热未治。今拟宽中理湿。

赤苓 苡仁 陈皮 大腹皮 杏仁 泽泻 莱菔子 川朴 通草 枳壳 姜皮

积聚

金，少腹两旁结块，渐大渐长，静则挟脐而居，动则上攻至脘，旁及两胁，已八九年矣。据云始因积经半载，疑其有孕，及产多是污水，后遂结块。想是水寒血气凝聚而成。

甘遂（面包煨）三钱 香附（盐水炒）一两 三棱（醋炒）一两 蓬术（醋炒）一两 桃仁（炒）五钱 肉桂（另研）一钱 川楝子五钱（巴豆七粒合炒黄，去巴豆） 五灵脂（醋炒）五钱 地鳖虫（酒浸，炙）二十一个共研为末，炼白蜜捣和为丸。每服十丸，日三服。

丁，肝之积，在左胁下，名曰肥气。日久撑痛。

川楝子　延胡索　川连　青皮　五灵脂　山楂炭　当归须　蓬莪术　荆三棱　茯苓　木香　砂仁

又，左胁之痛已缓。夜增咳嗽，寒痰走于肺络。宜肺肝同治。

旋覆花　杏仁　川楝子　荆三棱　茯苓　款冬花　半夏　新会皮　蓬莪术　新绛　青葱管

蒋，少腹结块，渐大如盘。此属肠覃，气血凝滞而成。拟两疏气血。

香附　五灵脂　红花　当归　泽兰　桃仁　延胡索　丹参　陈皮　砂仁

大黄䗪虫丸，每服二十粒，开水送。

丁，久患休息痢，止数日后，气攻胸脘板痛，上下不通，几至发厥，须大便通始减其痛。匝月大便仅通三次。板痛者聚而成块，偏于右部，是脾之积也。脉沉紧而细，当与温通。

熟附子　淡干姜　川朴　陈皮　茯苓　香附　大腹皮　延胡索　沉香化气丸　东垣五积丸

米，右关尺牢弦，腰腹有块攻痛，是肝肾之积在下焦也。用缓消止痛法。

肉桂　雄黄　尖槟榔

共研细末，用独头蒜捣丸。早晚服，各五丸，开水送。

唐，经停十月，腹微满，脉沉细涩，脐上心下块长数寸。是属伏梁，因七情恚怒气郁痰凝所致。经曰：大积大聚，其可犯也，衰其大半而止。洁古谓：养正积自除，不得过用克伐。今拟开郁正元散法，理气行血，和脾化痰，寓消于补之中。

二陈汤加归身、川芎、冬术、山楂炭、延胡索、香附、麦芽、苏梗、砂仁、茺蔚子。

钱，少腹有块，痛则经来如注，气升如喘。冲脉久伤，肝木肆横。

香附（醋炒）　紫石英　当归　白芍（酒炒）　木香　三棱（醋炒）　大熟地　牛膝　小茴香（盐水炒）　青皮（醋炒）

某，前年秋季伏暑症中，即结癥瘕，居左胁下。春来下午必发微热，晨必吐痰，食面必溏泄。此当时热邪未清，早进油腻面食，与痰热互相结聚于肺胃之络，当以攻消为主。

柴胡三钱（酒炒）　青皮一两（巴豆五钱同炒，去豆）　三棱五钱（醋炒）　蓬术五钱（醋炒）　雄精一两　大黄一两（皂荚子三粒合炒，去皂荚子）

上药为丸，每服一钱。下午服六君子丸三钱。

钱，脉微细，阴之象也。少腹有块，上攻及脘，自脘至嗌一条气塞，发作则大痛欲厥，头汗如雨。用方大法，固宜以温通为主矣。惟舌有黄腻浊苔，便泄臭秽，必兼湿热，而块痛得按稍减，中气又虚，方法极难周顾，尚祈斟酌是荷。

川楝子　乌药　肉桂　乌梅　木香　淡吴萸　泽泻　延胡索　茯苓　川连(酒炒)

又，下焦浊阴之气，上乾清阳之位。少腹胸胁有块，攻撑作痛，痛甚发厥。昨用温通，病势稍减，脉仍微细，泄仍臭秽，恶谷厌纳，中气大亏，阴气凝结，当脐硬痛。恐属脏结，攻之不可，补之亦难，诚为棘手。

肉桂　吴茱萸　炮姜　枸杞子　乌药　木香　延胡索　金铃子　白芍　茯苓　泽泻　萱花　金橘饼

丁，小肠遗热于大肠，为伏瘕，腹中微痛。用圣济槟榔丸。

槟榔(炒)　桃仁　当归(酒炒)　青皮(酒炒)　沉香　火麻仁　党参(元米炒)　茯苓(烘)　木香(烘)　乌药(烘)　大熟地(砂仁拌炒)　白芍(酒炒)

上药为末，用神曲三两，煮糊为丸。每朝三钱，开水送。

伍，胸脘有块，大如碗，每午后则痛，甚于黄昏，连及背胀，时沃清水，诸药无效。

枳壳九枚(纳入阿魏三钱，炙焦)　牡蛎二两　肉桂三钱　白蛳螺壳二两

共炙为末。每痛发时服一钱，开水送。

周，食填太阴，肝气欲升而不得，胃气欲降而不能，气塞于中，与食相并，脘胁疼痛，气攻有块，汤饮辄呕，上不得纳，下不得出，法当疏运其中。

半夏　橘红　青皮　莱菔子　川朴(姜汁炒)　吴茱萸　赤苓　白蔻仁(研冲)

另：苏梗、枳壳、槟榔，三味磨冲。

丁，脉迟细，脘中有块，纳食撑胀，腹中漉漉作声，嗳腐吞酸，大便坚结。此脾胃有寒积也。当以温药下之，仿温脾法。

附子(制)　干姜　枳实　大黄　桂木　陈皮　半夏

洪，结癖累累，久踞腹中。年逾六旬，元气下虚，中气已弱，肝气肆横，腹渐胀满。脉沉弦细，细而沉为虚、为寒，沉而弦为气、为郁。病关情志，非湿热积滞可比，攻消克伐难施。拟商通补。补者补其虚，通者通其气。

六君子汤加苏梗、肉桂、香附、川朴(姜汁炒)、白芍、生姜。

冯，脉右关滑动，舌苔黄白而腻，是痰积在中焦也。左关弦搏，肝木气旺，故左肋斜至脐下有梗一条，按之觉硬，乃肝气入络所结。尺寸脉俱微缓，泄痢一载，气血两亏。补之无益，攻之不可，而病根终莫能拔。根者何？痰积、湿热、肝气也。夫湿热、痰积，须借元气以营运。

洁古所谓养正积自除，脾胃健则湿热自化，原指久病而言。此病不谓不久，然则攻消克伐何敢妄施。兹择性味不猛而能通能化者用之。

人参　茯苓　於术　青陈皮　炙甘草　泽泻　枳壳　神曲　茅术　当归（土炒）　黄芪　白芍（吴萸三分，煎汁炒）　防风根

又，丸方：制半夏三两（分六分。一分木香二钱，煎汁拌炒；一分白芥子二钱，煎汁拌炒；一分乌药三钱，煎汁拌炒；一分金铃子三钱，煎汁拌炒；一分猪苓二钱，煎汁拌炒；一分醋拌炒。炒毕，去诸药，仅以半夏为末，入雄精三钱，研末）　麝香一分　独头蒜三个（打烂）

用醋一茶杯，打和为丸。每晨服一钱五分，开水送。

曹，寒饮痰涎，气血凝结成癖，踞于脘肋，下及腰间，久必成囊而为窠臼。如贼伏于隐僻之处，一时难以攻捣。昔许学士有此论，法当内和脾胃，外用攻消，今仿其意。

半夏　茯苓　乌药　白芥子　当归　青皮　泽泻　吴茱萸　延胡索　桂枝　杜仲（姜汁炒）　生木香　生熟谷芽

华，脾虚胃弱，则湿热不运而生痰。痰停中脘，则食不化而成积。胃脘结块，按之则痛，面色青黄，木乘中土。饮食少纳，虑延胀满。

党参（姜汁炒）　半夏　陈皮　川朴　茯苓　白芥子　山楂肉　砂仁　六曲　鸡内金

丁，血虚木横，两胁气撑痛，腹中有块，心荡而寒热。病根日久，损及奇经。《经》云：冲脉为病，逆气里急；任脉为病，男疝女瘕；阳维为病苦寒热；阴维为病苦心痛。合而参之，谓非奇经之病乎？调之不易。

黄芪　党参　茯神　白薇　枸杞子　沙苑子　白芍　当归　陈皮　香附　紫石英

又，和营卫而调摄奇经，病势皆减。惟腹中之块未平。仍从前法增损。

前方去枸杞子加砂仁、冬术。

孔，病由肝气横逆，营血不调，腹中结瘕，脘胁攻痛，渐致食减内热，咳嗽痰多，当脐动跳，心悸少寐，口干肠燥，而显虚劳血痹之象。极难医治，姑仿仲景法。

党参　茯苓　枣仁　乳香　没药　桃仁　当归　川贝　香附　白蜜　地鳖虫（酒炙）

又，前方养营化瘀，下得血块两枚。腹满稍软，内热咳嗽未减。今且和营启胃，退热止咳，再望转机。

西党参　茯苓　丹参　广皮　血余炭　川贝母　杏仁　当归　阿胶　地鳖虫

又，气滞血瘀，腹满有块攻痛，内热已减，咳嗽未平。拟两和气血方法。

党参　香附　郁金　茯苓　山楂肉　延胡索　当归　杏仁　阿胶　桃仁　沉香　血余炭

又，咳嗽不止，腹仍满痛。肝肺同病，久延不已，终成劳损。

桃杏仁　车前子　川贝　当归　丹皮　阿胶（蒲黄炒）　旋覆花　苏子　茯苓　新绛

许，腹痛，大便泄出细虫，延来日久，中气渐虚，此胃中寒积也。法当温中补中。

川连（盐水炒） 炮姜 木香 白芍 白术 使君子 吴茱萸 乌药 川椒 伏龙肝（煎汤代水）

朱，久有伏梁痞痛呕酸之患，是气血寒痰凝结也。自遭惊恐奔波，遂至脘腹气撑，旁攻胁肋，上至咽嗌，血随气而上溢，甚至盈碗盈盆。两载以来，屡发屡止，血虽时止，而气之撑胀终未全平。近来发作，不吐酸水而但吐血，想久伏之寒化而为热矣。立方当从气血凝积二字推求，备候商用。

郁金 香附（醋炒） 丹参 茯苓 炒黑丹皮 苏梗 延胡索（醋炒） 韭菜根汁（一酒杯，冲） 童便（冲） 鲜藕

另：用云南黑白棋子二枚，研细末。用白蜜调，徐徐咽下。

又，肝郁化火，胃寒化热，气满于腹，上攻脘胁，则血亦上出。前方疏理气血之壅，病情稍效。今以化肝煎加减。盖肝胃之气，必以下降为顺，而瘀凝之血，亦以下行为安。气降而血不复升，是知气降而火降，瘀化而血安，必相须为用也。

郁金 三棱（醋炒） 延胡索 川贝 青皮 桃仁 泽泻 焦山栀 茯苓 苏梗 丝瓜络 鲜藕 鲜苎麻（连根叶）

范，素有肝胃气痛，兼挟寒积。脘腹胀满，痛及于腰，咳不可忍，舌苔白腻，渴不欲饮，大便似利不利，脉沉弦而紧。恐属脏结，颇为险候。非温不能通其阳，非下不能破其结，仿许学士温脾法。

制附子 干姜 肉桂 川朴（姜汁炒） 生大黄 枳实

又，脘腹胀满，上至心下，下连少腹，中横一纹，如亚腰葫芦之状。中宫痞塞，阴阳结绝，上下不通，势濒于危。勉进附子泻心一法，温阳以泄浊阴，冀其大便得通。否则恐致喘汗厥脱，难以挽回。

制附子 川连（姜汁炒） 川朴（姜汁炒） 生大黄（酒浸）

长流水煎。再服备急丸七粒，砂仁汤送下。

又，两投温下，大便仍然不通。胸腹高突，汤水下咽辄吐，肢渐冷，脉渐细，鼻煽额汗，厥脱可忧。按结胸、脏结之分，在乎有寒热、无寒热为别。下之不通，胀满愈甚，乃太阴脾脏受戕，清阳失于转运。崔行功有枳实理中一法，取其转运中阳，通便在是，挽回厥脱亦在是，惟高明裁酌之。此证死。

脘腹痛

胡，腹中雷鸣切痛，痛甚则胀及两腰，呕吐酸苦水。此水寒之气侮脾，乃中土阳气不足也。温而通之。

附子理中汤去草，加川椒、吴茱萸、水红花子。

又，脾脏虚寒，宿积痰水阻滞，腹中时痛，痛甚则呕。仿许学士法。

附子理中汤加当归、茯苓、吴茱萸、枳实、大黄。

又，腹痛，下午则胀，脉沉弦。此属虚寒挟积。前用温下，痛势稍减。今以温中化积。

川熟附　党参　干姜　花槟榔　茯苓　当归　青皮　陈皮　乌药

又，腹痛三年，时作时止，寒在中焦，当与温化无疑。然脉小弦滑，必有宿积。前用温下、温通两法，病虽减而未定。据云每交午月，其痛倍甚，则兼湿热，故脉浮小而沉大、按之有力，此为阴中伏阳也。当利少阴之枢，温厥阴之气，运太阴之滞，更参滑以去着法。

柴胡　白芍　枳实　甘草　吴茱萸　茯苓　木香　白术

另：用黄鳝三段，取中七寸，炙脆，共研末，分三服。

又，腹痛，左脉弦，木克土也。仲景云：腹痛脉弦者，小建中汤主之。若不止者，小柴胡汤。所以疏土中之木也。余前用四逆散，即是此意。然三年腹痛，痛时得食稍安，究属中虚，而漉漉有声，或兼水饮。今拟建中法加椒目，去其水饮，再观动静。

老桂木　白芍　干姜　炙甘草　党参　川椒目

又，用建中法，痛势上攻及胃脘，连于心下，左脉独弦滑，是肝邪乘胃也。姑拟疏肝。

金铃子　延胡索　吴茱萸　香附　高良姜　木香　白檀香

沈，肝胃气痛，发则呕吐酸水。治以温通。

二陈汤去草，加瓜蒌皮、吴茱萸、白胡椒、当归、香附、川楝子。

时，脘痛不时发作，曾经吐蛔，兼见鼻血。女年二七，天癸未通。想由胃中有寒，肝家有火。

金铃子散加五灵脂、香附、干姜、川连、使君子肉、乌药、乌梅、茯苓。

又，肝胃不和，脘胁痛，得食乃安，中气虚。拟泄肝和胃。

二陈汤去草，加川连、六神曲、乌药、高良姜、香附、砂仁。

殷，呕而不食，病在胃也。食而腹痛，病在脾也。痛连胸胁，肝亦病矣。气弱血枯，病已深矣。和胃养血，生津益气为治。

淡苁蓉　枸杞子　归身　火麻仁　大麦仁　茯苓　半夏　陈皮　沉香　砂仁

谭，脘痛欲呕，甚则防厥。

党参　陈皮　茯苓　川椒　吴茱萸　蔻仁　生姜

冯，脾胃阳衰，浊阴僭逆。每至下午，腹左有块，上攻则心嘈，嘈则脘痛，黄昏乃止，大便常艰。

拟通胃阳而化浊阴，和养血液以悦脾气。

淡苁蓉　陈皮　吴茱萸　茯苓　柏子仁　郁李仁　沙苑子　乌梅　川椒　制半夏

又，脘痛呕酸，腹中亦痛。非用辛温，何能散寒蠲饮。

二陈汤去草，加淡苁蓉、当归、干姜、吴茱萸、乌药、砂仁。

又，温肾通阳以散沉寒之气。久服腹痛自已。

前方去当归，加川熟附、胡芦巴。

顾，当脐硬痛，不食不便，外似恶寒，里无大热，渴不多饮。寒食风热互结于脾胃中，用《局方》五积散合通圣散，分头解治。

五积合通圣，共为末。朝暮各用开水调服三钱。

又，用五积合通圣温通散寒，便通而痛未止。脉迟，喜食甜味，痛在当脐，后连及腰，身常懔懔恶寒。此中虚阳弱，寒积内停。拟通阳以破其沉寒，益火以消其阴翳。

四君去草，加肉桂、制附子、木香、元明粉、乌药、苁蓉。

又，温脏散寒，腹痛已止。今当温补。

淡苁蓉　杞子　熟地　当归　茯苓　陈皮　吴茱萸　制附子　乌药　砂仁

袁，三四年来腹痛常发，发则极甚，必数日而平。此脾脏有寒积，肝经有湿热，故痛则腹中觉热。拟温脾兼以凉肝。

金铃子散加陈皮、茯苓、干姜、白术、川朴、白芍、神曲、砂仁。

又，腹中寒积错杂而痛，古今越桃散最妙，变散为丸可耳。

淡吴萸　干姜　黑山栀　白芍　炙甘草

神曲末一两，煮糊为丸。每朝服三钱，开水送下。

某，中气不足，溲便为之变。腹中结瘕，亦气之不运也。

二陈汤去草，加白术、沙苑子、焦神曲、苡仁、泽泻、砂仁、通草。

又，肝胃不和，脘腹作痛，呕吐酸水痰涎，经来则腹痛。先与泄肝和胃。

川连　半夏　陈皮　茯苓　瓜蒌皮　薤白头　干姜　蔻仁　猩绛　旋覆花

又，腹中久有癖块，今因冷食伤中，腹痛泄泻，呕吐不止，心中觉热。拟苦辛通降，先止其呕。

二陈汤去草，加黄芩、川连、川朴、苏梗、藿梗、蔻仁、泽泻。改方加神曲。

某，自咸丰四年(1854)秋季，饱食睡卧起病，今已五载。过投消积破气之药，中气伤戕。脘间窒痛，得食则安，不能嗳气，亦不易转矢气，脉迟弦。肝胃不和，阳虚寒聚于中。拟通阳泄木法。

苓桂术甘汤加陈皮、白芍、吴茱萸、干姜、大枣。

又，胸背相引而痛，症属胸痹。

二陈汤去草，加瓜蒌仁、制附子、桂枝、干姜、吴茱萸、蔻仁、竹茹。

孙，中虚土不制水，下焦阴气上逆于胃。胃脘作痛，呕吐清水，得食则痛缓。拟温中固下，佐以镇逆。

四君子汤去草，加干姜、乌药、白芍、熟地、紫石英、代赭石、橘饼。

秦，悬饮居于胁下，疼痛，呕吐清水。用仲景法。

芫花　大戟　甘遂　白芥子　吴茱萸各三钱　大枣二十枚

将河水两大碗，上药五味，煎至浓汁一大碗，去滓，然后入大枣煮烂，候干。每日清晨食枣二枚。

某，寒气凝聚，少腹结瘕，时或上攻作痛。法以温通。

小茴香　吴茱萸　木香　青皮　乌药　延胡索　三棱　砂仁　香附

钱，脉微细，阴之象也。少腹有块，上攻及脘，自脘至嗌一条气塞，发作则块攻大痛欲厥，头汗如雨。用方大法，温通无疑。惟舌黄腻浊苔，便泄臭秽，必兼湿热；而块痛得按稍减，又属虚象。

金铃子散加人参、乌梅、乌药、泽泻、补故纸、吴茱萸、木香、肉桂、枸杞子、五味子、茯苓、肉果。

又，水饮痰涎与下焦浊阴之气，盘踞于中。中脘腹胁有块，攻撑作痛，痛甚发厥。昨用温通，痛势稍减。但脉仍微细，泄仍臭秽，谷食厌纳，中气大虚，阴气凝结，当脐硬痛，恐属脏结。攻之不可，补之亦难，仍为棘手。

前方去人参、五味、乌药、故纸、肉果，加白芍、干姜、萱花、橘饼。

某，腹中有寒，疼痛不止，法当温通。

金铃子散加干姜、吴茱萸、当归、枸杞子、官桂、木香、乌药、紫石英。

张，寒气稽留，气机不利。胸背引痛，脘胁气攻有块。宜辛温通达。

二陈汤去草，加栝蒌皮、薤白头、干姜、吴茱萸、延胡索、九香虫。

某，肝胃不和，腰胁胸背相引而痛。舌光无苔，营阴内亏。大便溏薄，脾气亦弱，并无呕吐痰涎、酸水等症。宜辛温通阳，酸甘化阴。

陈皮　茯苓　苏梗　吴茱萸　沙苑子　枸杞子　薤白头　白芍　橘饼

某，饮停中脘，脘腹鸣响，攻撑作痛。大便坚结如栗，但能嗳气而无矢气，是胃失下行而气但上逆也。和胃降逆，逐水蠲饮治之。

二陈汤去草，加代赭石、旋覆花、神曲、干姜、白芍、川椒、甘遂、泽泻。

某，丹田有寒，胸中有热，中焦不运，湿甚生虫。与黄连汤。

川连　肉桂　吴茱萸　干姜　砂仁　使君子　半夏　青皮　乌药　花槟榔

又，虫痛，面黄吐涎。拟苦辛法。

川连　桂枝　川椒　蔻仁　乌梅　芜荑　焦六曲　香附　合金铃子散

张，脘痛两载，近发更勤。得温稍松，过劳则甚。块居中脘，患处皮冷，法以温通。

二陈汤去草，加炮姜、吴茱萸、木香、川朴、归身、神曲、泽泻、生熟谷芽。

又，腹痛有块，肝脾不和，食少面黄。治以疏和。

丹参　白芍　怀山药　茯苓　茯神　冬术　神曲　香附　砂仁

噎膈反胃

王，痰隔中焦，食入脘痛，口沃清水，呕吐黏痰。大便坚结，肠液枯也。时多空嗳，胃失降也。拟化痰和胃，降气润肠法。

旋覆花（盐水炒）　代赭石　杏仁　半夏　橘红　瓜蒌皮　瓦楞子　苏子　白芥子　莱菔子　姜汁　地栗汁

胡，气郁中焦，得食则呕，已延匝月，虑成膈证。

川连（吴萸炒）　白术　半夏　藿香　陈皮　焦六曲　香附　茯苓　郁金　白蔻仁

张，营阴虚，故内热少寐。气火逆，故咽喉哽塞。拟四物以养其阴，四七以理其气。

大生地（砂仁拌）　苏梗　茯苓　当归　川朴　北沙参　白芍　半夏　枣仁　姜竹茹　枇杷叶

陈，营虚火亢，胃枯食噎。心膈至咽，如火之焚，有时呱呱作声，此气火郁结使然也。病关情志，非徒药饵可瘳，宜自怡悦，庶几可延。

旋覆花　代赭石　沙参　黑山栀　茯苓　川贝　焦六曲　麦冬　杏仁　竹茹　枇杷叶

复：气火上逆，咽喉不利，胸痛食噎，膈症已成。况年逾六旬，长斋三十载，胃液枯槁，欲求濡润胃阴，饮食无碍，还望怡情自适。前方加西洋参、半夏。

丁，脉形弦硬。春令见此，是即但弦无胃。纳食哽痛，大便坚燥，已见木火亢逆，胃汁肠液干枯，治之不易。

旋覆花　杏仁　火麻仁　桃仁　苏子　青果　荸荠　芦根

复：前方润燥以舒郁结，今拟下气化痰之剂。

麦冬　半夏　杏仁　橘红　川贝　茯苓　竹茹　芦根　荸荠　海蜇　枇杷叶

秦，痰气阻于胸中，故痰多而胸闷，纳食或呕，两太阳胀痛。清气不升，浊气不降。久延不已，恐成膈症。

半夏　橘红　赤苓　吴萸汁　炒川连　党参　泽泻　藿香　旋覆花　枳壳　川贝　蔻仁　肉桂　大腹皮　冬术　生姜

来复丹一钱，药汁送下。

陈，丧子悲伤，气逆发厥，左脉沉数不利，是肝之气郁，血少不泽也。右关及寸滑搏，为痰为火，肺胃之气失降，肝木之火上逆，将水谷津液蒸酿为痰，阻塞气道，故咽喉胸膈若有阻碍，纳食有时呕噎也。夫五志过极，多从火化，哭泣无泪，目涩昏花，皆属阳亢而阴不上承。目前治法，不外顺气降火，复入清金平木。

苏子　茯苓　半夏　枳实　杏仁　川贝　竹茹　沙参　橘红　麦冬　海蜇　荸荠

秦，七情郁结，痰气凝聚。胸膈不利，时或呕逆。症将半载，脾胃大虚。前用四七、二陈，降气化痰，今参入理中，兼培中土，当顾本也。

四七汤合二陈汤。理中汤加丁香、木香、蔻仁。

徐，气郁于胸为膈，气滞于腹为臌。饮食不纳，形肉顿瘦。阴气凝聚，阳气汩没。脉细如丝。姑与培土、通阳、化气一法。

党参　肉桂　白术　大腹皮　熟附子　泽泻　茯苓　来复丹

周，胸痛吐清水，自幼酒湿蕴蓄胃中，阳气不宣，浊气凝聚。遽述前年又得暴喘上气，额汗淋漓，发作数次。今又增心嘈若饥，此皆胃病。用小半夏汤。

半夏　茯苓　陈皮　竹茹　生姜

复：停饮生痰，呕吐酸水，胸中板痛。前用小半夏汤，所以蠲其饮也。今风邪伤肺，咳嗽内热。拟金沸草散宣风降气，仍寓祛痰蠲饮，肺胃兼治之方。

金沸草　半夏　陈皮　茯苓　款冬花　杏仁　荆芥　前胡　竹茹　枇杷叶

赵，气水郁结成痰，咽噎碍食，食入辄呕清水米粒。病在胃之上脘。降气化痰之药，须择不燥者为宜。

瓜蒌仁　半夏曲　川贝　橘红　丁香　蛤壳（青黛三分，同研包）　白蜜　枇杷叶　竹茹　芦根　生姜汁（冲服）

复：诸逆冲上，皆属于火。食入即吐是有火也。

川连　半夏　苏梗　制大黄　竹茹　枇杷叶

祝，胃阳虚则水饮停，脾阳虚则谷不化。腹中漉漉，胸胁胀满，纳食辄呕酸水清涎，或嗳腐气。法以温导，崇土利水。

炮姜　陈皮　苍术　半夏　熟附子　白术　党参　泽泻　枳实　瓜蒌仁　蔻仁　谷芽

沈，食下则饱胀，作酸呕吐，病属反胃。胃脉浮按则紧，沉按则弦。弦者木侮土，紧者寒在中。

党参　干姜　半夏　陈皮　茯苓　丁香　焦六曲　荜茇　蔻仁　陈香橼

某，疟后痰气阻滞胃脘，清阳不升作呃，纳食辄呕，防成膈症。且与仲景化痰镇逆，再商。

旋覆花　代赭石　淡干姜　法半夏　赤苓　制香附　丁香　柿蒂

秦，纳食辄呕清水、涎沫、米粒，病在胃也。曾经从高坠下，胁肋肩膊时痛，是兼有瘀伤留于肺胃之络，故呕有臭气。拟化瘀和胃，降逆止呕为治。

旋覆花　归须　广郁金　杏仁　半夏　炒丹皮　茯苓　焦楂肉　橘红　蔻仁

复：止呕必以和胃，气升必须降纳。

半夏　茯苓　白术　蔻仁　藿香　陈皮　老桂木　神曲　干姜　沉香　伏龙肝

李，寒热咳嗽，一载有余，咳痰带血。饮食沃噎，胸膈阻窒，又成噎膈。此必兼挟气郁而成。今且和胃降气，冀其血止噎减为妙。

旋覆花　半夏　杏仁　丹皮　橘红　茯苓　郁金　瓜蒌霜　蔻仁　竹茹　枇杷叶

陈，卒然心痛，纳食哽塞，粥饮犹可。此心气郁结，防变膈证。

瓜蒌仁　薤白头　旋覆花　川贝母　茯神　半夏　桔梗　远志肉　竹茹

朱，脉滑大，食入哽噎不下，舌腻，此属痰膈，大肠燥火凝结。拟清痰火，佐以宣通。

旋覆花　麦冬　六神曲　黑山栀　赤苓　半夏　豆豉　陈皮　杏仁　竹茹　海蜇　荸荠　枇杷叶

吴，情志郁结，阳明津液内枯，少阴之气上逆。少腹气上冲咽，咽喉觉胀，纳食哽噎。拟温养津液，以降浊阴之气。

旋覆花　代赭石　苁蓉干　枸杞子　橘红　茯苓　川贝　半夏　沉香　鸡冠花　地栗

盛，气郁痰凝，胸中失旷，背寒脊痛，纳少哽噎。甚则吐出。膈症之根。

旋覆花　桂枝　瓜蒌皮　杏仁　竹茹　代赭石　薤白头　半夏　茯苓

又，诸恙仍然，痰稍易出。

桂枝　瓜蒌皮　干姜　薤白头　陈皮　杏仁　旋覆花　生鹿角　竹茹　枇杷叶

又，服温通阳气之药，呕出寒痰甚多，未始不美，惟纳食哽噎之势未除。仍以温通，再观动静。

川熟附　桂枝　薤白头　半夏　陈皮　杏仁　桃仁　瓜蒌仁　姜汁　韭菜根汁

又，上焦吐者从乎气，中焦吐者因乎积。此纳食哽噎，少顷则吐出数口，且多清水黏痰，是有痰积在中焦也。然究属膈症之根。

川熟附　半夏　瓦楞子　陈皮　苏子　莱菔子　旋覆花　白芥子　桃仁　荜茇

某，迭进温中运湿，腹中呱呱有声，朝食则安，暮食则滞，卧则筋惕肉瞤，时吐酸水。中土阳微，下焦阴浊之气上逆，病属反胃。温中不效，法当益火之源，舍时从症，用茅术附子理中合真武法。

附子理中加茯苓、陈皮、生姜。

张，胃汁干枯，肠脂燥涸，上焦饮食尽生为痰，不生津血。纳食则吐，痰随吐出。膈症之根渐深，高年静养为宜。

鲜苁蓉一两　青盐半夏三钱　茯苓　当归　陈皮　沉香　枳壳

又，津枯气结噎膈，苁蓉丸是主方。

照前方加炒香柏子仁、陈海蜇、地栗。每日用柿饼一枚，饭上蒸软，随意嚼咽。

盛，背为阳位，心为阳脏。心之下，胃之上也。痰饮窃踞于胃之上口，则心阳失其清旷，而背常恶寒，纳食哽噎，是为膈症之根。盖痰饮为阴以碍阳故也。

熟附子　桂枝　杏仁　神曲　薤白头　瓜蒌皮　旋覆花　蔻仁　豆豉　丁香　竹茹　枇杷叶

孔，先曾呕血，胃中空虚，寒饮停留，阳气不通，水谷不化，食入呕吐酸水，谷食随之而出。脉细肢寒，阳微已甚。证成翻胃，虑延脾败难治。

熟附子　干姜　丁香　橘饼　苁蓉干　九香虫　二陈汤(其中甘草炙黑)

严，噎膈反胃，胃脘之病也。上焦主纳，中焦司运，能纳而不能运，故复吐出。朝食暮吐，责其下焦无阳。拟化上焦之痰，运中焦之气，益下焦之火，俾得三焦各司其权，而水谷熟腐，自无反出之恙。然不易矣。

旋覆花　代赭石　熟附子　茯苓　枳壳　沉香　半夏　新会皮　益智仁　淡苁蓉　地栗　陈鸡冠　海蜇

编者按：王泰林对脾胃病的论治尤多称道之处，在脾胃病的治疗方面融贯众长，融合了严用和调心脾、李杲升脾阳、张介宾温脾肾、叶桂养胃阴等学说。其中，对噎膈、反胃的治疗尤为擅长。王泰林主崇仲景化痰镇逆，认为七情郁结或饮食不节致痰气交阻于胸膈胃脘，气机不利，是反胃或噎膈的关键病机。因此，化痰镇逆是正治之策。就镇逆化痰而言，镇逆为标，化痰为本。脾胃为气机升降枢纽，为生痰之源，因此噎膈、反胃病机多为本虚标实。脾胃气虚，痰饮内生，遂致升降失司，气逆以重坠之品降之，痰饮以温药和之，从长远看治本尚需温脾和胃，补益中气。在选方用药上首选经方旋覆代赭汤，并常合用理中汤、二陈汤、丁香柿蒂汤等。在患噎膈、反胃时，病患常有“咽喉不利，胸痛食噎”“心膈至咽，如火之焚”等症，他认为，胃肾阴虚、气火上逆则会出现上述症状，并继承叶桂的学术思想，常使用清润之剂滋养胃阴，并清降肺气，使金水相生，阴液得生而气火自消。

费伯雄

费伯雄(1800—1879),字晋卿,号砚云子,书室名“留云山馆”。费伯雄是孟河医派的代表人物之一,生长在世医家庭,家学渊源,先儒后医。悬壶执业不久,即以擅长治疗虚劳驰誉江南。综观其医学思想,以“醇正”“缓和”为特色。其学术源于历代各家学术,由博返约,取各家之长,补偏救弊。费伯雄基于几十年行医生涯积累了丰富的临证经验,平素治学颇多心得,乃着手著书立说。他认为医学发展至今复杂已极,必须执简驭繁、救弊纠偏,以使后学者一归醇正。为此,他投入一生精力孜孜不倦地摸索,一切从临诊实际出发,博采古今学术之精华,不掺杂门户偏见,努力探求立论平允不偏的醇正医学,著《医醇》24卷,惜毁于战乱。同治二年(1863)追忆原书内容重撰,仅得十之二三,而成《医醇剩义》4卷。另著《医方论》《食鉴本草》《本草饮食谱》《食养疗法》《怪疾奇方》等。

胁痛

某,荣血不足,肝气太旺,犯胃克脾,胸闷不舒,胁肋作痛。宜养血柔肝,健脾和胃。

全当归二钱　大白芍一钱　炙甘草五分　茯苓二钱　川郁金二钱　青皮一钱　乌药一钱半　白蒺藜三钱　小川朴一钱　大砂仁一钱　玫瑰花五分　沉香四分　猩绛四分

某,血虚气旺,阻塞中宫,散走两胁,络痛难忍,坐卧不安,六脉沉涩。用温通、理气、平肝。

桂苏梗二钱　炒当归二钱　橘络一钱半　九香虫一钱　桂枝一分　老山朴六分　川楝子(炒)三钱　川连(吴萸二分拌炒)三分　公丁香二只　炒赤芍一钱　乌药一钱半　木香五分　川郁金二钱　白檀香一分　佛手花五分

脘腹痛

某,胃脘痛,腹胀拒按,按之则痛益甚。抑郁伤肝,肝气独旺,犯胃克脾。夫土受木制,运化失常,食入易滞,气不下通,脘痛腹胀,手不可按。《经》所谓有形之食,阻塞无形之气也。脉象左弦右沉,势非轻浅。急宜柔肝理气,导滞畅中。

当归二钱　白芍一钱半　甘草四分　青皮一钱　木香五分　法夏一钱半　砂仁一钱　乌药一钱半　煅瓦楞三钱　延胡索一钱　枳实(磨冲)五分　沉香(磨冲)三分

某,荣血不足,肝气太强,犯胃克脾,中脘不舒。宜调荣畅中,平肝和胃。

当归二钱　丹参二钱　怀牛膝二钱　玫瑰花五分　刺蒺藜三钱　郁金三钱　青皮一钱半　木香五分　砂仁一钱　乌药一钱半　佩兰叶一钱　荞饼三钱　姜二片

某，肝胃气疼，宜和营畅中。

全当归　云茯苓　焦白术　延胡索　台乌药　白蒺藜　细青皮　陈广皮　春砂仁　怀牛膝　金橘饼　生姜　广木香　佩兰叶

某，中脘作痛，寒凝气滞，宿食不化，阻塞中焦，上下不畅，以致脘痛不舒。治宜温中导滞。

陈广皮一钱　焦苍术一钱　川朴一钱　广木香八分　大砂仁一钱　茯苓二钱　六神曲三钱　焦楂肉三钱　川郁金二钱　枳实一钱　青皮一钱　佛手八分　藿苏梗各一钱

某，营血久亏，肝气上升，犯胃克脾，胸腹作痛。治宜温运。

当归身　杭白芍　上瑶桂　延胡索　焦白术　云茯苓　佩兰叶　广郁金　细青皮　白蒺藜　广木香　春砂仁　降香片　佛手片

某，木不调达，腹痛嗳气。宜抑木畅中。

酒川连五分　淡吴萸四分　法半夏一钱半　川朴一钱　砂仁一钱　白归身二钱　生白芍二钱　白蒺藜四钱　青皮一钱　藿苏梗各二钱　乌药一钱半　白檀香一钱半

某，脘腹绞痛，胸闷呕恶，丑时尤甚，乃肝木旺时也。脉弦数，苔黄，症勿轻视，颇虑痛甚发厥，急拟柔肝调畅中都。

藿梗　白芍　甘草　醋炒柴胡　半夏　云苓　川楝子　煅瓦楞　吴萸　川连　陈皮　焦谷芽　佩兰　鲜佛手

某，肝气湿热交阻中焦，胃失降和，以致腹痛大发，呕吐不止，胁肋亦胀，脉来弦滑，苔腻，不时潮热。宜抑木畅中，兼苦降辛开。

刺蒺藜　淡干姜　川连　姜夏　陈皮　云苓　蔻仁　沉香　姜竹茹　佛手　藿梗　郁金

某，清气不升，浊气不化，凝结下焦，少腹作痛。宜理气化浊。

白芍　当归　茯苓　陈皮　细青皮　乌药　木香　小茴香　白蒺藜　补骨脂　荜澄茄　瓦楞子(煅)　生姜　沉香

某，胸腹作痛，为时已久，常药罔效。权用古方椒梅丸加味主之。

当归身二钱　杭白芍一钱　真安桂四分　荜澄茄一钱　瓦楞子三钱　小青皮一钱　延胡索二钱　广木香五分　春砂仁(打)一钱　乌药片一钱　新会皮一钱　刺蒺藜三钱　焦乌梅一粒　花椒目二十四粒

呕吐

某，反胃呕吐大症，食入作吐。宜理气畅中。

当归　白芍(桂枝炒)　肉桂　延胡　木香　砂仁　川朴　陈皮　郁金　蒺藜　赭石　旋覆　藿梗　姜竹茹　佛手　檀香　炙黑草　生谷芽

某，经以脾为胃主，行其津液者也。脾虚不能为胃行其津液，则聚饮成痰，偏于胃而为呕，停滞腹中为痛，延今七载，时作时愈。

理中汤加藿香、当归、吴萸、丁香、橘红，灶心土煎汤代水。

某，《经》云：肾者胃之关也。皆缘命火不足，水谷不分，关门不利，胃失冲和，宜其食入反出。今拟釜底加薪，蒸动肾气，乾健不失，浊气下利，其呕当止。

熟附片　益智仁　炒於术　制半夏　茯苓　麦冬　小茴　淡吴萸　粳米

某，肝胃不和，痰气凝滞，以致食入即出，左腹痞硬，动气不安，舌苔黄白，少津。辛通苦降法。

姜汁炒竹茹　吴萸　川连(姜汁炒)　山栀　瓜蒌皮　枳实　茯苓　半夏　金钱草　郁金　牛膝

某，胃阴枯涸，呕吐作痛，大便不利。育阴制阳，柔肝和胃，兼以流畅，待阴分渐复，阳明渐和，呕吐自止，大便自通。

西洋参八分　大丹参二钱　云苓三钱　冬术一钱　炙草五分　郁金三钱　刺蒺藜三钱　天麦冬各二钱　法夏一钱　川朴一钱　青陈皮各一钱　赭石三钱　旋覆花一钱五分　檀香五分　生熟谷芽各三钱　姜竹茹二钱　麻仁三钱

某，脾为湿土，胃为燥土，其性本喜燥而恶寒，寒气入胃，饮食难化，不时呕吐。宜健脾温胃，以止呕吐。

当归　茯苓　生熟苡仁　新会皮　姜半夏　川朴　干姜　肉蔻　茅术　怀牛膝　木香　肉桂

泄泻

某，脾虚泄泻。

煨姜二片　补骨脂一钱　肉豆蔻八分　党参三钱　茯苓二钱　白术一钱　炙甘草五分　木香五分　砂仁一钱　广皮一钱

另服丸方。

党参五两　云苓三两　炙甘草五钱　野於术(米泔水浸、土炒)一两五钱　肉豆蔻一两　补骨脂(核桃肉拌炒)一两五钱　陈广皮一两　制半夏(艾汁炒)一两五钱　广木香八钱　赤石脂八两　炒苡仁五钱

上药依法取清水泛为丸,每早服三钱,开水送下。

某,肠胃不和,泄泻不止,宜扶土畅中。

川朴一钱　生熟谷芽各三钱　青皮一钱　荷叶一张(包糯米煎)　江枳壳一钱　赤苓二钱　乌药一钱五分　煨木香五分　神曲三钱　生熟苡仁各二钱　统车前三钱　陈皮一钱

某,胸闷不舒,泄泻日久。宜扶土畅中,兼以化浊。

乌药一钱　车前子三钱　荷蒂一枚　橘饼一枚　归身二钱　茯苓二钱　生熟苡仁各四钱　陈皮一钱　半夏一钱　川朴一钱　神曲三钱　枳壳一钱　粉葛根二钱。

某,肾为胃关,关门不利,聚水生湿,清浊不分,大便溏滑,经久不愈,纳谷不贪,胃气不和。今宗温肾一法。

破故纸　小茴香　炒苡仁　焦冬白术　茯苓　川朴　陈皮　六神曲　木瓜　川椒目

某,脘痛经久,近加腹痛便泄,气滞不和,脾虚湿阻。

仿建中汤加木瓜、茯苓、木香、猪苓、冬术、大腹绒、吴萸、姜、枣。

某,苔白腻,脉弦细,腹痛泄泻,寒湿相搏。宜扶土利湿。

茯苓二钱　泽泻二钱　藿香二钱　车前子三钱　白术一钱　山栀三钱　川朴一钱　木香五分　神曲三钱　甘松五分　生姜一片

某,脾为湿土,以升为健;胃为燥土,以降为和,肝木横亘于中,上犯胃经,下克脾土,以致胸腹不舒,甚则作吐作泻。宜柔肝、和中、化浊。

当归身　白蒺藜　陈橘皮　川厚朴　焦白术　春砂仁　台乌药　云茯苓　佩兰叶　广木香　白檀香　广郁金　细青皮　金橘饼

某,肠胃失和,胸闷泄泻。宜扶土和中。

当归(土炒)二钱　茯苓二钱　生熟苡仁各三钱　粉葛根二钱　小川朴一钱　炒炽壳一钱　青皮一钱　乌药一钱五分　白术(土炒)一钱　桔梗一钱　车前子三钱　荷叶一角　荷蒂一枚　炒泽泻二钱

某,外感湿热泄泻。

粉葛根二钱　江枳壳一钱　赤苓二钱　桔梗一钱　小川朴一钱　前胡一钱　生熟苡仁各三钱　车前子三钱　荷叶一角

噎膈

某，荣血大亏，不能养肝，肝阳太强，犯胃克脾，以致食入作吐作痛，噎膈渐成。宜养荣柔肝，健脾和中。

当归二钱　紫丹参二钱　怀牛膝二钱　郁金二钱　青皮一钱半　乌药一钱半　广皮一钱　制半夏一钱　川朴一钱　木香五分　砂仁一钱　玫瑰花三朵

某，食入作梗，荣血久亏，肝气太旺，犯胃克脾，久为噎膈。宜养血、柔肝、理气、畅中。

当归　丹参　怀膝　茯苓　郁金　青皮　炙草　乌药　陈皮　川朴　砂仁　香附　延胡　玫瑰花　刺蒺藜　制半夏

某，胃阴干枯，食入作梗。宜养阴理气。

南沙参　茯苓　麦冬　丹参　牛膝　丹皮　砂仁　郁金　青陈皮　合欢皮　川贝　粳米

某，肺胃不和，痰气交阻，食入作胀且梗，痰涎上泛，腑气不行，贲门不纳，脉来浮虚，谨防呃逆之变。拟方候政。

西洋参　石斛　苏梗　茯苓　旋覆　蒌皮　姜半夏　黑山栀（姜炒）　左金丸　玫瑰花

某，肝气犯胃，胸腹不舒，吞咽呕吐，投剂合度。尚宜养血、柔肝，温畅中都。

当归　白芍　茯苓　陈皮　藿香　沉香　法夏　砂仁　竹茹　佛手　左金丸

黄疸

阳黄症。

绵茵陈一钱　焦白术一钱　建猪苓一钱五分　福泽泻二钱　车前子三钱　广皮一钱　黑山栀二钱　川黄柏一钱　生苡仁四钱

阴黄症。

制附片三分　淡干姜八分　车前子三钱　绵茵陈一钱　陈皮一钱　焦苍术二钱　当归二钱　茯苓二钱　焦白术一钱

谷疸症。服食头眩。

莱菔子二钱　生熟谷芽各三钱　六神曲三钱　法夏一钱　焦茅术一钱　小川朴一钱　木香五分　当归二钱　茯苓二钱　焦白术一钱　绵茵陈一钱　大砂仁一钱　车前子三钱

酒疸症，嗜酒饮太过。加减葛花汤主之。

泽泻一钱五分　车前子三钱　绵茵陈一钱　葛花二钱　枳椇子三钱　砂仁一钱　当归二钱　茯苓二钱　焦白术一钱　橘红一钱

女劳疸症，小腹急，额上黑，足下热，大便色黑，小便利，有血瘀蕴内。桃花化浊汤加茵陈。

桃仁三钱　红花六分　赤苓二钱　赤芍二钱　当归尾二钱　丹参二钱　怀牛膝二钱　延胡索一钱　佩兰叶一钱　降香五分

肿胀

某，脾胃不和，积湿不化，肚腹作胀。宜健运分消。

新会皮　焦茅术　川朴　连皮苓　青皮　桑皮　冬瓜子皮　泽泻　防己　统车前　生熟苡仁

某，木乘土位，单腹作胀。宜抑木扶土。

煅瓦楞子　金铃子　冬瓜皮子　川朴　白芍　党参　连皮苓　冬术　枳实　炙内金　木香　炮姜　当归　肉桂

某，胸闷腹胀，阴囊肿痛。宜分消法。

冬瓜子三钱　广皮一钱　牡蛎四钱　焦於茅术各一钱五分　茯苓皮三钱　大腹皮三钱　料豆衣三钱　泽泻二钱　麻仁三钱　苏叶梗各一钱　草藤三钱　黄柏二钱　车前子三钱　鸡内金二钱　木通(酒炒)一钱

二诊：肿胀已退，惟阴囊未松，系肝肾两亏，湿浊下注。宜培脾肾，通大便。

党参三钱　茯苓皮四钱　苏叶一钱五分　黄柏(酒炒)三钱　生川军三钱　玄明粉二钱　川升麻四分　瓜蒌仁(打)三钱　当归二钱　生首乌四钱　细木通(酒炒)一钱

某，气虚中满，腹胀拒按，两胁隐痛，胸膈痞闷，晨起舒快，过午即闷沉不爽，大便溏泄，脉象右部沉细、左部弦数。再与调畅。

广皮一钱　藿香梗一钱五分　猪赤苓各三钱　腹皮(酒洗)二钱　苏梗二钱　泽泻二钱　白蔻(去壳、研冲)二粒　细辛二分　焦苍术一钱　蒌皮三钱　金铃子二钱　姜皮二钱

二诊：腹胀渐松，胸次亦宽。前法加减。

白芍二钱　蔻壳一钱　五味子五分　炙草六分　蒌皮三钱　姜皮二钱　腹皮二钱　苏藿香各二钱　姜朴一钱五分　柴胡三钱　五加皮二钱　腹皮(酒洗)三钱　陈皮一钱　桑皮三钱　茯苓皮三钱

三诊:腹胀渐消,脉亦渐醒,舌苔已化,大势可定。再与清疏。

前方加南北沙参各二钱　炙款冬二钱　冬瓜皮三钱　木香五分　砂仁一钱　木通一钱五分　青皮一钱　川椒八分

四诊:腹胀将次尽消,胸脘亦舒,知饥能食,惟力不足,步履尚难。宜扶土培元。

当归二钱　川芎一钱　焦冬术一钱五分　苓皮三钱　炙芪一钱五分　橘红八分　姜一片　川石斛三钱　陈皮一钱　炒白芍一钱五分　川断三钱　炙草一钱　川椒一钱　大枣三枚

五诊:腹胀已消,气机亦醒,惟步履乏力。再与培土养阴。

炙草一钱　元枣三枚　生姜二片　潞党参二钱　丹皮二钱　法夏一钱五分　山萸肉二钱　云苓三钱　焦冬术二钱　怀牛膝二钱　橘红一钱

某,脾湿成胀,脐突筋起,背平腰满,腹大如鼓,症极沉重。姑拟温运脾阳,和中化浊。

全当归　广木香　云茯苓　降香片　炮附子　佛手片　小厚朴　怀牛膝　新会皮　大丹参　车前子　细青皮　苡仁　冬瓜子　冬瓜皮　川通草

某,脾有湿热,腹胀囊肿,症势极重。姑拟健脾分消。

连皮苓　大腹皮　细青皮　新会皮　广木香　大砂仁　佩兰叶　台乌药　焦茅术　川牛膝　川厚朴　车前子　佛手片　煨姜

某,瘀血作胀,宜和营破瘀。

生绿豆衣　防己　降香　桃仁　红花　延胡索　当归　丹皮　川怀牛膝　丹参　泽泻　青皮　炮姜

某,脾虚湿胜,将有木乘土位之势,用宽运分消,服之稍效,惟湿渍脾阳,不胜运化。再用前意推求。

制川朴一钱　苏藿梗各二钱　茵陈一钱　炒白术二钱　砂仁五分　水仙子三钱　枳实一钱　木香五分　法半夏二钱　青陈皮各一钱　赤苓二钱　神曲三钱　佩兰一钱　姜皮三分

某,脾湿不运,四肢浮肿。宜健脾、利湿。

新会皮一钱　焦苍术一钱　川朴一钱　连皮苓四钱　桑皮三钱　冬瓜子皮各三钱　苏叶一钱　防己二钱　泽泻二钱　统车前三钱　川怀牛膝各二钱　生熟苡仁各三钱

某，湿热阻塞下焦，肺胃气不下降，咳嗽气逆，腿肿麻木不仁，脉迟细而涩。非清泄宣化，何由而治？升清阳、肃肺胃、渗湿涤热。

桑枝三钱　茯苓三钱　北沙参三钱　蒌皮三钱　川贝二钱　生苡仁四钱　冬瓜子三钱　秦艽二钱　防己五钱　陈皮一钱　地肤子二钱

癥瘕

某，瘕痞已久。急宜消散和荣。

全当归二钱　大丹参二钱　金香附二钱　红花八分　乌药一钱　陈橘核一钱　延胡索一钱半　金铃子二钱　枳壳一钱　木香五分　砂仁(研)一钱　陈皮一钱　川椒目(开口的)二十粒　降香五分

二诊：瘕块松软。尚宜前法加减。消痞阿魏膏贴患处。

当归二钱　白芍一钱　香附二钱　枳实一钱　真福曲三钱　橘核二钱　小茴香二钱　乌药一钱　陈皮一钱　木香五分　佛手五分　降香五分　砂仁(研)一钱

某，诊得脉来沉细，左关尺带涩。盖沉属气滞，细属阳虚，涩乃留瘀。所得见症，腹满块叠不平，皆缘湿痰交阻，营卫乖违，询及辰下，经停不至。治之当以攻补兼施，邪去而正不伤，方能有治病情，存方候政。

潞党参　茯苓　旋覆花　木香　炮姜　当归　延胡　小茴香　橘红　鸡内金　玫瑰花　厚朴　血琥珀

又丸方：生锦纹三钱　桃仁二钱　䗪虫十四个　乌贼骨　茜草根各一钱半　三棱(醋炒)一钱　桂心四分

上药共研末，为丸如绿豆大，每服二十四丸，或三十丸，临晚时陈酒送下，服至半月后，大便有黑紫血块，即停此丸，再为换方可也。

某，脾虚力弱，痞块，丸剂。

潞党参四两　云苓二两　炙绵芪二两　归身(酒炒)二两　炙草五钱　煨京三棱五钱　蓬莪术五钱　半夏曲一两　制中朴三钱　枳壳一两　陈皮一两　炙鳖甲三两　醋炒青皮一两　红花五钱　上安桂三钱　川雅连二钱　炮姜二钱

上药如法炮制，籼米粉糊丸如桐子大，每服二三钱，清晨米汤送下。

某，昨投逍遥散加味，少腹瘕聚痛减，左脉不起，右部迟细，肝胆尚未协调。前法加减。

醋柴胡六分　酒当归二钱　丹参二钱　川断三钱　茯神二钱　制香附二钱　酒白芍二钱　延胡(酒炒)二钱　破故纸二钱　木香一钱　蒲黄炙生地三钱　炒丹皮二钱　炙草五分　广木香五分　茺蔚子三钱　藕节二枚　川朴一钱

编者按：费伯雄在临床疾病辨治中十分强调脾胃的生理功能。在治法上，他认为内伤杂病最重脾肾，实则补脾重于补肾。对于阳虚气耗之证，以补中益气健脾为主；对于阴虚燥热之证，创立逢原饮、祛烦养胃汤，在清润中加健脾渗湿化痰之品，意在保护脾胃中气。对于外感病的治疗也不离脾胃中气，如外感燥邪，主张清金保肺必先甘凉养胃，以胃为肺之来源；中寒则重在温补脾阳，脾阳不运，虚寒内生；暑湿之气，意在健脾化湿，调理脾胃升降气机。

王士雄

王士雄(1808—1868),字孟英,号梦隐(一作梦影),又号潜斋、半痴山人、随息居士、睡乡散人、华胥小隐。盐官(今浙江海宁县)人。中医温病学家。出身于世代医家,祖父王国祥、父王升均为良医。14岁起(父亡后),开始学医,后寓居常山县行医,尤擅长温病,曾屡起沉疴,医名遂大振。后于咸丰中徙居上海。其毕生致力于中医临床和理论研究,对温病学说的发展作出了承前启后的贡献,尤其对霍乱的辨证和治疗有独到见解。重视环境卫生,对预防疫病提出了不少有价值的观点。其著作甚丰,重要者有《温热经纬》《霍乱论》等。《温热经纬》是温病学派重要著作;《霍乱论》则以当时流行之霍乱为背景,详辨时疫霍乱及非时疫霍乱,提出时疫霍乱与环境中的三毒邪有关。此外,又撰《随息居饮食谱》1卷、《归砚录》4卷、《重庆堂随笔》,还有《潜斋简效方》等。

泄泻

姚树庭古稀久泻,群医不效。孟英曰:弦象独见于右关,按之极弱,乃土虚木贼也。前方皆主温补升阳,理原不背,义则未尽。如姜、附、肉蔻、骨脂之类,气热味辣,虽温脾脏,反助肝阳,肝愈强则脾愈受戕,且辛走气而性能通泄,与脱者收之之义,大相刺谬。鹿茸、升麻,可治气陷之泻,非斡旋枢机之品。至熟地味厚滋阴,更非土受木克,脾失健行之所宜。纵加砂仁酒炒,终不能革其腻滞之性,方方用之,无怪乎愈服愈泻。徒借景岳穷必及肾为口实也,予异功散加山药、扁豆、莲子、乌梅、木瓜、芍药、石脂、余粮。服之果效,恪守百日,竟得康强。

倪怀周妻夏产数日,泄泻自汗,呕吐不纳。专科谓犯三禁,不敢肩任。孟英诊脉虚微欲绝,证极可虞,宜急补之,迟不及矣。用东洋参、芪、术、龙、牡、酒炒白芍、桑枝、木瓜、扁豆、茯神、橘皮、紫石英、黑大豆投之。四剂渐以向安。

一人患晨泄有年,累治不效,春间尤甚。孟英按脉曰:汝虽苦泻,而泻后腹中反觉舒畅。其人对曰:诚然。苟不泄泻,又胀闷减食矣。服四神、附桂之药,其泻必加,何故?曰:此非温升补涩之证,乃肝强脾弱,木土相凌。处一方令其常服,数帖即安,后竟无恙。方用白术、苡仁、黄连、楝实、桑枝、茯苓、木瓜、芍药、蒺藜、橘皮而已。

孔广愚久患溏泄,而舌黑气短,自春徂冬,治而不效。孟英视之,曰:劳心太过,阳烁其阴。人见其溏泄辄予温中,不知肺受火刑,气失清肃而短促于上,则水源不生,自然溺少便泻矣。投以肃肺、清心、凉肝、滋肾之法,果得渐瘳。

朱念民患泄泻,自谓春寒偶薄而饮烧酒,次日转为滞下,左腹起一痞块,痢时绞痛异常。孟英曰:阴虚木燥,侮胃为泄,误饮火酒,怒木愈张,非寒也,亟屏辛温之物,用白头翁加芩、楝、栀、连、海蛇、银花、草决明、枳椇子、绿豆皮，十余剂而愈。

杨氏妇孀居患泻，久治不瘥。孟英曰：风木行胃也。误招张某大进温补，乃致腹胀不食，夜热不眠，吐酸经闭，头疼如劈。复乞孟英诊之，先投苦泄佐辛通以治其药，嗣以酸苦息风安胃，匝月乃瘳，续予调补而安。

康侯妻泄泻频年，纳食甚少，稍投燥裂，咽喉即痛，多医不效。孟英诊曰：脾虚饮滞，肝盛风生之候也，用参、术、橘、半、桂、苓、楝、芍、木瓜、蒺藜投之渐愈。今冬又患眩晕头汗，面热肢冷，心头似绞，呻吟欲绝。孟英以石英、苁蓉、牡蛎、梅、苓、蒺、楝、芍、旋覆为方，竟剂即康。

痢

金魁官九月患五色痢，日下数十行，七八日来口噤不纳，腹痛呻吟，危在旦夕。孟英视之，曰：暑挟食耳，误服热药矣。攻补皆不可施也，轻清取之，可即愈焉。以北沙参、黄连、鲜莲子、栀子、黄芩、枇叶、石斛、扁豆、银花、桔梗、山楂、神曲、滑石为方。覆杯即安，旬日而起。孟英尝曰：莲子最补胃气而镇虚逆。若反胃由于胃虚而气冲不纳者，皆是热邪伤其胃中清和之气。故以黄连苦泄其邪，即仗莲子甘镇其胃，鲜莲子清香不浑，镇胃之功独胜。

高若舟庶母年逾花甲，体丰善泻，张某向用参术取效。今秋患白痢，张谓寒湿滞中，仍予理中加减，病遂日增，因疑高年火衰，蒸变无权，前药中复加附子，白痢果减，而腹胀且疼，不食不溺，哕逆发热，势已危殆。孟英视之，脉沉而滑数梗梗。曰：暑热未清，得毋补药早投乎。予芩、连、杏、朴、曲、芍、滑、楝、银花、海蛇、鸡金之类，一剂溺行痛减，痢下仍白。孟英曰：病机隐伏，测识匪易，前此之止，非邪净而止之止，乃邪得补而不行之止。邪气止而不行，是以痛胀欲死。夫强止其痢，遽截其疟，犹之乎新产后妄涩其恶露也。世人但知恶露之宜通，而不知间有不可通者；但知疟痢之当止，不知邪未去而强止之，其害较不止为尤甚也。今邪未清涤，而以温补药壅塞其流行之道，以致邪不能出，逆而上冲，哕不能食，是痢证之所畏。吾以通降凉润之剂，搜邪扫浊，惟恐其去之不速，病家勿以白痢为忧，寻愈。

徐有堂妻病痢，医作寒湿治，广服温补之剂，痢出觉冷，遂谓沉寒，改投燥热。半月后发热无溺，口渴不饥，腹疼且胀，巅痛不眠。孟英察脉弦细，沉取甚数，舌绛无津，肌肉尽削，是暑热胶锢，阴气受烁。予北沙参、苁蓉、芩、斛、楝、芍、银花、桑叶、丹皮、阿胶，合白头翁汤为剂。次日各恙皆减，痢出反热。孟英曰：热证误投热药，热结为大便不行者有之，或热势奔迫而泄泻如火者有之。若误服热药而痢出反冷者，殊不多见，无怪医者指为久挟之沉寒。吾以脉证参之，显为暑热，然暑热之邪本无形质，其为滞下也，必挟身中有形之垢浊，故治之之道，最忌补涩壅滞之品。设误用之，则邪得补而愈炽，浊被壅而愈塞，耗其真液之灌溉，阻其正气之流行。液耗则出艰，气阻则觉冷，大凡有形之邪，皆能阻气机之周流。如痰盛于中，胸头觉冷;积滞于腑,脐下欲熨之类。皆非真冷,人不易识。吾曾治愈多人矣,仍议育阴涤热,病果渐瘳。

戚妪病痢,某以年老为舍病顾虚之治,渐至少腹结块,攻痛异常,大渴无溺,杳不知饥,昼夜百余行,五色并见,呼号欲绝。孟英诊之,脉至沉滑而数。因谓曰:纵使暑湿深受,见证奚至是耶?此必温补所酿。夫痢疾古称滞下,明指欲下而涩滞不通。顾名思义,岂可以守补之品,更滞其气;燥烈之药,再助其虐。少腹聚气如瘕,痢证初起,因于停滞者有之。今见于七八日之后,时欲冲逆,按之不硬,则显非停滞之可拟,实为药剂之误投。诸方果是参、术、姜、萸、附、桂、粟壳、故纸、川椒、乌梅等一派与病刺谬之药。但知年老元虚,不闻邪盛则实,幸未呕哕,尚可希冀一二。遂予苁蓉、楝、芍、芩、连、橘、斛、楂、曲、延胡、绿梅、鳖甲、鸡金、鼠矢、海蛇出入互用,数帖渐安。继加驻车丸吞服,逾月始健。

汪震官春前陡患赤痢,孟英诊之,脉滑数而沉,面赤苔黄,手足冷过肘膝,当脐鞕痛,小溲涩少,伏热为病也。予大剂芩、连、栀、楝、滑石、丹皮、砂仁、延胡、楂曲、银花、草决明等药。两服手足渐温,而脚背红肿,起疱如蒲陶大,一二十枚。四服后腹痛减,苔退而渴。于原方去楂曲、砂仁,加白头翁、赤芍、海蜇。旬日后痢色转白,而腿筋抽痛,乃去丹皮、滑石、赤芍,加鸡金、橘红、生苡、石斛。两服痛止溲长,粪色亦正,脚疱溃黄水而平,谷食遂安,改用养胃阴、清余热之法而愈。每剂银花辄两许,尚须半月而瘳。

管氏妇自去秋患赤痢,多医罔效,延至暮春,孟英诊脉弦数,苔黄渴饮,腹胀而坠,日热夜甚,用白头翁汤合金铃子散,加芩、芍、栀、斛,吞驻车丸,浃旬而愈。

王苇塘患滞下,医投枳、朴、槟、楂之药,数服后肢冷自汗,杳不进谷,脘闷腹胀,小溲牵疼。孟英视脉细涩,舌绛无津,是高年阴亏,伏暑伤液。况平昔茹素,胃汁不充,加以燥烈之药,津何以堪。因予沙参、银花、苁蓉、白芍、石斛、木瓜、甘草、楝实、扁豆花、鲜稻头数剂,痛闷渐去,汗止肢温,乃加生地、阿胶、麦冬、柿饼、葡萄干等以滋之。居然痢止餐加,惟舌色至匝月始津润复常。

沈绶斋母患滞下色白,医予温运,病势日剧,腹胀昏瞀,汤饮不下。孟英诊为伏暑,用芩、连、滑、朴等药。沈疑高年,且素患脘痛,岂可辄用苦寒。孟英再四剖陈,始服半剂,病果大减,不数剂即愈。

一叟患滞下,色白不粘,不饥不渴,腹微痛而不胀,孟英切脉迟微,进大剂真武汤加参而愈。

朱浚宣母患滞下,医闻色白而予升提温补。旬日后肢冷自汗,液脱肛坠。群医束手,虑其虚脱。延诊于孟英。曰：药误耳。予大剂行气、蠲痰、清热之药，果渐吐痰而痢愈。又其弟同时患此，五色并见，神昏肢搐，大渴茎肿，腹痛后热，危险异常。孟英察脉细数，予白头翁汤加犀角、生地、银花、石斛、楝实、延胡、芩、连、滑石、丹皮、木通、甘草梢等药。三剂后，热退神清，溺行搐止。乃去犀角、草梢、丹皮、滑石、木通，加砂仁拌炒熟地、山楂炭，服之渐安，半月而愈。

丙午春，高汉芳，患滞下，色酱，日数十行，年已七十七岁。自去秋以来，渐形疲惫，即服补药，驯致见痢。黄某径用温补，势乃剧。延孟英诊之，右脉弦细芤迟，口渴溲涩，时时面赤自汗，乃吸受暑邪，误作虚治，幸其所禀极坚，尚能转痢。一误再误，邪愈盛而正反虚矣。以白头翁汤加参、术、银花、芩、芍、楝、斛、延胡，二剂即减，五剂而安，继予调补，竟得霍然。后三载，以他疾终。

孙心言，以七十之年患滞下，胡某知为暑热，以清麟丸下之，治颇不谬。继则连投术、朴、夏、葛等药，渐至咽痛口糜，呃忒噤口，诸医进补，其势孔亟。孟英诊之，右脉滑数上溢，身热面赤，溲涩无眠，体厚痰多，时欲出汗，在痢疾门中，固为危候，第以脉证参之，岂是阳虚欲脱？实由升散温燥之剂，烁其阴液，肺胃之气，窒塞而不能下行也。予大剂整肃之药，一剂知，二剂已，随以生津药溉之，痢亦寻愈。

吴尔纯，八月下旬患滞下，腹痛异常。孟英往诊，形瘦脉数而弦，口渴音微溺涩，乃阴分极虚，肝阳炽盛，伏暑为痢，治法不但与寒痢迥异，即与他人之伏暑成痢者，亦当分别用药也，予白头翁汤加知母、花粉、银花、丹皮、金铃、延胡、沙参、芩、连服之。次日复视，痢减音开，而右腹痛胀拒按。为加：冬瓜子、乌药、鼠屎三剂而消，滞下亦愈，惟薄暮火升，面赤自汗，重加介类潜阳而痊。

胃脘痛

段尧卿，初秋又患脘痛，上及肩尖，向以为肝气，转服破削之品。孟英曰：亦非也，以砂仁、炒熟地、炙橘红、楝实、延胡、枸杞、当归、茯苓、桑葚、蒺藜为方，服之良效，继即受孕。

李某，向患脘痛，孟英频予建中法获瘳，今秋病偶发，医闻建中曾效，壶卢温补，服后耳闭腿疼，不饥便滞。孟英视之，曰：暑邪偶伏，误投补药使然，治宜清涤，彼疑风气，误付外科灼灸，遂致筋不能伸而成锢疾。《内经》治病原有熨治之法，然但可以疗寒湿凝滞之证，不可轻试于阴虚之体与挟热之证，仲景焦骨之训，云胡不闻。

王耕蓝室，素患脘痛，近发寒热，医予温补，渐至胸痞呕呃，谵语神昏，舌绛面赤，足冷自汗，疟仍不休。孟英用玄参、犀角、石膏、石菖蒲、连翘、杏仁、贝母、旋覆、竹茹、枇杷叶、竹黄、柿蒂、竹沥、郁金诸药，化服万氏牛黄清心丸，数服而愈。

金某，久患脘痛，按之漉漉有声。便秘溲赤，口渴苔黄，杳不知饥，绝粒五日，诸药下咽，倾吐无余。孟英察脉沉弱而弦，用海蛇、荸荠各四两，煎汤饮之，竟不吐，痛亦大减，继以此汤煎高丽参、黄连、楝实、延胡、栀子、枳椇、石斛、竹茹、柿蒂等药，送服当归龙荟丸，旬日而安。续予春泽汤调补收绩，盖其人善饮而嗜瓜果以成疾也。

吴某，年逾花甲，素患脘痛，以为虚寒，辄服温补，久而益剧。孟英诊曰：肝火宜清，彼不之信，延至仲夏，形已消瘦，倏然浮肿，胁背刺痛，气逆不眠，心辣如焚，善嗔畏热，大便时泻，饮食下咽即吐。诸医束手，恳治孟英，脉弦软而数，予竹茹、黄连、枇杷叶、知母、栀、川楝子、旋、赭等药而吐止，饮食虽进，各恙未已，投大剂沙参、生地、龟板、鳖甲、女贞、旱莲、桑叶、丹皮、银花、茅根、茹、贝、知、柏、枇杷叶、菊花等药出入为方，二三十剂后，周身发疥疮而肿渐消，右耳出黏稠脓水而泻止，此诸经之伏热得以宣泄也，仍以此药令其久服，迨秋始愈。

曹稼梅女，患眩晕脘痛，筋掣吐酸，渴饮不饥，咽中如有炙脔。朱某予温胃药，病日剧。孟英诊脉弦滑，投茹、贝、萸、连、旋、赭、栀、楝、枳、郁加雪羹之药，十余剂始愈。

呕吐

陈芰裳母，陡患呕吐，彻夜不止。孟英诊以芩、连、栀、楝子等，大苦寒为剂，投之良愈。旬日余火复然，孟英仍用甘寒疗之，周身肤蜕如蛇皮，爪甲更新，继予滋补真阴而起。

魏女，患脚肿呕吐，寒热便秘。孟英予龙胆泻肝汤而立效。继有孙氏妇患此，亦以是药获痊。

腹胀

石子章，患腹胀，朱某予大剂温补之药，殊若相安。孟英曰：形瘦脉数，舌色干红，此为阴虚热胀，昔年有范次侯室及杨改之如君之恙，皆此类，多医攻补迨施，病无小效，吾以极苦泄热、微辛通络之法，投之应手而瘳。今子病初起，胀不碍食，证非气分可知，误信温补不助胀，遂服之不疑，不知阴愈耗，络愈痹，胀虽不加，而肌愈削，脉愈数，干呛气急，与女子之风消、息贲何以异耶？寻果不起，按喻氏嘉言始言男子亦有血蛊证，可见男女虽别，而异中有同，同中有异，临证者不可胶柱鼓瑟。

石芷卿，骤患腹胀，旬日后脐间出脓，外科视为肠痈，予温补内托之药，遂咳嗽不眠，腹中绞痛异常，痰色红绿，大便不行。孟英诊之，脉弦细以数，舌绛而大渴，曰：察脉候是真阴大虚之证，术、归、桂皆为禁剂，以甘露饮加西洋参、花粉、贝母、杏仁、冬瓜子投之，痰咳即安。外科谓此恙最忌泄泻，润药不宜多服。孟英曰：阴虚液燥，津不易生，虽求其泻，不可得也，乌可拘泥一偏，不知通变。仍以前法去杏、贝、花粉，加知母、百合、合欢花为方，并属老医朱嵩年敷治其外。如法施之，果渐向安，久之当脐痂落，如小儿蜕脐带状，脐内新肉莹然而愈。

腹痛

阮范书室，患腹痛欲厥，医见其体甚弱，予镇逆通补之法，而势日甚。孟英察脉弦数左溢，是忿怒而肝阳勃升也，便不饥，口苦而渴，予雪羹、栀、楝、旋、绛、元胡、丹皮、茹、贝、左金丸而愈。

张月波弟，陡患腹痛，适饱啖羊肉面条之后，医皆以为食滞，连进消导，痛甚而渴，得饮大吐，二便不行，又疑寒结，迭投燥烈，其病益加，呻吟欲绝，已四日矣。孟英视之，脉弦数，苔干微黄，按腹不坚，以海蛇一斤、荸荠半斤煎汤频灌，果不吐，令将余汤煎栀、连、楝、斛、茹、芩、枇杷叶、知母、延胡、柿蒂、旋覆为剂，吞龙荟丸，投匕而溲行痛减，次日更衣而愈。

嗳气

袁某，患噫，声闻于邻。俞某予理中汤暨旋覆代赭汤皆不效。孟英诊之，尺中虚大，乃诘之，曰：尔自觉气自少腹上冲乎。病者曰：诚然。孟英曰：此病在下焦，用胡桃肉、故纸、韭子、菟丝、小茴、鹿角霜、枸杞、当归、茯苓、覆盆子、龙齿、牡蛎，服一剂，其冲气即至喉而止，不作声为噫矣。再剂寂然，多服竟愈。

便血

男子患便血，医投温补，血虽止而反泄泻浮肿，延及半年，脉数舌绛。此病原湿热，温补翻伤阴液，与芩、连、栀、芍、桑叶、丹皮、银花、石斛、楝实、冬瓜皮、鳖甲、鸡金等药，旬余而愈。

陈秋槎，大便骤下黑血数升，继即大吐鲜红之血，而汗出神昏，肢冷搐搦，躁乱妄言。孟英察其脉，左手如无，右弦，按之数。高年阴分久亏，肝血大去，风阳陡动，殆由忿怒兼服热药所致。其妻云：日来颇有郁，冬间久服姜枣汤，且饮都中药烧酒一瓶。孟英曰：是矣。以西洋参、犀角、生地、银花、绿豆、栀子、元参、茯苓、羚羊、茅根为剂，冲入热童溲灌之，外以烧铁淬醋令吸其气，龙骨、牡蛎研粉扑汗，生附子捣贴涌泉穴，引纳浮阳。两服血止，左脉渐起，又加以龟板、鳖甲。服三帖神气始清，各恙渐息，稍能啜粥，乃去犀羚，加麦冬、天冬、女贞子、旱莲投之，眠食日安。半月后始解黑燥矢，两旬外便溺之色始正，予滋补药调痊。

饮食伤

许某，于醉饱后复中胀闷，大解不行，自恃强壮，仍饮酒食肉，二日后腹痛，犹疑为寒，又饮火酒，兼吸洋烟，并小溲不通，继而大渴引饮，饮而即吐，而起居如常也。四朝孟英诊之，脉促歇止，满舌黄苔，极其秽腻，而体丰肉颤，证颇可危，因婉言告之曰：不过停食耳，且饮山楂神曲汤可也。午后始觉指冷倦怠气逆，夜分痰升，比晓胸腹额上俱胀裂而死。盖知下之不及，故不予药也。

编者按：王士雄在治疗脾胃病方面，对霍乱的辨证和治疗有独到见解。王士雄认为，霍乱的主要病变部位在中焦脾胃，治疗上主张从祛除病邪，恢复脾胃升降功能着眼。治疗热霍乱，创燃照汤宣土郁而分阴阳，连朴饮祛暑秽而行食滞；寒湿霍乱，推用理中、五苓及正气散之类。在用药上，列蚕沙为治疗热霍乱的主药，颇有特色。所创蚕矢汤、黄芩定乱汤、解毒活血汤，均用了大量蚕沙，无不取其祛浊除秽、展化宣通之功。

马培之

马培之(1820—1903),字文植。江苏武进孟河镇人,孟河医派代表人物,被誉为"江南第一圣手"。马培之自幼随其祖父名医马省三习医16年,尽得其学;后又博采王九峰、费伯雄等医家之说,融会贯通。马培之对中医各科都有高深的造诣和成就,学术上推崇王氏全生派,同时亦能吸收正宗、心得两派之精华而发明之。其治病讲究眼力、药力,认为治疾,首先必须剖析患者的症结,然后再根据药物的性能,方能对症下药,药到病除。他一生作内、外、喉等科论述颇多,著有《外科传薪集》《马批验方新编》《医药舌鉴》《药性歌诀》《青囊秘传》《马氏丸散集》《马氏经验方》《外科集腋》《医略存真》等。

痢

上洋,姚安谷,脾肾两亏,湿浊滞于肠胃。气机不展,绕脐作痛,下痢如鱼脑胶冻,迄今数月,后重不爽,脉象弦细、尺濡。阴弱气滞。理气和营,以化湿浊。

木香　白芍　当归　怀药　炙草　茯苓　乌药　乌梅　枳壳　地榆　煨姜　谷芽　灶心土

二诊:后重较好,腹痛未除,痢未减,脉弦细、左濡。脾胃阴伤,气陷于下,日内胃不和畅,饮水停顿难消。拟理脾、和中。

参须八分　升麻(蜜炙)五分　盐水炒小茴一钱　当归二钱　焦冬术(枳壳炒)一钱　茯苓二钱　木香五分　乌梅二钱　煨姜二片　白芍五分　炙草四分　陈皮一钱　怀药三钱　灶心土一两(煎汤代水)

三诊:昨进理脾和中,兼升清阳。下痢已减,绕脐之痛已除,惟满腹时如刺痛。浊阴未尽,营卫不和。还宜理脾、温中,佐之升举清阳。

前方去参须、煨姜,加党参、炮姜炭。

接服方:当归　党参　白芍　炙草　木香　益智仁　怀药　茯苓　冬术　小茴　杜仲　续断　姜　枣

江阴,某,休息痢三载,肚腹作痛,舌光红无苔,脉沉细而濡。脾肾两亏,清阳下陷,湿浊之气,未尽消除,幸胃气尚强。拟温肾、健脾,以化浊阴。

潞党参三钱　焦白术一钱五分　茯苓三钱　炮姜炭四分　益智仁一钱　土炒当归一钱五分　乌梅一个　炒白芍一钱五分　砂仁五分　炙草三钱　炒小茴一钱　灶心土一两　红枣二粒　熟苡仁三钱

朱左,痢后胸脘不舒,发热作恶。拟清热、解暑。

藿梗一钱五分　白蔻四分　青蒿三钱　厚朴一钱　陈皮一钱五分　云苓三钱　炒莱菔子三钱　枳壳一钱　炒神曲三钱　广木香五分　缩砂仁(后入)五分　灶心土一两

某，脾肾素亏，精常不固，湿浊留滞未清，休息痢疾延今三年，下部乏力。当脾肾双固。

党参　炙草　木香　枳壳　小茴香　煨姜　白术　茯苓　苡仁　怀药　鲜荷叶

某，肝脾不和，湿浊滞于气分，胸腹作痛，下痢白黏。当理气，和脾。

当归　青皮　砂仁　龟甲　延胡索　小茴香　乌药　桂枝　茯苓　枳壳　煨姜　煨木香

某，泄痢日久，近又下血，先黑后鲜，腰酸、腹鸣作痛，少腹坠胀，心中懊侬。血去阴伤，脾肾大亏，清阳下陷，舌苔白黄中灰，湿寒不清。当温养脾肾，以化浊阴。

当归　党参　炮姜　茯苓　黑料豆　丹参　焦冬术　白芍　木香　枣仁　赤石脂　用粳米煎汤代水

二诊：右脉稍起，脾阳稍复，下红较减，周时犹有五六行，腰酸、胸懊侬。心、脾、肾三脏皆亏，仍宗前法治之。

潞党参　当归　茯神　杜仲　川续断　丹参　马料豆　冬术　白芍　炮姜　酸枣仁　广木香　赤石脂　粳米

某，脾司清阳，胃行浊阴。脾泄多年，清阳不能升举，湿邪由气伤阴，匝月来大便下血，自早至午，腹痛便稀，下午则魄门坠胀，嗳气不舒，频欲登厕，肠胃不和，清浊交混。拟和营、理气，以化湿浊。

当归　紫丹参　乌药　山药　赤白芍　炙甘草　枳壳　灶心土　黄柏　佩兰　荷叶　生熟苡米

二诊：进和营理气，腹痛渐平，下痢亦减，惟魄门胀坠痒痛，血垢污衣，湿热滞于肠胃。仍理气、化浊之法。

当归　枳壳　秦皮　黄柏　炙甘草　灶心土　木香　丹参　乌药　荷叶　黄连

某，暑湿滞于下焦，痢下红白，经月未止，腹胀后重里急，小水不利，腿足浮肿，慎防脾败。急为理气分消。

香连丸　枳壳　陈皮　茯苓　当归　大腹皮　车前子　泽泻　苡米　乌药　荷叶　扁豆衣

某，下利日久，脾肾虽亏而肠胃湿浊不清。兜涩太早，以致腑气不通，湿浊上腾，上体作烧，口干汗出，恶风怯冷。拟清气养阴，以清湿浊。

沙参　江枳壳　杏仁　蒌皮　黑山栀　炙紫菀　玄参　象贝母　茯苓　枇杷叶

二诊：脉来弦涩之象已减，肠胃之气较舒，大便畅行一次，嗣后仍然痹窒后重，股腿酸楚，宿垢不行。拟开肺之法。

全当归　紫菀　杏仁泥　苏子　茯苓　广木香　江枳壳　粉甘草　韭菜汁　枇杷叶

某,《经》以经脉横解,肠澼痔下。肾水久亏,湿伤阴分,肠澼痔坠,便艰作痛,魄门破碎,气分亦弱。肺主气,与大肠相为表里。拟金水同源之法。

大生地　阿胶　白芍　天门冬　当归　马料豆　粉丹皮　洋参　龟甲　粉甘草　荷叶　红枣　黑蒲黄　茯苓

某,操劳过度,心脾受亏,水谷之精不归正化,聚饮生痰,停留于胃,肝木上犯,则痛吐交作,倾囊涌出,已历多年。气陷中虚,饮邪随之下注,脾元不能升气,泄痢后重,肛坠不收,谷食渐减,脉象虚弦带滑,气阴多伤,肠胃不和,久延防其脾败。急为健脾调营,兼理气滞。

党参　木香　炙草　升麻　土炒当归　怀药　茯苓　枳壳　於术　酸枣仁　白芍　乌梅　荷蒂

洗方:五倍子　槐角　当归　枳壳　赤芍　韭菜根

阳羡蒋右,体质素亏,持斋多年,脾元更弱。感受寒暑之气,腹痛下痢红积,微觉恶寒内热,脉沉细软弱微数。拟扶脾和营卫。

当归　桂枝　炮枳壳　炙草　乌梅　黑荆芥　茯苓　白术　广皮

复诊:愈未一旬,寒热如疟,用补中益气汤加桂枝。

阳羡徐左,暑湿由肺胃而入大肠,咳嗽下痢白积,里急不爽,去秋迄今未已,脉弦细数、右虚,内热,舌色光红。阴分已伤,是为肺痢。拟肃肺养阴,兼清肺胃。

北沙参　怀山药　紫菀　扁豆皮　丹参　料豆皮　川贝母　云苓　甜杏仁　橘红　干荷叶　枳壳

二诊:肺为辛金,大肠为庚金,一脏一腑,相为表里。咳嗽下痢,肺与大肠同病。热蕴于肺,下逼大肠,已延十月,气腥而秽,脉见细数,阴伤热蕴显然。拟养阴、清肠胃。

北沙参　酒炒川连　黄柏　粉草　橘红　枳壳　云苓　紫菀　瓜蒌子(炒香)　杏仁　怀药　石斛　苡米

三诊:昨进养阴泄热而兼润下,白痢已止,大便坚结成条,至圊不解。痢久阴伤液涸,致肠胃燥干,咳嗽虽稀,而痰不爽,咽干作痛,气分之热未清。仍养阴、清肺、润肠。

北沙参　杏仁　枇杷叶　麦冬　云苓　川贝母　怀药　蜜炙紫菀　玉竹　川石斛　栝蒌子(炒香)　松子仁

东毛,刘左,二十岁,秋邪病后,热陷下焦荣分。少腹胀满板热,泄痢红黄,阵阵作痛,内热神羸,短气自汗,渴思热饮,耳闭,舌光唇淡,脉来短促不归至数,阴伤气弱,症势极重。拟连理汤扶正祛邪。

川黄连二分　焦术屑一钱　煨葛根一钱　炙草三分　潞党参一钱　云苓二钱　生熟苡米各一钱五分　炙乌梅肉二分　煨姜一小片

小河，陈左，红白痢久，脾荣脾阳皆亏。当和荣调脾，佐以化积。

焦白术屑一钱五分　煨木香四分　炙草四分　潞党参（姜汁炒）二钱　灶心土三钱　山楂肉（红白糖炒）四钱　乌梅炭三枚　云苓二钱　赤白芍各一钱　荷叶炭（研，冲）四分　益智仁（盐水炒）一钱　黄柏炭一钱　秦皮三钱

呕血

丁，劳力伤脾，瘀滞于胃，始则胃痛，吐痰夹红，继之腹胀，身面发黄，大便色黑，发热，脉数兼涩，血虚脾弱，积瘀不清。当运脾调营，佐以消瘀。

丹参　当归　楂肉　牛膝　桃仁　泽泻　丹皮　茯苓　神曲　枳壳　黄柏　青皮　蒌皮

某，气虚夹痰之质，肠红痔患有年。加之膹郁，心脾不遂，木火之气，扰动于中，又感暑湿之邪，气耗阴伤，血下循经入络，随气火以上升。巨口咯红，血稠厚带紫，并有似肉之形。此胃中脂膜，为邪火所灼，凝结而成。血前先吐蛔虫。此肠胃伏热，蛔得热而动也。幸脉弦细，无数大之象，可不致上涌。口甜，舌质淡而薄白，湿蕴阳明胃腑，补剂未宜。先拟养阴清化，兼渗湿消瘀之品。

北沙参　丹参　苏梗　杏仁　通草　苡仁　茜草根　茯苓　贝母　丹皮　藕节　枇杷叶

郑，血之为病，其因不一，有火载血上者，有气冲血上者，有脾不统血者。素有饮邪，脾元已弱，中无砥柱，厥逆之气，自少腹上冲，以致血溢。脉弦细、右沉，土为木乘侮，胃气不和，腹鸣胸脘不舒，若投清滋，脾胃必败，谷食必减，脾胃为后天资生之本，最为紧要。拟扶土和中，兼平肝逆。

怀山药　青盐半夏　怀牛膝　北沙参　甜杏仁　橘红　当归　合欢皮　茯苓　白芍　冬瓜子　黑料豆

二诊：右脉已起，胃气稍和，左部弦而滞涩，血虚肝横，络瘀不清。今晨溢血，色红不鲜，多言多动，则少腹气升作呛。上升之气，由于肝木失水土滋培，下焦摄纳无权。宜培土和中，参以摄下。

当归　白芍　怀山药　北沙参　川贝　青盐半夏　龙齿　沙苑　橘红　甜杏仁　黑料豆　丹参

便血

常州，蔡右，三十五岁，心主血脉，统于脾，藏于肝。肝脾两亏，虚而生热，阴络伤而血下溢，肠红如注，腹痛便溏，谷少，欠寐头眩，干呛无痰。肺气不肃，肝热上升。拟调脾、肃肺、柔

肝，引血归经。

怀山药二钱　北沙参三钱　当归（土炒）一钱五分　炙生地三钱　白芍一钱五分　黑料豆三钱　广皮（盐水炒）六分　茯神二钱　炙草四分　丹皮（炒）一钱五分　丹参一钱五分　甜杏仁十粒　於术（土炒）一钱五分

某，脾统血，肝藏血，大肠本无血。湿热伤阴，阴络伤则血流，或鲜或紫，魄门坠胀，谷食不香，脾肾两亏，中虚气陷，血不循经入络。拟扶土养阴，兼入理气、渗湿之治。

黄柏炭　当归　党参　木香　赤白芍　荷叶炭　黑蒲黄　丹参　山药　炙草　白术炭　红枣

二诊：肠胃湿热较清，下血较减。年逾五旬，阴气渐衰。宗前法以益肝肾。

生地　怀山药　甘草　炙龟甲　茯苓　地榆炭　当归　白芍　阿胶　西洋参　黑料豆　荷叶　红枣

三诊：肠胃湿热已清，便血大势已减，魄门作痛，少腹板硬，神疲卧汗。脾肾阴伤，二气不和，仍理脾调营，佐之和气。

当归　木香　炙草　冬术　黑料豆　红枣　怀山药　参须　茯苓　牡蛎　荷叶

某，《经》谓：结阴便血，初结一升，再结二升，三结三升。阴气内结，始因受寒，继之寒化为热，血从便出。夫心主血，脾统之，肝藏之。大肠本无血，心脾亏损，阴络被热熏蒸，乃从大肠而下，数年来不时举发，肢酸足乏，偏于右边胸胁有时作痛，肝循两胁，脾络胸中，心脾既亏，阴不敛阳，不能和气，脉濡虚、右关尺沉而带滑，有痰饮宿疾，饮乃水化，脾肾气衰，水谷之精悉成为饮矣，久之防偏枯之患。拟养心调脾，佐以育肾，多服乃佳。

当归　党参　山药　白芍　仙半夏　於术　阿胶珠　抱茯神　黑料豆　地榆炭　郁金

二诊：进养心脾之剂，尚属平平。脉象沉细，惟右尺洪而滞滑，阴伤湿热蕴于下焦，血得热则动，肠红时见，魄门痒热，心胸亦热。血分远近：近出肠胃，远出肺肝而来。肺与大肠相表里，气不摄阴，肝不能藏，故出血如注仍从前法进步主之。

白芍（炒）　当归　於术　党参　茯苓　合欢皮　阿胶　黄柏　陈皮　炙草　丹皮　女贞子　旱莲草　荷叶　红枣

杨，脾胃两亏，肝阳太旺，扰动营阴，屡见鼻红，大便下血，脾胃受木克制，易于吐泻。当培土和中。

怀山药　北沙参　枳壳　石斛　陈皮　茯苓　炒丹皮　丹参　牡蛎　炙草

某，中央属土，土生湿，湿生痰，痰生热，热伤血，火灼金，阳明胃血下注大肠，血在便后，已历多年。所服黑地黄丸、黄土汤都是法程。第湿热盘踞中州，伤阴耗气，血随气行，气赖血辅，必得中州气足，方能嘘血归经。

大生地四钱　怀山药三钱　归身二钱　远志一钱　洋参二钱　冬术三钱　炙草五

分　白芍二钱　升麻五分　枣仁二钱　桂圆肉五枚　侧柏叶三钱

某，湿热伤阴，络血下溢，肠红血出如注，足膝酸楚，经脉抽掣，阴虚络中有热。拟养血调脾。

当归　生地　白芍　丹皮　续断　黑料豆　地榆　阿胶（黄柏末拌炒）　粉甘草　木香　荷叶（炙炭）　红枣　怀山药

胁痛

丹阳，孙寿山，肝木犯中，胁肋作痛，甚则作吐，胸腔不舒。拟抑木和中。

左金丸四分　法半夏一钱五分　橘叶五片　陈皮一钱　郁金一钱五分　姜一片　竹茹一钱五分　白蒺藜三钱　茯苓二钱　枳壳一钱五分　丹参一钱五分　香附一钱五分

复诊：去左金丸、橘叶、竹茹，加当归一钱五分、砂仁五分、佛手五分。

安徽，霍左，四十九岁，脾肾不足，阳明痰气不清，凝滞于络，胸膺两旁结硬，硬附于骨，举动咳嗽，则筋络牵掣作痛，尿后淋沥不清，四肢乏力。拟养营、化痰、理气

当归　橘络　法半夏　茯苓　北沙参　光杏仁　黑料豆　牡蛎　大贝　枳壳　竹茹　苏梗

某，营血不足，肝胃不和，痰气滞于脉络，右胸胁作痛，吞吐酸水清涎，痛彻背肋。拟温中养荣，化痰理气。

法半夏　茯苓　白芥子　枳壳　台乌药　枇杷叶　川桂枝　陈皮　新绛　生姜　延胡索　旋覆花

某，肝木布于两胁，胃脉络于胸中，右肋下期门作痛，似觉板硬，或作或止，右关脉洪大而滑，左脉沉弦，乃痰、气、血凝滞肝胃之络，防其见血。我和营、调气、化痰。

丹参　郁金　香附　泽兰　橘络　瓦楞子　茯苓　象贝　竹茹　藕节　川楝子

某，营阴不足，肝气太旺，中胃受其克制，气少下降，右胁下痛，气窜及脘中，心神不安，卧而不寐，魂梦不藏。法宜养阴、柔肝、和胃。

丹参　柏子仁　合欢皮　郁金　茯神　全当归　陈皮　白蒺藜　冬瓜子　香附　橘叶　白梅花瓣

又方，痛时服。

延胡索　左金丸　郁金　乌药　丹参　川楝子　青皮　苏合丸　法半夏　合欢皮　粉甘草　芝麻穗

胃痛

某，营血不足，气滞寒凝，胸腹作痛，四肢腰背作酸。当温中、流气、养营。

当归　紫丹参　秦艽　乌药　茯苓　陈皮　佩兰　香砂仁　枳壳　生姜　川郁金

大桥，左，气血交并，脘痛如刺。拟流气和营。

全当归一钱五分　丹参一钱五分　枳壳一钱　延胡一钱五分　郁金一钱五分　广木香五分　乌药八分　青皮一钱　五灵脂一钱五分　香附一钱五分

港头上，右，气郁脘痛，不思饮食。拟调畅中都。

全当归一钱五分　丹参一钱五分　木香五分　郁金一钱五分　枳壳一钱　乌药五分　青皮一钱　香附一钱五分　佩兰一钱五分　谷芽三钱　佛手八分

山都，郝左，肝木犯中，阳明又有湿痰，脘痛或作或止，大便通畅即稍愈。六腑以通为用，从胸痹例治。

全当归一钱五分　桂枝一钱五分　广皮一钱　法半夏一钱五分　蒌仁三钱　薤白头三钱　炒枳壳一钱　茯苓一钱　丹参一钱五分　生姜一片

安徽，余左，脉象细弦，血虚肝木犯中，阳明胃经夹有湿热。脘中作痛，日久胃气受伤，谷食不运。拟理气、和胃、畅中。

当归　陈皮　丹参　法半夏　茯苓　枳壳　砂仁　木香　郁金　橘叶　冬术　白蒺藜　姜

某，积痰在胃，脘中刺痛。当除旧布新。

刘寄奴　丹皮　党参　三七　小蓟　茜草　藕节　生地　象贝　丹参

吞酸

某，肝胃不和，痰气凝滞，脐上脘下作痛，气窜作响，业已数年，有时泛恶。拟和肝胃，佐以化痰理气。

当归　紫丹参　法半夏　瓦楞子　延胡索　台乌药　云茯苓　川郁金　青皮　白蒺藜　川楝子　生姜渣

安家舍，左，中上虚寒，脘痛吞酸，下午为甚。拟建中养营。

全当归二钱　丹参二钱　白芍一钱五分　炙草五分　白术一钱五分　云苓二钱　党参

一钱五分　桂枝一钱五分　木香三分　法半夏一钱五分　姜二片

新桥头，张晓三女，肝脾气滞，腹痛胸脘不舒，呕吐酸水。当温中理气。

乌药　吴萸　桂枝　白芍　川朴　青皮　枳壳　延胡　茯苓　佛手　姜

丁村，某，阴虚胃不和，脘痛内热，口干嗳腐，小水不利，久痛属热。拟养阴、和胃。

沙参　石斛　九香虫　丹参　郁金　佩兰　陈皮　茯苓　佛手　枳壳

奔牛，毛右，胃阳不足，寒饮停中，肝气上升，胸痹作痛，气窜腹肋腰背，呕吐酸水、黏痰，甚至呕血，气逆则血随之上溢，胃不下递，便艰尿少，颇有关格之虑。拟用温中抑木，以逐饮邪。

半夏　沉香　五灵脂　乌药　桂心　乌梅　陈皮　茯苓　炙草　灶心土

另服：附桂八味丸、乌梅丸。

某，胃气不和，吞酸脘痛，湿浊下趋，小肠浊淫，小便不畅。拟和胃、理湿。

法半夏　茯苓　陈皮　苡米　萆薢　枳壳　木香　砂仁　蒺藜　郁金

某，肝络布于两胁，胃脉络于胸中，营血久亏，肝气拂郁，左肋结瘕，气升作胀，肝气犯胃，中脘作疼，牵制背俞，或恶冷泛恶。抱恙已久，中阳已虚。先为养血和中，以舒木郁，后议调补。

当归　丹参　白芍(桂枝炒)　香附　砂仁　郁金　白蒺藜　薤白头　佛手　半夏曲　玫瑰花

某，肠胃瘀浊已清，阴分受亏，肝气升动犯胃，脘痛牵制遍身，甚则呕吐，又值经行之际。当养阴、平肝、和胃。

当归　白芍　香附　桂枝　砂仁　白蒺藜　丹参　青皮　半夏　茯苓　乌药　生姜

某，寒饮停中，肝木上犯，脘痛已久，甚则作吐，胃气已伤，不宜久延。当平肝和胃，以逐饮邪。

半夏　干姜　黄连　茯苓　甘草　灶心土　砂仁　木香　吴萸　陈皮　生姜

某，心脾营损，清晨脘痛，动劳心悸，饮食不甘。宜扶土养荣。

全当归　丹参　冬术　党参　佩兰　广木香　远志肉　合欢皮　茯神

某，营血不足，肝气犯胃，脘中窒塞不畅，曾经咯血，谷食不运。当养阴、平肝、和胃。

沉香曲　当归　丹皮　郁金　佩兰　陈皮　合欢皮　茯苓　香附　佛手　白蒺藜　玫瑰花

扬州，周左，忧思过度，脾肺气虚。夏秋又患寒热泄泻，愈后胃阳不司斡旋，以致寒湿停中，不时吞酸，精神颓乏，面无华色。当温中调脾，兼和荣血之治。

党参（姜汁炒）一钱　云苓二钱　新会皮一钱　白术（枳实二分炒）一钱　姜半夏一钱五分　炒干姜四分　砂仁八分　公丁香三粒　炙草三分　土炒当归一钱　红枣三个　姜三片

复诊：两投温中调脾以和胃气，食增神复，胸脘时常作酸。宗前意加易。

党参（姜汁五分炒）一钱　制半夏一钱五分　焦冬术（枳实三分炒）一钱　云苓二钱　公丁香三粒　白蔻六分　淡干姜（炒）四分　新会皮一钱　土炒当归一钱　炙草三分　煨姜二片　大枣三个

复诊：手足觉冷。原方加川桂枝四分

腹痛

宜兴，程左，脾肾阳衰，木邪克土，浊阴凝聚，阻隔脾胃交通之气，绕脐作痛，甚于夜半，抚摩得嗳以后，则快然如衰。两月来面浮肢肿，谷少，形容憔悴，舌质白而起糜，颇有脾败之虑。攻补两难，拟养营、和中、顺气。

当归　青皮　乌药　枳壳　小茴香　木香　秫米　茯苓　金橘叶　法半夏　丹参

某，肝足厥阴之脉，循阴器而经少腹。寒邪乘之，腹痛牵引右睾丸，气攻于胃，吞酸作嗳，厥疝之候。拟温中散寒。

当归　青陈皮　白芍　茯苓　川楝子　吴萸　法半夏　乌药　炙草　荔枝核　小茴香　肉桂　煨姜

邱左，二十二岁，脾肾两亏，寒客厥阴气分。腹痛腰疼，左睾丸偏坠，又有喉蛾，两耳时闭，阴伤气不和也。当调气养营，以泄厥阴。

当归　白芍　川断　补骨脂　丹参　北沙参　乌药　川楝子　炙草　炙荔枝　青皮（盐水炒）

广东，某，脾肾虚寒，真阳不旺，腹痛怯冷，不嗜干物，由来已久，屡进温养，诸恙较减。宗原方进治。

党参　白术　肉桂　甘草　白芍　小茴香　黄芪　杜仲　故纸　鹿角霜　杞子　陈皮　姜　枣

二诊：进补命肾以生土，精神饮食较增，腹痛已减。还宜温养下焦，俾谷食畅进，诸恙自安。

党参　白术　黄芪　小茴香　肉桂　杜仲　故纸　鹿角霜　当归　杞子　白芍　姜　枣

又膏方：原方加菟丝子、桂圆、红枣肉。

广东，某，脉细虚、寸濡尺弱，脾、肺、肾三经亏损。气血俱虚，浊阴凝聚下焦，腹痛已久，胃气受伤，不思纳食，神疲、气短、乏力，随有羸弱之虑。拟温脾益胃，胃开食进，方能生长气血，精神自复。

党参(藿香炒)　於术(芝麻炒)　白芍(炒)　甘草　怀山药　当归　小茴香　黑料豆　谷芽　砂壳　佩兰　陈皮　姜　枣

二诊：脾肾虚寒，腹痛已久，过投攻克，脾土受伤。食干物则痛而难运。进扶脾益肾，精神稍振，肢冷稍和，谷食稍馨。胃为卫之本，脾为营之源，精神、气血悉由此出。仍宗前方进治。

党参　谷芽　於术　归身　黑料豆　白芍　炙草　广皮(盐水炒)　怀山药　煨姜　小茴香　红枣　益智仁

三诊：脾阳较旺，能食谷物，腹不痛，惟仍怯冷，命门真阳不足。拟用益火生土。

党参　杞子　黄芪　煨姜　归身　破故纸　白芍　小茴香　炙草　於术　茯神　陈皮　鹿角霜　红枣

某，脾阳不运，湿浊凝聚于中，肝木克之，当脐作痛，胸脘不舒，大便或溏或结，脾气不和。当温中化浊。

白术　当归　茯苓　青皮　小茴香　煨姜　苡仁　木香　乌药　砂仁　炒山楂

某，脾肾阳衰，浊阴凝滞下焦，厥气上升，少腹痛攻胃脘。当温中以泄厥阴。

全当归　乌药　吴萸　肉桂　茯苓　荔枝核　青皮　小茴香　法半夏　延胡索　白芍　煨姜

复诊：气分稍舒，阳明湿痰素盛，肝气又多拂郁，小腹气逆，膜胸作痛，呕吐，汗出，肢冷，当温中理气。

白芍(桂枝炒)　半夏　延胡　茯苓　川朴　蔻壳　当归　陈皮　乌药　丹参　佛手　蒺藜　生姜

某，久病伤阴，二气不和，不相维护。胸腹气撑作痛，寒热间作，咳呛痰多作恶，苔黄而燥。汗出溱溱，汗为心液，肾主五液，阴液外泄，心气不宁。当营卫并调，以和肝胃。

人参　首乌　白薇　陈皮　半夏　郁金　洋参　於术　当归　白芍　炙草　乌梅

某，荣阴不足，肝木克脾犯胃，气不展舒，肚腹作痛，攻胸作吐，胃不下递，腹气不爽。当以通阳泄浊。

半夏一钱　青皮一钱　薤白头一钱五分　乌药一钱五分　茯苓二钱　桂枝四分　延胡索二钱　小茴香二钱　丹参二钱　降香一钱　白芍(吴萸三分拌炒)一钱五分　砂仁一钱　姜二片

肝气

某，脉象缓大而滑，两尺甚长，古稀七五之年，禀赋犹厚，然缓大之脉，乃气阴不足，烦劳过度，肝肾之气少藏，阳明胃火夹有湿痰，肝乘于胃，则气升胸闷，上嗳下泄则舒，胃不和则卧不安。拟和中抑木，兼摄下元。

当归　半夏　陈皮　白芍　丹参　沉香　神曲　佩兰　郁金　枳壳　蔻壳　合欢皮　潼白蒺藜　荔枝核

某，肝脾不利，气滞于络，胁背腹走窜作响，静坐则安。拟用乌药顺气散。

乌药　当归　桂枝　青皮　木香　小茴香　延胡索　白芍　郁金　丹皮　檀香　白蒺藜　生姜

痞证

某，前哲以塞而不开谓之痞，有邪滞为实，无邪滞为虚。湿土司令，气滞中州，邪着心下，按之有形，大如覆杯，饮食不进，邪滞作宿。拟平胃散加味。

厚朴一钱　苍术一钱半　广陈皮一钱　炙草五分　枳实一钱　云茯苓三钱　木香五分　姜一片

某，胃阳式微，阴寒凝结，嗳噫吞酸，胸痞不饥不食。脉来细数，非食停中脘，乃阳气不伸，阴翳凝滞。议理中主治。

人参一钱　冬术三钱　炮姜八分　归身三钱　炙草五分　陈皮一钱

某，中土素弱，过服克伐之剂，重伤脾胃，传化失常，食饮少思，胸腹苦满，病名虚痞。宜资化源。

东洋参三钱　茯苓三钱　炙草五分　广陈皮一钱　归身二钱　木香五分　炮姜五分　冬术一钱半

某，胸腹为脏腑之廓，膻中为阳气之海，胸次痞塞不开，按之有形，如心积伏梁之状，饮食减少，脉来细数。素本木不条达，中虚清气不展，离光不振，阴霾上翳，矧以高年，非佳候也。

大洋参三两　茯苓三两　冬术三两　炙甘草五钱　半夏一两半　橘皮一两半　广木香五钱　枣仁二两　远志二两半　细青皮一两　藿香根一两半

为末蜜丸，每早晚服三钱。

某，浊气在上，则生䐜胀。操劳过度，中土受伤，无以运化精微，食饮少思，胸中痞满，按之不痛，非停滞可比，乃升降失常变生痞象。法当苦以泄之，辛以散之，甘温以补之，咸淡以渗之，偏消偏补，均非正治。

川黄连一钱　枳实一钱　川朴一钱　制半夏二钱　炮姜七分　人参一钱　云茯苓三钱　冬术二钱　泽泻一钱半

某，服调气药，痞反甚，痞不在气分无疑。东垣谓痞从血中来，长沙言病发于阴，而反下之，因作痞。盖皆荣分受伤。血属有形，当治以有形之药。

人参一钱　川连一钱　干姜一钱　炙草五分　当归三钱

某，时感病后绝不思食，时或知饥，食入则痞，调治半载方痊。近劳忧太过，复不思食。脾胃为中土之脏，仓廪之官，赖肾火则生。火素不足，中州不振，胃虚卫不外护则寒，脾虚荣失中守则热，非外感可比。脉来胃少弦多，原当益土，现在春木上升，宜先崇土培木，拟治中汤加附子。

人参一钱　冬术三钱　炙甘草五分　炮姜一钱　橘红一钱　细青皮一钱　附子一钱　南枣二枚

复诊：服附子治中汤四十余剂，化机复健，饮食日增，中土已得平调。肾火久亏，治中虽然益火，未能达下，益火之本，以消阴翳，中病下取，古之法程，每日仍服附子治中丸三钱。

熟地八两　丹皮三两　东洋参三两　泽泻三两　怀山药四两　山萸肉四两　枸杞四两　归身三两　云茯苓三两　冬术三两　附子一两半

为末，蜜丸桐子大，每晚服四钱。

某，嗳腐吞酸，胸痞不食，寒滞中焦，脾阳不运，脉来小駃于迟。法当温暖中土。

东洋参三钱　冬术三钱　炙草五分　广陈皮一钱　炮姜一钱　青皮一钱

呕吐

塘头，周某，痰气蕴于胃府，胸闷嗳腐吞酸，呕吐食物，有热辣之气，嗳气不畅，势成关格。拟养阴和胃，理气化痰。

法半夏　泽泻　枳壳　石斛　橘红　甘草　竹茹　芦根　麦冬　茯苓

二诊：昨进养阴清胃，以降痰热，嗳逆呕吐已见减轻。胸闷未舒，口干作渴，食难下膈，胃阴大伤。从原方进治。

原方加北沙参、枇杷叶、粳米。

三诊：肝胃之热较清，惟气机未舒，呕吐上嗳未除，阴伤而胃逆未降。宗原方进治

北沙参　竹茹　枳壳　茯苓　枇杷叶　金橘叶　郁金　泽泻　青盐半夏　粳米　麦冬　广皮　石斛　佩兰叶

后服方：原方去泽泻、竹茹、枳壳，加怀山药、黑料豆、毛燕。

泰兴，周左，肝木犯中，胸胁胀闷作痛，食饮呕吐，甚则夹红，嗳气稍舒。拟抑木和中。

丹参二钱五分　郁金一钱五分　法半夏一钱五分　合欢皮一钱五分　青皮五分　橘叶十片　左金丸四分　木香三分　枳壳四分　乌药五分　香附一钱

某，脾肾不足，胃气不和，夹有湿痰，胸腹作痛，甚则呕吐。当和中、理气、化痰。

法半夏　陈皮　茯苓　枳壳　木香　香砂仁　焦白术　谷芽　厚朴　佩兰　全当归

某，王太仆曰：食不得入，是有火也；食入反出，是无火也。胃有积饮，肝木上犯，食入作恶，顷即吐出，中阳不足，降令失司。拟温中降逆。

沉香　姜半夏　白芍　茯苓　陈皮　郁金　炙草　川椒　吴萸

另服乌梅丸一钱。

药后有效，去郁金，加白术、谷芽。

某，脾以升为健，胃以降为和。脾胃升降失常，食入作吐已久，生气伤残，损及奇经，冲任之气不固，坠胎三次，每在三月，肝虚显著。先为养胃调中，吐止之后，再进培养肝肾。

台参须　野於术　川石斛　怀山药　法半夏　茯苓　炙草　陈皮　白芍　焦谷芽　甘蔗浆

丸方：参须　怀山药　於术（藕汁炒）　茯苓　陈皮　白芍　炙生地　法半夏　炙草　合欢皮　芡实　红枣　石斛　煎汤泛丸。

某，痰湿停中，脾胃不和，吞酸作恶，甚则大吐，腰酸乏力。当温中、和胃、化痰。

白蔻壳　制半夏　陈皮　枳实　枳椇子　茯苓　吴萸　甘草　木香　川朴　干姜　川椒

某，肺主胸中，胃主脘中，胃之上口名贲门，饮食之道路。痰湿停中，肺胃之气不展，胸膺不畅，食入不舒，汤水下咽则呕吐顿作，头晕目痛。《经》云：无痰不作晕。乃饮邪随气上升，卧则气平，而晕痛亦止。拟舒肝胃以展气化，佐以涤痰。

半夏　陈皮　苏梗　蔻仁　沉香　枇杷叶　茯苓　枳实　瓜蒌皮　薤白　竹茹

某，《经》谓：脾升则健，胃降则和。釜底无薪，不能腐熟水谷，中寒停饮作吐，冷涎时泛，脉弱而细，中阳衰极。急为温中化饮，佐以和胃，再若迟延，恐成反胃。

半夏三钱　蔻仁四分　陈皮一钱　干姜六分　肉桂四分　於术（枳实五分炒）一钱五分　茯苓三钱　炙草四分　丁香四粒　伏龙肝一两

某，环口肉瞤，四肢常冷。初则气升至咽，久则懒食脘痞，呕胀吐酸。阳明胃府，以通为宜。

人参　熟附子　半夏　茯苓　粳米　宣木瓜　制军

某，脾阳不运，命火式微，食下停滞，甚至呕吐，二便不利，精神萎顿。有反胃噎膈之象。

党参　广木香　谷芽　陈皮　佩兰叶　半夏曲　枳壳　香砂仁　当归　煨姜

某，脉来左弦右沉，血虚木郁于中，胸脘不舒，甚则呕吐痰涎，干物难入，为日已久，中土受亏，颇有反胃、噎膈之虑。当抑木和中，兼养营血。

当归　广陈皮　沉香　合欢皮　谷芽　佩兰叶　郁金　法半夏　白豆蔻　茯苓　紫丹参　金橘叶

某，胃气不降，脾有湿痰，肝气上升，胸脘不舒，气升作恶，腑气或通或胀，胃不下递之明征。拟和中降逆。

陈佛手　半夏　蒺藜　陈皮　茯苓　枳壳　白蔻仁　佩兰　郁金　炒干姜　焦谷芽

某，寒湿入脾，脾阳不能转运，肚腹不舒，脘痛作吐。当温中理脾，以化寒湿。

厚朴　焦白术　桂枝　干姜　青皮　法半夏　白蔻仁　杭白芍　吴茱萸　延胡索　茴香　炙甘草　生姜

某，中寒脘痛吞酸，甚则作吐。拟温中和胃。

丁香　焦白术　茯苓　肉桂　炙草　陈皮　法半夏　白蔻仁　木香　生姜

某，脾阳不运，痰湿停中，胃气不降，以致胸脘不舒，食入即吐，腑气不爽，虑成反胃。宜和中降逆之品。

白蔻仁　陈皮　枳壳　木香　法半夏　川郁金　佩兰　炒谷芽　茯苓　陈佛手　淡干姜　藿梗　竹二青　橘饼

噎膈

某，中虚营损，肝木上犯，脘痛，食难下膈，大便艰，噎膈堪虑。拟抑木调中。

参须　野於术　法半夏　白蔻　上沉香　合欢皮　丹皮　韭菜汁　茯苓　佩兰　生姜

云阳，左，血虚气郁，贲门不利，食入脘痛，只能饮粥，痛膈症也。拟调气养营。

全当归一钱五分　怀山药三钱　橘叶十片　郁金一钱五分　大丹参二钱　木香三分　乌药四分　枳壳四分　香附一钱五分　南沙参三钱　青皮一钱五分

爵家，朱左，木郁伤中，肺胃干槁，气不展舒，会厌梗噎，只堪饮粥，时吐痰涎，大便艰解，精神萎顿，胃气大伤。已成三阳结病。

参须八分　於术一钱　怀山药二钱　法半夏一钱五分　新会皮五分　佩兰一钱五分　茯苓二钱　谷芽三钱　枳壳三分　枇杷叶二片

金坛，王左，六十岁，气郁痰滞，胸膺不舒，便艰，干物难食。噎膈堪虑。

北沙参　枳壳　杏仁　陈皮　半夏　橘叶　佩兰　郁金　佛手　谷芽　合欢皮　茯苓　枇杷叶

某，肝胃不和，痰气郁结，食入气升痰壅，不嗜干物，势成膈疾。急为抑木和中。

法半夏　上沉香　茯苓　陈皮　制香附　炒谷芽　佩兰　川郁金　白蔻仁　枳壳　金橘叶　生姜

二诊：经治后，肝平胃起，气郁较舒，惟干食尚未能入。拟养胃生阴，化痰舒郁。

参须　当归　法半夏　佩兰　蔻仁壳　於术　山药　陈皮　合欢皮　人乳　茯苓　炒谷芽

某，噎膈之症，噎症在肺，膈症在胃。《经》云：三阳结而成膈。三阳者，膀胱与小肠也。缘肠胃津液干枯，肾不吸胃，气从中逆，以致食入作梗，痰涎上泛，便艰，舌苔中剥，脉见虚涩，阳明中虚。拟半夏汤加味其中，早进长寿丸，滋液润肾，更须静养节劳为吉。

法半夏　柏子仁　党参　远志　镑沉香　焦於术　白蜜　生姜

某，发热口干，胸满中痛，滴水不得下咽，水入即吐，脉左弦数且涩，右脉细数而涩。此是郁结所伤，而成津枯气滞之症，肺、胃、肝三经受病也。盖有郁结，则火起于胃，淫气及肺，肺受火邪，淫气伤肝，肝暴不受邪，必复转而伤其胃。二脏一腑互相克贼，而气愈郁，气郁则热、则乱，大虚之府，云雾不精，中和之气，驳劣有加。水不下咽者，肺金受邪，清肃不行也；水入则吐者，木邪横肆，胃气上逆也；发热口渴者，肝风内鼓，兼以外风入而增其势也。然肝气虽暴而治肝无益也，夫木之刚由金之柔，金之柔由火之炽也。惟滋其燥，则火立解，而金复其刚，则木不得不转乘矣，由是而胃气和，则肺气清、肝气平，何出纳之不自如哉！

瓜蒌仁　紫菀　枳壳　桔梗　半夏曲　川贝　杏仁　苏子　黄连　芦根

继与：人参　石斛　川贝　茯苓　制首乌　生地　芦根　橘红

某，恙由饮冷起见，阻为阴遏，独痰胶固于中，以致吸门、贲门窒塞，咯痰不爽、腑气不通。迭进温胃通阳，脉较流畅，腑气较爽。还宜通阳、化痰之法。

姜半夏　干姜　川厚朴　木香　茯苓　熟附子　白芥子　青皮　细辛

某，肝脾不和，湿痰浊气，互结于中，胃阳不司通畅，以致胸咽梗塞，食入不舒，腑气不爽。拟通阳、化痰、泄浊。

制半夏　广皮　厚朴　茯苓　陈佛手　薤白头　旋覆花　干姜　木香　枳壳　川郁金　生姜

泄泻

某，胃阴稍复，饮食亦顺，迩日嗜荤，腹痛便薄。调脾和胃。

参须　野於术　茯苓　陈皮　法半夏　怀山药　佩兰　广木香　白芍　谷芽　黑料豆　金橘饼

金坛，冯右，木旺土衰，胸腹不畅，由来已久。客夏腹痛便泄，迄今未愈。脾肾气陷，门户不藏，阴火上升，口舌红碎，食则痛，难饮食，胃纳虽强，而脾气日渐下趋，恐有土败木贼之虑。清则碍脾，燥则助热，甚难着手。拟用扶土兼养胃生阴之法治之。

参须　怀山药　佩兰　黑料豆　牡蛎　茯苓　芡实　鸡金　於术　神曲　石斛　橘饼　干荷叶

二诊：脾泄稍减，惟腹胀后重不松，口糜如故。清阳下陷，脾之阴火不藏。拟养胃生阴，升举脾阳。

参须　广皮　醋炒柴胡　山药　益智仁　牡蛎　荷蒂　於术（枳壳一钱五分炒）　云苓　神曲　芡实　霍石斛　黑料豆

三诊：脾元较固，腹胀后重亦松，口舌红碎，痛难饮咽，右脉已平，左关尺浮大不敛，阴损阳浮，清燥两难。拟甘平、养胃、生阴，以敛虚阳。

怀山药　参须　茯苓　霍石斛　北沙参　川贝　牡蛎　黑料豆　荷蒂　生地炭　粉草　广皮白　炒丹皮　毛燕

四诊：泄泻虽减，而脾土未和，腹鸣气窜，肺胃有热，呛咳咽痛，口舌红碎。脾喜温燥，肺喜清润，清则碍下，燥则碍上，极难用药。仍拟甘平扶上，兼清肺胃。

北沙参　怀山药　川贝　黑料豆　丹皮　蔗皮　麦冬　石斛　甘草　芡实　大生地　玄参

另：生附子一钱、麝香三厘，合捣烂，贴足底。

五诊：左脉浮大已减，龙雷之火稍平，口舌红碎稍清，大便如旧，夜分呛咳，又复见血，阴虚火浮于肺。拟滋水制阳，兼清肺胃。

生地　丹皮　北沙参　石决　大贝　麦冬　川石斛　怀山药　玉露霜　青黛拌蛤粉　玄参　广皮藕

六诊：迭进滋水制阳，左脉已平，肺胃游火较退，舌鲜绛已清，破碎未痊，大便较实，俱属佳兆。仍养阴以清肺胃。

原方加羚羊角五分，去石决明。

范，湿胜则濡泄，恙起痢后，转为溏薄，腹痛，小便不利，舌心间有辛辣之状，脉沉细，推之不静。积湿在心，脾阳已馁，久延防有跗肿腹大之虞。当调脾渗湿。

白术　车前子　乌药　茯苓　泽泻　枳壳　陈皮　小茴香　炙草　砂仁　煨姜　荷叶　生熟苡仁

顾，泻利二月未止，脾土大伤，积湿生痰，中阳不运，痰嗽面浮、足肿，胸腹不畅。慎防脾败，急为调脾、肃肺。

焦冬术　砂仁　扁豆衣　茯苓　土炒当归　广木香　半夏　生苡仁　杏仁　炒枳壳　广陈皮　生姜皮　荷叶

马，脉象左弦右滑，脾有湿痰，胃气不和，夹有肝热，胃呆，多食则泻，四肢时冷时暖，缘脾阳不运。只宜调脾和胃，以化湿痰。

半夏　苡仁　丹皮　当归　砂仁　川贝　茯苓　丹参　陈皮　神曲　佩兰　生姜

某，洞泄反复，身热时作。

白蔻壳一钱　赤猪苓各一钱五分　炒麦芽二钱　焦山楂三钱　炒泽泻二钱　大豆卷四钱　生姜一片　六一散(包)三钱　白芍(桂枝四分煎水炒)一钱五分

某，泄泻完谷不化，兼以腹膨，舌光绛而中黄刺。正虚湿滞不化，重候也。

西洋参(元米炒)五分　煨葛根二钱　煨木香五分　广皮一钱　藿梗一钱五分　猪茯苓各二钱　焦谷芽三钱　制半夏一钱　车前子三钱　炒枳壳一钱　泽泻二钱　炒六曲三钱　姜竹茹五分　干荷叶一钱

膨胀

大路上，某，湿浊阻滞于中，脾阳受困，气机不利，以致肚腹膨硬，食入不舒，便溺不利，防成胀满。急宜宣中泄湿。

莱菔子　腹皮　青皮　车前　枳壳　茯苓　厚朴　乌药　槟榔　神曲　泽泻　椒目　姜

二诊：腹胀已消三四，惟脘中未畅，食入未舒。仍以前方加鸡内金、郁金。

三诊：大腹膨胀已减三四，惟食入艰运，脾阳未振，湿困于中。用温脾饮主之。

干姜　川朴　黑丑　青皮　车前子　茯苓　山楂　鸡金　莱菔子　神曲　木香　生姜

四诊：腹胀稍松，饮食较增，痞块未消，神尚困倦。

前方去黑丑、木香、车前子、莱菔子、鸡金，加熟附片、焦白术、苡仁、泽泻。

五诊：腹胀已消大半，跗肿亦松。惟食入难于运化，浊阴不尽，脾阳不能升举。当温运和中，以化浊明。

熟附子七分　干姜五分　焦白术一钱　三棱一钱五分　福曲三钱　苡仁五钱　郁李仁

三钱　砂仁八分　川朴八分　茯苓三钱　青皮一钱　香橼皮五分

六诊：腹胀已退八九，惟食入难化，腹痛，大便作薄，头眩乏力，脾土受亏。当健运和中。

白术　木香　川朴　谷芽　当归　苡米　砂仁　青皮　神曲　佛手　焦楂　煨姜

七诊：经治以来，胀消，食入已适，惟下部乏力，脾肾气弱，余湿未清。当养营调脾，佐以淡渗。

当归　黑料豆　白术　巴戟天　苍术　陈皮　茯苓　苡仁　木香　怀牛膝　砂仁　煨姜

丸方加党参、附子。

某，积瘀成胀，复加膹郁，腹胀日增一日，形如抱瓮，大便不爽，小便有时觉热，足踝肿胀。为血分之候，症势不轻。急宜理气消瘀。

郁李仁　桃仁　粉丹皮　赤苓　青皮　石竹花　江枳壳　泽兰　紫丹参　琥珀　乌药　五灵脂　藕节

某，便血之后，脾土受亏，肝木侮土，浊阴之气凝聚下焦，少腹䐜胀，气窜作响，大便艰难，势成胀满。宜和肝脾，以化浊阴。

当归　全瓜蒌　乌药　青皮　川楝皮　郁李仁　茯苓　枳壳　泽泻　大腹皮　薤白头　香橼皮

复诊：投和肝脾，泄湿化浊，小便较畅，胀亦较松，惟厥气未和，昨晚气逆，心胸懊憹。仍和养肝脾，以化湿浊。

当归　紫丹参　泽泻　川楝皮　冬瓜子　瓜蒌仁　青皮　台乌药　姜皮　茯苓　枳壳　柏子仁

某，湿自下起，漫延于上，胸腹膨硬，脉来虚疾，舌红无苔。浊饮气逆，阴气已伤，积湿、积热不化，肺气不升无降，慎防喘满，流为败症。

南沙参　琥珀　黑丑　川连　沉香（磨汁）　炙鸡金　桑皮　茯苓　通草　泽泻　陈皮　莱菔子　冬瓜子

某，肝木克脾，脾不转运，气血交阻，胸腹膨硬，腰平背满，饮食便溺如常。胀在脏腑之外，迄今二年，正气已亏。当攻补兼施。

党参　白芍　丹参　三棱　蟾皮　黑丑　乌药　当归　青皮　干姜　郁金　香橼皮　川楝皮

敷方：艾绒　三棱　莪术　五灵脂　延胡索　乌药　青皮　官桂　槟榔　南星

研末，用布袋装盛，铺平，扎于腹部。

某，营血不足，肝气大强，犯胃克脾，清浊交混。胸腹膨硬已久，年甚一年，脐突筋青，小溲短浑，食入不运，舌尖红而无苔。肝脾两伤，气血交阻，中满大症。抑木宽中，兼扶脾、化浊之治。

鸡内金　当归　砂仁　郁金　沉香　茯苓　福建曲　冬术　丹参　车前　冬瓜子　香橼皮

某，持重努力，气血交阻肠胃，始则口鼻血溢，继之肚腹膨胀，二便艰难，不饥少食，渴饮，头颅胀痛，舌苔边白中剥，气阴俱伤，肠胃瘀浊蒸腾于上，势成蛊疾。急为宜中化瘀，兼养胃气之阴。

麦冬　丹皮　刘寄奴　丹参　泽泻　木通　小蓟草　牛膝　赤芍　郁金　枳壳　藕节

某，禀赋先后两天均属不足，音低气怯，客冬肚腹膨硬作痛，春来虽眠食如常，形神日见羸瘦，面目萎黄。右脉沉、细、弱、涩，不任循按，左关肝部弦长带数，舌苔满白。《经》谓：脏寒生满病，脾虚生湿胀。脾胃阳衰，阴寒湿浊凝聚于中，肝木又从而侮之，相火不能宣气扬，生气伤残，慎防脾败。拟扶土温中，以化浊饮。

人参　於术　陈皮　当归　白芍　肉桂　茯苓　胡芦巴　益智仁　小茴香　霞天曲　生姜　红枣

某，形丰，脉沉细而涩，苔满白，素属湿体。湿为地气，肺为天气，湿困于里，气道不利。肺气不能周行于身，湿由脏腑而外廓，胸胁皮肤，无处不到，现下遍体疮痍已愈，惟胸背胁肋胀痛，大便不利，小溲涓滴，肚腹渐膨，能坐而不能卧，颇有胀满之虞。膀胱为州都之官，津液藏焉，气化则能出矣。天气不降，地道不行。拟肃肺泄浊，小溲行，是为要着。

琥珀　冬葵子　牛膝　茯苓　通草　萆薢　福泽泻　沉香　蟋蟀

二诊：肿由乎湿，胀由乎气，肿胀之症，不越脾、肺、肾经。气不行水，土不防水，以致水湿泛滥，胸腹胀满，腰背胁肋作痛，不能平卧。昨日服药后，大便两次，小溲依然涓滴，腰酸腿肿而乏力，不能任步，少腹硬坚，按之作痛，湿积膀胱内胞。拟通阳泄浊，冀小水畅行为要。

血珀　滑石　沉香　茯苓　椒目　槟榔　泽泻　牛膝　桑皮　川楝子皮

三诊：昨晚肚腹胀势较甚，气冲胸肋，不能平卧。黎明下体发现红点，胀势略松，是湿热外达之机。大便一次觉热，小便色赤。湿蕴生热，上焦气化无权，以致膀胱不行。脉象较昨流利，惟右寸尚带细涩，肺气不能宣布也。拟肃肺以通利三焦，三焦通则上下气皆通矣。

全瓜蒌　滑石　萆薢　沉香　茯苓　通草　煨黑丑　泽泻　牛膝　琥珀　冬葵子

四诊：脉象细缓，按之有神，细为血少，缓为气虚。湿困于脾，清阳不能舒展，以致浊气不得下降。少腹痛胀虽减，而腰如束带，气升则痛。四日未得更衣，小溲依然涓滴，脾气壅滞，积湿不行，左足肿甚，不能任步。舌中腻苔已化，只有薄白一层带燥，底现红色，阴阳气化无权，拟养阴舒气，兼理二便，勿进攻味，缓缓调治。

沙参　茯苓　萆薢　郁李仁　郁金　当归　黑丑　泽泻　薤白　全瓜蒌　陈香橼皮　川楝子

某，肺司皮毛，脾主肌肉，脾为湿困，肺气壅遏，不能周行于身，以致遍体肤腠作胀，胸腹不舒，搀摩按捺，气泄则松。当用六磨饮加味。

当归　乌药　茅术　枳壳　槟榔　青陈皮　干姜　茯苓　川朴　香附　黑丑　大腹皮　桂枝

某，湿肿病延四年，发于夏、衰于秋、愈于冬。今值辛丑，太阴湿土司天，湿令早行，肿病举发，腹胀腰满，少腹坚硬，腿足肿而木硬，成为石水之症。小溲数而不畅，似觉不禁，动则作喘，脾肾阳衰，气不化湿。姑拟东垣天真丹温下法，以逐寒湿。

肉桂心　小茴香　沉香　破故纸　萆薢　胡芦巴　巴戟天　杜仲　琥珀　煨黑丑

某，诸湿肿满，皆属于脾。脾土亏残，湿邪深入，肾气因伤，脾肾交病，精华日败，湿势益彰，譬如土为水漫，物何以生，势已危笃。拟方挽之。

大熟地四钱　东洋参二钱　茯苓三钱　怀牛膝二钱　熟附子八分　炮姜七分　车前子一钱半　福泽泻三钱

某，木乘土位，健运失常，清阳无以展舒。阴霾上翳，以致食入反吐，胀痛频仍，脉来弦数无神，久延有三阳结病之虑。治病必求其本，《金匮要略》曰：见肝之病，当先实脾。爰以归脾、六君加减，资坤顺之德，助乾健之功。仍须宣抑郁以舒神志，方克有济，否则徒恃药饵之能，一暴十寒无益。

大洋参三两　茯苓三两　白术二两　炙甘草五钱　半夏三两　陈皮一两半　当归身三两　柴胡五钱　升麻五钱　广木香一两　佩兰一两为末

水泛丸，早晚服三钱，用白蜜三钱，和开水送下。

某，病起肝郁不舒，是以始而胸胁作胀，继而腹膨腿肿，日渐如臌。书云：木乘土衰，水无克制，外溢肌肤。所谓诸气湿肿，不外乎肝、脾、肾三经。女子四十九，天癸该绝，今反不按月时来，色带紫，衃血瘀经。脉来左弦似硬、右按沉细，木困脾虚。先以廓清，使上中清肃之气下降，再以五苓淡渗，能以小便通调，则浮肿可退。

琥珀屑　独活　腹皮　苓皮　桂心　泽泻　桃仁　车前　苍术　姜皮　椒目　冬瓜皮

某，停饮吐水，水湿由脾而至胃，胃不降则便溲不行，水由内腑泛溢肌肤，腹膨足肿，脉突青筋。决水之后，消而复肿，又加喘急，谷少神疲，小便不利，症势极重。姑拟肃肺分消。

东洋参　半夏　黑丑　琥珀　茯苓　炒干姜　赤小豆　陈皮　泽泻　椒目　镑沉香　冬瓜皮

二诊：胸腹内胀较松，已能纳谷，小溲稍利，喘疾亦平，似有转机。宗前法进治，不再反复乃佳。

东洋参　茯苓　半夏　泽泻　陈皮　川萆薢　西琥珀　沉香　牛膝　赤小豆　椒

目　冬瓜皮子　生姜皮　黑丑

三诊：胸腹腰胁胀势稍松，少依然膨硬，肋痛足酸，二便不畅，幸内腑胀松，饮食渐增。还宜分消主治。

归须　冬葵子　黑丑　郁李仁　防己　赤小豆　青皮　牛膝　延胡索　大腹皮　桃仁　江枳壳　陈瓢子

宜兴，许左，肝脾不和，湿浊滞于气分，少腹膨硬，气逆膜胸，甚则作呛，大便旬余一斛，兼带白垢，虑延成胀。当宣中利气，以化湿浊。

乌药一钱　丹参一钱五分　薤白头三钱　云苓二钱　炒莱菔子三钱　青皮一钱　苡米三钱　炒枳壳一钱　炒半夏曲一钱五分　炒小茴香八分　全瓜蒌三钱　香橼皮二钱　姜二片

复诊：气逆较平，少腹膨硬亦减，二便欠利，时常嗳逆，口鼻觉闻尿臊之味。乃浊阴凝聚下焦，阳不斡旋。宜温通达下，以泄浊阴。

熟附子一钱五分　杏仁二钱　青皮一钱　吴萸一钱五分　乌药一钱　炒枳壳一钱五分　法半夏一钱五分　炒小茴一钱　云苓三钱　降香一钱五分　姜二片

张都，司右，脾湿成胀，腹膨，按之作痛，小溲黑色，足肿而亮，症势极重。当分利之。

橘皮　腹皮　黑丑　赤芍　苡仁　青皮　车前　枳壳　萆薢　丹参　厚朴　姜皮（酒炒）　防己

张都，王右，肥气腹膨，食入不舒，小溲浑浊，四肢乏力。当运脾化湿。

焦白术　川朴　丹参　砂仁　云苓　车前　炒枳壳　鸡内金　炒神曲　苡米　青皮　姜

通州，周左，水亏木旺，土受其制，脾不运则胃不和，湿自内生，少腹䐜胀，食入不舒，已将三月，火升颊赤，头晕耳鸣，动劳气促，大便燥坚。阴损阳浮，浊阴窃踞下焦。当运脾温中，以化浊阴。兼进肾气丸，早晚各服二钱，午服资生丸一钱，一助坤顺，一资乾健。

台参须　炒白芍　熟附子　胡芦巴　归身　薤白头　淡吴萸　云苓　青皮　茴香　川楝皮　煨姜

二诊：进运脾温中化湿，肝火较平，脾阳亦复，惟少腹䐜胀未松。仍温脾以泄厥阴，兼服半硫丸一钱。原方去川楝皮、薤白头，加炙草、白芍。

三诊：经治后肝阳渐平，颊赤头晕亦减，谷食稍减，食后亦不觉胀。惟少腹肿势未消，晚间稍甚，按之略坚。

原方加乌药八分、巴戟一钱五分，参须改党参三钱。

海州，孙右，寒气客于肠外，与汁沫凝结，致成肠覃，大如覆碗，业已数年，防散成蛊。当温通气血，缓缓取效。

当归一钱五分　黑炮姜一钱　楂肉（红糖拌炒）三钱　延胡一钱　青皮一钱　白术（土炒）一钱　三棱一钱五分　怀牛膝一钱五分　丹参一钱五分　肉桂（去粗皮，切）四分　小茴香一钱　红枣三枚

丸方：当归（酒炒）一两五钱　焦白术一两　瓦楞子三两　乌药（酒炒）一两　青皮一两　水红花子（酒炒）二两　黑姜一两　桃仁一两五钱　三棱一两五钱　延胡索一两五钱　楂肉（红糖炒）三两　肉桂（去粗皮，切）五钱　小茴香（酒炒）一两　五灵脂一两五钱

上药为末，降香（劈）二两、姜二两，煎汤泛丸，每早开水送下三钱。

积聚、癥瘕

某，肝脾两伤，气血凝滞，左胁下有积，经闭腹胀，咳嗽，纳谷不香，脉弱细，颇有脾败之虞。急为养阴、调脾、和胃。

当归　杏仁　参须　川贝　冬术　枳壳　法半夏　橘红　谷芽　生姜　佩兰叶

某，脉来沉、细、虚、涩，左关带弦，肝木郁而气血已损。少腹结瘕，脾气陷而肛坠不收，食后有时痞闷，五旬有五，天癸当止，今复忽来三次，肝脾两伤，冲任之气亦乏。拟用归脾加减，盖癥瘕胀聚，不宜峻攻，以伤真气，所谓扶正而积自除也。

党参　於术　当归　白芍　枣仁　木香　茯神　远志　炙草　姜　红枣

某，胃之容纳，脾之运化，一纳一运，皆赖中气为之斡旋。脾肾素亏，胃阻不能旷达，以致胸痞不饥，嗳气作恶，痰湿因气而滞，脐两旁结硬成痞，胃浊不降，腑气不爽，已延半载。拟宜中化痰，理气降浊。

半夏　旋覆花　乌药　槟榔　枳实　青皮　干姜　白芥子　茯苓　煅瓦楞　陈海蜇　荸荠

某，脾积曰痞气，在右肋下，痰气凝滞，胃脘左旁作痛，食后反饱，脉象左弦右沉。脾阳困顿，肝木克之，形寒怯冷，腰腿酸乏，营血已亏，中阳不能旷达。法当温中理气。

焦白术　干姜　半夏　当归　茯苓　砂仁　参须　木香　神曲　陈皮　鸡内金　小茴香　生姜

某，脾之积曰痞气，心下按之如梗，屡经反复，发时饮食不进，大便不解，脉细数无力，由气郁中伤所致。服畅中和气之剂，梗硬虽消，根株未尽。仍以归脾、神香加减为丸，杜其来复之患。

东洋参三两　茯苓三两　冬术三两　煨木香五钱　炙草八钱　枣仁三两　白豆蔻一两　远志一两半　丁香五钱　当归身三两　橘皮一两　水红花子三两

为末，水泛丸，每早晚服三钱，开水下。

某，脉象弦小而涩，肝脾不和，气血凝滞，肚腹结瘕，胸胁撑胀，食入不舒，虑延成胀。急为和畅肝脾。

当归　丹参　乌药　厚朴　香附　砂仁　青皮　茯苓　泽泻　枳壳　郁金　生姜

某，脉来左部细弦，右部沉涩，荣血不足，肝气不调，气血与汁沫凝结肠外，结为肠覃，状如怀子，幸月事仍以时而来。法宜养兼流气化凝治之。

怀牛膝　丹参　川楝子　桃仁　青皮　肉桂　当归　乌药　香附　延胡索　瓦楞子　降香片

某，肝脾不和，大腹结癖，攻窜作痛，甚至发厥。数年来痛势频作，块以益大，虑散则成胀。拟温通化癖。

延胡索　当归　小茴　肉桂　白芍　楂炭　五灵脂　炙草　乌药　丹参　姜

某，当脐痃癖有年，胸肋作痛，口干呕恶，舌腻苔黄，寒化为热，胃气不降，腑气不通。拟用苦降辛通之法。

左金丸　干姜　法半夏　陈皮　木香　郁金　竹二青　佛手　枳壳　白蔻仁　茯苓

某，胃脘稍舒，精神亦振，惟痞积硬大，不易消除。仍宜运脾化痞法。

党参　法半夏　茯苓　青皮　瓦楞子　焦白术　荆三棱　江枳壳　厚朴　木香　全当归　延胡索　生姜

某，寒气凝滞，腹瘕攻痛，春间败血，大便艰难。宜理气调荣。

当归　丹参　白芍　小茴香　炙草　台乌药　党参　淡吴萸　冬术　生姜

编者按：马培之调补脾胃颇具特色，在辨证时考虑天时、方土、禀赋、岁运、嗜好、性情等因素，善于将运气学说融入脾胃学说之中，运用脾胃运气学说全面分析病情，从而作出准确的诊断和治疗。马培之在诊治疾病过程中十分注重脾胃的调补，认为“人之五行，胃属土也；人之仓廪，胃也；人之达道，亦胃也。土能载万物，仓廪能贮万物，达道能聚万物，所以胃之为病，倍于他处”。宣透醒脾是孟河医学脾胃学术思想特色之一。马培之善用宣透醒脾法治疗脾胃病，常用佩兰、藿梗、黑料豆、大豆卷、荷叶等；用药时皆细究何药为君、何药为佐等。

何鸿舫

何鸿舫(1821—1889),后改名长治,为江南何氏医学世系第二十一代医。幼从居士姚椿习古文,为太学生,工诗善画,尤精书法。以家传兼能力学,故识验俱富。擅内科、外伤病,家设寿山堂药店,常备药罐炭炉,免费以助病家,贫无药资者并给药,誉满江南。《重固三何医案》下卷录其治案39则,后人辑有《何鸿舫编年药方墨迹》6卷。

脘痛、闷胀

左,初诊:烦心,木郁气阻,脘闷作痛,时嗳酸水;脉两关皆弦数,两尺俱见细软。系阳衰不能生上,火亏水旺,为噎膈之根,调理非易也。须节烦,少食乃可。

焦冬术二钱　法半夏钱半　炮黑姜四分　茯苓三钱　炒枳壳钱半　炒小茴香八分　煨益智一钱　广木香五分　泡吴萸四分　制附片五分　炒青皮钱半　香附炭三钱　肉桂五分　加姜汁炒竹茹钱半

二诊:脘胀得畅吐酸水而舒;嗳气未通,脉仍见涩。中州化运失宣。拟疏中法,以觇进止。

米炒党参二钱　制川朴八分　建曲二钱　泡吴萸四分　炒青皮钱半　焦白芍钱半　焦冬术二钱　木香五分　黑姜四分　茯苓三钱　炒小茴香八分　玉桔梗一钱　加姜汁炒竹茹钱半

三诊:腹胀呕酸俱得舒化,脉有起色。当从温理。

炒党参二钱　制小朴八分　山楂炭三钱　泡吴萸四分　炒青皮钱半　焦白芍钱半　焦冬术二钱　木香五分　炮黑姜四分　茯苓三钱　川楝子钱半　炙草四分　荔枝核三钱　加姜汁炒竹茹钱半

四诊:呕酸脘胀,俱得舒化,脉有起色;惟下焦运化未宣。拟和理法。

炒党参钱半　制小朴八分　酒炒白芍钱半　茯苓三钱　炮黑姜四分　炒青皮钱半　山楂炭三钱　制於术钱半　炒川楝子钱半　广木香五分　炙草四分　泡吴萸四分　姜汁炒竹茹钱半　加荔枝核七枚

左,初诊:温中,以理脘痛吐酸。

焦茅术钱半　炮黑姜六分　泡吴萸四分　制附片五分　法半夏钱半　广皮八分　煨益智钱半　广木香五分　尖槟榔钱半　山楂炭三钱　茯苓三钱　加砂仁末四分(冲)

复诊:脘痛吐酸虽减,脉细涩无力。肝脾气化失宣。踵前法和理。少食为妙。

焦冬术二钱　煨益智钱半　山楂炭三钱　炮黑姜四分　炒青皮钱半　广木香五分　炒枳壳钱半　法半夏钱半　白茯苓三钱　泡吴萸四分　炒小茴香五分　官桂五分　加砂仁壳六分

左,初诊:温中,以理脘痛。

焦冬术钱半　法半夏钱半　焦建曲二钱　炒小茴香五分　茯苓三钱　砂仁末四分(冲)　煨益智一钱　炮黑姜四分　制附片五分　泡吴萸四分　广陈皮八分

复诊：脘痛止。而中气甚亏。宜从前法温养。

炒党参钱半　煨益智一钱　炒归身钱半　山萸肉钱半　炙甘草四分　焦冬术钱半　法半夏钱半　炮黑姜四分　焦白芍钱半　广陈皮八分　加砂仁末四分(冲)

沈，二十二岁，壬中六月二十六日复。脘痛嗳酸虽减，脉细涩。肝脾犹未和也。踵前法温疏。

焦冬术钱半　煨益智钱半　炒枳实钱半　白茯苓二钱　广木香四分　焦白芍钱半　山楂肉三钱　炮黑姜五分　炒小茴香六分　广陈皮一钱　加砂仁末四分(冲)　公丁香五只

蒋右，四十一岁，壬申六月二十六日。脘痛久，脉涩。肝脾失运，当用温疏。

焦冬术钱半　炒归身钱半　广木香四分　泡吴萸四分　煨益智钱半　炮黑姜五分　炒枳实钱半　炒小茴香六分　法半夏钱半　广陈皮一钱　白茯苓二钱　加砂仁末四分(冲)　官桂四分

王右，四十四岁，乙亥八月初四日巳刻。脘痛吐酸常发，又兼咳呛，脉弱。当用滋养，切忌生冷。

炒党参钱半　焦冬术钱半　炒苏子二钱　山楂肉三钱　款冬花钱半　煅牡蛎三钱　炮黑姜四分　广木香四分　炙甘草三分　炒枳实钱半　茯苓三钱　广陈皮一钱　加白蔻壳四分　冬瓜子三钱

左，脘闷嗳腐得平，脉浮数，气机不舒。惟因秋暑之感，恐肝弱不摄，拟柔养法。

潞党参钱半　酸枣仁三钱　秦艽钱半　龙齿三钱　陈皮八分　炙草四分　制於术钱半　辰茯神三钱　远志钱半　门冬二钱　苏子钱半　沉香片八分　加姜汁炒竹茹钱半

左，脘胀减。木郁之火不熄。脉数不和。踵清化法。忌生冷油腻为要。

生归尾钱半　炒山栀钱半　山楂炭三钱　茯苓三钱　怀牛膝三钱　生甘草四分　炒枳壳钱半　秦艽钱半　生鳖甲三钱　炒麦芽三钱　佛手柑八分　炒青皮钱半　冬瓜子三钱　加白蔻壳六分

左，肝胃不和，时作虚热，脘闷而吐，脉涩。暂从疏化法。

制首乌二钱　法半夏钱半　山楂炭三钱　炒枳壳钱半　陈皮八分　土炒冬术钱半　广木香五分　延胡索二钱　白茯苓三钱　生草四分　加荷蒂四枚　白蔻壳六分

左，腹胀后，大吐瘀血，痞痛脘闷，脉细涩。肝脾久困。须节力少食，免致重发。

焦冬术二钱　广木香五分　炒苏子钱半　泡吴萸四分　炒小茴香五分　山楂炭三钱　炒枳壳钱半　焦白芍钱半　炮黑姜四分　大腹皮二钱　茯苓三钱　炒青皮钱半　加姜汁炒竹茹钱半　官桂五分

痞积、鼓疾

徐，五十二岁，乙亥五月初三日未刻。咳呛气逆，兼有腹胀作泻，脉细涩。肺脾交困，将成鼓疾矣。

潞党参钱半　焦冬术钱半　炒山萸肉钱半　广木香四分　炮黑姜五分　泡吴萸四分　山楂炭三钱　茯苓三钱　广陈皮一钱　煅牡蛎三钱　炙甘草四分　焦白芍钱半　加砂仁壳六分　官桂五分

施，二十八岁，岁丁丑正月二日申刻。有下血之根，近乃腹痛作胀，脉细涩。将成鼓疾矣。

炒党参钱半　焦冬术钱半　煨益智一钱　炒枳实钱半　广木香四分　泡吴萸四分　大腹绒钱半(洗)　香附炭二钱　广陈皮一钱　茯苓三钱　炒小茴香六分　加砂仁壳六分　炮黑姜四分

龚右，四十四岁，丁丑二月十二日辰刻。肝郁气阻，脾不克运，致痞积；临经腹痛；脉数无力。当用和理。少食为佳。

焦冬术钱半　酒炒归尾二钱　香附炭三钱　广木香四分　泡吴萸四分　炒白芍钱半　炮黑姜五分　炒枳实一钱　广艾绒一钱　茯苓三钱　甘草三分　加官桂四分　砂仁壳六分

朱，二十四岁，丁丑三月十二日未刻。腹胀足肿，脉细涩。系劳力食冷所致，鼓疾已深矣。

炒党参钱半　焦白术钱半　煨益智钱半　广木香四分　炒枳实钱半　炮黑姜五分　大腹绒钱半(洗)　泡吴萸四分　广陈皮一钱　山楂炭三钱　炒小茴香六分　加砂仁壳六分　官桂五分

锦荣，庚辰九月初八日申刻。力伤食冷，腹胀足肿，脉弦细不应指。肝脾交困，鼓疾之重候也。少食为妙。

焦冬术钱半　煨益智钱半　炒枳实钱半　大腹绒钱半洗　香附炭三钱　广木香四分　制附片五分　炮黑姜五分　炒青皮钱半　茯苓三钱　炒小茴香七分　加砂仁末四分(冲)

复诊：庚辰九月十一日午刻复。腹胀足肿略减，咳呛气逆多痰，脉细数无神。尚非安境也。

炒党参钱半　焦冬术钱半　炒苏子钱半　茯苓三钱　广木香四分　山楂炭三钱　煅瓦楞壳四钱(杵)　炮黑姜四分　炒小茴香六分　大腹绒钱半(洗)　香附炭三钱　炒青皮钱半　加姜汁炒竹茹钱半　官桂四分

陈,二十六岁,岁庚辰九月十日巳刻。劳热久缠,积痞作胀,脉弦数不和。肝液枯,脾不克运,恐延鼓疾。忌生冷少食为要。

秦艽钱半　生鳖甲四钱　生归尾钱半　炒枳实钱半　真建曲三钱　炒青皮钱半　茯苓三钱　山楂炭三钱　老苏梗一钱　广木香四分　炒黄芩一钱　加白蔻壳六分　姜汁炒竹茹钱半

吴,十七岁,庚辰十二月十八日午刻。食冷不消,下血后腹胀,脉细涩。肝脾已困,鼓疾之重候也。

焦冬术钱半　煨益智钱半　炒枳实钱半　广木香四分　炮黑姜五分　大腹绒钱半(洗)　香附炭三钱　茯苓三钱　泡吴萸四分　炒小茴香六分　炒青皮钱半　加砂仁末四分(冲)　川椒目四分

杨,八月十六日。脾虚失化,肝郁气阻。纳食不消,脉涩。恐成虚鼓之候,非易愈。

焦冬术钱半　煨木香五分　煨益智钱半　焦白芍钱半　鳖甲四钱　香附炭三钱　炒干姜七分　尖槟榔钱半　广陈皮钱半　制附片五分　加砂仁末四分(冲)

左,劳力食冷。腹胀,泄泻交作,脉细涩。肝脾久困,鼓疾有日深之势矣。

焦冬术钱半　炒枳壳钱半　广木香五分　香附炭三钱　白茯苓三钱　煨益智钱半　炮黑姜四分　大腹皮钱半　制附片五分　炒小茴香五分　炒艾绒一钱　炒青皮钱半　加砂仁壳六分

左,力伤,气屏,食冷。腹胀,偏体浮肿,脉细数。肝脾交困,鼓疾有日深之势矣。

生黄芪钱半　炒枳壳钱半　桑白皮钱半　茯苓皮三钱　炒小茴香三分　炒青皮钱半　青防风钱半　地骨皮钱半　炒苏子钱半　大腹皮钱半　山楂炭三钱　炮黑姜四分　加白蔻壳六分　冬瓜皮三钱

左,腹胀足肿,两便不行,脉细不应指。肝脾交困,鼓疾有日深之势。少食为妙。

焦冬术钱半　广木香五分　茯苓三钱　炒小茴香五分　炮黑姜四分　炒麦芽三钱　炒枳壳钱半　制附片五分　尖槟榔钱半　香乌药一钱　香附炭三钱　炒青皮五分　加砂仁壳六分

左,劳倦食冷,致腹痛下血,作服,脉细软。脾阳衰,木郁气阻。鼓病之重候也。

炒党参三钱　炒萸肉钱半　广木香五分　槐花炭三钱　泡吴萸四分　炙草六分　焦冬术三钱　制附片五分　焦白芍钱半　炮黑姜五分　茯苓三钱　陈皮八分　加炒艾绒八分　禹余粮三钱

左，向有痞积，渐至腹胀牵及胁肋；又兼咳呛，脉细弱无力。关肝脾肺交困，调复非易也。

土炒於术钱半　广木香五分　炒枳壳钱半　煨益智钱半　酒炒白芍钱半　炒当归身钱半　香附炭三钱　大腹绒钱半　炮黑姜四分　茯苓三钱　冬瓜子三钱　加砂仁末四分(冲)

左，向有痞积不发，近乃脘闷腹膨，周体浮肿头痛，身足麻木，间发咳嗽；脉细数不和。系营虚气无所附，调理非易也。暂从肝脾和理，未知合否。

生芪　生归尾　生地　白芍　桑皮　腹皮(洗)　川芎　地骨皮　枳壳　麦芽　茯苓　青皮　鲜竹茹　荆芥

左，向有痞积脘闷，腹胀足肿，纳谷即吐，脉细涩。暂从温疏。忌生冷，少食为妙。

焦冬术钱半　法半夏钱半　广木香五分　炒川连四分　泡吴萸四分　炒小茴香五分　煨益智钱半　炒枳壳钱半　炮黑姜四分　香附炭三钱　茯苓三钱　炒青皮钱半　肉桂五分　加姜汁炒竹茹钱半

左，痞积，腹胀不减，兼有腹痛，小便不行，脉细不应指。肝脾交困，鼓疾有日深之势矣。

尖槟榔钱半　广木香五分　茯苓三钱　炒麦芽三钱　真建曲二钱　炒青皮钱半　炒苏子钱半　炮黑姜四分　大腹皮钱半　炒川楝子钱半　泡吴萸四分　乌药六分(磨冲)　加砂仁壳六分

左，气阻伤中，腹胀发热，脉左数右弱。肝脾交困。不节食恐易延鼓疾。

焦冬术钱半　炒枳壳钱半　泡吴萸四分　茯苓三钱　大腹皮钱半　炒麦芽三钱　炒归尾钱半　香附炭二钱　炮黑姜四分　炒山栀钱半　炒苏子钱半　炒青皮钱半　冬瓜子三钱　加姜汁炒竹茹钱半

左，肝郁气阻，烦火上炽。痞积作胀且痛，脉细不应指。肝脾交困，恐不离乎鼓疾也。少食为妙。

焦冬术钱半　香附炭三钱　炒山栀钱半　茯苓三钱　炒小茴香五分　炮黑姜四分　炒归尾钱半　炒延胡索二钱　炒丹皮钱半　木香五分　炒青皮钱半　泡吴萸四分　加姜汁炒竹茹钱半　肉桂五分(劈碎同煎)

左，气郁食冷。腹胀痞痛，艰于小便，脉细涩。肝脾交困。不节食必延鼓疾。

焦冬术钱半　法半夏钱半　炮黑姜四分　香附炭三钱　炒小茴香五分　茯苓三钱　煨

益智八分　炒枳壳钱半　大腹皮钱半　炒青皮钱半　炒麦芽三钱　官桂五分　加姜汁炒竹茹钱半

左，鼻血咳呛，又兼腹胀，脉来细数。衰年肝脾大伤，恐延成鼓疾。

焦冬术钱半　大腹绒钱半　鳖甲三钱　炒苡仁三钱　广陈皮八分　炒枳实钱半　大秦艽钱半　桑白皮钱半　川郁金钱半　香附炭三钱　加冬虫夏草钱半

左，腹胀发肿，又兼咳呛多痰，脉细数不静。关劳力，气阻、食滞。不节食必延鼓疾。

焦冬术钱半　炒枳壳钱半　煅瓦楞子三钱　建曲二钱　炒山栀钱半　炒青皮钱半　炒归尾钱半　款冬花钱半　山楂炭三钱　茯苓三钱　炒小茴香五分　冬瓜皮三钱　加姜汁炒竹茹钱半

左，咳呛止，气逆未舒，痞积不减，脉细软无力。踵前法温理。少食为妙。

潞党参二钱　焦冬术二钱　炒归身二钱　广陈皮八分　枸杞子三钱　炙甘草四分　炒枳壳钱半　广木香五分　茯苓三钱　五味子三分　炒苏子钱半　炮黑姜五分　加砂仁壳六分　官桂五分

右，寒热乳胀后，脘闷腹膨，脉细涩。当从和理。不节食，必延鼓疾。

焦冬术二钱　广木香五分　香附炭三钱　炒枳壳钱半　炒山栀钱半　炒小茴香五分　炒归尾二钱　焦白芍钱半　茯苓三钱　泡吴萸四分　炒青皮钱半　加砂仁壳五分　炒麦芽三钱

左，腹胀作泻，脉细涩。是肝脾失运也。不节食，恐延鼓疾。

焦冬术钱半　炒枳实钱半　泡吴萸四分　香附炭三钱　广皮八分　大腹绒钱半　煨益智钱半　广木香五分　炮黑姜四分　焦白芍钱半　茯苓三钱　官桂五分　加砂仁末四分(冲)

左，腹胀肢肿，脉来细涩。脾肾气化无权。鼓疾已深，难以得效也。

炒茅术钱半　煨益智钱半　制附片五分　炮黑姜四分　茯苓三钱　广陈皮八分　炒枳壳钱半　广木香五分　大腹绒钱半　焦白芍钱半　炒小茴香五分　加砂仁末四分(冲)　胡芦巴二分

左，痞痛下血，腹胀，脉涩。肝脾已伤，恐易致鼓疾。

焦冬术二钱　炒枳壳二钱　炮黑姜四分　泡吴萸四分　茯苓三钱　木香五分　陈皮八分　煨益智钱半　焦白芍钱半　大腹绒钱半　槐花炭三钱　加砂仁末五分(冲)　炙艾绒八分

左，腹痛下血，脉细涩。当从温理。不节劳、食，必延鼓疾。

焦冬术二钱　炒归尾钱半　炒枳壳钱半　广木香五分　炮黑姜四分　香附炭三钱　焦白芍钱半　槐花炭三钱　茯苓三钱　泡吴萸四分　炒青皮钱半　水炙草四分　加砂仁壳六分　红米一撮

左，不忌咸冷，泄泻带血，腹胀且痛，脉细不应指。肝脾交困。不节食，必延鼓疾。

炒党参钱半　炒萸肉钱半　广木香五分　制附片五分　槐花炭三钱　炙草四分　焦冬术钱半　补骨脂钱半　炒黑姜四分　焦白芍钱半　炒青皮钱半　茯苓三钱　加砂仁壳六分　炒艾绒八分

左，腹胀，得下紫血乃舒，脉细涩，脘闷腰痛。肝脾久伤，不节食，必延鼓疾。

焦冬术二钱　炒枳壳钱半　焦白芍钱半　泡吴萸四分　茯苓三钱　炙甘草四分　炒归尾钱半　广木香五分　炮黑姜四分　槐花炭三钱　炒川楝子钱半　炒青皮钱半　加砂仁壳六分　酒炒枸橘李一枚（打）

左，疟后积痞作胀，骨热脉数。当从和理。忌生冷，少食为妙。

焦冬术钱半　生鳖甲三钱　广木香五分　炒山栀钱半　炒青皮钱半　白茯苓三钱　炒归尾钱半　炒枳壳钱半　焦白芍钱半　山楂炭三钱　炒川楝子钱半　炒麦芽三钱　冬瓜子三钱　加白蔻壳六分

左，面浮肢肿，腹膨溲少，便溏。此脾虚健运失常，湿胜于中，肾虚关门不利，水生于下，脾肾两虚。法当通补兼施，以防肿满。

炒党参二钱　焦白术二钱　桂枝五分　猪苓三钱　泽泻二钱　赤苓三钱　神曲三钱　冬瓜皮三钱　加瓜蒌皮六分

腹胀、腹痛

史兄，癸酉四月十一日未刻复。腹胀已松，而纳食总不能健运。由中气虚失于鼓化。踵前法温养。

炒党参三钱　焦冬术钱半　煨益智一钱　炙甘草四分　广木香四分　炮黑姜五分　淡附片五分　煅牡蛎三钱　炒枳实钱半　炒小茴香六分　茯苓二钱　加公丁香五只　砂仁末四分（冲）

胡，四十三岁，乙亥十月初八日午刻复。寒热止，腹胀亦减，惟脉细涩。肝脾已困，故疾难愈。

焦冬术钱半　炒枳实钱半　广木香四分　炮黑姜五分　香附炭三钱　大腹绒钱半

(洗) 茯苓三钱 焦白芍钱半 广陈皮一钱 炒小茴香六分 炒麦芽三钱 加砂仁壳六分 冬瓜皮三钱

沈,二十四岁,丙子三月二十日巳刻。热久,腹胀,脉数。当用疏化。少食为妙。

焦冬术钱半 生归尾钱半 炒枳实钱半 广木香四分 生鳖甲四钱 焦山楂三钱 炒麦芽三钱 白茯苓二钱 秦艽肉钱半 炒小茴香六分 广陈皮一钱 加冬瓜子三钱 砂仁壳六分

陆,三十九岁,丙子五月二十三日酉刻复。腹胀虽减,脉仍细。脾气化失司,调复非易也。

炒党参钱半 焦冬术钱半 广木香四分 广陈皮五分 炮黑姜五分 炒枳实钱半 大腹绒二钱(洗) 茯苓三钱 炒小茴香七分 香附炭三钱 泡吴萸四分 加官桂五分 砂仁壳六分

杨右,三十一岁,丙子闰月初三日。午刻食冷,腹胀足肿,脉涩。温肝脾以理之。切忌生冷。

炒党参钱半 焦冬术钱半 广木香四分 炮黑姜五分 泡吴萸四分 大腹绒钱半(洗) 广陈皮一钱 炒枳实五分 山楂炭三钱 茯苓三钱 炒小茴香六分 加砂仁壳六分 冬瓜皮三钱

复方:初六日去冬瓜皮,加官桂五分。

孙,四十四岁,庚辰八月初三日巳刻复。腹胀已除,惟时唦沫痰,脉有数象。当用和理。少食为妙。

炒党参钱半 焦冬术钱半 炒枳实钱半 炒山栀钱半 泡吴萸四分 山楂炭三钱 茯苓三钱 炒川楝子钱半 炒青皮钱半 广木香四分 加姜汁炒竹茹钱半 公丁香十粒

曹,四十四岁,庚辰九月十一日午刻复,呕吐腹痛后,发热,脉数。当用和理。忌生冷,少食为妙。

生黄芪钱半 焦冬术钱半 炒枳实钱半 广木香四分 茯苓三钱 炒地骨皮钱半 山楂炭三钱 炒苏子钱半 广陈皮八分 煅牡蛎三钱 生甘草三分 加细桑枝四钱 藕节四枚

赵,辛巳九月十九日。中州阻滞,运化维艰。纳少腹闷,溺赤,发咳,脉虚弦。当从两太阴温疏。

焦冬术钱半 煨益智钱半 炒苏子二钱 炮黑姜四分 煅瓦楞壳五钱(杵) 炒枳实钱半 炒小茴香六分 炒麦芽三钱 赤茯苓三钱 炒青皮钱半 炒黑山栀钱半 加姜汁炒竹

茹钱半　砂仁壳六分

左，气虚感寒。腹肿而胀，脉涩。属肝脾两损，上逆可虞。

焦冬术钱半　制附片五分　煨木香五分　炒萸肉钱半　焦白芍钱半　炒党参钱半　炮黑姜四分　炒怀膝三钱　茯苓三钱　炒小茴香五分　加砂仁末四分(冲)

复诊：腹胀略舒，而脉濡。肝脾已伤，调复非易也。

焦冬术钱半　炒党参二钱　炮黑姜四分　焦白芍钱半　炮吴萸四分　炒归尾钱半　制附片五分　大腹皮钱半　煨木香五分　茯苓三钱　加冬瓜皮三钱　砂仁末四分(冲)

左，腹痛后，下焦积滞未化，下多秽粪；燥热日灼，每致攻痛上气；脉右数而左关细弱，舌干失润，口渴殊甚。是肝肺液亏，宿垢无由滋达也。拟化滞利肝之法，未知合否，但得转愈为佳。

生归尾二钱　炒枳实钱半　香附炭三钱　酒炒黄芩钱半　酒炒白芍钱半　广陈皮八分　炒蒌皮钱半　广木香五分　炒麦芽三钱　建神曲三钱　炮黑姜四分　生甘草四分　加白蔻壳四分

左，便泄已止，惟腹硬仍然。厥阴受阴寒。法宜辛通。

桂枝五分　赤苓三钱　山楂肉三钱　泽泻钱半　吴萸四分　白术二钱　川楝子钱半　加荔枝核四钱　橘核三钱

左，杂食伤脾、腹痛且疾，脉细涩。当从肝脾温理。忌生冷，少食为要。

焦冬术二钱　生鳖甲三钱　广木香五分　炮黑姜四分　炒麦芽三钱　炒归尾二钱　炒枳实钱半　山楂炭三钱　白茯苓三钱　炒小茴香五分　炒青皮钱半　官桂五分　加砂仁壳六分

右，温养肝脾，以理腰腹作痛。

焦冬术二钱　枸杞子三钱　煨木香五分　焦白芍钱半　香附炭三钱　炒归身二钱　炒怀膝三钱　炮黑姜四分　炒艾绒八分　炙甘草四分　加砂仁末四分(冲)

泄泻

陶右，二十五岁，丁丑二月二十四巳刻复。腹痛泄泻略减，咳呛除，脉涩。照前法和理，调复非易也。

炒党参钱半　焦冬术钱半　炒苏子二钱　五味子四分　广木香四分　炒小茴香六分　款冬花钱半　煅瓦楞四钱　炙甘草三分　茯苓三钱　山楂炭三钱　广陈皮一钱　砂仁壳六分　煨姜二片

左，向有怔忡之根。迩年时发泄泻腹痛，下之不畅；下后必精神疲惫，间有头晕；脉左部关尺细数，寸部微弱；右三部细数不调。病属思虑伤脾，脾不健运；下焦亦复木郁，气滞失化，恐延气虚中满。当此秋暑，似宜从肝脾和理；入冬可进温养。夜膳仍宜少食，管见祈裁用之。

生芪　制术　当归身　木香　炮姜　白芍　吴萸　炒芩　楂炭　煨肉果　水炙甘草　炒青皮　砂仁壳　酒炒枸橘李

复诊：秋燥退，清肃令行。

党参　制於术　炒菟丝　木香　破故纸　黑姜　白芍　水炙甘草　辰砂拌茯神　炒山萸肉　吴茱萸　炒青皮　砂仁末（冲）　荔枝肉

左，温养肝脾，以理痛泻，脉涩。

焦茅术钱半　煨木香五分　焦白芍钱半　泡吴萸四分　补骨脂钱半　广陈皮八分　炮黑姜四分　煨肉果八分　茯苓三钱　炒萸肉钱半　炒薏仁三钱　加砂仁末四分（冲）

左，温养脾肾，以理腹痛、作泻。

焦冬术二钱　广木香五分　煨肉果一钱　茯苓三钱　怀山药二钱　炙甘草四分　炮黑姜四分　焦白芍钱半　炒菟丝子钱半　炒小茴香五分　制首乌三钱　陈皮八分　加荷叶一角

左，日痛已退，咳呛，泄泻未已，脉细数。当从和理。忌生冷，少食为妙。

生黄芪钱半　炒枳壳钱半　炮黑姜四分　山楂炭三钱　茯苓三钱　水炙甘草四分　制首乌三钱　广木香五分　真建曲钱半　泡吴萸四分　煅瓦楞壳三钱　炒青皮钱半　酒炒枸橘李一枚（打）　加白蔻壳六分

左，暑、湿、食交结，发为洞泄，脉涩。暂从疏化。忌生冷，少食为要。

焦茅术钱半　广藿梗钱半　广木香五分　茯苓三钱　山楂炭三钱　生甘草四分　制川朴一钱　炮黑姜四分　真建曲二钱　炒黄芩钱半　老苏梗钱半　炒青皮钱半　酒炒枸橘李一枚（打）　加白蔻壳六分

痢

席士兄，乙亥八月十四日申刻。血痢久，头眩心宕，脉软弱无力。关多步气屏络伤。当用温理。少食为要。

潞党参钱半　制於术钱半　炒山萸肉钱半　补骨脂二钱　广木香四分　酒炒白芍钱半　槐花炭钱半　泡吴萸四分　炙甘草三分　煅龙骨三钱　茯苓二钱　广陈皮一钱　加砂仁壳六分　广艾绒五分

梅翁窗，己卯十月初一日巳刻。肠澼腹痛略舒，脉细软无力。关劳心过度，肝脾甚弱。须节养，少食为佳。

生黄芪钱半　制於术钱半　酒炒归尾钱半　广木香四分　炮黑姜四分　焦白芍钱半　煅牡蛎三钱　广陈皮八分　辰砂拌茯神三钱　山楂炭三钱　水炙甘草三分　炒枣仁二钱　加砂仁末四分(冲)　藕节四枚

左，初诊，自秋燥起患滞下，继以肠红，今则血痢不止，日夜有十余行，痔坠不收，腹痛殊甚，后重疲痛。舌红，中间脱液，有白糜。艰下安睡，淹缠至今已一季余矣。诊脉左部细数而弱，重按无力；右寸软，关尺两部细数且弦不调。病从秋晚，因暑、湿、热，兼以气郁、食滞而致；挟热伤阴，肝脾气化失宣，肺失清肃。发为干哕，由下元滋化无权，热日炽，真阴日耗，噤口可虞也。勉拟滋阴清热，参以和肝一法，未知合否。

归尾　白芍　木香　山楂　赤苓　枳壳　炮黑姜　黄芩　地榆　丹参　甘中黄　青皮　酒炒枸橘李　藕节炭(研冲)

再诊：得畅下宿瘀，后重略舒；而脘闷，烦热上升，舌干红，奇渴引饮；脉细数无才。病由热积于下而起，得热升乃是正理。然上焦真精已耗，火极劫阴，有口糜干恶之坏病。拟养阴化热法。照前方去归尾、枳壳，加参须、扁豆衣。

三诊：红痢腹痛偶减，尚有十余行；腰胯酸疼不已，略能安眠；舌糜退而淡红无液；脉细数无力，关尤觉软弱。痢久肝无所制，致烦火烁阴，当此春令发升，调理非易也。踵育阴清热，参以化滞法。

生黄芪　制首乌　广木香　炒黄芩　丹参　青皮　归尾　炮姜　生白芍　地榆炭　辰砂拌茯神　甘中黄　棕榈皮　白蔻壳

左，红痢经久，腹痛；近发咳呛，痰阻气塞，脉弱。肺脾交困，霜节恐重发。

炒党参钱半　炒萸肉钱半　炒苏子钱半　炮黑姜四分　炙草四分　广木香五分　焦冬术钱半　款冬花钱半　泡吴萸四分　焦白芍钱半　茯苓三钱　广陈皮八分　炒艾绒八分　加砂仁末四分(冲)

左，赤痢月余，腹痛后重已减，脉弦数。宜清化法。

煨葛根钱半　酒炒黄连三分　炮姜四分　木香四分　山楂炭三钱　炒青皮钱半　赤茯苓四钱　地榆钱半　加益元散钱半

左，滞下红白交并，腹痛后重，月余不已；头眩胸闷，脉细涩无力。关营液久伤，恐延噤口之重候。

煨葛根八分　炒黄芩钱半　广木香五分　炒青皮钱半　生甘草四分　炮黑姜四分　炒归尾钱半　炒枳壳钱半　焦白芍钱半　尖槟榔钱半　白蔻壳六分　加酒炒枸橘李一枚(打)

左，肠澼腹胀，脉细涩。是脾不运化，滞积下焦。当用温理。

土炒茅术钱半　广木香五分　炮黑姜四分　山楂炭三钱　茯苓三钱　炒枳实钱半　焦白芍钱半　泡吴萸四分　煨肉果八分　广皮八分　加砂仁末四分（冲）　炒艾绒八分

左，和中以理滞下。

焦冬术钱半　煨木香五分　炒归尾钱半　香附炭三钱　尖槟榔钱半　生甘草四分　炮黑姜四分　炒黄芩钱半　焦白芍钱半　制首乌三钱　煨肉果钱半　加荷叶一角

复诊：滞下虽减，而腹痛仍作。肝脾犹未和也。踵前法和理。

制首乌三钱　焦冬术钱半　炮黑姜四分　炒黄芩钱半　茯苓三钱　广陈皮八分　炒归尾二钱　焦白芍钱半　怀山药二钱　炒小茴香五分　生草四分　加荷叶一角

单右，十六岁，壬申六月二十六日。痢久伤中，脉濡。当用温化。

炒党参钱半　广木香四分　地榆炭钱半　煨益智一钱　焦冬术钱半　焦白芍钱半　泡吴萸三分　广陈皮一钱　山楂炭三钱　茯苓二钱　炒枳实钱半　加砂仁末四分（冲）　炮黑姜四分

左，痢后元虚。腰痛骨楚，脉细涩。当从温理。忌生冷为妙。

炒党参钱半　炒萸肉钱半　焦白芍钱半　白茯苓三钱　炒青皮钱半　炙草四分　焦冬术钱半　炮黑姜四分　炒枣仁三钱　炒怀膝三钱　补骨脂钱半　官桂五分　加砂仁壳六分

左，痢减，脉虚软。亟宜补摄。

炙黄芪二钱　煨肉果一钱　怀山药二钱　赤石脂三钱　炒艾绒八分　茯神三钱　炙草四分　焦冬术二钱　焦白芍钱半　山萸肉钱半　炒黄芩钱半　炒归尾二钱　加干荷叶一角

左，痢久伤中，脉涩。衰年肝脾失运，调复非易也。

炒党参二钱　煨益智钱半　焦白芍钱半　泡吴萸四分　炒萸肉钱半　广陈皮八分　焦冬术二钱　广木香五分　炮黑姜四分　制附片五分　炙甘草四分　炒艾绒八分　加砂仁末四分（冲）

左，痢久伤中，遍体酸疼，气逆，兼有溏泄，脉细不应指。脾阳已困，严寒恐增剧。

炒党参二钱　炒萸肉钱半　广木香五分　制附片五分　白茯苓三钱　炙甘草四分　焦冬术二钱　补骨脂钱半　炮黑姜四分　焦白芍钱半　炒枳壳钱半　广陈皮八分　炒蕲艾八分　加砂仁末四分（冲）

左，滞下久，本元大伤，脉涩无力。老年患此，颇难取效。

焦冬术二钱　煨木香五分　茯苓三钱　炒小茴香五分　尖槟榔钱半　煨黑姜四分　焦

白芍钱半　泡吴萸四分　广陈皮八分　生甘草四分　加荷叶一角　广藿香一钱

编者按:何鸿舫在治疗疾病时遵李杲之学术思想。李杲学术思想的核心是脾胃之气,认为“脾胃之气既伤,而元气亦不能充,而诸病之所由生也”。临证治疗关键是“脾胃之气”,通过调补脾胃之气以补元气(是治疗疾病的基础),在此基础上可根据疾病的发病原因、病位、病性和气血阴阳不足的偏重,配伍不同药物以益气生血、调补阴阳。从其医案所载病例来看,何鸿舫无论治疗内伤、外伤、湿疮、瘘证、胎前产后、小儿惊风,还是治疗肺痨、劳倦以及肝脾俱伤之鼓疾等,均有丰富经验。尤其青浦属血吸虫病严重流行区域,何鸿舫医案中屡屡言痞、言下血、防臌胀者极多,他摸索出一套行之有效的方法,主张治在肝脾、法重温疏,既有法度,又富变化。

王堉

王堉(1822—1862),字蓉塘,号润园,出生于山西介休韩屯村一富裕之家。7岁入乡塾,刻苦攻读,后又研究经史和理学,学作诗词古文。道光二十一至二十二年(1841—1842),因母病开始学医,后受人延请,经常给人看病。王堉著有《脉案》《醉花窗医案》等,对后世影响颇大。《醉花窗医案》篇幅不大,仅5万余字,但所载医案中外感病18种、肝类病12种、心脏类疾病3种、脾胃病24种、呼吸病6种、肾类病6种、预断死亡病例5种、五官及外科疾病12种、妇产科疾病14种、儿科疾病5种,还有药物介绍及医者心得等。每则医案都详述患者的生活环境与发病缘由,特别是对患者的心理与表现的状态刻画,使人有身临其境的感觉。王堉在诊断方面注重切脉,通过脉断了解病因;在处方使用上突出凭脉象用方,所选方药多"参以古法",有时一方,有时多个古方顺次使用,治疗效果显著。

霍乱

管香病愈未一月,其兄伟卿大令,在都候选,忽有友人招饮,醉饱之余,又苦炎热,自恃气半咆西瓜一颗。臣后觉腹中绞痛,吐泻并作,夜已四更,遣人招余。余询其由知为霍乱,命服藿香正气丸,不必往视也。其家人逼之不已,疑予深夜懒行,因随之去。见伟卿呻吟不已,腹膨膨如鼓。余笑曰:西瓜作怪也。问小便利否?曰否。乃命其家人循腹极力推下之,不十度,腹中漉漉有声,溺下数碗,而痛少止矣。因仍使服藿香正气丸。次午衣冠来谢曰:西瓜如此可恶,余当与绝交也。为之一笑。

业师庞芸圃夫子,秋间抱丧弟之戚,忽患水泻,自辰至申酉如厕者三十余次,如桶泻水。继之以吐,困顿不堪。且时时作转筋,急遣人呼余至,问其形证,按其脉俱弦直,知为霍乱。以藿香正气散进,泻少止,而二刻许,复吐,所服药点滴无存,前病发作。至天明,转筋将近腹,两腿不可曲伸污便床褥。及余视之,神气仅属,濒于危矣,举家惶恐。余急命刺尺泽、委中二穴,出紫黑血半盏,刻许而吐定,可服药矣,仍煎前方与之,逾时安卧,至午后则腿舒而泻少止。至晚又进一剂,三日而安。而先生知无害,便不服药。余视之见其皮粘于骨,面色青黯,乃以老亲在堂之说,竭力劝之方许焉,告以香砂六君子汤。半月始得如常,而出入动作矣。

吐血

穆某之副夥,忘其姓名。素有呕血疾。因见穆某病危,铺事纷集,以急躁故,呕血转甚,亦求余治。余问曾服药否?曰:药不离口者数年矣。而作发无时,见逆事则益甚。为诊其脉,并不甚虚,左关弦滑如涌,且有坚象。余曰:此肝郁也。君初得病时,必因暴怒,此后必胁间时时刺痛,甚则呕,色必紫黯。曰:诚然,先生何如见也?乃以左金丸合颠倒木金散（郁金木香）解其郁，继用逍遥散舒其肝，命常服养血平肝之剂，戒其忿怒。一月而后酒肉来谢，余却而问其病，曰：服逍遥散后，已胸胁宽舒，血归乌有，先生命长服之药，不欲服也。余听之。

武芝田先生，崞县人，以名进士出宰陕西，后升榆林观察，以榆林地瘠，故在省遥领之。观察素豪於饮，以酒积得吐血疾。余在省候补，一日招余往视其病，谈及其病，观察曰：吐血数年矣，遇郁益甚。已更十数医。或曰思虑伤脾；或曰暴怒伤肝；或曰血热妄行。或效或否，而终未拔其根，可为吾一治也。余见其气体魁伟，面色红润，食饮兼人，知非虚证。为一诊之，则左部沉实，非病脉，右关沉弦而数。乃告曰：大人乃有余病，非不足病也。如思虑伤脾，则当怔忡健忘惊悸；如血热妄行，则当身热发渴，头晕目眩；如暴怒伤肝，则当两胁膨胀，胸膈不开，兼发呕逆。今无此诸证，则前医皆误也。以愚见参之，必是湿热内淫。热能瘀血，故所吐必血色紫黯，且时而成块。胃口多患刺痛，小便常赤，大便艰涩，时亦带血。观察曰：语语不谬，当作何治？余曰：先以葛花解酲汤清其胃，继用枳术胃苓丸行其瘀。再饮食淡泊以调之，不过一月，保不再犯矣。观察如言调摄。廿日而安。后观察内艰归里，以清风两袖，主讲吾汾之西河书院。余亦以内艰归籍。相隔六十里，文字往还甚密。

呕吐

备三之夫人，工诗善画，刺绣尤冠一时，人亦风流自喜，词辩滔滔。余在备三处闲谈，诸寅作斗叶之戏，余不喜此事，作壁上观。晚餐甫设，有媪自内出，启备三曰：太太不知何故，忽患心烦发呕，坐卧不安，闻王大老善医，急请入视。余偕备三入，则二婢扶坐，粉汗淫淫，作捧心状。急诊其脉，脾部细弱，左寸滑数特甚。乃曰：夫人所患是脾虚停痰症也。盖由思虑伤脾，饮食不化，平日必有健忘惊悸之疾。此时痰涎绕心包络，故烦呕交作。须先清其痰，后理其脾。清痰须用莲子清心饮（黄芩、麦冬、地骨皮、车前子、甘草、石莲子、人参、黄芪、茯苓），理脾须用人参归脾丸。病以渐来，亦以渐去，旦夕难全愈也。乃先以清心饮投之，二日而烦呕止。再进归脾汤，十日而四视之，病若失矣。

同乡张文泉司马，于余为同谱弟，丙辰春，先后入秦需次，公余则酒宴过从，其戚乔其亦介人，为楚郧阳府经，以提饷来秦，馆于文泉之室，文泉厚遇之。而乔鄙甚，饮食之外索洋烟，洋烟之外索衣服，又索小费。文泉稍拂之，则裂眦负气。久而不堪其扰，拟遣之去，又以军饷未齐，迟迟两月，临行诟谇百端，几乎握拳相向。文泉素讷于言，不能发泄，心甚恚之。一日由咸宁过余，余留晚餐，言次文泉含泪欲滴，余劝以不仁之人无可计较，既去矣，置之可也。文泉归馆，则气急腹痛，呕吐大作。急遣车邀余，至则痰涎溢地，犹张口作吐状，汗出如流，面带青色。诊之，则六脉俱伏。乃曰：此气郁而逆也，甚则发厥，急命捣生姜汁半碗灌之，刻许而吐定，然胸腹闷乱，转侧难安。乃以越鞠丸合顺气汤进之，至天明而腹舒，仍命服顺气汤，三日而愈。

先生之弟妇，患头痛发呕，饮食不思，时瘟疫盛行，疑为时症，余偶到塾，其侄兰芬兄言其状，并邀之治。问：身觉憎寒壮热乎？曰：否。问：身痛鼻塞乎？曰：否。然则非时症。诊其脉，则左关弦滑，余俱细弱。告兰芬曰：此脾虚肝郁也，作时证治，必散之，虚而散，则大误矣。兰芬请一方，因以逍遥散进。余过而忘之，越数日，见兰芬，告余曰：药才二服，病全除矣。

里中相周庞兄之母，年五十余，得吐食症。始以为霍乱，吃塘西痧药数粒，吐如故。又请一医以为气郁，用四七散开之，仍如故。庞求余治，余细问形症，即非霍乱，亦非气郁。按其脉，则右关弦甚，余各平平，乃顿悟曰：此水积也。病必小便不利，好饮水，胸膈闷滞，时兼头晕，病者点头称是。因以五苓散加苍术、木通利之，越日吐止。庞又请视，告曰：不必再视，但常服香砂六君子丸，不但不能停水，且大益于脾胃，于老人甚相宜也。庞遵之，其母遂健。

胃痞

裕州刺史李莲舫，幼与余为文字交，以辛亥孝廉由议叙得州牧，在京候选，与余同住襄陵会馆，寝馈共之，每日与各相好宴乐，暮出夜归，风寒外感，且数中煤烟毒最可畏。一日余卧中夜尚来(疑为未字)起，其弟小园促之曰：家兄病甚，速请一视。余急披衣视之，浑身颤汗，转侧不安。问之，则胸中烦闷特甚，欲吐不吐，且心头突突动。急提左手诊之，则平平无病状。余曰：病不在此也。易而诊右，脉寸关滑而泉涌。乃曰：此酒肉内薰，风寒外搏，且晚间煤火，渐而生痰。乃以二陈汤加麦芽、山楂、神曲，并芩、连、枳实等立进之，刻许安卧，至巳刻急起如厕，洞下红黄色秽物数次，午后胸平气定，进粥一盂。又欲趋车外出与友人作消寒之会，余急止之曰：朝来颠倒之苦竟忘之耶？一笑而罢。

后腊月莲舫西归，余移与小园同榻，一日天未明，闻小呻吟甚急，起而视之，病症脉象与莲舫无少区别。乃曰：君家昆玉，真是不愧，乃以治莲舫之药治之，所下与莲舫同，其愈之速亦同。晚间其仆乘间言曰：家主兄弟之病，幸老爷一人治之，若再易一医，必别生枝节，支曼不清矣。其言近阅历者，乃首颔之。

里中田大授，家少裕，而年老无子，妻悍不敢置妾，后以失业窘于财，郁而为病。城中有老医名荣同者，田素信之，请其诊视。荣曰：风寒外感也，散之不效。又视之曰：年老气虚也，补之益甚。荣穷于术，乃邀余治。诊其肝脉滑数，脾部见弦急，且三至一息。乃曰：君所患为肝气郁结，木来侮土，土已败矣。病可小愈，命不可保也。田似嫌其唐突，请示一方，余以逍遥散合左金丸进之。数服而病减，进饮食矣。又请视之，诊其肝脉稍长，而脾脉如故。知不能愈，乃以逍遥散敷衍之。半月，精神爽健，出入游行。值村中演优戏，相见于庙庑，告余曰：病已全除，当无恐。余曰：脉至不息方可。后半年，余赴都，及来春归，询之，已歒殁数月矣。

医士郭梦槐之妻，以家道式微，抱郁而病，发则胸膈满闷，胃气增痛，转侧不食。郭以茂才设童蒙馆，而赀不给馔粥，见其妻病，以为虚而补之。病益甚。乃来求余，诊其六脉坚实，人迎脉尤弹指。因告之曰：此气郁而成痰也，则发头晕，且增呕逆，久而胃连脾病，恐成蛊。郭求一方，乃以香砂平陈汤加大黄、枳实以疏之。二服而大解，病若失矣。

里人张兄清之妹，归宁数日，忽患胸满饮食不进，兼发呕作嗽，其母疑为胎。邀余治之。诊其六脉平，左关带滑象。因告之曰：病乃肝气不舒，郁而生火，且肝冲犯胃土，食必不思。乃以逍遥散加丹皮、山栀清之，二服而瘥。

定襄西厅程裕堂，都中人，春初到任，而定缺苦甚，岁入不足二百金，而定俗尤鄙陋不堪，一切起居日用多不遂意。又以老母在京，迎养则不给，不迎又不可，忧思抑郁，手生一疔，延本处牛医治之，牛屡施针灸，半月而后愈。然程素有积滞，兼日来忧郁，遂胸膈张满，饮食不思，精神倭惰，面目瘦削，牛以为病后大虚，用桂附补之，二服而满益甚。知余在县署，急衣冠来拜。幼安问其病，即指余告之曰：润翁医道如神，山陕诸相好，无不服者，宜请治之。余诊其脉，六部沉数，右关坚欲搏指。笑曰：君腹中如塞井而下之石，积滞无隙，宜乎饮食之减少也。此有余之症，急下之，则舒畅。误认为虚，则相悖矣。程曰：精神倭困，肌肉消瘦，非虚而何？余曰：俗医但知书上病，不知身上病，焉有是处。精神不足者，气血不流通之故；肌肉消瘦，饮食不生发之故也。盖脾胃为容受转输之官，积则无所容受，滞则不能转输，胃气一停，百脉皆败，无怪其然也。程请一方，以对金饮合保和汤合进之。两服而胸腹作声。洞下秽物数次，顷刻间，饥不可忍，神气亦清。晚笼灯而来，伏地作叩曰：此方真灵丹妙药，前尚未深信，今乃知俗医之多误也。余曰：人腹中如常平仓，最须年年出陈易新方好，但旧积既去，胃气尚弱，新物入口，停滞尤易，须节俭也。程首颔之。即折柬相邀，余怜其苦力辞之。越日余束装归里，程乃饬差送数里外。时雨后多泥，凡难行处，即转轮负毂。余遣之去，则曰：家主之命不敢违。过十里而后返。

同谱弟张月谭之姊，所适非人，贪而好气，以故时增烦闷，久而生痰，又久而积食，因之精神萎顿，饮食不思，膈满肚胀，自以为痨。一日同入城，月谭邀余诊之，则脉象沉伏，按之至骨而后见。告曰：此气郁痰也。胃气为痰气所壅，则清阳不升，浊阴不降，而头晕目眩，项粗口干，腹满便秘，诸症交作矣。病者称是。乃进以胃苓承气汤，二服后，下秽物十数次。又往视之，病者再三称快。命再一服，即继以香砂六君丸，不及半斤，当健壮倍於昔日矣。

腹痛、腹胀

邻人刘锡庆，商于楚，年三十余无子，父母共忧之。娶妻数年，百方调补终莫效。一日刘忽患腹痛，邀余往视。众以为霍乱，服藿香正气散不效。诊其六脉沉弱，知为阴虚。因曰：君腹痛必喜按，且时作时止，非常病也，且痛发必在脐下。刘曰：然。乃投以七味都气汤（方：

熟地、山萸、山药、丹皮、泽泻、茯苓、五味子）加肉桂二钱，两服而痛止。归后家人问其病，余曰：此阴虚血弱，腹痛易治，惟两尺细仅如丝，毫无胃气，恐命之不久也。越年许，余自京师归，已于数月前，以瘵终矣。刘本孤子，家极贫，以刘贾少裕，刘殁后双亲衰独，抚养无人，兼两餐不继。见者皆恻恻云。

里中钮某之妻，体素壮，忽患月事不至。始以为胎。久而腹痛，又以为虚，补之益甚。留连数月，腹大如鼓，饮食不思。迎余治之。诊其脉，两关坚劲。问：发渴乎？曰：前半日多渴，后半日方可。余曰：此胃热血结也。寻常必患胃热，发则胸膈如烧，甚则发咳，痰必稠。病者曰：良是。先以三黄四物汤破之，二服后下紫块十余，腹少减。又以两地地黄汤加山栀、连翘、通草，迭进之。逾月而潮至，然前后尚不齐也。命常服归芍地黄汤，数月后，如期血至，久而受孕矣。

裕州牧莲舫兄之夫人，号杏云，灵石漪泉翁女也。工书画，善音律，一切博奕棋酒，无所不通。适李时，莲舫尚诸生，劝之读书，不数年得乡举，后以誉录议叙牧裕州。杏云随之往，日行事件，多经其手。而莲舫多萎靡，且好狎邪游，并取二妓。以防捻不力失官，后虽开复，而空坐省城，益不自释，日与夫人反目。辛酉秋，夫人不得已回介，家道式微，翁姑俱老，诸事赖之保全。余曾一次，即为余画桃花春燕扇幅，至足感也。壬戌夏，忽遣人邀余，问之，则杏云病矣。急随之往，则衣饰楚楚，诊其脉，则六部沉伏。余曰：此郁滞也，宜逍遥散。夫人亦知医，点头称是。二服而全。又隔月，余赴捕厅之饮，先见晓圃。晓圃曰：兄来正好，五嫂又病矣，何不一视。入而问之，杏云曰：以为感冒，但觉憎寒发热，肢体沉困，用柴胡四物汤，一服而腹作痛，昨夕犹缓，朝来无止时矣。时疫气流行，恐其为疫，故请大哥一视。诊之则余脉俱平，惟右关颇实而滞。告曰：此非外感，亦非瘟疫，仍是食为气滞，故中脘不通。不惟增痛，且多胀也。况胸间作闷，时时作嗳气，以藿香正气散疏之则无病矣。杏是之，称不谬。乃处一方。越二日，遇晓圃於酒市，问之，则曰二服全愈，家五嫂命致谢焉。

相国之长媳，子禾之夫人也。性颇暴，而相国家法綦严，郁而腹胀，月事不至者两度，人世间以为孕，置而不问，且子禾未获嗣，转为服保胎药，则胀而增痛。一日子禾公退，偕与往视。诊其左关弦急，乃肝热郁血，以逍遥散合左金丸处之。子禾恐其是胎，疑不欲服。余曰：必非胎，若胎则两月何至如是，请放心服之，勿为成见所误。乃服二帖，腹减气顺，惟月事不至，继以加味乌药汤，两日而潮来，身爽然矣。至是每病必延余，虽婢仆乳媪染微恙，皆施治矣。

同谱王丹文茂才之父，余执子侄礼，少游江湖，权子母，工于心计，故握算持筹资无少缺。晚年出资在永宁州生息，忽为典商负千金，州郡控诉，未获归赵，忧郁而病，兼家务多舛，遂得气逆症。腹满身痛，转侧不安。他医投补剂，转增剧。丹文邀余诊视，其脉多伏，惟肝部沉坚而涩，且三二至辄一息。知为肝郁，因以苏子降气汤合左金丸进，三服而气稍舒。又视之，肝部有长象，又益颠倒木金散进之，十剂后，腹减而气舒，饮食进，精神作矣。一日留晚餐，座中仍令诊之，脉息如故，余未便明言，归语家人云：三伯肝脏已绝，病恐不起。家人曰：已愈矣，何害？余曰：此脉不关此病，此病易愈，此脉不可转也。况见肝脏，必死于立春前后。家人以余故神其说，置不信，余遂北上。至冬病作，竟医药无效，于腊月廿四日终于家。余由京归，家人语其事，咸诧异焉。

饮食伤

商友王定安庵，幼在京，权子母，工于心计而贪诈猬锁，兼嗜面食，年四十后，得脾劳病，遇冬更甚，医药数年矣。余常劝其节食节劳，而以经营生息，刻无暇晷。每食过饱，则痰嗽喘满，终夜不寝。壬子冬，疾增剧，乃俯余治。余进以健脾诸品，痰嗽少止，而狂啖如故，因之时发时愈。病甚则服药，稍痊则不肯，余以其不能调摄，置之不问。年终，风事匆匆，劳扰更甚，一日早起，则面目四肢俱浮肿，而烦满益不堪。余告其同事曰：脾绝矣。尚未立春，虽交木令，尚可到家，立春后则不能矣。盖肝木克脾土，促春必难过也。同事者不为意，延之。继请一同乡医视之，则曰：此水病，下之则愈矣。问用何药？则曰：舟车丸。余力陈不可，而病者误信之，急服三钱，肿未减，而卧不能兴。诊其脉若有若无。同事惟恐其殁于铺，急觅车傅人送还，出京甫数日，殁于松林店。计其时，立春后五日也。吁！人生固有命，而始则不知爱养，继则不信良言，迨疾不可为，又信庸医，以速成其烈属，亦愚之甚至矣。故录之，以为不知调摄者戒。

余在京用庖人某，忘其名，拙艺粗才，百无一长，以奔走枵饿之腹，骤得饱餐，啖饮兼数人之量。又常饮凉水，众止之，曰：余惯此，不吃茶也。一日忽患腹痛，少食辄吐，大便闭，汗出如雨，呼号辗转，众以为急症。余曰：此饱食伤胃，兼冷水凝结，大便通，则愈矣，故置不问。晚餐后，匍匐求余，挥涕不止，乃难之曰：疾由自取，余何能为？必欲余治尔病，先取十桶水，置两缸倾倒之，必足三十度，然后可。庖人曰：小人病莫能兴，十桶水何由致？余曰：不能则勿望余治也。不得已，饮恨力疾而起。同人以余为太忍。庖人乃取水如命倾倒之，未至二十度，腹中漉漉鸣，汗津欲滴，急如厕，洞下之，软不能起。同人扶之床，坦然睡去。二刻许稍醒，则腹虚体轻，求饮食矣。余入厨问曰：腹尚痛否？曰：不痛矣。尚作呕否？曰：不呕矣。乃曰：尔之病，我已治之愈，比汤药针灸何如？取水之苦，可不怪我矣。庖人惭惧叩头。又告之曰：后须少食，不然将复痛。庖人敬诺。

同寓者请其故，余曰：余命取水倾倒，则俯仰屈伸，脾胃自开，焉有不愈者。众乃服。或曰：何不用药？余曰：用平胃散合承气汤，未尝不可，但药可通其肠胃，不如令其运动，皮骨具开，较药更速也。

商人曹某，忘其名，豪于饮，而食量亦复兼人。夏月奔走发渴，多食生冷，遂致停滞，头痛发热，腹胀神昏。他医以为感冒，以风药散之，不效。乃迎余视。其右关坚大，右尺弦缓，并无浮象。乃曰：此饮食伤胃也，必见食作呕逆。弦者停饮之象，不去之不快也，此类伤寒中五症之一，视为外感，失之远矣。急以对金饮子（方：橘红、厚朴、苍术、甘草、生姜、大枣）加大黄、槟榔等破之，二服而腹减热退。五日后来谢曰：余未病时，常有呕逆手颤疾，不知何故？告之曰：此酒积也。试服葛花解醒丸，当必愈。曹即服之至半斤，而宿疾全清矣。

黑六，里中人，遗其名。一日腹痛欲绝，强步至门，跪求余治。余曰：何忽得此疾？泣诉曰：昨日吃莜面条半大碗，饭罢入瓜田渴甚，饮凉水二碗，归家则腹痛作矣。胸中如碗鼓甚，按之如刺。余曰：此食积也。但汝胸中如石塞窦无隙可通，用药治之，恐药弱而病强，攻之不破也。痛者曰：然则听之乎。余曰：尔欲病愈，须遣人扶掖，在田野中，往返疾行数百步乃可。病者辞以不能。余曰：不能则难治也。再三苦求，乃以大剂承气汤加麦芽、槟榔疏之。告曰：三服乃可。病者归，初服而胸中如坠，二服后下气暴作，急如厕，则如桶脱底，胸腹空虚，负耒而耕矣。

大同同年姜验熊，入京赴京兆试，与余同寓三忠祠，文酒谈宴甚相得也。秋初阴雨经旬，兼北人不耐潮湿，一日友人招饮，归来渴甚，饮水过当，越日而泻，日经数十次，颇觉困惫。乃自市补中益气汤提补之。次早，则头晕呕逆，腹痛身热，午后高卧不起。余叩其门，乃曰：今日病甚。余曰：夏月得泻疾，可去腹中糟粕，何必过计。姜乃以所服之药告。余曰：君何贸贸若此。姜曰：曾忆家君得泻疾，服此甚效，兹则增剧，实所不解。余曰：尊大人必年老气虚，中气不摄，日久滑泻，故以补中益气提之无不效者。君饮水过度，清浊不分，小便不通，水皆从大便而出，急宜疏利，乃反提之，若大便再不通，则腹鼓身肿，成大症矣。遂遣仆买胃苓丸（平胃散合五苓散）二两，令以姜水送之。次日而小便通，又次日而水泻止矣。

不食

里中庞守愚茂才之子，年四岁，忽患痛，浑身发热，见食作吐，汗出不止，已昏昏不知人。庞以训蒙在外，其家乏人经纪，听之，病增甚，乃转人求余治。往而问之，则以未出天花，邻媪以西河柳、胡荽等发之。提其腕，则脉颇弦大。问：饮食乎？曰：不食数日，且见食则吐，即粥不进矣。问：二便乎？曰：小便赤如血，大便绝无。按其腹胀甚，按胸则张口作痛状。乃告曰：此停食也，不下之，何能愈？乃以平胃散加芩连大黄以进，服后时许，下黑粪数粒，又下赤色粪数次，腹减而醒。又视之，则脉已小，惟胃气尚滞，又用保和丸加槟榔末而进之，晚即呼食，其母以蒸馒头付之，狂啖数口，三更后，病复发矣。次早又请治，得其状，乃责其母曰：小儿何知，食积甫去，顿令食面，恐新积较旧积难去也。仍令服平胃散，重用莱菔籽投之。嘱曰：不必再看，一月内谨忌食面，只可以米粥调之，若再发，则不治矣。其母惭而听之。多方调摄，适值中秋，共父酒肉致谢，余以文字交固却之。

医人强学潮之妻，蜂目而豺身，顽物也。夫殁后，益无忌，仇媳而爱女。在家则捶楚（殴打）其媳。其女适吾里王姓，粗悍不让其母，而其母年过六旬，往返吾里日数四，疾健如奔。壬戌春，气后食停，得心胃疼证。前尚忍之，后不可忍。延任医治之，任更愦愦，谓年老气虚，施补剂，服则痛滋甚。又请任治，任拒曰：疾不可为矣。其女家与前习天主教者为邻，知余看王病，乃请治其母，余本欲辞，而王再三怂恿。不得已，为一诊，见其右关实大而滑数，肝部亦郁。告曰：此气滞停食也，必与人争气后，遂进饮食，食为气壅，郁而作痛。其女从旁极赞余神，反诟其母，常劝尔勿食时生气，而尔不悛（改正），今谁怨焉！请一方。乃以越鞠平胃散加枳实，重用香附。告曰：两服后保无虞矣。后五日遇其女于街，则曰：母病已痊愈，称谢数四。

间壁郝源林之继室，虽再醮而抚子孙如已出，内外无间言，里党咸重之。秋初忽得不食症，精神馁败，胸膈满闷。且年过五旬，素多辛苦，以子廷楷来求余治。视之，则气乏面枯。问：头疼发热否？曰：否。诊之，右关独大，余俱平平，知为食积。告曰：病极易治，药须三服必全愈。病者摆手曰：余素不能吃药，吃药则吐。余笑曰：既不服药，此病又非针可除，难道医者只眼一看而病去也？请易以丸何如？病者有难色。其子曰：请一试之，万一丸药亦吐，则听之矣。病者应允，乃令服保和丸不一两当愈。其子为入城买保和丸，劝服之才三四钱许，则膈间作声，晚则洞下数次，越日而起，精神作，且思食也。后遇其子於途，称神者再再。

痢

又有银商，忘其名，夏得痢疾，医家以为火，用承气汤下之，逐日下数十次，又一医以为虚，补之，痢下止而胸满腹胀，委顿不起。司事者惧其死，邀伊表兄某引之出铺，在寺中凭一屋居之，又十余日医药罔效。其表兄已为市殓具矣。一日午饭后其表兄来请曰：舍亲病重，恐吓不能起，闻阁下脉理清真，欲往驾，以决生死，如可敬延半月。拟即遣之还家，较胜殁于旅舍也。余随而往视，屋中臭不可近，急命舁置他处，见其合眼朦胧，转侧之，并不知矣。提腕而诊之，俱微弱沉细，然至数匀称，惟右关独大，按之搏指。乃曰：此病因食积致痢，初医下其火，未去其食也。此时必肚腹膨胀，醒时见食作呕，病虽危，不惟不即死，并可生也。其表兄曰：果尔，请治之。乃以平胃散加神曲、麦芽等类进之，至夜解下秽物极多，腹平而知人矣。越日视之，脉小而气虚。因以真人养脏汤固其痢，三剂而痢止，略进食矣。因继以人参养荣丸半月而健。余当其病时曾见二次，不识其人，越两月，有以靴帽等踵门而谢者，不知何人，入门自称乃前病痢者也。叩头不起，谢曰：蒙先生再生之恩，不惟病愈，且健壮胜于往日，衔环结草所不惜也。余却其物而善遣之。

燕之表兄，遗其名，商于湖北。在楚得痢疾，芩连芍药之类，不啻数十服，痢少止，而困惫已甚。束装归里，至来春犹时时下血，四月燕偕来求余治。见其面白如石灰，气息增喘，坐移时而后语，一语数绝。睹此情形，殊增观望。哀之切。乃诊之，六脉微弱之极，而时有数象。问其病由，乃曰：此虽痢症，而沉绵经年，尚作痢治，医中无此理也。君气质本虚，加以寒凉大伤脾胃，阴阳将绝，此时下红，非痢疾，乃脾气不能统摄，非大滋补不可。乃命服地黄汤，加归、芍、肉桂，四服后，精神颇健，饮食少进。再来求诊，脉稍起，又告曰：此本宜服圣愈汤、养荣丸之类，所以先服地黄汤者，阴分尚有小热，今血热既清，可峻补矣。乃进以大剂圣愈汤，命十服后，接服人参养荣丸，其人谨遵之。一月后，衣冠酒肉而谢，精神顿作，议论风生矣。

同乡张七兄名守秩，其夫人患痢疾，屡治不效。托其戚梁某转邀余视之，则年五十余，人甚枯瘦。诊其脉，浮数特甚。问：发热否？曰：热甚。问：渴否？曰：渴甚。余曰：若然，则腹必胀痛也。曰：然。乃告张曰：外似虚，却是实证，非下之不可。张不然其说，曰：体素虚，况痢则愈虚，再下之恐不相宜，万一病不可补，微利之可乎？余告以利之无益，若再迟数日，恐内蕴攻胃，成噤口也。张不得已，嘱余开方。余以大承气汤进。归经数日，又请往视。余曰：此病当大效，何迟迟至是。问来人，则前方恐过峻，减去芒硝故也。乃告其来人曰：归语张某，不服芒硝，勿望余治也。来人归以实告，张勉强加芒硝服之，越半时腹中如坠，暴下如血块数次，病者气乏而卧，痢亦止矣。越日遣人又问，告曰：病已去，不必再下，但病实伤阴，以芍药汤和之，数剂则无误矣。归遂服芍药汤，半月而安。中秋备物作谢，言之始知其详。

编者按：王堉擅长从脾胃入手诊治疾病，包括一些急症、情志病等，常灵活应用平胃散及其类方，所治呕吐、便秘、经闭、郁证等，无论虚实，用方皆着眼于恢复脾胃升降之枢的功能。如在《醉花窗医案》中，王堉擅长应用平胃散及其类方治疗多种疾病，该方的着眼点当为湿、食所致积滞之证。食积作吐，用以健脾泻火；脾虚便秘，用以补气健脾；经闭腹痛，用以健脾祛寒；忧郁消瘦，用以健脾化积等。

赵履鳌

赵履鳌(1830—1904),字海仙,江淮名医,兴化人,祖籍高邮,世代行医,望重一方。他自幼学医,尽得家传,对中医典籍融会贯通,学识广博,颇有造诣,遵经而不泥古,善治疑难杂症,人称"赵半仙"。在清光绪年间与其他名医共同创建了"兴化医派"。兴化医派以勇于创新,"学不泥古",用药"轻、巧、灵、活"见长。在中医界有"江南叶天士,江北赵海仙"之谓。著有《霍乱麻痧辨证》《续辨证录》《阴阳五行论》《赵氏秘药》等。其不仅医术高超,且心慈仁,医德高尚,常为贫苦百姓义诊。《清代名医医案精华》载:"赵海仙……勤求古训,心得独多,亦儒者之医也,生平乐善为怀,尝谓'医为仁术,为医而不仁,何用为医?'乡里至今乐道之。"

痢疾

痢下纯红,后坠颇甚。法当调气行血,俾后重便脓渐愈。拟用归芍大剂汤加味主之。

当归　白芍　佩兰　海南子　莱菔子　黄连　木香　谷芽　车前　陈红茶　制香附

煎服温脾丸三钱。

胎前下利,延及产后,恶露不行,腹中疞痛,症势殊属棘手。切不可服生化汤,服则痢必增剧。酌拟一方,获效为顺。

泽兰　茅术　川芎　甘草　黑荆芥　白芍　泽泻　血珀

暑湿蕴于曲肠,致成赤白痢,胃气大伤,谷食少减。久延有土败木贼之虞。拟七味白术饮加味主之。

於术　藿香　防风　白芍　陈仓米　甘草　木香　荷蒂　南沙参　茯苓　葛根

素本脾胃两虚,近加新凉,引动伏邪,身热不清,红白滞下,谷食不思。脉象数大。拟逆流挽舟法,获效乃吉。

前胡　赤苓　川芎　粳米　羌独活　厚朴　桔梗　荷蒂　春柴胡　枳壳　甘草　煨姜

脾泄三年,客秋增剧。皆由肝木乘脾,火不生土,以致湿热互结,腹中胀痛,汩汩有声。脉象沉弦而涩。再延防有肿满致变。

半夏　山药　白芍　糯稻根　陈皮　甘草　附片　荷叶蒂　云苓　橘红络　冬瓜子　白术

《经》云:肾开窍于二阴。久痢必伤水脏,加之命阳不充,不能生化脾土,以致阳虚失健运之权,交寅分则腹痛而作痢,脉象弦细无神,面色萎黄,已历半年之久。其为肾泻无疑,再延阳气愈虚，恐生肿胀致变。拟用通阳摄下法，缓以图之。

吴萸　肉蔻　党参　黄芪　柴胡　炙草　五味　冬术　大枣　破故纸　升麻　白芍　附子　荷蒂

暑湿蕴于曲肠，致成滞下，红倍于白，腹中痛坠，谷食不思，虑其胃败而成噤口。

木香　砂仁　酒黄芩　赤芍　山楂　莱菔缨　荷蒂　地榆炭

由泻而痢，是戊病克癸也。已经旬日有余，表邪未清。迩来正气已损，谷食不思，恐成噤口之患。

橘皮　佩兰　甘草　荷蒂　羌独活　防风　桔梗　陈米　太子参　厚朴　赤苓

患痢三载，已成休息，下冻则坠，便粪则畅。前来月经数次，肝郁气滞，时形胁痛，此属两虚证也。

诃子　当归　党参　甘草　粟壳　草果　白芍　煨葛根　橘皮　霞天曲　赤苓　半夏　黄芪　於术　荷叶蒂

五积

肾之积在少腹，如奔豚之状，或上或下，发作无时，久而不愈，则令人喘少气。男子七疝，女于带下瘕聚，宜奔豚丸。

干姜　白芍　半夏　黄芩　甘草　川芎　当归

姜枣汤泛丸。

肺之积在右胁下，覆大如杯，久而不愈，令人洒淅寒热，咳喘发肺痈等症，宜息贲丸。

洋参　葶苈　桑叶　半夏　甘草　丹皮　吴萸　肉桂

水泛为丸。

脾之积在胃脘，腹大如盘，久不愈，令人四肢不收，发黄疸，宜痞气丸。

干姜　附片　肉桂　赤石脂　川乌　花椒

水泛丸，朱砂为衣。

肝之积在左胁下，大如杯，有形如足，宜肥气丸。

柴胡　川连　干姜　川椒　甘草　陈皮　川乌　昆布　洋参　皂角　巴豆霜

心之积在脐上，大如臂，上至心下，宜伏梁丸。

洋参　於术　枳壳　制半夏

醋泛为丸。

便秘

命火不足，寒结下焦，正气不能传送，遂大便秘结，数日一行，溏后带滞，是寒结之明征也。拟温下汤加味主之。

盐炒新会皮　甘草　附片　白蜜　半硫丸

热结大肠，津液不足，以致大便秘结，相间候余一次，便时极为干燥，是热之故也。酌以润燥生津为治。

麦冬　白芍　熟地　郁李仁　杏仁　天冬　当归　瓜蒌

噎膈、反胃

肝气不升，肺气不降，升降失常，以致喉间不利，状如物阻，食入不运，哕吐酸水涎沫，脉象弦滑。有噎膈之渐，姑拟开阖法治之。

荜茇　鲫鱼末　川朴　霞天曲

花椒、生姜煎汤泛丸。

肝气逆行反胃，胃气不克下行，反而上逆，遂令食入反出，先谷后痰沫，已经五候。拟半夏干姜法为治。

半夏　干姜　苏梗　郁金　茯苓　石英　牛唦草　伏龙肝

长流水煎。

肝气逆行，胃气失降，遂致迭次哕吐，甚则恶食冷饮居多，显系胃寒，已经三年。近加肝火灼肺，干咳无痰，又经半载。拟方兼治。

参须　冬瓜　白芍　半夏　灶心土　柴胡　乌梅　云苓　木瓜　当归　赭石　紫菀　花椒　橘皮络

肝胃不和，胀痛哕吐，甚则食入反出。若不速治，有反胃之虞。拟不换金正气散法为治。

雅连　半夏　茅术　厚朴　橘皮　甘草　吴萸　藿香　茯苓　苏梗　乌梅　煨姜

操劳过度，抑郁伤肝，肝气不平，肺气不降，以致喉间不利，食物维艰，口吐涎沫。年近古稀，脉象弦滑，症情是属膈象。拟方徐图，以尽人力而已。

半夏　茯苓　佩兰　杷叶　麦冬　苏梗　杏仁　橘皮络　阿胶　干姜　川贝　百合

情怀欠爽，气郁生痰，痰生则塞而不通，气郁则升而不降。于是道路不宽，食人不利，年越七旬，防人神思间病。

紫苏　杏仁　旋覆　代赭　薤白　瓜蒌　川贝　射干　郁金　大麦冬　杷叶　陈皮　半夏

编者按：赵履鳌受李杲脾胃学说的影响较深，并将其理论运用于多种杂病的治疗，特别是臌胀的治疗。赵履鳌所处苏北里下河地区，血吸虫病流行，加之战争频繁，身患臌胀者众多。因此，赵履鳌在长期的临床实践中，积累了丰富的治疗臌胀的经验。他认为，臌胀起于肝气郁遏，肝木乘土或土虚木乘，肝脾同病，而致疏泄失司，运化不健，水湿内停，聚而成痰，痰气交阻，血行不畅，导致瘀血。再者，土被木乘，脾为湿困，又会影响脾的运化和肝的疏泄功能。反复循环，肝脾功能失调，气湿痰瘀互结，从而形成本虚标实、虚实错杂的病机特点。治疗以扶正为主，攻补兼施。在扶正方面，赵履鳌尤重健脾。因为“土为万物之母”，且脾居中焦，司升降之职。“若脾气虚弱，则中焦窒塞，瘀浊内停，以致腹渐胀满……久则土不制水，水溢高原，必有喘逆、脐凸之忧。”赵履鳌认为，治疗臌胀，欲速则不达，应针对病情的轻重缓急，或以汤药施治，或以丸、散缓图。用药切忌辛燥行气或苦寒败胃之品。健脾补虚，多用茯苓、白术、陈皮等清淡之品；理气常用川朴花、香橼皮、香苏梗。此外，赵履鳌重视未病先防、既病防变的预防医学思想，这对我们治疗现代疾病，具有指导意义。

张乃修

张乃修(1844—1905),字聿青,又字莲葆,祖籍江苏常熟,后又迁居无锡。生于行医世家,少承家学,学成后旅居沪上10余载,救奇难大症无数,声名大噪,从游者众,毕生勤于临床,临证经验丰富。生平著述,大多散佚,仅存医案及医论若干篇,由其门人吴玉纯(文涵)收集整理成《张聿青医案》,是对其一生履历之总结。张乃修以《素问》《难经》为源,上溯张仲景中医思想,广汲刘完素、李杲、朱震亨、薛雪等诸家之说,形成独具特色的学术思想。张乃修重视扶正祛邪,或标本、主次、先后、缓急有所侧重或者兼顾各法治疗,在临床上常常获得较好疗效。临床中很多医家在诊断时重视脉诊者多,往往忽视舌诊。张乃修不仅重视脉诊,而且重视舌诊。当遇到情况复杂的疾病时,他往往能从舌诊中求得真相,将舌诊与脉诊的地位并重,合参舌脉,以作出全面的诊断辨证。

吐血

某,天下无倒行之水,因风而方倒行,人身无逆行之血,因火而即逆上。湿热有余,肝阳偏亢,肺胃之络,为阳气所触,遂致络损不固,吐血频来,时易汗出,阳气发泄太过,不言可喻。脉象弦,两关微滑,亦属火气有余之象。清养肺胃,益水之上源,方可不涉呆滞而助湿生痰,特王道无近功耳。

金石斛　茜草炭　女贞子　茯苓神　黑豆衣　北沙参　牡蛎(盐水煅)　炒白薇　川贝

俞左,吐血四日不止,昨晚胸闷恶心,有似痧秽之象,非痧也,木旺而清肃不行,肺肝气逆故也。人身之津液,流布者即为清津,凝滞者即为痰湿。痰湿内阻,升降之机,不循常度,气火上逆,载血逆行,是失血之因于胃中寒湿,原属至理。特寒湿而致阻塞升降,甚至失血盈碗,则是非寻常之湿矣。可疑者,初无痞满等象,而此时转觉气阻脘痞,呃忒频频,连宵不寐。脉象细数不调,而右关独见弦滑。良由肝升太过,胃府之气为之耸涌,不能通降,所以血之出于胃者,愈出愈多,浊之聚于胃者,愈聚愈满。自觉胸中有物窒塞,大便不行,九窍不和,皆属胃病。经云:六腑以通为补。前方专主通降者,为此。拟方如下,以急降其胃气,总期呃止血止,方可续商。

代赭石四钱　杏仁泥三钱　茯苓五钱　枳实一钱　上湘军一钱　竹茹一钱五分(盐水炒)　栝蒌炭六钱　莱菔子四钱　西血珀三分　侧柏炭七分　白蒺藜三钱(去刺,炒)

又,吐血之症,或出于肺,或出于肝,各经不同。人身喉属肺,主气之出,咽属胃,主气之入,所以各经之血,其出于口也,莫不假道于胃,而溢于喉。今吐血九日不止,左脉并不浮露,病非肝肾而来。虽倾吐之时,足冷面赤,未始无龙相上越之象。然倾吐之时,气血紊乱,虽有见象,难为定凭。多饮多溲,其肺气能通调水道,下输膀胱,其病不由于肺可知。间有一二呛咳,亦由肝火上烁,木叩之而金偶鸣耳。下不由于肝肾,上不由于心肺,推诸两胁不舒,中脘自喜挫磨等象,则是病之由于肝胃,已可显见。良由平素郁结,郁则伤肝,木为火母,阳明胃府居肝之上，为多气多血之乡，肝郁而气火上浮，则阳明独当其冲，胃络损破，血即外溢。胃府以通为用，九日以来，所进实胃滞胃之品多，降胃通胃之物少，胃不降而独欲其气之与血皆从下行，不能也。于此而曰血无止法，医无确见，遂曰天也命也，岂理也哉。曰：前论未及于心，而不关心肺，何所见而与心无涉哉。夫心为君主，凡血出于心，断无成口之多，虽有不寐，则胃不和耳。世无伯乐，何必言马，子诚真伯乐也，言者谆谆，未识听者何如。

代赭石四钱　炒竹茹一钱五分　郁金六分（磨冲）　茯苓六钱　杏仁泥三钱　丹皮炭一钱五分　枳实七分　苏子三钱（盐水炒）　山栀三钱　侧柏炭四分　降香一钱五分（劈）　百草霜三分　湘军七分（酒炒）　参三七三分（磨冲）

从来吐血三大法，宜行血不宜止血，宜降气不宜降火，宜养肝不宜伐肝，特此附识。此先生自注于方后者也。先生于吐血一门，特有心得，故案语尤有独到之处，可法可传。

某，心中似有气冲，则咯吐全红。今血虽止住，而气冲未定，脉来弦大。肝火撼胃，胃气逆，血因之而上矣。

代赭石　丹皮炭　竹茹　牛膝炭　藕节　枳实　云苓　黑山栀　栝蒌炭　磨郁金

祝左，血仍不止，头胀少寐，吸气短促，脉象左弦。无非阳气上逆，载血妄行。还恐涌溢。

羚羊片　磨郁金　炒赤芍　代赭石　丹皮炭　墨汁旱莲草　磨三七　牛膝炭　百草霜　细生地　鲜藕二两（煎汤代水）

又，血虽渐少，而腹满不舒。良由肝脏之气不和，肝火不能藏蛰。前法参以调气，气降即火降也。

磨郁金　乳汁磨沉香　炒赤芍　太阴元精石　炒黑丹皮　黑山栀　白蒺藜　墨汁旱莲草　茜草炭　藕节

钱左，屡次失血，血止之后，神色淡白，动辄气逆带咳，大便溏行。脉形沉细。夫脾为统血之脏，以阳为运，脾阳不振，则统摄无权，血遂得而妄行矣。病久不复为损，损久不复为劳，恐涉不复之虞耳。

生地炭四钱　牛膝炭三钱　炮姜炭二分　茜草炭一钱　厚杜仲三钱　炒於术一钱五分　茯苓神各二钱　橘白（盐水炒）一钱

左，失血盈口而来，血止之后，腰背作酸，火时上升。脉象两关弦滑。此由中气不足，痰湿内阻，胆胃之气不能下降。宜调中降胃，而益肝肾。

人参须五分（另煎，冲）　炒麦冬一钱五分　川石斛四钱　茜草炭一钱五分　煅赭石四钱　桑叶一钱　厚杜仲三钱　川断肉三钱　牛膝炭三钱　丹皮一钱五分　橘白（盐水炒）一钱

戴左，吐血成盆成碗，今虽大势已定，而仍气冲咽痒。脉形沉细，舌淡苔白。胃钝纳减。

据述临涌之际，四肢厥逆。良由感寒不解，与湿相合，脾阳遏郁，遂致统摄无权。还恐涌溢。

生於术二钱　丹皮炭一钱五分　茜草炭一钱五分　白茯苓三钱　炮姜炭五分　炙黑草六分　磨三七三分　侧柏炭二钱　藕节二枚

吴右，向是肝胃不和，发则嗳噫胸痞。日前忽然吐血，甚至盈盂而来，今血止而至暮身热。此由肝火上凌肺胃，血去阴伤，肝火不能敛静也。

川石斛四钱　丹皮炭二钱　茜草炭一钱　黑豆衣四钱　郁金五分（磨冲）　生扁豆衣三钱　水炒竹茹一钱　代赭石四钱　炒苏子三钱　降香一钱　女贞子三钱

左，痰饮而致咯血，中州痞满不舒，噫出腐气，脉象沉弦。此脾土为湿痰困乏，不能统血。恐损而难复。

川雅连（姜汁炒）三分　制半夏二钱　上广皮一钱五分　焦白术一钱五分　郁金（磨冲）五分　炮姜五分　白茯苓五钱　炒竹茹一钱　炒枳实一钱　沉香曲（炒）一钱五分

某，肺感风邪，胃停湿热，风湿热交迫，肺胃渐损，络血外溢。血从咳中而来，咳从邪起，若不急散其邪，必至延损。

制香附　光杏仁　橘红　生苡仁　茯苓　黑山栀　炒枳壳　前胡　丹皮炭　泽泻

左，肝肾素亏，分节之后，阳气上升，鼓击损络，络血外溢，以致吐血盈口而来。今血虽止住，而腰府作痛。此由血去之后，肝肾愈形空乏。脉象细弱，尤属不足之征。宜益肝肾而清肺胃。

牛膝炭三钱　厚杜仲三钱　炒川断三钱　橘红（盐水炒）一钱　茯苓四钱　金毛脊（去毛，炙）三钱　茜草炭一钱五分　炒苏子三钱　丹皮炭一钱五分　泽泻一钱五分

又，腰痛稍减，脉象稍振。的是吐血之后，肝肾空虚。效方再为扩充。

金毛脊（去毛，炙）四钱　菟丝子（盐水炒）三钱　炒牛膝三钱　泽泻一钱五分　茯苓三钱　茜草炭一钱五分　川断肉（盐水炒）三钱　藕节二枚　杜仲三钱　潼沙苑（盐水炒）三钱　八仙长寿丸三钱（清晨服）

俞左，失血之后，火升内热，而脐下自觉有形坚满。脉数细沉。足膝欠暖。此由气虚而脾不统摄，阳气不能转旋于下，则虚火尽越于上。将入损途。

炮姜四分　当归灰二钱　牛膝炭三钱　侧柏炭三钱　茜草炭一钱五分　茯苓三钱　炙黑草六分　焯桃仁（打）一钱五分　丹皮炭二钱

又，药进之后，胃纳稍增，然脐下仍属坚满，食入脘痞。脾阳不司旋转。再从前方出入。

生地炭　炮姜炭　茜草炭　牛膝炭　当归炭　炙黑草　焯桃仁　侧柏炭

又，腹偏左较舒，然结块未化。脉形濡细，太阴无旋运之权。效方出入主治。

生地炭四钱　炮姜炭五分　茜草炭一钱五分　南楂炭三钱　当归炭二钱　炙黑草三

分　茯苓神各二钱　生熟谷芽各二钱

陈左，吐血数载不止，色淡不鲜。此湿热袭入营分，血中有湿也。血室不靖，用介宾法。

丹皮炭　炒蒌皮　赤白苓　荆芥炭　二妙丸　黑山栀　半夏曲　防风根　炒广皮

原注：此人吐血已七八年矣，其色淡红，血少而夹湿也。

张左，先自木火刑金吐血，继而火郁胸中，胃口刮痛，旋至木克土而脾虚发胀，甚至吐血频年，迄无止期。良以脾土虚极，不能统摄，致谷气所生之血，渐长渐吐，所以吐血无止时，而亦并未冲溢也。兹以温助命火，致肝火逆上，血溢盈口，由此而脾土益衰，大便作泻。六脉细涩，按之无神，苔红黄糙露底。重地深入。勉拟仲圣柏叶汤意，合理中、理阴两方，以备采择。

侧柏叶三钱　大熟地五钱　生於术二钱　炮姜炭五分　蕲艾炭五分　生熟草各三分　热童便半茶杯（乘热冲服）

又，土中泻木，痛已全止，便泄亦减大半，未始不为转机。无如胃仍不起，中气虚耗，不能推送，中脘之上，咽嗌之下，似有粘腻窒塞之状，动辄恶心，由此而饮食更多窒碍。再从前意，参以和胃，即请正之。

野於术（枳实煎汁炒）　青盐半夏　茯苓　广皮（盐水炒）　台参须（另煎，冲）一钱　金石斛　杭白芍（防风煎汁炒）　苡仁　竹茹（盐水炒）　香稻根须五钱

左，温邪两候，热迫阳明，屡投辛甘寒合方，大热甫定。而素体木旺阴虚，昨晚偶触怒火，遂致肝火逆冲，肺胃络损，今晨呕吐鲜血，竟有盈碗之多。胃与大肠，两相联续，所以呕吐之后，继以便血。今血虽暂定，而心中漾漾，尚有欲涌之势，寐则汗出。脉形左大，寸浮关弦尺涩，右部濡弱，气口带搏，舌干无津。皆由木火久郁，触之即发，以致急速之性，损络动血，阳浮阴弱，肾水不能滋涵，封藏因而不固，所以寐则汗出。中气下根于肾，肾水愈亏，则木火愈旺，而中气愈弱，所以胃呆少纳。病中变病，花甲之年，何堪经此一波再折也。勉与叔涛先生共议养肝滋肾，兼益水之上源，略参凉营收固。即请崇山先生裁夺。

大生地四钱　阿胶珠三钱　天麦冬各二钱　鲜竹茹一钱五分　磨犀尖三分　代赭石五钱　生牡蛎八钱　生白芍二钱　大元参三钱　丹皮炭二钱　浮麦一两五钱　藕汁一酒杯

二诊：养肝滋肾，木得水涵，气火之逆冲者已平，阳气之泄越者渐固，血未复来，汗出大减。舌边尖转润，然中心仍然干燥。胃为阳土，脏阴皆虚，胃液安得不耗，有气无液，胃气安得调和，所以胃纳仍然不旺，实与中气不振者迥然不同。脉左弦大，右部大而濡软。肾水肺津，肝阴胃液，一齐耗损，然胃府以通为用。再拟滋水养液，而择其不滞者投之。即请叔涛先生商进。

大生地五钱　天麦冬各二钱　生甘草四分　茯苓神各一钱五分　丹皮炭一钱五分　川贝母二钱　阿胶珠三钱　金石斛四钱　生白芍二钱　生牡蛎八钱　天花粉二钱　浮小麦五钱

三诊：滋肾养肝，胃气渐舒，渐能安谷，舌燥渐润。药既应手，无庸更章。即请商进。

金石斛　天麦冬　天花粉　生白芍　炒木瓜　生牡蛎　川贝母　生甘草　粉丹皮

每日晨服六味地黄丸，用阿胶珠三钱、金石斛三钱、大麦冬二钱煎汤送下。

四诊：胃气渐振，饮食馨增。经谓中焦受气，取汁变化而赤是为血。气者何？谷气是也。谷气既旺，血去虽多，不虞其不复也。舌心干毛，再滋肾水，水足津自升矣。留候叔涛先生商进。

大生地　生山药　粉丹皮　茯神　金石斛　天麦冬　清阿胶　生白芍　花粉　川贝母

五诊：清津渐回，舌质润泽，寐醒燥渴亦定。然平素痰多，此届病后，咯吐之痰绝无仅有。今日形体恶寒，沉沉欲寐，脉濡微滑。良以谷气渐增，水谷之气，生痰酿浊，弥漫胸中，以致阳气不能流布，神机不能转运。前法参以化痰，留候商进。

大生地五钱(炒松)　阿胶珠(炒)三钱　竹茹一钱(水炒)　生白芍一钱五分　川贝母二钱　栝蒌皮三钱(炒)　白茯苓三钱　海蛤粉二钱　天冬三钱　陈关蛰七钱

六诊：痰稍爽利，神情略振，然胸次气郁不舒，前番呕血之始，亦由此而起。脉形右大，舌干少津。良以气分久郁，上焦不行，则下脘不通。拟开展上焦气化，参以甘凉救津。即请叔涛先生商进。

炒香豉　炒蒌皮　光杏仁　川贝母　枇杷叶　黑山栀　川郁金　金石斛　大天冬　梨汁

陈左，血生于心，藏于肝，统于脾。善奕构思，思中有虑，既思且虑，脾土必伤，以致统摄无权，血液外溢，咯吐带红，以其为血之液也，所以血不鲜赤，心中有难以明言之状。此由少阴心经而来，未可以其势微也而忽之。拟补益心脾，导血归脾。

炙绵芪　奎党参　朱茯神　远志肉　野於术　炒枣仁　当归尾　广木香

陆右，吐血时止时来，今则凝厚，色带紫殷。此由肝络而来者，肝病先厥后逆，肝主乎左，所以左卧则咽痒气冲。非静养不能回复。

大生地五钱　生白芍三钱　丹皮炭二钱　海蛤粉三钱　阿胶珠二钱　生甘草五分　旱莲草二钱　川贝母二钱　女贞子三钱　天麦冬各二钱

朱左，吐血频来，不时嗳噫，大便数日方行。未吐之先，觉胸腹作痛，既吐之后，其痛转定。脉濡而弦。踊跻损伤肝胃之络。拟降胃而除陈补新。

煅赭石五钱　鲜竹茹(水炒)三钱　磨三七三分　干橘叶一钱五分　丹皮炭二钱　瓜蒌炭五钱　炒白芍三钱　当归炭二钱　枳实七分　牛膝炭三钱　藕节三枚

严左，性情躁急，肝经之气火上凌，吐血屡屡，气升呛咳，脉象细弦。气为血帅，降血尤当降气也。

炒竹茹　蒌皮炭　贝母　郁金　降香　丹皮炭　炒苏子　代赭石　杏仁　赤芍　黑山栀　枇杷叶

二诊：熄肝降气，呛咳较平，脉亦略缓。此无根之木，上凌肺金。前法参以育阴。

阿胶珠　大天冬　赭石　炒苏子　生赤芍　金石斛　淡秋石　川贝母　丹皮炭　黑山栀　茜草炭

三诊：血渐止住，气冲亦减。效方出入，再望应手。

生地　龟板　牡蛎　白芍　牛膝炭　茜草炭　代赭石　淡秋石　川贝母　白蒺藜　炒苏子

四诊：血虽止住，血络未扃。气火上凌不平，气每上冲，甚则胸中霍霍有声。非声也，火也。非火也，阳也。阳一日不平，则干系一日难释，不可不知。

代赭石　白芍　牡蛎　光杏仁　炒蒌皮　旋覆花　生地　川贝　黑山栀　枇杷叶

便血

周左，湿热未愈，肠红又至，腹痛便血，血块紫殷。良以湿蒸热腾，血遂凝结。未便止遏，宜和营化瘀。

当归炭　粉丹皮　炒槐花　川连炭　荆芥炭　南楂炭　延胡索　炒赤芍　血余炭　泻青丸　上湘军（酒炒，后入）

二诊，辛以燥湿，苦以泄热，并以丸药入下，使直达病所，湿热既退三舍，则凝瘀自然默化，所以腹痛渐定，便血大减。然肝为藏血之海，为神魂之舍，血去则肝虚，怒火则木动，此少寐多梦之所由来也。纳不馨旺，木气盛则土气衰也。但阴络未扃，恐血再渗漏，仍须务其所急。

生於术七分　川连炭四分　荆芥炭一钱五分　大红鸡冠花（炒黑）四钱　防风炭一钱　赤白苓各二钱　茅术一钱（麻油炒黄）　制香附（炒透）一钱五分　黄柏炭二钱　泽泻一钱五分　猪苓一钱五分　煅龙齿三钱　夜交藤四钱

席左，向是肠痔，兹则大便之后，滴沥下血。此湿热蕴结肠中。

侧柏炭　枳壳　炒槐花　荆芥炭　制半夏　丹皮炭　泽泻　炒竹茹　黄柏炭　炒防风　当归炭　广皮

陈左，肠红日久不止。脉细濡弱，而右关独觉弦滑。此风湿热袭入大肠营分，非沉阴苦降，不足以达肠中也。

焦苍术一钱　炒荆芥一钱五分　黄柏炭三钱　秦艽一钱五分　丹皮炭二钱　生白术一钱五分　川连炭五分　泽泻一钱五分　炒防风一钱　大红鸡冠花（炙黑）三钱

陆左，下血如注，面色浮黄，中州痞满。此风邪入于肠胃，迫损营分，风性急速，所以血来如矢。拟凉血宽肠，和中利湿。

侧柏炭　黄柏炭　苍术　枳壳　川朴　泽泻　荆芥炭　炒槐花　广皮　制半夏　白

茯苓

二诊，血仍如注，气仍秽臭，散者鲜赤，瘀者如胶，良以脾土气虚，脏寒腑热，拟温脏清腑。

参须一钱　黄柏炭三钱　当归炭二钱　炮姜炭三分　炒於术二钱　茯苓四钱　川连炭五分　丹皮炭二钱　血余炭一钱　炒槐花二钱　黄芩炭一钱五分　上湘军一钱五分(酒炒透，后入)

某，便血四溅如筛。脉形浮大。此风邪袭入肠胃，所谓肠风是也。宜泄热化风。

侧柏炭　炒防风　当归炭　炙黑大红鸡冠花　炒槐花　炒丹皮　荆芥炭　枳壳　桔梗

某，下血如注，用断下渗湿法。

薏仁　黄柏炭　炒荆芥　苍术　炒黑樗白皮　猪苓　丹皮炭　炒防风　陈皮　地榆炭

许，大便带血，肛门作痛。湿热损伤大肠血分。宜宽肠凉血。

侧柏炭三钱　炒槐花一钱五分　酒炒白芍一钱五分　左秦艽一钱五分　丹皮炭二钱　黄芩炭一钱五分　大红鸡冠花(炙黑)二钱　枳壳一钱　阿胶珠二钱

某，风伤卫阳，咳剧自汗，今忽便血。风邪陷入肠胃，表里合病。势多变局。

荆芥炭　侧柏炭　炒槐花　茯苓　炒黄桑叶　防风炭　丹皮炭　杏仁泥　泽泻　枳壳

某，便血复发，每至圊后，气即下坠，坠则小溲欲解不爽。此气虚统摄无权，清阳沦陷也。

党参　黄柏炭　槐花炭　炙黄芪　醋炙柴胡　炙草　丹皮炭　炮姜炭　地榆炭　醋炙升麻　於术　当归炭

黄左，肠红止而复来，腹中疞痛。良由湿热未清。再从苦泄之中，兼和营卫。

当归炭一钱　荆芥炭一钱　左秦艽一钱五分　炙黑红鸡冠花三钱　血余炭三钱　炒丹皮二钱　炒枳壳一钱五分　苍术(麻油炒黄)一钱　黄柏炭三钱　炒槐花二钱　於术一钱五分　川连炭三分

洪左，肛门烙热稍退，然便血仍然不止，脉象细数。的是湿热损伤营分，阴络内伤。再拟养肝滋阴壮水。

生地炭五钱　丹皮炭二钱　黄柏炭一钱五分　酒炒白芍一钱五分　川连炭四分　地榆炭二钱　当归炭一钱五分

二诊，育阴泄热，便血递减。药既应手，当为扩充。

炙生地四钱　丹皮炭二钱　炒槐花二钱　炙黑樗白皮三钱　清阿胶二钱　黄柏炭二钱　当归炭二钱　炙元武板三钱(先煎)　泽泻一钱五分　白芍二钱　茯神三钱

三诊，便血递减。再养血育阴，而固阴络。

清阿胶三钱　丹皮炭二钱　樗白皮一钱(炒黑)　炙龟甲心六钱　大生地四钱　地榆炭二钱　建泽泻一钱五分　酒炒白芍二钱　炒槐花二钱　蒲黄炭一钱　赤小豆三钱　藕节二枚

叶右，向有肠红，春末夏初，渐觉肿胀，日来肠红大发，血出稀淡，脘痞腹胀，难于饮食。脉形沉细，苔白质淡。肝为藏血之海，脾为统血之帅，今脾阳不能统摄，所以血溢下注，脾难旋运。恐肿胀日甚。

生於术一钱　炙黑草三分　砂仁(后入)五分　生熟谷芽各二钱　制茅术一钱　炮姜五分　大腹皮二钱　百草霜一钱

二诊，用苍术理中，便血大减，而便泄腹痛，胸脘痞满，气分攻撑，腹膨肤肿。脉沉细，苔淡白，脾稍统摄，而旋运无权，遂致肝木偏亢，气湿不能分化。前法再参以分化。

茅术一钱五分　木香五分　陈皮一钱　川朴四分　白芍一钱五分(吴萸二分同炒)　连皮苓四钱　炮姜五分　炙草三分　砂仁五分　大腹皮一钱五分

三诊，便血已止，而脘腹仍然胀满，大便泄泻，小溲不畅。脾虚不克旋运，气湿不行，升降失司。再运土利湿。

大腹皮二钱　连皮苓四钱　猪苓一钱五分　生熟米仁各二钱　上广皮一钱　广木香五分　泽泻一钱五分　炙鸡内金一钱五分　制香附二钱　生姜衣三分

四诊，运土利湿，便血未来，而脘腹满胀，仍然不减，小溲不利，大便泄泻，两足厥逆，脉形沉细。肢体虚浮。阳气不能敷布，以致水湿之气，泛溢肌肤。再宣布五阳，以望转机。

熟附片五分　淡吴萸五分　泽泻二钱　薄官桂六分(后入)　炙内金二钱　公丁香三分　白茯苓四钱　猪苓二钱　台白术二钱

五诊，胀由于气，肿由于湿，宣布五阳，肿胀稍定，仍然不退，咳嗽气逆。肺主一身气化。再疏肺下气，参以理湿。

砂仁五分　甜葶苈六分　大腹皮二钱　花槟榔一钱　青陈皮各一钱　木香五分　炒苏子三钱　制香附二钱　连皮苓二钱　炙内金一钱五分　姜衣三分

痰饮

许左，天气温和，头晕辄剧，曾经见红，知系火风。甘凉频进，以胃药治肝，火风虽得稍杀，而脾阳为之暗损，旋运不及，遂致胃中之水湿停留，胃脘痞阻，甚则呕吐。脉象沉弦。停饮之兆，久恐延膈。

制南星　赤白苓　淡干姜　制半夏　煨天麻　川雅连　白蒺藜　炒枳壳　竹茹(姜汁炒)　白金丸(三分，先服)

薛左，腹中漉漉，饮象也，口吐涎沫。良以胃气虚寒，津液不能约束，其来也渐，则其愈也难。拟以丸药缓调。

陈半六君丸，每晨服三钱，益智仁一钱，生姜三片，煎汤送下。

杨左，停饮内阻，火被水抑，不能蒸变，以致谷食不化，涌吐而出。土为火子，命火不治，则脾土不运，大便频泄。脉沉细，右尺更甚。宜理中汤。

潞党参一钱五分　炮姜五分　制附片五分　炒於术二钱　炙甘草三分　白茯苓三钱　煨木香四分

虞左，水饮停留，控之不出，攻之不行，刻下食入倒饱，中脘痞胀，汩汩作酸，欲吐不吐，小溲短少，便不畅行。脉象濡软。良由久病脾胃气虚，不能运旋，水谷之气，不能变化，清浊不克分渗。用介宾先生五君子煎，以补脾胃而振中阳，参分化清浊，以观动静。

吉林参一钱　云茯苓四钱　炙甘草七分　炒於术二钱　淡干姜七分　来复丹一钱五分（药汤送下）

二诊，温运脾胃，而分清浊，痛胀不退，欲吐不吐，胸中有窒闷莫名之状，大便不行，小溲涩少。脉沉细微数，舌红前半少苔。停饮日聚于上，胃液日耗于下，攻之不行，执是之故。木为水子，用刚体柔，营液既虚，则木失涵养，横暴之气，挟痰攻冲。脾胃皆受其困。再养营液，参苦辛酸以制强肝，冀其气平而痰饮默化。

干苁蓉三钱　炒萸肉二钱　制半夏一钱五分　甘杞子三钱　茯苓三钱　白芍（土炒）二钱　乌梅安胃丸三钱（分二次服）

三诊，痰饮结聚于上，肝气纵横于下，以手探吐，痰出略舒，而仍腹满作胀。经谓浊气在上，则生䐜胀。又谓在上者，因而越之。姑再遵此立方。

炒於术二钱　陈皮二钱　石菖蒲一钱五分　川朴二钱　生熟草各三分　广藿梗四钱

六味研末，每服三钱。甜瓜蒂一两，赤小豆一两，二味微炒黄色，研细，另服三钱，均开水调送下。

四诊，肝气挟饮内阻，吐出痰涎甚多。所有痰涎，当从涌出，而胸膈仍然不舒，噫出腐气，脉象濡弱。良由屡次挖之使呕，胃中之气阴，安得不亏，谷气不能变化，酿为腐气。未可漫投消导，用《金匮》大半夏汤，以通补阳明，而推扬谷气，参重以镇逆，咸以软痞。

吉林参八分　代赭石四钱　蜜炙干姜三分　炙甘草五分　制半夏二钱　旋覆花三钱（包）　炒木瓜皮一钱五分　橘白一钱　南枣三枚　白蜜一钱五分（入煎）

朱左，停饮感寒复发，由脘痛而致呕吐，间日必发，发则脘中不舒，或觉作痛，呕出涎水，方得暂舒。胃无通降之权，饮食因而递减，股肉因而消瘦。脉象沉弦，舌苔白腻，中心浮浊。水饮不化，阳气不能旋运。拟分化清浊，兼通胃阳。

制半夏三钱　茯苓五钱　大腹皮二钱　广皮一钱　干姜（盐水炒）五分　白蔻仁五分　公丁香三分　猪苓二钱　来复丹一钱五分（开水先送下）

二诊，分化清浊，药进之后，呕出涎水甚多，此病聚于中，不能不出者。既呕之后，至今三日，食未反出，药病不可谓不投。水饮之气，非温不化，再参马元仪法。

上瑶桂五分（去粗皮，药汁另煎） 制半夏二钱 云茯苓五钱 公丁香三分 淡干姜七分 大腹皮二钱 建泽泻一钱五分 淡吴萸五分 来复丹三钱（开水先送下）

三诊，呕吐暂定，而水气不化，中阳不旋，中脘作痛。脉沉细，苔白质腻。温理中阳，固是定局，然水饮盘踞，阳气何由得宣。再从温化之中，稍寓攻逐之意。

淡吴萸五分 陈皮一钱 茯苓四钱 大腹皮二钱 制半夏二钱 公丁香三分 淡干姜七分 白蔻仁六分（研，后入） 制香附二钱 上沉香三分 黑丑四分（二味研细末，生姜汤分二次下）

四诊，温理中阳，兼逐饮邪，阳气转旋，脘痛已止。然正气暗亏，气不得化，小溲不畅。再参扶持中气，以期气化则水湿亦化。

吉林参八分（另煎，冲） 茯苓四钱 川桂枝六分 白蔻仁六分（研，后入） 淡干姜七分 泽泻一钱五分 公丁香五分 高良姜五分 老姜二片

改方仍呕：良姜七分 广皮一钱 公丁香三分 制半夏二钱 制香附（打）三钱 干姜七分 白蔻仁（后入）六分 茯苓四钱 上沉香二分 黑丑三分（二味同研细末，先服）

五诊，饮阻于中，复经吐下，脘痛已止。然小溲未畅，水难外泄。恐饮再停聚。宜分化清浊，再利膀胱以开支道。

制半夏二钱 茯苓四钱 干姜六分 建泽泻一钱五分 台白术二钱 陈广皮一钱 薄官桂六分 公丁香三分 木猪苓二钱 老姜一钱 来复丹一钱（开水先服）

六诊，呕吐未作，胃纳渐增。然中脘时仍作痛，大便六日不行。脉行沉细。脾为阴土，主健运而恶湿，今水久停，则脾土不能运旋，腑气因而阻痹。当再通阳。

制半夏三钱 白蔻仁六分 制香附二钱 泽泻一钱五分 云茯苓五钱 丁香三分 干姜五分 猪苓二钱 老姜一钱五分 半硫丸一钱五分（先服）

七诊，助阳气以资鼓舞旋运，大便通行。然水饮之气，旋去旋停，皆因脾胃之阳，久为困遏，不克转旋。温中蠲饮，参以分利。

制半夏三钱 丁香三分 白蔻仁五分 建泽泻一钱五分 云茯苓五钱 淡吴萸八分 广橘皮一钱 木猪苓二钱 老姜片二钱 公丁香二钱（另研）

饭丸，姜汤送下。

八诊，水饮根蒂未除，旋去旋停，得呕始宽。燥土利湿，可以通阳，而不能撤水，乘元气未漓，而为攻逐。叔涛先生所见相同，即行照用。

川桂枝七分 茯苓六钱 制半夏二钱 橘皮二钱 淡干姜七分 白术二钱 大腹皮二钱 生甘草二分 控涎丹一钱（姜汤下）

九诊，水饮既去，中气不足，旋运不及，去者自去，停者自停。病至则攻，病去则补。

川桂枝七分 制半夏二钱 大腹皮二钱 公丁香二分 茯苓三钱 川朴一钱 老姜一钱五分 控涎丹五分（姜汤先服）

又诊，水行后，另服补方。

吉林参一钱五分 炙上芪二钱 桂枝七分 川椒目四分 木猪苓二钱 炒於术二钱 干姜七分 茯苓五钱 赤石脂一钱（研末，饭糊为丸，先服）

毛，向有肝气旧恙，秋季肢厥，胸闷头晕，有似发痧，盖气道闭塞，阳气上升，即肝木勃动之先声也。平复未久，忽复身热腹痛，右半胸腹尤甚，当脐坚硬跳动，缠绵已久，咳嗽痰多，经日盈碗。今痛势虽定，而遍右尚觉不舒，所最甚者，中宫窒塞，谷食难容，大便不解。六脉濡软，沉候俱弦，右关尤甚，寸细尺沉，左尺小涩。此肝木纵横，挟内伏之痰饮，乘于土位，肝脏居左，而土位居右，木既乘土，所以痛甚于右也。中脘属胃，胃为戊土，脐居一身之中，亦土位也，《金匮》"当脐动气，有水邪干土"之例，正与痰饮一层吻合。夫土中之木，木即气也，气乃无形之物，饮为有质之邪，事楚事齐，则是有形者急，无形者缓。欲治有形，可攻可下，可燥可劫，但可施之于壮实之躯，断难施之于尺脉小涩之体。今食喜暖热，舌苔薄白，而色淡质腻。长沙云：饮家当以温药和之差。饮为阴邪，阴霾闭塞，非阳光煦照，安能雾散云收。况胃为阳土，水谷至此，顷刻即消，吾身之一丹灶也。今气停于是，湿停于是，痰停于是，饮停于是，然则水谷之海，岂是停气、停湿、停痰、停饮之所。特温以煦之，其气既虚，血亦不足，刚燥之品，未免伤阴。拟用长沙栝蒌薤白汤出入，取辛润滑利，以开胃阳。而辛温大热之品，另制为丸，飞渡上焦，免致伤液。药能应手，尚有可为，特气弱年高，胜负之数，不能预决耳。管窥所见，尚乞高正。

薤白头三钱　制半夏二钱　霞天曲（炒）一钱五分　栝蒌仁五钱（姜汁炒，研）　广皮一钱五分　云茯苓三钱　煅白螺蛳壳二钱　生姜汁两茶匙（冲）　上瑶桂三分（研细末，饭包丸，姜汤送下）

服药前先服白酒一小杯，药后再服一杯。

二诊，伐肝通阳，脐腹之痛大减，中脘痞胀略松，稍思纳谷，大便畅行，然每至食后，中州仍觉不舒。数日之间，先寒后热者再，以胆主开合，为肝之外府，藏病于内，府应于外，则开合为之失度，胆病实肝病也。高年久病，断无破泄之理。然食能知味，非无胃也，食入必胀，土中有木也，木在土中，则有胃若无胃矣。胃府以通为用，又肝无补法，前人谓泻肝即所以补肝，则是破泄一层，未便过馁。今右关弦滑，尺脉较前稍起，左关仍弦，沉候尚觉有力。伐肝泻木，虽经病久，尚在急需。拟从辛通之中，参以化痰调气。正之。

半夏曲二钱　炒枳壳一钱　广皮一钱　茯苓五钱　白蒺藜（去刺，炒）三钱　白芍（土炒）一钱五分　囫囵砂仁四分（盐水炒，后入）　野蔷薇花七分　苏啰子（磨冲）四分　薤白头三钱　上瑶桂五分（研末，饭丸，姜汤分两次送下）

朱左，停饮凝痰，聚于胃府，胃府之气，升多降少，五七日辄呕粘痰涎水，二便不利，脉象沉弦。夫痰之与津，木属同类，清气化、则随气布而上供，清气不化、则液滞为痰而中阻，气之化与不化，悉视脾阳之转运何如，所以《金匮》有"饮家当以温药和之"之例也。然刚燥之药，多服劫阴，攻逐之剂正虚难任，惟有分其清浊，使清津上升，浊液下降，虽难霍愈，或可减轻耳。

制半夏二钱　云茯苓八钱　老生姜一钱　来复丹一钱（药汁送下）

二诊，用半夏茯苓汤，以行水降胃，兼进分利清浊之品，清升浊降，所以不治呕而呕自止，不攻荡而便自行。惟中脘时有上涌之意，痰气未能悉化，前治稍为扩充。

制半夏三钱　云茯苓一两　薤白头三钱　老生姜四钱　来复丹一钱(药汁送下)

王左,昔肥今瘦,病发则吐呕痰水,倾盆而出,呕至竭尽,往往微呕而带出紫血。夫饮食不为肌肤,而凝聚痰水,及时而发,其为蓄饮,略见一斑。惟是痰饮之证,都成于中气虚微,脾阳不运。夫既阳虚气弱,何至呕辄见红。若谓阳明为多气多血之乡,呕动胃络,而血从络溢,亦顷刻间耳,何至随动随出之血,而辄变紫瘀哉。先哲有言:人受气于水谷,水谷之气,流则为津为液,滞则为饮为痰,盖流者气化之流,滞者气化之滞也。尊体丰伟,断非阳虚之比,参诸脉象,左部柔和,右部沉弦而滑。此由肝木之气,失于条达,木郁则土滞,土滞而水湿不行,渐成蓄饮,呕则胃逆,胃逆则肝藏郁勃之气,挟火冲胃,胃络之血溢出,已经火烁,色即变瘀,此实饮病而兼木郁者也。主治之法,《金匮》云:心下有支饮,小半夏汤主之。又云:呕吐心下痞,膈间有水,眩悸者,小半夏加茯苓汤主之。盖取半夏散结除湿,茯苓益脾消水,生姜利气止呕,今以此方为君。以半夏厚朴汤,分其浊气下出而为之臣。参入橘皮疏胃,合以上诸药,即寓二陈之意,而为之佐。气降即火降,参入沉香调和中气,降气平肝,而为之使。二十剂后,则于晚间服本方,清晨服香砂六君子丸三钱,以微顾其本。当否正之。

制半夏二钱　上川朴四分　橘皮一钱　云茯苓四钱　磨苏梗三分(冲)　磨沉香二分　生姜汁一茶匙(冲)

某,胃有停饮,胃阳不展,至暮辄作呕吐,脉象沉弦。恐延反胃之证。

制半夏　淡吴萸　猪茯苓　橘红　老生姜　白蔻仁　太乙丹　伏龙肝(煎汤代水)

某,中脘漉漉,不为呕吐,即为泄泻。饮停胃府,不入虎穴,焉得虎子。

制半夏三钱　广陈皮一钱　公丁香三分　大腹皮二钱　淡吴萸四分　上瑶桂四分　云茯苓三钱　控涎丹一钱(姜汤送下)

二诊,泻水甚多,中州稍舒。然仍食入嗳气,再温中助阳。

上安桂五分　橘皮一钱　制半夏一钱　茯苓四钱　猪苓二钱　淡干姜(炒黄)五分　吴萸四分　公丁香三分　泽泻二钱　大腹皮二钱

丁左,停饮虽未复发,然胃失通降,上焦之气火不能下行,以致痰红鼻衄。欲化其在上之热,当祛其在下之寒。

制半夏一钱五分　公丁香三分　炒枳实一钱　白蔻仁(研,后入)七分　云茯苓四钱　陈广皮一钱　大腹皮二钱　姜汁炒竹茹一钱　伏龙肝一两(煎汤代水)

李右,中脘不舒,按之漉漉,于结聚之处,自觉寒冷,肢厥,头面畏风,脉象沉弦。此由寒饮停于胃府,阳气窒塞不宣,阳气所不到之处,即畏风厥逆之处也。症属停饮,饮家当以温药和之。

川桂枝　广皮　木猪苓　炙黑草　白蒺藜　制半夏　茯苓　淡干姜　焦白术　大腹皮

江左，三疟之后，脾阳损伤，以致运旋不及，酿湿生痰，蕴于胃府，水火交通之道阻，而为脘痞不寐。肺气欲降不得，时易气逆，肢体疲软少力。治宜化痰和中。

制半夏二钱　枳实八分　泽泻一钱五分　杏仁泥三钱　白蒺藜三钱　野於术一钱五分　茯苓四钱　广陈皮一钱　姜汁炒竹茹一钱二分

王左，久咳痰多，数日来中脘结聚有形，食入痞阻，痰喘气逆。脉象沉弦，舌苔淡白。此带病感寒，寒湿痰交阻肺胃。大节在迩，有喘脱之虞。用《金匮》桂枝加厚朴杏子汤。

川桂枝五分　川朴一钱　海蛤壳一两　炒苏子三钱　橘红一钱　白芥子三分　砂仁四粒　磨沉香四分　白茯苓四钱　枳壳四分　杏仁泥三钱　杭白芍一钱(炙草二分炒入)

薛左，迭经温化痰饮，咳逆已止，然脉象尚带沉弦。脾为生痰之源，以阳为运。再补其气而助其鼓舞运旋。

制半夏一钱五分　川桂枝四分　茯苓四钱　野於术一钱五分　人参须六分　泽泻一钱五分　猪苓二钱　淡干姜(炒黄)四分　广橘红一钱　炙黑草三分

某，痰饮而致咯血，中州痞满不舒，噫出腐气。脉象沉弦。此脾土为湿痰困乏，不能统血。恐损而难复。

川雅连　茯苓　橘皮　焦白术　广郁金　制半夏　炮姜　枳实　炒竹茹　沉香曲

陆左，痰饮化燥，经治渐愈。而屡饮蔗汁甘寒，胃阳阻遏，以致痰湿阻肺气，逆而痰不易出，湿痰蒙蔽，气火郁而不宣，自觉胸腹之间，炽热难受。是谁之过，试细思之。

冬瓜子　杏仁泥　瓜蒌霜　蜜炙橘红　黑山栀　炒竹茹　生苡仁　海蛤粉　炒黄川贝　枇杷叶

某，六腑以通为用，胃有湿痰，则阳气痞塞。辛温以开其痰之结，如鼓应桴，再从前法进治。

人参须七分　厚杜仲三钱　茯苓三钱　野於术一钱　制香附二钱　川断肉三钱　广皮一钱　制半夏一钱五分　砂仁七分(后入)　上瑶桂二分(研末，饭为丸)

王左，经云：饮入于胃，游溢精气，上输于脾，脾气散津，上归于肺，通调水道，下输膀胱，水精四布，五经并行。此于后天生化之机，宛然如绘者也。脉象濡细，而右部软滑。其平时伏有痰饮，发必致喘，投《金匮》苓桂术甘汤，屡如鼓桴，是内饮治脾之主方，自必投之辄效。特辛温之品，久恐伤阴，则必有和平中正之方，为先事预防之计。窃维精神气血，所以奉生，其次则津与液焉。何为津？浊中之清而上升者也。何为液？清中之浊而下降者也。然津不自生，得气化而口鼻濡润；液不自降，得气化而水道宣通。气化者，足太阴脾气、手太阴肺气也。体丰则中虚，中虚则气弱，气弱则脾土少鼓旋之力，肺金乏清肃之权，于是而向之流布为津为液者，遂凝滞而酿湿为痰，隐匿于中，乘机而发。虽喘咳不过偶作，未必为目前之累，实足为后日之忧也。调理之策，维有补脾降胃，鼓动气机，使气得流化，则不治痰而痰默消，不理湿而湿胥化。经旨之上输于脾而归于肺者，即此意也。兹从《外台》茯苓汤、六君、资生等，参合丸剂。当否政之。

野山高丽参（另研）一两五钱　白蔻仁（另研）八钱　盐水炒枣仁一两五钱　制半夏三两　盐水炙大有黄芪二两　木猪苓一两　盐水炒菟丝子二两　远志肉六钱（生甘草三钱煎汁收入）　炒范志曲二两　枳实一两五钱　广藿香二两　甜杏仁霜二两　杜仲三两　泽泻一两五钱　广皮一两五钱　广木香七钱　浙茯苓三两　土炒野於术二两

上药如法研为细末，用生姜五钱、焦谷芽四两，煎浓汤泛丸，如小梧桐子大，上午半饥时用橘红汤过下，每服二钱。

痰湿痰气

左，湿盛多痰之体，感冒风邪，袭于肺胃，以致由咳而引动伏饮，咳日以剧，右胁肋作痛，浊痰弥漫，神机不运，神识迷糊。叠化浊痰，神情转慧。至于痰湿之变态，如阻塞营卫，而为寒为热，郁蒸中气，而苔起灰霉，困乏脾阳，脾土不能运旋鼓舞，而大便燥结，清中之浊不降、浊中之清不升，而转干燥，传变种种。虽肌表之风，化疹外达，而湿痰究仍内困。所以病退之后，而疲惫自若，渐至气阻湿坠，少腹之满，顿从上僭，不特入腹过脐，而且上及胸脘，食入攻撑。右寸细涩，关部弦滑，尺部沉弱，左部俱见小弱。都由脾为湿困，阳气不能运行，土滞而木不扶疏，遂令湿之流于下者，随左升之气，而逆从上行，肠胃流行之机，悉为之阻，为撑为胀之所由来也。下病过中，图治非易。拟条达肝木，泄府浊而运脾阳，冀得小溲渐畅，湿流气宣，方是好音耳。

淡吴萸三分（蜜水浸后，取出候干，盐水炒）　霞天曲二钱（炒）　麸炒枳壳一钱　广陈皮一钱（蜜水浸后，陈壁土炒）　川楝子一钱五分　连皮茯苓五钱　盐水炒香附一钱五分　木猪苓二钱　泽泻一钱五分　不落水鸡内金一个（炙研，调服）　小温中丸三钱（开水先调服）

沈左，向有痰饮，兹于春夏之交，神情委顿，形体恶寒，胃呆少纳。右脉濡滑，舌苔滑润。此由湿痰蕴阻，脾阳不能鼓舞，所以阳气敷布不周。以六君加味。

小兼条参八分（另煎，冲）　上广皮一钱　茯苓三钱　淡干姜四分　炒於术一钱五分　制半夏一钱五分　炙草三分　焦麦芽一钱

二诊，中虚湿痰内阻，缠绵日久，胃气既虚，胃阴亦损。脾为阴土，胃为阳土，阴土固非阳不运，阳土则非阴不和。今不纳不饥，恶心欲吐，痰粘而稠。脉细弦，右部较大于左，左部略觉细软，且有数意，舌少苔，中心光红。良由病久胃气不复，胃阴连类而虚，遂致阳明不和，失于通降。拟甘凉益胃法。

西洋参一钱五分（元米炒）　甜杏仁三钱　茯神三钱　半夏曲（盐水炒）二钱　金石斛三钱　生扁豆衣三钱　盐水炒竹茹一钱　活水芦根七钱

陈右，一阳将复，阳气上升，木来克土。便痢之后，气分不和，有时嘈杂神糊，痰多稠腻。肝木之余威未平，痰气之迷蒙不化。拟平肝化痰。

金铃子一钱五分(切)　广皮一钱　炒竹茹一钱　海蛤粉三钱(包)　制香附二钱(研)　云茯苓三钱　陈胆星五分　竹沥半夏一钱五分　淡吴萸二分、川雅连五分(二味同炒)

二诊，肝热上腾，时仍嘈杂。清旷之地，为痰热弥漫，所以甚觉迷沉。再泄热化痰。

青盐半夏一钱五分　广橘红一钱　黑山栀三钱　炒竹茹一钱　炒瓜蒌皮三钱　粉丹皮二钱　白茯苓三钱　淮小麦三钱　炒香甜杏仁三钱　冬桑叶一钱　川雅连四分　谷芽二钱

某，痰气交阻阳明，纳食中脘痞胀，每至病发，诸气闭郁，上不得吐，下不得便。脉象弦滑。口燥烦渴，火从气化，气由痰阻。宜化痰开郁。

豆豉三钱　广郁金一钱五分　杏仁泥三钱　枳实一钱　黑山栀二钱　茯苓四钱　盐水炒竹茹一钱　白金丸五分　蒌皮四钱　枇杷叶四片

病发时用当归龙荟丸二钱、礞石滚痰丸二钱，开水送下。

李左，据述病恙，起初乏力，渐至失音。经云：脾病则四肢不用。不用者无力也，由乏力而渐渐失音，似非脾病矣。殊不知湿困于脾、蕴于胃，湿热之气上蒸于肺，肺热则音不能扬，其时似宜与金被火烁则不鸣之例相比。足又软弱，似宜与脾胃湿热上蒸，肺热叶焦则生痿躄之例相比。虽非的症，然亦可以意会。阅方中一用白芍，音即低微，为其收守也。肺脾同病，肺为燥金，故湿热者当进燥烈，当此之际，似宜流化气机，清化湿热，扩清其上蒸之炎。而参芪迭进，冬地频投，湿热之气，滞而不行，渐至一身之营卫皆郁，七八天一更衣，胸腹绊结，少腹成块，摩则无形，囊足皆肿，呼吸不利，变变奇奇，皆卫气郁结之所为。盖郁则气滞，气滞则不行，能无所见如上乎。麻黄开肺气，故小效，然无清理脾胃湿热之功，故始效而终不效。星半祛痰湿，又有耗伤肺阴之弊，故服之觉燥。吾人肝合脾升，胆合胃降，卫气既郁，胃土安能通降，胃土不降，则胆经之气，不能独向下行，于是但有肝木之升，而无胆木之降，所以目昏头晕，肝阳大动也。后用《金匮》等法，似觉心思渐入角尖，恐有暴厥暴绝之患。不如且行停药，半月之后，将拙拟方进七八剂，观其动静何如。总之，与其错服一剂，不如停服一剂，有切当万稳之法则用，无切当之法则已，问病付药，殊觉渺茫，未识知己以为何如。抗直不讳之处，必为同道所恶，不得已借一纸之书，以当面谈。

土贝母三钱　天花粉二钱　真建曲二钱　川抚芎一钱　桑霜叶一钱　广玉金三钱　制香附三钱　粉丹皮二钱　盐水炒广橘红一钱五分

痞满

金右，抑郁伤肝，肝强土弱，胃失通降。食入胀满，漾漾欲吐，腹中偏右聚形，月事不行，往来寒热。脉细弦而数。胆为肝之外府，木旺太过，则少阳之机杼不转。宜平肝调气，参以散郁。

柴胡五分(醋炒)　白芍(酒炒)一钱五分　制香附二钱　白茯苓三钱　陈香橼皮一钱　当归二钱(酒炒)　金铃子一钱五分　粉丹皮二钱　延胡(酒炒)一钱五分　炒枳壳一钱　干橘叶一钱五分

二诊,两和肝胃,参以开郁,便行稍畅。而中脘气滞,胃失通降。食入胀满。开合失度,寒热往来。再和肝胃以舒木郁。

香附二钱　豆蔻花五分　炒枳壳一钱　女贞子(酒炒)三钱　焦麦芽二钱　广皮一钱　佛手花六分　沉香曲(炒)一钱五分　当归(酒炒)一钱五分　逍遥丸四钱(分二次服)

金左,先自木郁土中,中脘有形作胀。脾与胃以膜相连,胃土受侮,脾土亦虚,渐致腹笥胀大,肢肿面浮,目眦带黄,如是者已经数月。兹交立冬节令,忽然下利,澼澼不爽,脓血相杂,上则恶心呕吐,呕出亦带黑色,四肢厥逆。脉沉如伏。肝强土弱已极,肝为藏血之海,肝经之气纵横逆扰,则肝经之血,不克归藏有发厥之虞。《金匮》厥阴篇中每以苦辛酸合方,即师其法,能否应手,非敢知也。

乌梅五分　川雅连五分(淡吴萸七粒同炒)　白芍二钱　黄芩一钱五分　干姜四分　甘草四分　茯苓三钱　佛手花四分　干橘叶一钱五分

再诊:前用《金匮》苦辛酸法,脓血已退,便利大减,卧得安眠,胃亦略起,胀势稍得宽松。而气仍下坠,呕痰仍黑,目畏火光,小溲红赤,舌干口燥,两手稍温,两足仍厥。脉稍起而细弦无力。阴虚木旺,气火尽越于外。经谓热胜则肿也。虽见转机,尚未足恃。拟养肝柔肝,以平气火,气行火平,治肿治胀之道,寓乎其中矣。

陈阿胶二钱　炒天冬三钱　生甘草七分　当归(炒黑)二钱　泽泻一钱五分　生地炭四钱　生白芍三钱　云茯苓三钱　木瓜皮二钱(炒)　车前子三钱　佛手花四分

三诊:四肢转温,面肿大退,胀势亦减,上冲之气亦平,小溲渐畅。然便利仍然不止。昨日停药一天,今又脓血相杂。脉象细弦。肝强土弱,营不收摄,湿热蹈瑕乘隙,更复伤营。再养血和营,兼清湿热。

当归(炒黑)二钱　杭白芍三钱(甘草二分同炒)　生地炭四钱　车前子二钱　茯苓三钱　木瓜皮三钱　大腹皮三钱　淡芩一钱五分　丹皮(炒黑)二钱　驻车丸三钱

酌改方:淡芩一钱五分　甘草三分　干姜二分　丹皮(炒)二钱　木瓜皮(炒)一钱　白头翁二钱　川连五分　白芍三钱(与甘草同炒)　秦皮一钱五分　黄柏炭三钱

四诊:改方参用白头翁汤,脓血大为减少,便利较疏,胀松呕退,痰色转白,略能进谷。然利仍不止,两足肿胀尤甚,有时恶心。脉象细弦。肝强土弱,湿热伤营,虽屡见转机,而于大局终无所济,不得不预告也。再泄脾胃湿热,参以分化。

制半夏二钱　川雅连六分　淡芩一钱五分　广橘红一钱　淡干姜三分　猪苓二钱　茯苓三钱　滑石三钱　木通八分　生熟薏仁各五分　泽泻二钱　白头翁三钱　陈胆星一钱

左,情志久郁,肝木失疏。冲脉为肝之属。冲脉起于气街,夹脐上行,至胸中而散,以致气冲脘痞咽阻。姑舒郁结而苦辛降开。

老川朴一钱　老山檀(磨冲)三分　川雅连五分　茯苓三钱　炒竹茹一钱　磨苏梗四分　郁金一钱五分　淡干姜四分　橘皮一钱

金右，情怀郁结，肝木失疏，以致肝阳冲侮胃土，中脘有形，不时呕吐，眩晕不寐。脉细弦，苔白质红。全是风木干土之象。拟两和肝胃法。

金铃子(切)一钱五分　制半夏(炒)一钱五分　炒枳壳一钱　川雅连五分　白芍(土炒)一钱五分　制香附(研)二钱　延胡一钱五分(酒炒)　代赭石四钱　白蒺藜(去刺，炒)三钱　淡吴萸二分(与雅连同炒)　旋覆花(绢包)二钱

转方：去川连、吴萸，加茯苓、竹茹。

再诊：气分攻撑稍平，中脘聚形亦化，呕吐亦减，寐亦渐安，略能安谷。但胸中有时微痛，所进水谷，顷刻作酸，眩晕带下，脉两关俱弦。肝胃欲和未和。再从厥阴阳明主治。

制半夏一钱五分　广皮一钱　青皮四分(醋炒)　白芍一钱五分(土炒)　茯苓三钱　制香附二钱(研)　川楝子一钱五分(切)　白蒺藜(去刺，炒)三钱　干姜二分　川雅连五分　代赭石四钱　炒竹茹一钱

三诊：呕吐已定，攻撑亦平，渐能安谷，肝胃渐和之象也。但少腹仍觉有形攻撑，心悸眩晕，小溲之后，辄觉酸胀。肾气已虚，不能涵养肝木。再从肝肾主治。

制半夏一钱五分　青陈皮各一钱　白归身一钱五分(酒炒)　白蒺藜三钱　煅决明四钱　金铃子一钱五分　杭白芍一钱五分(酒炒)　阿胶珠一钱五分　朱茯神三钱　牡蛎四钱　炒枣仁一钱

四诊：呕吐已定，而少腹攻撑，似觉有形，每至溲便，气觉酸坠，眩晕汗出。肝体渐虚。再平肝熄肝。

金铃子一钱五分　香附二钱(醋炒)　朱茯神三钱　生牡蛎五钱　白芍二钱　甘杞子三钱　当归炭二钱　炒枣仁二钱　阿胶珠二钱　淮小麦五钱

毕左，抑郁伤肝，肝气纵横，木来克土，上吐下泻，有似痧气。如此严寒，何来痧秽，其为木土相仇，显然可见。匝月以来，腹中有形，不时攻筑，肝脏郁怒冲突之气也。此时极宜舒郁，而失于调治，以致气滞腹满，脾土不能运旋，浊痰因而难化，遂令弥漫神机，神情呆钝。脉象沉郁，重取带弦，而尺中无力。深入险地不能言治。勉拟化痰以通神机，木旺正虚，无暇过问矣。

制半夏二钱　栝蒌仁五钱(蜜汁炒研)　炒枳壳一钱五分　九节菖蒲五分　远志肉五分　薤白头三钱　陈胆星一钱　桔梗一钱　生姜汁三茶匙　白金丸七分(开水先送下)

改方：去白金丸，加白蜜。

王右，营阴不足，厥气有余。腹中有形，发则嗳噫痛胀，阳气上旋，耳鸣眩晕。经事不调。气为血帅，调血当先调气也。

全当归　朱茯神　天麻　整砂仁　上广皮　制香附　白蒺藜　枳壳　香橼皮　金铃子

张右，胆为甲木，肝为乙木，胃为戊土，脾为己土，五行之中，木本土之所胜，人身内景，胆附于肝叶之内。惊动胆木，又以年迈正虚，不能制伏，遂致肝脏之气，亦随之而动。抑而下者为气，气克己土，则撑满不和，甚至便溏欲泄。浮而上者为阳，阳犯戊土，则呕吐痰涎，甚至有气逆行至巅，为酸为胀。脉象弦滑，按之少力，苔白质腻。此皆厥阳犯脾胃致病，胃中之浊，悉行泛动。若久缠不已，恐入衰惫之途。治之之法，补则恐滞而气壅，平肝又恐迂阔而远于事情，惟有先降其胃府，和其中气，能得呕止安谷再商。正之。

制半夏二钱　煨天麻一钱五分　制香附一钱五分　白茯苓四钱　新会皮一钱　白蒺藜三钱（炒）　煨生姜一钱五分　白粳米一合　姜汁炒竹茹一钱五分（二味煎汤代水）

孙左，血虚不复，木燥生风，经络不时抽掣，腹胀带下，冲气不平，气冲至脘，则中脘胀满。宜养血熄肝，参以和胃。

阿胶珠　牡蛎　金铃子　桑螵蛸　砂仁　炒白芍　佛手　潼沙苑　枇杷叶

二诊，脉症相安，然中脘不时痞满，经络抽掣。脉细关弦。营血不足，肝阳冲侮胃土。再育阴熄肝，参以调气。

阿胶珠三钱　白归身二钱　香附一钱五分（蜜水炒）　茯苓神各一钱五分　土炒白芍一钱五分　半夏曲二钱（炒）　金铃子一钱五分　炒山药三钱　潼白蒺藜（盐水炒）各一钱五分

另，备服方：川楝子一钱五分　广郁金一钱五分　干橘叶一钱五分　炒蒌皮三钱　延胡索一钱　制香附三钱　白蒺藜三钱　光杏仁三钱　黑山栀一钱五分　枇杷叶四片（去毛）

倪右，肝胃不和，挟痰内阻。中脘不舒，甚则呕吐痰涎。脉形弦滑，重按空虚。血虚胆火犯中。姑和中而泄胆木。

桑叶　金石斛　制半夏　海蛤粉　炒杞子　丹皮　白蒺藜　云茯苓　钩藤　水炒竹茹

二诊：和中气，泄少阳，脉象相安。舌苔薄白，底质带红。痰多中脘不舒，迷沉欲寐，甚则呕吐，其痰更觉胶腻。胃为水谷之海，胃受谷气，则化津化气，以调和于五脏，洒陈于六腑也。西河抱痛，则木郁生火，木火扰中，则脘痞不舒，水谷之气，为火所炼，则不能化津化气，而反凝浊成痰，阳明遂失其通降之常，太阴亦失其清肃之令，所以呛咳痰多，咽中干毛也。《伤寒》六经中惟少阴有欲寐之条，既非肾阳虚而浊阴弥漫胸中，即是肾阴虚而真阴不能上潮于心矣，所以一则主以四逆，一则主以复脉也。姑循序进之。

金石斛四钱　制半夏一钱五分　茯苓三钱　广皮一钱　桑叶一钱五分　丹皮二钱　白蒺藜三钱　磨枳实二分　钩藤三钱　远志肉五分　炒竹茹一钱五分　姜汁二匙

陈子岩，向有肝阳，时发时止。兹则少腹胀硬，大腹胀满，中脘胀痛，势不可忍，恶心泛呕，其味甚酸，心胸嘈杂，大便不行。脉象细弦而数，苔黄质腻。骨热皮寒，气逆短促。少腹居中为冲脉，两旁属肝。考冲脉部位，起于气街，夹脐上行，至胸中而散。足见下则少腹，上则胸脘，皆冲脉所辖之区。今冲气逆行，冲阳逆上，胃为中枢，适受其侮，所以为痛为嘈杂为恶心，诸恙俱作矣。胆为肝之外府，为阴阳开合之枢纽，肝病则少阳甲木开合失常，为寒为热，似与外感不同。所虑者气冲不已，致肾气亦动，转成奔豚之候。兹议两和肝胃，参以镇逆。方备商裁。

川雅连五分　淡干姜四分　川桂枝四分　制半夏二钱　代赭石四钱　旋覆花二钱　金铃子二钱　延胡索一钱五分　陈皮一钱　土炒白芍一钱五分　姜汁炒竹茹一钱

二诊：两和肝胃，参以镇逆，中脘胀痛已止，恶心嘈杂吞酸亦定。然大便未行，痰气欲降无由，遂致气窜入络，两季胁异常作痛，牵引腰膂背肋，不能转侧。更加烟体失瘾，气不运行，其势益甚，竟至发厥。幸吐出稠痰数口，方得稍定。脉象细弦，重按带滑。络气痹阻，恐其复厥。勉与荫棠先生同议逐痰通府宣络。

非敢率尔，实逼处此也。方备商裁。

薤白头三钱　栝蒌仁三钱　竹沥半夏一钱五分　旋覆花二钱　猩绛六分　橘皮络各一钱　冬瓜子三钱　茯苓三钱　青葱管三茎　控涎丹五分(橘络汤先送下)

三诊：投剂后，季胁腰膂痛止，大便一次甚畅，日前之所谓痛胀阻隔，快然若失，不可不为转机。惟气时上逆，甚至如喘，胸闷酸涎上泛，头昏眩晕，虽频频吐痰，自觉欲出未出者尚多。脉象弦滑而数，重按少力。络气之滞，虽得宣通，而木火不平，与浊痰相合，蒸腾于上，消烁阴津，所以舌苔黄揹干毛，恐起糜腐。拟清泄木火，化痰救津。留候荫棠兄裁夺。

黑山栀三钱　炒黄川贝二钱　光杏仁(去尖)三钱　大麦冬三钱　栝蒌皮三钱　海蛤粉三钱　霍石斛四钱　鲜竹茹二钱　鲜枇杷叶一两　左金丸八分(包煎)　白金丸五分(先吞服)

四诊：清泄木火，化痰救津，颇能安寐。舌苔边尖较化，干毛转润，脉数较缓，神情略为振卓，但时带呛咳，咳则气从上升。两季胁吊痛，略闻食臭，辄增嘈杂头晕。丹溪云：上升之气，自肝而出。经云：诸逆冲上，皆属于火。良由厥气纵横之余，余威尚盛，遂至气化为火，逆犯肺金，消烁津液，其水源之不能涵养肝木，略见一斑。若肝胆之火，挟龙雷上逆，便是喘汗之局。兹与荫棠先生同议滋水养肝，兼泄气火。前人谓痰即有形之火，火即无形之痰，冀其火降，痰亦自化，然非易事也。

陈阿胶珠二钱　大麦冬三钱　霍石斛四钱　粉丹皮二钱　生白芍一钱五分　黑山栀一钱五分　炒栝蒌皮三钱　炒黄川贝三钱　海蛤粉三钱　秋石一钱　煅磁石三钱

五诊：舌黄大化，润泽有津，口渴自减，渐能安谷。但气火不平，挟痰上逆，肺为华盖，适当其冲，频频呛咳，痰虽欲出，碍于两胁之痛，不能用力推送，致喘呼不宁，欲寐不得，神情烦懊。脉象细弦。咽中燥痛，一派气火升浮之象，非济之以水，不足以制其火。然壮水之品，无不腻滞，痰热阻隔，不能飞渡而下。经谓虚则补其母。肺金者，肾之母气也。拟益水之上源，仍参清泄气火，而化痰热。

北沙参四钱　西洋参一钱五分　霍石斛四钱　川贝母一钱五分　冬瓜子四钱　栝蒌皮三钱　海蛤粉四钱(包)　旋覆花一钱五分(包)　猩绛六分　青葱管三茎　鲜枇杷叶一两(去毛)　陈关蛰一两　大地栗四枚(三味煎汤代水)

另：濂珠三分、川贝母五分，二味另研末，先调服。

六诊：益水之上源，参以化痰，胃纳渐起，诸恙和平。然时仍呛咳，咳嗽引动，气即上冲，咽中微痛。脉象细弦。肝经之气火升浮，遂致在上之肺气不降，在下之肾阴不摄。拟益肾水以涵肝木，使阴气收纳于下，略参化痰，使不涉呆滞。

炒松生地四钱　霍石斛三钱　青蛤散五钱（包）　车前子（盐水炒）三钱　煅磁石三钱　大麦冬二钱　生白芍二钱　怀牛膝一钱五分（盐水炒）　川贝母二钱　秋石一钱五分　琼玉膏四钱

周右，便泄虽止，腹仍攻鸣，眩晕气逆，冲阳上升，脾土失和。宜育阴以制阳气上逆之威，抑木即所以安脾也。

阿胶珠二钱　土炒白芍一钱五分　白蒺藜三钱　池菊花一钱五分　炙黑草五分　炒木瓜皮一钱五分　黑豆衣三钱　海蛤粉三钱　茯苓三钱　盐水炒竹茹一钱

张右，产后月事不来，血虚火炽，春升之际，忽发呕吐，味带酸苦，口渴咽燥，气从上升，少腹先满，中脘气冲。脉细弦少力。血不养肝，遂致冲气肝阳逆上。拟和肝胃之阴。

金石斛三钱　大天冬二钱　生熟白芍各一钱五分　阿胶珠二钱　白蒺藜三钱　盐水炒牛膝三钱　煅磁石三钱　大生地四钱　紫蛤壳六钱　车前子三钱

二诊：上升之气稍平，恶心亦减，咽燥较润。的是冲阳上逆。再育阴养肝，以平冲逆之威。

大生地四钱　生白芍三钱　生熟甘草各二分　川贝一钱五分　阿胶珠三钱　紫蛤壳五钱　炒木瓜皮一钱五分　牛膝（盐水炒）三钱　大天冬三钱　生山药三钱　车前子一钱五分

三诊：上升之气渐平，胸次窒闷已开，咽燥恶心，仿佛全定，惟稍带呛咳。还是阴分未复，冲阳逆上，肺失降令。从效方出入。

大生地四钱　生白芍三钱　生熟甘草各二分　牛膝三钱　阿胶珠三钱　紫蛤壳五钱　炒木瓜皮一钱五分　山药三钱　川贝母一钱五分　牡蛎六钱

四诊：滋肾育阴，以制冲阳，气升既平，渴亦大定，痰亦渐少，胃纳较进。效方扩充，再望应手。

大生地五钱　大天冬三钱　炒山药三钱　生熟草各二分　阿胶珠三钱　生白芍三钱　紫蛤壳五钱　白茯苓三钱　牡蛎六钱　八仙长寿丸四钱（二次服）

五诊：滋水育阴，以制冲阳，胃纳渐增，以中气下根于肾也。气逆既定，稍涉劳，犹觉冲逆，虚而未复，必然如此。起居寒暄，当格外珍卫。

大生地五钱　盐水炒牛膝三钱　炒山药三钱　酒炒白芍三钱　阿胶珠三钱　紫蛤壳三钱　大天冬三钱　白茯苓三钱

陈右，营血不足，肝气有余。中气痞阻，眩晕耳鸣，心悸少寐。宜养血熄肝。

制香附　金铃子　白归身　杭白芍　清阿胶　炒枣仁　朱茯神　煅决明　白蒺藜　煨天麻　甘菊花

二诊：向有肝厥，肝气化火，劫烁阴津，致营液不能营养。遍身筋骨作痛，眩晕心悸耳鸣，颧红火升，热熏胸中，胸次窒闷，肾水不能上潮于心，时常倦睡。脉细弦尺涩。宜滋肾之液，以熄风木。

阿胶珠　生地　天冬　黑豆衣　元参　白芍　女贞子　朱茯神　生牡蛎　白归身　淮小麦

三诊:《生气通天论》曰：阳气者精则养神，柔则养筋。又曰：阳气者烦劳则张，精绝，辟积于夏，使人煎厥。《内经》极言，阳火内燃，气血煎熬，阴不含抱，阳火浊炎，一时阴阳几离，遂为煎厥。经义如此，原属大概。今诊脉象细弦，左尺小涩，右尺不藏。病起于数年前，屡屡发厥，旋即经事迟行，甚至一年之中仅来两次，其阳气之吸灼，阴液之消耗，略见一斑。兹则肩背腰膂股腨皆痛，火时上升，心悸耳鸣头晕。据述操持烦劳，甚于平人。显由烦劳激动阳气，壮火食气，遂致阳明络空，风阳乘虚入络，营血不能荣养筋络，是失其柔则养筋之常也。心为阳，心之神为阳中之阳，然神机转运则神气灵明，神机不运则神气蒙昧，所以离必中虚，其足以转运阳神者，阴津而已矣。今风阳亢盛，阴津日亏，虽有阳神，而机枢不运，所以迷沉善寐，是失其精则养神之常也。舌苔或黄或白，或厚腻异常，有似阴虚之中，复夹湿邪为患。殊不知人必有胃，胃必有浊，浊随虚火升浮，舌苔自然变异，从可知浊乃假浊，虚乃真虚也。治之之法，惟有甘以益胃，滋肾祛热，以熄风木。然必安静勿劳，方能奏功，不可不知。

大生地六两　白归身(酒炒)二两　木瓜皮(炒)一两五钱　杭白芍(酒炒)二两　大熟地四两　黑元参三两　朱茯神三两　黑豆衣三两　肥玉竹三两　大天冬三两　金石斛(劈开)四两　潼沙苑(秋石水炒)二两　女贞子(酒蒸)三两　大麦冬三两　西洋参三两　野於术(人乳拌蒸)一两　甘杞子(秋石水炒)三两　柏子仁(去油)三两　厚杜仲(秋石水炒)三两　小兼条参(秋石水拌，另煎，冲入)八钱　生熟甘草各七钱　粉丹皮二两　生牡蛎八两　陈阿胶(溶化，冲)四两　龟板胶(溶化，冲)四两

上药煎三次，去渣，再煎极浓，以溶化二胶兼条参汤冲入收膏，每晨服七八钱，渐加至一两余，开水冲化。

褚右，体丰多湿，湿盛生痰，痰在胸脘，甚则呕吐。吾人肝胆表里相应，肝上升则化心营，胆下降则化相火，胃居于中，为升降之中道，胆宜降，胃亦宜降。今胃中为痰气所阻，胃气不能通降，则胆木之气不能独向下行，于是但有肝之升，而无胆之降，遂成一有升无降之局，所以一身如坐舟中，有似虚空提起，目常带赤，即是胆中之气火，挟命阳浮逆于上也。脉象弦滑，为中风之根。所进一派粘腻阴柔之药，是抱薪而救火也。吾见愈者亦罕矣。

制半夏　煨天麻　橘红　枳实　制南星　云茯苓　白蒺藜　炒竹茹　白金丸　磁朱丸

又，脉稍柔缓，躯体之升浮荡漾，亦减于前。水不涵木，固令阳气上升，殊不知胃胆不降，亦能使之上逆。药既应手，无庸更章。

制半夏　制南星　枳壳　广陈皮　杏仁泥　栝蒌皮　泽泻　竹茹　嫩钩钩　磁朱丸

虞左，自幼风痰入络，每至发痉，辄呕出痰涎而愈。兹当一阳来复，肝阳暴升，肝气横逆，发痉之后，气撑脘痛呕恶。风木干犯胃土，胃土不能下降，肝经之气，渐化为火。以致发热头

胀，连宵不能交睫，口渴欲饮，大便不行。脉细弦数，舌红苔白浮糙，中心带灰。木犯胃而胃阴暗伤之象。恐复致厥。拟甘凉益胃，参以平木。

金石斛四钱　白蒺藜三钱　川楝子三钱　左金丸八分（先服）　半夏曲一钱五分　佛手花八分　延胡索一钱五分　枇杷叶（去毛）三片　橘叶一钱　活水芦根五钱

沈右，中脘有形，食入痞阻。苔白罩霉，脉沉弦细。此痰气郁结胃中。当为宣通。

广郁金一钱五分　建泽泻一钱五分　沉香曲二钱（炒）　川桂枝三分　制半夏一钱五分　薤白头三钱　栝蒌仁三钱　茯苓三钱　广皮一钱　制香附二钱

二诊：苔霉全化，中脘渐舒。然脉象尚带沉弦。宜肝胃两和，疏通痰气。

制半夏一钱五分　炒沉香曲二钱　白蒺藜（去刺，炒）三钱　枳实一钱　制香附二钱　广郁金一钱五分　香橼皮一钱　整砂仁四粒（入煎）　上广皮一钱

胃脘痛

俞左，寒饮停聚胃中，胃阳闭塞，中脘作痛，甚至有形，按之漉漉。不入虎穴，焉得虎子。

薤白头　大腹皮　公丁香　白茯苓　川朴　制半夏　老生姜　白蔻仁（研后入）　黑丑三分　交趾桂一分　上沉香一分（后三味，研细末，先调服）

二诊：温通胃阳，兼逐停饮，中脘作痛大退。的是寒饮停于胃府。从此切忌寒冷水果，勿再自贻伊戚。

制半夏一钱五分　木猪苓一钱五分　大腹皮一钱五分　泽泻一钱五分　公丁香三分　制香附二钱　白茯苓三钱　川朴一钱　高良姜四分　橘皮一钱　生姜二片

某，中脘有形漉漉，攻撑作痛。厥气郁于胃中也。

杭白芍一钱五分（淡吴萸四分同炒）　酒炒延胡索一钱五分　炒枳壳一钱　广玉金一钱五分　台乌药一钱五分　香橼皮一钱五分　沉香片四分（后入）　金铃子（切）一钱五分　砂仁七分（后入）　制香附（研）一钱五分

某，脉象沉弦，中脘有形作痛。此中阳不足，寒浊阻于胃府也。

薤白头三钱　广皮一钱　茯苓三钱　高良姜四分　沉香曲二钱　干佛手一钱　半夏一钱五分　制香附二钱　瓦楞子五钱（打）　丁香一钱五分　蔻仁一钱二分（二味研细末，每服五分，盐汤下）

左，胃痛虽减，然左关颇觉弦硬，得食则痛稍定。良以因寒致郁，因郁生火。以连理汤出入。

雅连五分（吴萸三分同炒）　奎党参二钱　淡干姜五分　延胡索一钱五分　金铃子一钱五分　炒冬术二钱　制香附二钱　香橼皮一钱五分　缩砂仁五分

许右，温通而痛仍不定。谅以节令之交，阴阳转换之时，气机难于畅达，勿以为药之罔效，而变计焉。

薤白头　半夏　香附　乌药　砂仁　青皮　瓦楞子　陈皮　上安桂（三分，去粗皮，研，后入）

二诊：吃面食果，气寒肝横。防厥。

吴萸　青皮　金铃子　白芍　砂仁　香附　枳壳　沉香片　陈皮

三诊：中脘作痛，得温即定，此中阳为湿寒所阻。经云：温则消而去之。

高良姜　广皮　郁金　陈皮　香橼　乌药　半夏　香附　公丁香　白蔻仁（二味研细末，先送下）

杨左，中脘作痛，每至呕吐，寒热交作。脉象关滑，而沉候濡缓。此饮停于内，遂致土滞木郁。难杜根株。

川桂枝　炙甘草　茯苓　广皮　香附　淡干姜　制半夏　枳壳　姜汁炒竹茹

某，脉形细弱，背腧作胀，中脘作痛，不纳不饥。此由先天不足，气弱失运，运迟则生湿，气弱则生寒，寒湿交阻，宜乎其脘痛不纳矣。急则治标，宗此立方。

制香附　九香虫　瓦楞子　广皮　白蔻仁　香橼皮　公丁香

洪左，中脘作胀，而且剧痛，呕吐涎水，脉象沉弦。此寒饮停阻胃中，恐致痛厥。

上安桂七分（后入）　荜茇六分　赤白苓各一钱　香附三钱　公丁香三分　制半夏三钱　广皮一钱五分　香附三钱　薤白头三钱　上沉香三分　黑丑一分（后二味，研细末，先调服）

二诊：剧痛欲厥，业已大定，出险履夷，幸矣幸矣。前法再进一步。

上安桂　半夏　广皮　薤白头　老生姜　瓦楞子　香附　乌药　香橼皮　茯苓

徐左，中脘作痛，腹满气撑，便阻不爽，脉两关俱弦。厥气挟痰，阻于胃府，久则成膈。

薤白头三钱　栝蒌仁四钱　酒炒延胡索一钱五分　青皮一钱　瓦楞子五钱　制香附二钱　淡吴萸五分　枳壳一钱　沉香二分　公丁香三分　黑丑三分　湘军四分（后四味，研细，先服）

二诊：脘痛微减。然稍有拂逆，痛即渐至。还是肝胃不和。再为疏泄。

赤芍（吴萸四分同炒）　制半夏　香附　乌药　薤白头　陈皮　香橼　砂仁　青皮　延胡　瓦楞子

席右，中脘作痛。脉形弦滑，独尺部濡细而沉。此由命火衰微，在下之蒸变无力，在上之痰气停留。遍体作酸，以胃病则不能束筋骨而利机关也。宜辛以通之。

枳实　赤白苓　半夏　广皮　香橼　陈皮　香附　瓦楞　薤白头　姜汁炒蒌仁

虞右,木郁土中,中脘作痛,胃脘之间,时有烘热之象,脉细关弦。肝经之气火冲侮胃土。急宜开展襟怀,使木气条达。

醋炒柴胡　杭白芍　金铃子　广郁金　当归身　制香附　青陈皮　麸炒枳壳　粉丹皮　姜汁炒山栀

二诊:中脘烙热较退,痛亦略松。然每晨面肿,头晕耳鸣。无非火气生风蔓延所致。

金铃子　制香附　川雅连(淡吴萸同炒)　麸炒枳壳　白蒺藜　东白芍　蜜水炒小青皮　十大功劳叶　桑叶

三诊:气注作痛渐轻,而咽中仍然如阻,时仍潮热。还是气火之郁。

磨苏梗　朱茯神　生香附　炒枳壳　磨郁金　炒枣仁　煅龙齿　白蒺藜　粉丹皮　钩藤　逍遥丸

沈左,辛通气分,中脘痞阻较定,痛呕泄泻。的是木乘土位。经云:寒则湿不能流,温则消而去之。

白芍一钱五分(吴萸四分同炒)　沉香曲二钱　茯苓三钱　枳壳一钱　砂仁七分　香橼皮一钱五分　上瑶桂二分(饭丸,先服)

左,胸阳旋转而痛止,浊痰留恋而未清。欲使其气分宣通,当问其谁为阻我气分者。

炒潜於术一钱五分　公丁香三钱　炮姜炭四分　橘红一钱　制半夏一钱五分　白蔻仁七分　炒枳实一钱　香橼皮一钱五分　川桂枝五分　云茯苓三钱

照方十帖,研末为丸,每服三钱。

某,痛势大减。然气冲至脘,则痛仍剧,大便不行。肝胃不和,气浊内阻。再为疏通。

青皮　金铃子　郁金　整砂仁　木香　槟榔　白蒺藜　制香附　川雅连(淡吴萸同打)

二诊:大便已行,并呕涎水,痛势降序,而仍未止。再辛通胃阳。

薤白头　制香附　沉香片　砂仁　上瑶桂　制半夏　青陈皮　栝蒌仁　茯苓

某,胃脘作痛,痛久气血凝滞,中脘坚硬。恐结聚不散,而变外疡。

延胡索　瓦楞子　蓬莪术　当归尾　南楂炭　制香附　川郁金　台乌药　青陈皮　磨沉香　旋覆花　青葱管

尤右,脘痛气撑腹满,肢体震动,大便不解。厥气纵横,恐致发厥。

川楝子(切)一钱五分　制香附三钱　白蒺藜三钱　炒白芍一钱五分　淡吴萸五分　郁金一钱五分　醋炒青皮一钱　陈香橼皮一钱五分　磨沉香四分　煨天麻一钱五分　川雅连四分(吴萸同炒入煎)　砂仁七分

左,中脘有形作痛,痛引背脊。痰气交阻阳明,势难杜截根株。

薤白头三钱　栝蒌仁三钱　制半夏一钱五分　乌药一钱　瓦楞子四钱　制香附二钱　延胡索(酒炒)一钱五分　砂仁七分　淡吴萸四分(赤芍一钱五分同炒)　香橼皮一钱五分

范右，中脘不时作痛，痛则牵引背肋，甚至呕吐痰涎，肤肿面浮，往来寒热。肝胃不和，夹饮内阻。拟辛润通降法。

薤白头三钱　制半夏一钱五分　白蒺藜三钱　白僵蚕三钱　橘红一钱　栝蒌霜四钱　白茯苓三钱　煨天麻一钱　紫丹参二钱

二诊：脘痛已止，胸闷呕吐亦减，两关脉弦。还是肝阳犯胃未平也。

制半夏一钱五分　代赭石三钱　旋覆花(包)一钱五分　白蒺藜三钱　炒竹茹一钱　白茯苓三钱　橘皮一钱　川雅连二分(淡干姜二分同炒)

腹痛

徐左，气虚脾弱生痰。脾为湿土，喜温恶寒，燕窝清肺养阴，清肺则伤脾土，养阴愈助脾湿，所以服食既久，而得腹痛便泄之证。拟和中温运，清利水湿，以善其后。

台白术　制半夏　生熟薏仁　川朴　煨姜　云茯苓　木猪苓　土炒陈皮　泽泻

柳右，腹痛脉沉。气寒而肝横也。

制香附　砂仁　桂枝　磨木香　炮姜　小青皮　沉香　乌药　枳实炭　楂炭

二诊：腹痛稍减，脉形沉细。前年大便解出长虫。良由木失条达，东方之生气，挟肠胃之湿热，郁而生虫矣。调气温中。参以劫虫。

广郁金一钱五分　使君子一钱五分　金铃子一钱五分　制香附二钱(打)　白蒺藜三钱　川桂枝五分　朱茯神三钱　陈皮一钱　焦楂炭三钱　砂仁七分　炙乌梅一个

三诊：脉症相安，但腹痛仍未全定。前法进退，以图徐愈。

金铃子一钱五分　使君子一钱五分　玄胡索一钱五分　广皮一钱五分　制香附二钱　砂仁七分　广郁金一钱五分　鹤虱一钱五分　楂炭二钱　乌梅八分

某，腹痛难忍，大便解出长虫，腹胀坚满。此蛔蚀而肝木失疏，恐致痛厥。

使君子三钱　花槟榔一钱　炒鹤虱三钱　炙苦楝根三钱　川雅连四分　臭芜荑二钱　广郁金一钱五分　淡吴萸四分　乌梅丸一钱五分(开水送下)

某右，疏通气机，痛势不退，良由产后恶露未清，营卫流行为之所阻。再为宣通。

延胡索　五灵脂　蓬莪术　乌药　丹参　泽兰　乳香三分　没药(去油)三分　上沉香三分　西血珀四分(上四味，研末，先调服)

二诊：月事稍行，少腹之痛由此而减。的是恶露未清。再为宣通，务使其营气畅达。

延胡　乳香　制香附　当归须　生熟谷芽　没药　郁金　南楂炭　台乌药

左，当脐作痛。前投疏通不应，再仿塞因塞用法。

熟地炭　萸肉炭　丹皮　福泽泻　杭白芍　云茯苓　炒山药　砂仁　龟甲心五钱（瓦上炙成炭，开水先调服）

王右，当脐作痛，面色浮黄。湿食寒交阻不运，急为温化。

台乌药一钱五分　制香附二钱（打）　缩砂仁七分　焦楂炭三钱　枳实炭一钱　云茯苓三钱　沉香片四分　香橼皮一钱五分　上安桂四分（饭糊为丸，先服）

二诊：当脐作痛稍减。再为辛通。

白芍　楂炭　砂仁　沉香片　上安桂四分（饭丸）　郁金　青皮　制香附　金铃子

三诊：加熟地黄四钱、龟甲心四钱（炙枯成炭，陈酒先调服）。

王左，痛从少腹上冲，日久不止。脉细虚软。夫少腹两旁属肝，居中为冲脉布散胸中。今自下冲上，显属奇脉空虚，厥气肆扰也。

酒炒当归四钱　老生姜二钱　炒杞子三钱　川断肉三钱　炙黑甘草二分　杭白芍一钱五分　上安桂四钱（饭糊为丸，先服）　精羊肉一两五钱（煎汤，去尽油沫，代水煎药）

左，气从少腹上冲则腹满，甚至干犯心胸则懊侬难忍。此冲气上逆。姑调气熄肝。

盐水炒香附　白蒺藜　金铃子　杭白芍　盐水炒青皮　双钩藤　整砂仁　淡吴萸　天麻　金匮肾气丸

左，少腹痛冲及脘，当治肝胃。

淡吴萸　制香附　炒枳实　南楂炭　整砂仁　炒白芍　制半夏　青皮

左，宣通营络，大便频泄，腹痛顿止。泄则滞通，所以痛止极速。效方出入主政。

延胡索一钱五分　台乌药一钱五分　广郁金一钱五分　橘络一钱　赤白苓各二钱　当归须一钱五分　制半夏一钱五分　楂炭三钱　佩兰叶一钱五分　焯桃仁二钱　广陈皮一钱　瓦楞子四钱

呕吐、吞酸

陶左，胃有停饮，不时呕吐。水为阴类，非阳气旋运，不能消化。拟半夏茯苓汤、苓桂术甘汤两方出入。

制半夏三钱　上广皮一钱　川桂枝四分　公丁香三分　广藿香三钱　淡干姜四分　白蔻仁七分（后入）　白茯苓五钱

右，身热气冲呕吐。木不条达也。

冬桑叶　粉丹皮　金铃子　制半夏　生苡仁　新会红　制香附　赤白苓　白蔻仁　砂仁

沈右，脾虚木旺，木侮胃土。中脘作痛，甚则呕吐，大便时泻时止。脉左关弦。木郁土中，久恐延膈。

上瑶桂四分(饭丸，先服)　缩砂仁　茯苓　白蒺藜　枳壳　上广皮　制半夏　煨天麻　香橼皮

左，和胃中阴阳，呕吐仍来。苔灰舌白。从苦辛进退之。

制半夏一钱五分　川桂枝四分　炙黑草二分　人参须七分　枳实八分　淡干姜五分　川雅连五分　白茯苓三钱　生姜汁一匙

左，镇逆平肝，诸恙暂退。而日来气复上冲，甚则呃忒，间有呕吐。风木上干。再壮水以涵风木。

熟地四钱(炒松)　煅牡蛎五钱　土炒白芍一钱五分　茯神三钱　橘白一钱　大麦冬三钱　煅磁石三钱　半夏曲一钱五分(盐水炒)　白蒺藜三钱

陈左，食入辄作呕吐。脉两关俱弦。肝阳冲侮胃土，久恐成膈。拟苦辛通降法。

制半夏一钱五分　淡干姜三分　茯苓三钱　土炒白芍一钱五分　川雅连五分　代赭石三钱　橘红一钱　旋覆花一钱五分(绢包)　枳实一钱　炒竹茹一钱五分

二诊：脉弦稍平，呕吐略减。的属肝阳逆犯胃土。再和中镇逆，苦降辛开。

制半夏一钱五分　白蒺藜(去刺，炒)三钱　代赭石四钱　土炒白芍一钱五分　沉香曲一钱五分(炒)　旋覆花二钱(包)　淡吴萸一分五厘　川雅连五分(同吴萸炒)　炒竹茹一钱五分

三诊：呕吐虽减，仍未能止。木克胃土，以致清浊混淆。不入虎穴，焉得虎子。

制香附一钱五分　枳实一钱　炒香甜杏仁三钱　沉香曲一钱五分(炒)　炒竹茹二钱　橘皮一钱　白蒺藜三钱　来复丹八分(开水另下)

四诊：大便通调，三日未经呕吐。胃中之清浊，渐得分化。药既应手，再守前意。

川雅连五分　炙黑草二分　广皮一钱　淡干姜四分　制半夏一钱五分　川桂枝四分　白茯苓三钱　枳实一钱　炒竹茹一钱　来复丹六分(先服)

五诊：苦降辛开，分化清浊，胃中之阴阳渐和，呕吐渐定。药既应手，未便更章，但猛剂不宜久投耳。

制半夏一钱五分　炙黑草四分　川雅连四分　枳实七分　川桂枝四分　白茯苓三钱　淡干姜三分　竹茹一钱(水炒)　白芍一钱五分(土炒)　来复丹六分(先服)

另拟一方，备服。

制半夏一钱五分　川雅连四分　炙甘草三分　茯苓三钱　橘皮一钱　杭白芍一钱五分　淡干姜四分　吉林参(另煎，冲)七分　焦麦芽二钱

右，呕吐大减，涌涎亦定。的是高年五液皆涸，三阳并结也。前方踵进。

南沙参　川贝母　生扁豆　藕汁　活水芦根　川石斛　天花粉　甜杏仁　梨汁

二诊：交节又复呕吐。三阳并结，既入重地，不易履夷也。

川石斛　白蒺藜　北沙参　半夏曲　燀桃仁　扁豆衣　梨汁　藕汁　姜汁　韭汁　盐水炒竹茹

右，浮游之火渐平，而食入辄作反逆。此胆胃不主下降，肝阳从而浊升。再降胆胃。

制半夏　炒枳实　甜杏仁　白蒺藜　陈胆星　茯苓神　上广皮　竹茹　山栀（姜汁炒）　陈关蛰　大荸荠

左，中阳不足，阳气不旋。呕吐复作。再辛温以助阳气，而运浊邪。

制半夏三钱　橘皮一钱　鲜生姜二钱（打）　川桂枝四分　淡吴萸四分　茯苓四钱　炒於术一钱五分　炒枳实一钱　竹茹一钱五分　伏龙肝八钱（煎汤代水）

二诊：攻下之后，中阳不复，痰水渐次复聚，间数日仍作呕吐。只宜缓以图之。

於术炭二钱　茯苓五钱　竹茹一钱　制半夏一钱五分　橘皮一钱　淡吴萸四分　猪苓二钱　盐煨姜二钱　来复丹一钱（药汤送下）

左，中脘作痛，甚则呕吐，脉象沉弦。此水饮停聚胃府。当缓以攻之。

二陈去甘草　制香附　延胡索　白蒺藜　高良姜　瓦楞子（醋炒）

红芽大戟八分　白蔻仁一钱三分　公丁香一钱　黑白丑各一钱（五味研末为丸）

右，体丰多湿，湿盛生痰，痰阻胃府，中州窒痹，呕吐痰涎。宜苦辛通降。

川雅连（姜汁炒）三分　制半夏三钱　淡干姜六分　云茯苓五钱　广陈皮一钱　薤白头三钱　炒枳实一钱　竹二青一钱（生姜汁炒）　上湘军四分　公丁香三分　黑白丑各二分　白蔻仁四分（五味研末，分二次服）

二诊：呕吐不止，中脘板滞，脉象沉弦。还是痰阻胃府，不能通降。再拟苦辛开降，参以芳香化浊。

川朴一钱　川雅连四分　炒竹茹一钱　白蔻仁七分　茯苓五钱　橘皮一钱　制半夏三钱　淡干姜五分　生姜汁一匙　太乙丹三分（磨冲）

左，胃有停痰，胃阳不展，至暮辄作呕吐，脉象沉弦。恐延反胃之证。

制半夏　淡吴萸　白蔻仁　云茯苓　猪苓　广陈皮　鲜生姜二钱（打）　太乙丹三分（磨冲）　伏龙肝（煎代水）

缪左，呕吐止而复作。胸中之阳气不克转旋。再进辛温。

川桂枝五分　制半夏三钱（醋炒）　茯苓七钱　白蔻仁七分　公丁香三分　广藿香三

钱　淡干姜五分(炒)　橘皮一钱　猪苓二钱　伏龙肝一两(煎代水)

缪左，呕吐时作时止。舌苔薄白，并不厚腻。大便数日方行。脾得阳始运，胃得阴乃和，高年液亏，胃阴不足，所以宜通宜降者，转滞而转逆矣。

人参须一钱五分　白茯苓三钱　炒香甜杏仁三钱　白檀香一钱　制半夏一钱五分　白蒺藜三钱　竹二青(盐水炒)五分　白蜜二钱

右，食入片刻，即吐出酸水，面现青色。询系失恃后悲苦所致。肝火郁极，故作酸也。

桑叶　丹皮　郁金　制香附　山栀(姜汁炒)　左金丸

张左，脉证相安。至暮腹满，酸水上涌。营滞不行，土郁湿困。不能急切图功。

制半夏　白蒺藜　台白术　公丁香　茯苓皮　广皮　淡吴萸　晚蚕砂　炒蒌皮　建泽泻　禹余粮丸一钱五分(开水先服)

吴媪，风阳较平，眩晕大减，而余威未靖，吞酸涌涎，时止而仍时作。再养肝熄肝，参苦辛以制心火，而佐金气以平肝木。

阿胶珠　杭白芍　黑豆衣　池菊　茯神　炒杞子　女贞子　潼沙苑　左金丸

李左，经云：心为汗，肺为涕，脾为涎，肝为泪，肾为唾，是为五液。今起居如常，而时吐涎沫，胃纳不旺。显属脾胃两虚，不能约束津液，以丸药缓调。

炙绵芪三两　炙黑草五钱　缩砂仁四钱　煨益智七钱　广陈皮七钱　奎党参四两　厚杜仲三两　炒於术二两　炒山药三两　炒杞子三两　制半夏一两五钱　炒淡姜渣四钱　炒范志曲一两　广藿梗一两五钱　泽泻一两五钱　白茯苓三两　焦麦芽二两　炒扁豆二两　炒萸肉一两五钱

上药研为细末，水泛为丸，每服三钱。

姚右，头痛眩晕，甚则呕吐涎水，腰胁酸楚，脉濡左滑。此肝阳挟痰上冲胃土也。

制半夏　天麻　甘菊　白蒺藜　丹皮　钩藤　广皮　炒枣仁　茯苓神　石决明　水炒竹茹

虞右，头痛较退，而呕吐之后，涎沫上涌，长沙所谓肝病吐涎沫者是也。风翔浪涌，都缘肝阳上升，胃土被克，致胃中不能约束津液。再和肝胃。

金石斛　杞子　代赭石　白蒺藜　炒半夏曲　茯苓　钩藤　桑叶　丹皮　盐水炒竹茹

某，口吐涎沫，胃气虚不能约束津液也。吐沫而仍口渴，胃阴虚而求救于水也。舌萎苔黄，胃气不治而虚浊反行攒聚也。气阴益亏，又复夹浊，用药顾此失彼，且恐动辄得咎，惟仲景大半夏汤取人参以补胃气，白蜜以和胃阴，半夏以通胃阳。试进之以觇动静。

人参一钱　白蜜五钱　半夏三钱

廉左，呕吐数日，至昨忽然偏右胀满，上则中脘，下则少腹，尽行板硬，一时之间，气从上逆。幸未几即平。然食入仍呕，并吐出蛔虫，口渴频饮。舌苔糙白，脉象虚弦。肝木横逆之余，胃土有升无降，阳明之液暗亏。恐呃忒致厥。

川连五分　炒乌梅五分　炒川椒二分　金石斛五钱　金铃子一钱五分　吴萸二分　杭白芍二钱（酒炒）　制半夏三钱　白蒺藜三钱　红石榴子百粒　枇杷叶二片（去毛）　鲜竹茹（盐水炒）一钱

噎膈、反胃

宋左，呕血之后，食入哽阻，瘀滞胃口，恐成噎膈。

延胡索一钱五分（酒炒）　五灵脂三钱　制香附二钱（研）　煇桃仁三钱　炒枳壳八分　瓦楞子五钱　炒苏子三钱（研）　炒竹茹一钱五分　降香一钱五分（劈）　上湘军一钱五分（好酒浸透，炙枯，后入）

左，食入哽阻，痰涎上涌。胃阳不运。噎膈重证，势难治也。

薤白头三钱　川雅连四分　制半夏一钱五分　橘皮一钱　白檀香三钱　淡干姜六分　广郁金一钱五分　竹茹一钱　上沉香三分　公丁香三分（二味研末，先调服）

沈左，中脘作痛，食入哽阻，去冬曾解坚黑大便。良由瘀滞胃口，势成噎膈。

延胡索一钱五分（酒炒）　薤白头三钱　乌药一钱五分　荆三棱一钱　瓦楞子五钱（打）　煇桃仁三钱（打）　蓬术一钱　黑白丑各七分　旋覆花二钱（包）　五灵脂三钱

左，脘痞者久，食入哽阻。涌涎，气瘀交阻，噎膈重证也。

延胡索一钱五分（酒炒）　瓦楞子一两　制香附二两（研）　薤白头三钱　旋覆花二钱（包）　制半夏三钱　五灵脂三钱（酒炒）　益智仁一钱　乌药一钱五分　生姜汁一匙（冲）

伯年逾花甲，阴液已亏，加以肝气不和，乘于胃土，胃中之阳气不能转旋。食入哽阻，甚则涎沫上涌。脉两关俱弦。噎膈根源，未可与寻常并论。姑转旋胃阳，略参疏风，以清新感。

竹沥半夏一钱五分　炒竹茹一钱　川雅连五分　淡黄芩一钱五分　淡干姜三分　白茯苓三钱　桑叶一钱　池菊花一钱五分　白蒺藜一钱五分　白檀香一钱（劈）

二诊：辛开苦降，噎塞稍轻。然左臂作痛，寐醒辄觉燥渴。脉细关弦，舌红苔黄心剥。人身脾为阴土，胃为阳土，阴土喜燥，阳土喜润。譬诸平人，稍一不慎，饮食噎塞，则饮汤以润之，噎塞立止，此即胃喜柔润之明证。今高年五液皆虚，加以肝火内燃，致胃阴亏损，不能柔润，所以胃口干涩，食不得入矣。然胃既干涩，痰从何来？不知津液凝滞，悉酿为痰，痰愈多则津液愈耗。再拟条达肝木，而泄气火，泄气火即所以保津液也。然否，即请正之。

香豆豉　光杏仁　郁金　炒蒌皮　桔梗　竹茹　川雅连（干姜六分煎汁收入）　枇杷叶　黑山栀　白檀香

三诊：开展气化，流通津液，数日甚觉和平，噎塞亦退。无如津液暗枯，草木之力，不能久持，所以噎塞既退复甚。五脏主五志，在肺为悲，在脾为忧，今无端悲感交集，亦属脏燥之征。再开展气化，兼进润养之品。

光杏仁三钱　广郁金一钱五分　黑山栀三钱　竹沥七钱（冲）　姜汁（少许，冲）　炒蒌皮三钱　白茯苓三钱　枳壳五分　炒苏子三钱　大天冬三钱　池菊花一钱　白檀香八分　枇杷叶（去毛）四片

四诊：开展气化，原所以泄气热而保津液也。数日来，舌心光剥之处稍淡。然左臂仍时作痛，噎塞时重时轻，无非津液不济，胃土不能濡润。咳嗽多痰，亦属津液蒸炼。肺络被灼，所以脏燥乃生悲感。再化痰泄热以治其标，润养津液以治其本。

白蒺藜三钱　黑山栀三钱　光杏仁三钱　淮小麦六钱　池菊花一钱五分　广郁金一钱五分　炒蒌皮三钱　生甘草三分　大南枣四枚（劈，去核）　盐水炒竹茹一钱

接服方：鲜生地五钱　天花粉一钱五分　大麦冬三钱　甜杏仁三钱　生怀药三钱　白蒺藜三钱　焦秫米二钱　青果三枚（打）　梨汁一两（温冲）

蒋，嗜饮损伤中阳，气不施化。食入哽阻，痰涎上涌。脉滞，苔白质腻。噎膈重证，图治维艰。

代赭石四钱　白茯苓三钱　广郁金一钱五分　竹茹（盐水炒）一钱　旋覆花一钱　炒苏子三钱　白桔梗八分　枳实八分　左金丸七分（入煎）　竹沥八钱（姜汁三滴冲）

郭左，肠红痔坠日久，营液大亏。食入于胃，辄哽阻作痛。脉两关弦滑。此胃阴枯槁，噎膈重证，何易言治。

金石斛　北沙参　杭白芍　生甘草　焦秫米　白蒺藜　半夏曲　活水芦根

二诊：脉滑而弦。舌心作痛，食入胃中，仍觉哽痛。胃阴枯槁，未可泛视。再拟《金匮》大半夏汤法。

台参须（另煎，冲）七分　制半夏三钱（白蜜二钱同煎，与参汤冲和服）

此方服七剂。煎成以滚水炖，缓缓咽下。汤尽再煎二次，煎蜜用一钱五分。

三诊：脉左大于右，阴伤不复之证。食入哽阻，胃阴尤为枯槁，未可泛视。前拟《金匮》大半夏汤法，当无不合，即其意而扩充之。

台参须　制半夏（与白蜜同煎，与参汤和服）　左金丸四分（煎汤送下）

四诊：食入哽痛渐定，脉弦稍平，而肠红连日不止。肝火内燃，胃阴枯槁，肝胆内藏相火，肾开窍于二阴，铜山西鸣，洛钟东应矣。

台参须一钱　制半夏二钱　白蜜三钱(同上法)　细生地四钱　龟甲心五钱　地榆炭三钱　炒槐花三钱　泽泻一钱五分　丹皮炭二钱　左金丸四分

孙右,中脘不舒,按之坚硬胀满,甚则气逆如喘。脉两关弦滑。此抑郁动肝,肝气冲入胃中,将成噎膈重证,非旷怀不能为功。

钉赭石　炒苏子　制香附　淡吴萸　旋覆花　薤白头　炒枳壳　砂仁　沉香三分(磨冲)　槟榔二分(磨冲)

殷左,食入之后,气辄上冲,遂即呕吐痰水。询知前曾呕吐紫黑,便有血水,痰或青色,乃自下焦肝肾而来,胃之下口,痰瘀阻之。防膈。

制半夏　川连　焯桃仁　台乌药　当归须　土炒赤芍　干姜　川桂枝　酒炒延胡索

二诊:薤白头　橘皮　制半夏　旋覆花　茯苓　延胡索　枳实　代赭石　台乌药　扁鹊玉壶丸一钱二分(先服)

三诊:膈食不下,中脘有形,数日以来,呕吐紫黑瘀血,大便亦解黑物。前云瘀血阻塞胃口,于斯可信。无如瘀虽呕出,而中脘偏左,按之仍硬,足见结滞之瘀,犹然内踞,是血膈大证也。治之之法,若瘀一日不去,则膈一日不愈,兹以化瘀为主,以觇动静。

山甲片一钱(干漆涂炙令烟尽)　五灵脂二钱(酒炒)　瓦楞子四钱　延胡索二钱　山楂炭三钱　台乌药一钱五分　当归尾二钱　桃仁二钱　土鳖虫五枚(去头足,炙)

又,湿痰瘀滞,聚于胃口,以致饮食不能入胃。前进化血行瘀,胸肋胀满。良以瘀阻不宣,行之不能,则两相阻拒,所以转觉胀满也。血膈大证,极难图治,拟以丸药入下。

五灵脂二钱(酒炒)　川郁金一钱五分　西血珀七分(另研)　大黄二钱(酒炒)　土鳖虫十六枚(去头足,炙)　焯桃仁一钱五分　生蒲黄一钱　延胡索二钱　山甲片一钱

上药共研细末,以韭汁糊丸,如绿豆大,每服三钱。

右,朝食暮吐,物不变化。脉沉细,苔白质腻。中阳不旋,反胃重证也。

制半夏　淡吴萸　公丁香　橘皮　竹茹(姜汁炒)　云茯苓　炮黑姜　广藿香　伏龙肝七钱(煎汤代水)

泄泻

章左,向有肠红,兹则每晨便泄之后,仍见干粪,胃气日行困顿。脉左虚弦,右濡滑,关部三十余至一动。此由肝阴不足,脾气虚损,肝不足则血不收藏,脾亏损则鼓旋乏力。由是而水湿之气,不能分泄,混入肠中,所以每至黎明,阳气发动之时,水湿之气,傍流而下。脾与胃以膜相连,脾虚则胃弱,理固然也。拟连理汤出入。

野於术(土炒)二钱　上广皮(土炒)一钱　云茯苓四钱　川雅连(姜汁炒)二分　防风根一钱(炒)　炒薏仁四钱　炮姜五分　滑石块三钱　泽泻一钱五分　荷叶边二钱

二诊：温脏清腑，注泄已止，右脉濡滑较退。的是中气虚而脾土之阳气不足，肝阴亏而大肠之湿热有余。刻下大便溏燥不调。脾气未复耳。前法参入分消，盖祛湿即所以崇土也。

野於术（土炒） 炒薏仁四钱 整砂仁四粒 真建曲二钱 防风根一钱（炒） 云茯苓五钱 木猪苓二钱 泽泻一钱五分 炮姜三分（川连一分五厘炖，冲入）

三诊：右脉滑象渐退，溲亦渐利。湿热有外泄之机。特胃纳不醒，当和中芳运。

炒於术 制半夏 真建曲 生熟薏仁 炒谷芽 云茯苓 上广皮 广藿梗 省头草 泽泻

乔左，停饮日久，清浊升降不行，胃中窒塞，向有呕吐，兹则便泄，色必深酱。是水饮之气，郁而化热，在胃上则兼辛金之化，其水兼寒，在胃下则兼丙火之化，其湿兼热，亦定理也。降阳和阴，冀其升降清浊，各循常度。是否，即请裁用。

制半夏 云茯苓 淡干姜 瓦楞子 川雅连 生熟草 人参须 川桂枝

某，迷睡已退，然大便溏泄，此痰泄是也。

制半夏 南楂炭 炮姜 木猪苓 熟附片二分 上广皮 范志曲 泽泻 焦白术

又，少阴气至但欲寐。进理中加附，大便亦渐坚实。前法再参补气。

西党参 炮姜炭 猪茯苓 熟附片 泽泻 野於术 炙黑草 玫瑰花 生熟谷芽

某，便泄气撑，以泄为快。脾弱则木旺，土衰则木贼。恐非草木可以为功。

吴萸 金铃子 南楂炭 广皮 郁金 砂仁 杭白芍 白蒺藜 广木香 香橼皮 青皮（醋炒）

左，外寒束缚里热，挟积不化。由头痛发热，而至腹痛水泻，每在清晨。至今泻虽暂定，而腹痛未止，浊积必然未化。脉细关弦。拟调气运中以磨化之。

制川朴 上广皮 云茯苓 范志曲 砂仁末 制半夏 枳实炭 广木香 焦白术 香薷 川连 炮姜

右，久泻不止，足胫带肿，舌心光剥无苔，寐则干咳，心悸健忘。心脾两虚，旋运无权，致传化失职。恐成肿胀。

西党参三钱 扁豆衣三钱 白茯苓三钱 炮姜三分 炙黑草三分 野於术二钱 益智仁八分 炒薏仁四钱 猪苓二钱

左，头痛身热泄泻。邪郁而气机下陷也。

煨木香五分 泽泻一钱五分 川芎一钱 羌独活各一钱 茯苓三钱 上陈皮一钱 砂仁（后下）七分 桔梗一钱 前胡一钱五分 柴胡五分

二诊：头痛已止，身热便泄未定。再调气泄湿。

川朴一钱　蔻仁七分　藿香三钱　猪茯苓各二钱　生熟薏仁各二钱　广皮一钱　通草一钱　滑石四钱　枳实炭一钱　木香一钱　泽泻一钱五分

三诊：身热已退，便泄亦减。再为疏通。

制川朴　范志曲　南楂炭　台乌药　茯苓　青陈皮　枳实炭　煨木香　炒苡仁

某，嗜饮多湿，湿困脾阳。大便泻利。脉象濡软，舌苔淡白。宜理脾温中。

於术（土炒）二钱　范志曲一钱　茯苓三钱　泽泻一钱五分　炒黄干姜四分　葛花一钱五分　白蔻仁三粒　砂仁三粒　煨木香五分

右，脉滑便泄如前，小溲欲解不爽。湿郁腑中，水液渗入大肠。再参分利。

葛花一钱五分　於术二钱　羌活一钱　广皮一钱　滑石三钱　煨木香五分　泽泻一钱五分　通草一钱　云苓四钱　防风一钱　猪苓二钱　生熟薏仁各二钱

二诊：便泄稍减，小溲亦畅，腰府作酸。湿犹未清，而脾胃之气，久已暗损。再为兼顾。

野於术一钱五分　破故纸（盐水炒）三钱　云茯苓四钱　羌活一钱　煨肉蔻五分（研）　菟丝子（盐水炒）三钱　泽泻一钱五分　猪苓二钱　生熟薏仁各二钱　防风一钱

右，上则嗳噫，下则便泄。厥气不和，克制脾土。协和肝脾，即所以固其胎息也。

砂仁　制香附　淡吴萸　苏梗　茯苓　杭白芍　防风（炒）　香橼皮　木香　广皮

某，每至阴分，则肠鸣便泻。此脾虚而湿郁气滞。恐变胀病。

大腹皮　生熟苡仁　川朴　木香　泽泻　煨姜　炒椒目　广皮　草果仁　炒冬瓜皮　猪茯苓

某，胃主盛纳，脾司运化，脾虚湿热内蕴，失健运之权。合夜腹满，清晨得泄方适。湿热无彻底之日，则脾土无再复之期，可虞也。

白术炭　整砂仁　泽泻　范志曲　生熟薏仁　白茯苓　木猪苓　广皮　川雅连（姜汁炒）

某，木郁不克条达，气分攻撑不平。土被木克，运化无权，寅卯之交，依然便泄内热。脉细弦数。营液日耗，恐入损途。

制香附　土炒白芍　沉香片　上广皮　砂仁　白蒺藜　生熟木香　淡吴萸　川雅连（吴萸同炒）

杨童，便泄不止，时带红腻，临圊不爽。脾虚湿热郁阻肠胃。再苦辛通降。

生於术一钱　淡黄芩（酒炒）一钱　酒炒白芍一钱　六一散三钱（包）　白茯苓三钱　生熟草各二钱　土炒陈皮一钱　香连丸四分（入煎）　广木香四分　炒枳壳七分

屠右，腹痛甚则便泄，泄甚热。气有余，便是火，洵哉。

金铃子　香附　辰茯神　钩藤　炒酸枣仁　白蒺藜　天麻　炒白芍　砂仁　沉香片

金右，暑湿浸淫脾土，土不运旋，气湿不能分化。水泻口渴，舌淡白而喜热饮，中脘不舒。宜调气分化。

川朴一钱　六一散三钱(包)　缩砂仁五分　藿香三钱　白茯苓三钱　广皮一钱　鲜佛手一钱五分　煨木香六分　猪苓二钱

二诊：调气分化，水泻已止，口渴亦减。再调气以通津液。

六一散三钱(包)　生於术一钱　猪苓一钱五分　沉香曲一钱五分　建泽泻一钱五分　薄官桂三分　鲜佛手一钱　鲜荷梗(去刺)尺许　茯苓三钱　砂仁(盐水炒研，后入)四分

聂左，素体湿甚，兹则由胀满而致便泄，色如败酱，得泄转松，然中脘有形，气冲嗳噫，胃呆少纳，时易汗出。脉象濡软而滑，苔白质腻，口味带甜。此由湿热内蕴，脾土不能转旋，水谷不能分化，尽注于肠，肝木从而暗动。恐致呃忒。拟和中运脾，兼泄府浊。

六一散三钱(包)　省头草二钱　炒红曲一钱　土炒陈皮一钱　生熟苡仁各二钱　白茯苓三钱　广木香四分　小温中丸三钱　川雅连四分(吴萸二分煎汁拌炒)

二诊：投剂之后，解出极为秽臭，府中之浊，得从外泄，而自利仍不稀疏。昨尚和平，今又腹中胀满，甚致有形上冲，直抵中脘，则恶心嗳噫，最为难堪，抚之摩之，其形方能降下。口甜干腻，苔白转黄，脉象转滑，关部独弦。湿热内蕴，清浊之气，不司升降，土气既滞，木气遂郁，致横暴之气，肆逆莫制。望六之年，恐正不胜病。《金匮》厥阴篇中每用苦辛酸，即遵其旨。

川雅连六分　生甘草三分　淡子芩(酒炒)一钱五分　车前子一钱五分　杭白芍三钱　白茯苓三钱　生熟木香各二分　土炒广皮二钱　淡干姜三分　省头草二钱

许右，脘痞嗳噫已退，大便带泄。气坠于下也。

广木香五分　砂仁(后入)七分　泽泻二钱　郁金一钱五分　香橼皮一钱五分　广陈皮一钱　白芍一钱五分　吴萸二分(白芍同炒)　茯苓四钱　枳壳一钱

二诊：中州已舒，腹痛便利。再理气分消。

砂仁(后入)七分　木香五分　茯苓四钱　生熟苡仁各二钱　泽泻一钱五分　乌药一钱五分　广皮一钱　吴萸五分　鲜佛手一钱五分　范志曲二钱　川朴一钱　猪苓二钱

王右，少腹胀满，腹中不和，痛泄止而复作，面色微浮，足跗带肿。肝强土弱，木乘土位。拟柔肝培土，以御肝木。

於潜术一钱五分(木香三分煎汁炒)　炒木瓜皮一钱五分　炒黑当归二钱　土炒白芍一钱五分　炒防风七分　炙黑草五分　菟丝子(盐水炒)三钱　上瑶桂(去粗皮，研，后入，三分)

二诊：面浮已退，色稍华泽，腹中痛胀略松，而便泄不止，泄时气甚酸秽。肝为刚藏，在五行为木，在五味为酸，木旺土衰，即此可见。再培土抑木。脾弱则生痰，以化痰参之。

奎党参三钱　炙甘草四分　广陈皮一钱　炮姜五分　炒於术二钱　淡吴萸四分　云茯苓三钱　制半夏三钱　杭白芍三钱（与吴萸同炒）　伏龙肝七钱（煎汤代水）

编者按：张乃修重视脾胃，临证多强调脾肾同补，常用温脾之法，而脾阳之土，化生于命火，故温补脾肾以复脾气而形康健；又循朱震亨“气有余便是火”的思路，如“丹溪谓上升之气，自肝而出，中挟相火”。治疗饮食内伤，时邪外感之泄泻发热，仿喻昌逆流挽舟之法。张乃修临证善于调肝，治肝之法颇多，如疏肝理气、养肝血、养肝阴、息风、潜镇、泻火等方法运用广泛，加减变化亦多，对于肝气夹痰则另辟新法。张乃修认为：“脾胃愈亏，则浊痰愈甚，前人有见痰休治痰之说，宜以脾胃为本。”“命火向来不足，火不生土，土弱生痰。”张乃修选方用药，配伍精当，法仲景而又因例达变，深得仲景之真味。张仲景治心下痞，立五泻心汤，《张聿青医案》中多处使用，然治法灵活，善于加减，如配枳实、陈皮以破气行滞，配白芍以酸甘化阴，疗效颇丰。

费绳甫

费绳甫(1851—1914),字承祖。费绳甫继承家业,为费氏十二世;在费氏行医生涯中,其声誉仅次于其祖伯父费伯雄,亦为孟河医派的中坚力量。费绳甫秉承家学,博览群书,自幼随祖伯父费伯雄习医,不仅在医德上继承了费伯雄之风,在医疗技术方面进行了传承,而且在临证中也常常有独到之处;治病时常能兼取李杲、朱震亨二家之长,治疗虚劳力主清润平稳,养胃阴则主气味甘淡,独树一帜,成为宗派,有"近代一大宗"之称。一生精于临床实践,切病以见证、病源、气候、体质为四要素,以善治危、大、奇、急诸病享有盛名,其子孙后人整理成《临证便览》1卷。《临证便览》基本代表了费绳甫的学术思想,有较高的学术价值。

痢

下痢脓血,肛门痛如火烧,苔黄消渴,脉来弦大,此邪热入厥阴也。治宜清解厥阴邪热,用白头翁汤加味。

白头翁一钱半　北秦皮一钱半　炒黄柏一钱　酒炒黄连三分　牡丹皮二钱　冬桑叶一钱半

下痢红白,腹痛口干,舌苔黄,里急后重,脉来弦滑。此暑湿内蕴,挟食滞酿炼成积,伤气则白,伤血则红。治宜清暑湿,导食滞,理气行血。

酒炒黄芩一钱半　酒炒黄连三分　焦山楂三钱　六神曲四钱　六一散(包)三钱　煨木香五分　京赤芍一钱半　冬桑叶一钱　江枳壳一钱　荷叶一角

下痢红白,恶寒发热,腹痛苔白,口不作干,脉来弦细。此外感风寒兼湿停滞也。治宜解表、渗湿、导滞。

青防风一钱半　川羌活(酒炒)一钱　荆芥穗一钱半　陈广皮一钱　焦茅术一钱　川厚朴一钱　焦山楂三钱　六神曲三钱　江枳壳一钱　粉甘草五分

下痢红白,里急后重,腹痛发热,口干苔黄,脉来浮弦。此外感风邪而内蕴暑湿,兼食滞阻气也。治宜解表、清里。

粉葛根三钱　嫩桔梗一钱　冬桑叶三钱　六一散(包)三钱　香连丸一钱　酒炒黄芩一钱半　细木通(酒炒)一钱　焦山楂三钱　六神曲四钱　车前子三钱　江枳壳一钱　京赤芍一钱半　荷叶一角

下痢红白,里急后重,肚腹胀痛难忍,口干苔黄,饮食不进,脉来沉实。此暑湿食滞相结。治宜攻下兼清暑湿。

酒炒大黄三钱　酒炒黄连三分　酒炒黄芩一钱半　焦山楂三钱　六神曲四钱　江枳壳

一钱　生甘草五分　赤茯苓三钱　大腹皮一钱半　生熟谷芽各四钱

下痢红白，里急后重，肛门作痛，每日数十行，口渴引饮，舌苔黄腻，脉来洪大。此邪火炽盛，劫灼津液也。治宜生津、清热。

酒炒黄连一钱　酒炒黄芩一钱半　酒炒黄柏一钱　黑山栀一钱半　净银花八钱　净连翘三钱　生甘草一钱　冬桑叶二钱　大麦冬三钱　川石斛四钱　天花粉三钱　飞滑石三钱　西瓜翠衣二两

下痢红白，胸脘痞闷，粒米不能下咽。此噤口痢症。热壅胃口，气不下降，脉来沉弦。治宜苦寒降热，甘平益气。

酒炒黄连三分　人参须三分　石莲子五粒　陈广皮一钱

下痢红白，屡止屡发，脉来细弦。此名休息痢，必有留邪内伏。治宜补正透邪。

别直参一钱　赤茯苓三钱　大白术一钱　粉甘草五分　黑芥穗一钱　陈广皮一钱　福泽泻一钱半　冬瓜仁四钱　荷叶一角

下痢红白，腹不痛而脘闷，口干引饮，舌苔黄腻，脉来细弦。此湿热伤津。治宜生津渗湿。

川石斛三钱　赤茯苓三钱　金铃子二钱　冬桑叶一钱半　冬瓜子四钱　川通草一钱　生甘草五分　荷梗（切）三钱

下痢红白日久，口干苔黄，脉来细弦。此阴虚而湿热留恋也。治宜益阴生津，兼清湿热。

南沙参四钱　川石斛四钱　赤茯苓三钱　赤白芍各一钱半　生甘草五分　炒丹皮二钱　冬桑叶一钱半　冬瓜子四钱　陈广皮五分　莲子（去心）十粒

下痢红白日久，舌色淡红，神倦力乏，脉来沉细。此气已虚而湿热未清也。治宜益气渗湿。

别直参一钱半　云茯苓二钱　大白术一钱　炙甘草五分　大白芍一钱半　炒丹皮一钱半　冬桑叶一钱半　陈广皮一钱　冬瓜子四钱　福泽泻一钱半　焦谷芽四钱　大枣三枚

下痢红白日久，气觉下坠，脉来沉弱。此气虚下陷也。治宜补中升阳。

潞党参三钱　大白术一钱　炙甘草五分　绵黄芪三钱　炙升麻三分　软柴胡（醋炒）三分　全当归二钱　陈广皮一钱　白茯苓二钱　福泽泻一钱半　大枣三枚

下痢数至圊而解不出，所谓虚坐努责也，脉来细数。此血虚生热。治宜补血。

九制熟地四钱　全当归二钱　大白芍一钱半　炙甘草五分　陈广皮一钱　大枣三枚

下痢红白，胸脘痞闷，作恶呕吐，舌苔微黄带白，脉来沉弦。此湿热夹痰饮，淆乱清浊也。治宜苦降辛通。

炒黄芩一钱　酒炒黄连三分　炮姜炭三分　制半夏一钱半　粉甘草五分　生姜三片　大枣二枚

下痢日久，滑泄不禁，脉来沉细。宜用徐之才涩以固脱法。

别直参一钱　云茯苓二钱　大白术一钱　粉甘草五分　大白芍一钱半　诃子肉一钱半　罂粟壳一钱　陈广皮一钱　大枣三枚　赤石脂三钱　禹余粮（调服）三钱

如阴虚口干加南沙参四钱、川石斛三钱。

下痢红白，舌绛口渴，内热汗多，脉来细数。此湿热入营而营液已耗也。治宜清营。

犀角尖五分　大生地三钱　牡丹皮二钱　京赤芍一钱半　阿胶珠一钱半

下痢红白日久，气血皆虚，肠中脂膏尽耗，脉来沉细。宜温补法。

淡苁蓉一两　制附子五分　上肉桂三分　焦白术一钱　全当归二钱　九制熟地三钱　大白芍一钱半　云茯苓二钱　炙甘草五分　甘杞子三钱　炮姜炭五分　别直参一钱半　大枣三枚

佚名，脾肾久虚，中失运化之权，下少生发之气，肝阳上亢，挟素蕴之湿热，淆乱清浊，下痢带血，时常凛寒，脉来沉细而弦。治宜抑木扶土，兼化湿热。

赤白芍各一钱五分　炒丹皮二钱　霜桑叶二钱　生甘草五分　茅苍术（黑芝麻拌蒸）一钱　福泽泻一钱五分　冬瓜子四钱　赤茯苓三钱　天花粉三钱　陈广皮一钱　生谷芽四钱　熟谷芽四钱　大枣三枚

佚名，恙由下痢而起，迄今三月，大便仍带红，气觉下坠，口干苔腻，脉弦细。脾胃虚弱，湿热蕴结。治宜益气培脾，兼化湿热。

吉林参须一钱　北沙参四钱　云茯苓二钱　生白术一钱　苍术一钱五分　川石斛三钱　橘红一钱　川楝肉一钱五分　冬瓜子四钱　大白芍一钱五分　甘草五分　生谷芽四钱　熟谷芽四钱　红枣五枚

江南徐州道李佑三之夫人，患赤白痢，肚腹作痛，里急后重，每日三四十行，恶寒发热，头痛口渴，饮食不进，势极危险，延余诊视。脉来浮、弦、数、大。此暑湿内蕴，风寒外袭，清浊淆乱，升降失宜，治必表里双解。

防风一钱三分　荆芥一钱五分　葛根三钱　桔梗一钱　枳壳一钱　酒炒黄芩一钱　香连丸（包）一钱　六一散（包）三钱　酒炒木通一钱　神曲四钱　焦山楂三钱　赤芍一钱五分　荷叶一角

一剂汗出热退，下利腹痛皆止。

杨万年，进泄邪消食，升清降浊法，发热已退，邪从外泄，惟内陷肠胃之邪，因体虚气弱，难以外透，挟食滞、耗气、灼营，泄泻转为痢疾，红白俱下，少腹作痛，舌苔白腻，口不作干，脉来细弦。脉症细参，正虚邪陷，非养正透邪，下痢安有止期，症势非可轻视。治宜补散兼行，佐以消导。

人参须五分　赤茯苓二钱　炙甘草五分　生白术一钱　茅苍术一钱　陈广皮一钱　嫩桔梗一钱　青防风二钱　焦山楂三钱　粉葛根二钱　六神曲三钱　江枳壳一钱　大腹皮二钱　荷叶一张

福建林某，先疟后痢。治宜表里并解。

广木香五分　川黄连四分　淡黄芩一钱五分　全当归一钱五分　藿香梗一钱　粉葛根二钱　薄荷炭一钱五分　陈广皮一钱　制半夏一钱五分　台乌药一钱　江枳壳一钱五分　车前子三钱　赤茯苓二钱　细木通八分　橘饼三钱　荷叶一角

镇江董陶庵，患血痢半年，口燥喉干，胸脘觉冷，神倦力乏，脉来弦细。此热入厥阴，中虚停饮所致。治必苦泄厥阴蕴热，兼培中蠲饮，方能奏功。

酒炒黄柏一钱　酒炒黄连二分　白芍一钱五分　高丽参一钱　北沙参四钱　茯苓三钱　甘草五分　陈皮一钱　制半夏一钱五分　甜川贝三钱　生熟谷芽各四钱　冬瓜子四钱

连进二十剂而愈。

知崇明县事吴槿村，浙江进士，年近古稀，患赤白痢，日数十行，腹痛食少，心悸肢掣，势极危险，延余诊视。脉来弦、细、迟、缓。外邪挟湿，两伤气血，清浊混淆于中，加以年高元气已虚，中无砥柱。倘泄邪而不兼补正，诚恐邪未清而正先脱，必须补正透邪，两面兼顾。

别直参一钱五分　粉葛根二钱　桔梗一钱　枳壳一钱　木通一钱五分　酒炒黄芩一钱　焦山楂三钱　赤茯苓三钱　甘草四分　焦谷芽四钱　荷叶一角

连进二剂，下痢腹痛即止，惟心悸腿酸，纳谷不多，邪退中虚已著。改用：

别直参三钱　白芍一钱五分　炙甘草五分　陈皮一钱　冬瓜子四钱　白茯苓二钱　大枣三枚

连进三剂而霍然。

常州余熙臣亲家，向有烟癖。患痢半年，饮食少进，肌肉消瘦，精神萎顿，卧床难起。余诊其脉来沉弱，脾虚已极，中气砥柱无权，积湿无从宣化，非补脾燥湿，不能挽回。

吉林人参须一钱五分　赤苓三钱　大白术一钱　炙甘草三分　炒白芍一钱五分　陈皮一钱　焦茅术一钱　大枣三枚

嘱服三十剂，当可痊愈。一月后果如所言。

常州顾某，泻后成痢，下痢脓血，痛而不止。治宜清热和荣，兼以化浊。

藿香梗一钱　京赤芍一钱　赤茯苓二钱　生苡仁三钱　江枳壳一钱五分　台乌药一钱　大丹参三钱　牡丹皮一钱五分　薄荷炭一钱五分　细木通一钱　淡黄芩一钱五分　建猪苓一钱五分　六神曲三钱　广木香五分　车前子二钱　金橘饼三枚　鲜荷梗二尺

广东范芝生之令尊秉初，患赤白痢，日十数行，腹不痛，口不渴。医用痢疾套法，治之旬日，痢仍不减，腹痛难忍，饮食不进，神倦嗜卧，势濒于危。请余诊之，脉来细弱。盖初病不过湿热淆乱清浊，能清化湿热，升清降浊，病已早愈。乃误用木香槟榔丸、保和丸加枳实，中土为重药所伤，中无砥柱，倘头汗气喘，即成脱症。治必培补中土，兼化湿热，方能转危为安。

别直参一钱五分　赤白芍各一钱五分　川石斛三钱　生甘草五分　丹皮一钱五分　冬桑叶一钱　赤茯苓三钱　冬瓜子四钱　大枣三枚

连进两剂，腹痛下痢皆止，饮食渐进。照前方去丹皮、赤芍、桑叶，加炒麦冬二钱、黄芪皮二钱、广皮一钱。连服六剂而康。

常州盛杏荪之第七女，患赤白痢，为重药所伤，痢仍不减。心烦懊侬，难以名状，卧必以胸腹贴紧被褥，且用手重按之方稍安，每日但进米汤数匙，余诊脉极沉弱。脉症细参，初起不过暑湿挟滞，淆乱清浊，攻伐太过，气液伤残，中无砥柱。培补气液，尚可挽回。

吉林人参二钱　霍山石斛二钱　杭白芍一钱五分　粉甘草五分　白茯苓二钱　诃子肉一钱五分　莲子（去心）十粒

连进两剂，心烦懊侬顿止，痢减食进。再进二剂，下痢止而饮食增加。照前方去诃子肉，加怀山药二钱、陈皮一钱，四剂即康复如初。

知阳湖县事梁鲲池，年逾六旬，患赤白痢，日十数行，腹痛口渴，肛脱下八寸许，坐卧不安，精神萎顿，势甚可危。延余诊之，脉来细弦。外邪挟湿热，耗气灼营，清不升而浊不降，加以年高，气血皆虚，诚恐正不胜邪，邪势充斥三焦，正气即有外亡之虞。治必以驱邪为先，上下分解，邪退即正气自安。

桔梗一钱　葛根二钱　甘草五分　桑叶一钱五分　丹皮二钱　赤芍一钱五分　木通一钱五分　赤苓三钱　焦山楂三钱　神曲三钱　酒炒黄芩一钱五分　银花三钱　车前子三钱

连进二剂，外用绿升麻三钱、当归三钱、枳壳三钱、甘草五钱、银花三钱，煎汤熏洗肛门，日四五次。下痢腹痛即止，脱肛亦收，惟口干、不思饮食，邪退津虚，法宜甘凉益胃。改用：

南沙参四钱　石斛三钱　白芍一钱五分　甘草三分　丹皮一钱五分　桑叶一钱　陈皮一钱　冬瓜子四钱　大麦冬三钱

进三剂，眠食如常，遂愈。

丹阳王某，赤白下痢，不时腹痛，咳嗽内热，症势非轻。治宜清利。

川黄连三分　淡黄芩一钱　广木香五分　粉葛根一钱五分　京赤芍一钱　薄荷炭一钱

五分　建神曲三钱　江枳壳一钱五分　焦山楂一钱五分　台乌药八分　车前子二钱　细木通八分　荞饼三钱　荷叶一角

丹阳虞子坨，患恶寒发热，大便泄泻，不过感冒挟食。医误认为中寒，用回阳肉桂、炮姜，引热入厥阴，服后下痢鲜血，肛门痛如火烧。更医误认为阴虚，而用清补，西洋参、麦冬，禁锢邪热，服后彻夜不寐，烦躁头痛，势濒于危，延余往诊。脉来浮、弦、洪、数，发热，鼻塞头痛，邪热自肺顺传于胃，无从外泄，下痢皆血，肛门热辣作痛。热入厥阴血分，当先清肺胃之邪，而后理厥阴之热。

桔梗一钱　黄芩一钱　葛根一钱　薄荷一钱　甘草五分　茯苓三钱　冬瓜子四钱　银花三钱　冬桑叶一钱五分　川通草一钱

连服二剂，汗出热退，鼻窍通，头痛止。改用：

白头翁一钱五分　秦皮一钱五分　黄柏一钱　川黄连三分　川石斛三钱　丹皮一钱五分　赤芍一钱五分　桑叶一钱　冬瓜子四钱

连服二剂，痢血、肛门灼痛即止。续进生津养胃二剂，遂愈。

某，外感风邪，挟食滞混乱清浊。升降失常，大便泄泻，少腹作痛，头眩目胀，口干苔白，脉来弦细。虚体受邪，必以祛邪为先，外解风寒，内消食滞，清浊自分，邪退正安，河间治法不外乎此。治宜泄邪消食，升清降浊。

老苏梗一钱五分　嫩桔梗一钱　粉葛根二钱　六神曲四钱　江枳壳一钱　生甘草五分　赤茯苓二钱　冬瓜子四钱　川通草五分　车前子二钱　川石斛三钱　香连丸一钱　生熟谷芽各四钱　荷叶一角

二诊：进泄邪消食，升清降浊法，发热已退，邪从外泄，惟内陷肠胃之邪，因体虚气弱难于外透。挟食滞耗气灼营，泄泻转为痢疾，红白俱下，少腹作痛，舌苔白腻，口不作干，脉来弦细。脉症相参，正虚邪陷，非养正透邪，下痢安有止期，症势非可轻视。治宜补散兼行，佐以消导。

嫩桔梗一钱　粉葛根二钱　生甘草五分　荆芥穗一钱　赤茯苓二钱　生白术一钱　吉林参须一钱　焦山楂三钱　六神曲三钱　江枳壳一钱　大腹皮二钱　陈广皮一钱　青防风一钱　荷叶一角　茅苍术一钱

三诊：湿热已化，清升浊降，下痢已止，大便虽溏颇畅，前日恶寒发热，风邪乘虚而入，遏抑荣卫，内热口干，余邪未清，胃失降令，脉来弦滑。治宜清余邪，甘润和胃。

淡豆豉三钱　黑山栀二钱　川石斛三钱　赤茯苓三钱　冬瓜子四钱　生甘草五分　大贝母三钱　广皮白八分　鲜荷梗五寸　生熟谷芽各四钱

胃痛

佚名，营血久虚，肝阳上升，挟素蕴之湿痰，阻塞肺胃，气不下降，是以胸脘作痛，举发无常，甚则噫气，纳谷无多，脉来沉弦而滑。治以养血柔肝，兼化痰湿。

全当归二钱　杭白芍一钱五分　陈广皮一钱　法半夏一钱五分　荜澄茄一钱　金香附二钱　薤白头一钱　紫菀茸一钱　赤茯苓三钱　冬瓜子四钱　光杏仁三钱　生熟谷芽各四钱

常州陈某，肝木太强，冲克犯胃，胸脘胀闷，时吐痰涎。治宜流畅中脘。

白归身二钱　云茯苓二钱　陈广皮一钱　制半夏一钱五分　代赭石三钱　旋覆花一钱　家苏子一钱　白蒺藜三钱　川郁金二钱　细青皮一钱五分　白蔻壳一钱五分　荜澄茄一钱半　甜冬术一钱半　川厚朴一钱　玫瑰花一钱　金橘饼二枚　白檀香五分

陶云泉之夫人，胸腹作痛，时常惊恐皆渐退，气机业已通降，湿痰虽化未清，灼阴耗气，身不自主。治痰必先理脾，脾健则湿痰自化。脉来沉滑，宜宗前法更进一筹。

薄橘红一钱　制半夏一钱五分　北沙参四钱　酒炒黄连一分　淡吴萸一分　天竺黄五分　大麦冬三钱　黑料豆三钱　左牡蛎四钱　花龙齿二钱　甜川贝三钱　云茯神二钱　钩藤钩一钱五分　鲜竹茹一钱　直僵蚕二钱　瓜蒌皮三钱　海浮石二钱　荸荠五枚

丹阳许某，病久正亏，气血阻滞，胸有痞块，不时胀痛。姑拟和荣畅中，兼以消散。

全当归二钱　紫丹参二钱　延胡索一钱　净红花六分　金铃子二钱　怀牛膝二钱　白蒺藜三钱　细青皮一钱五分　台乌药一钱　陈广皮一钱　江枳实一钱　广木香五分　甜冬术一钱五分　川厚朴一钱　大砂仁一钱　椒目二十四粒　降香五分

无锡周某，伤力受寒，气血凝滞，中脘不畅，四肢乏力。治宜和荣畅中，参以通络。

全当归二钱　紫丹参二钱　怀牛膝二钱　净红花六分　陈广皮一钱　制半夏一钱　家苏子一钱　广木香五分　西秦艽一钱五分　川独活一钱　大砂仁一钱　金毛脊二钱　荞饼三钱　桑枝二尺

上海姚妪，胸腹作痛，饮食减少，数年图治无功。余治其脉沉弦，此肝阳刑胃，胃气失降。酸苦泄肝，甘凉养胃，必能获效。

白芍一钱五分　牡蛎四钱　川楝肉一钱五分　木瓜一钱五分　酒炒黄连二分　吴茱萸一分　北沙参四钱　瓜蒌皮三钱　川石斛三钱　陈皮一钱

连进三十剂而痊愈。

徽州胡某，肝胃气痛，夹有肝风，巅顶头眩作疼。姑拟和荣畅中，参以柔息。

白归身二钱　大白芍一钱五分　白蒺藜三钱　大丹参二钱　抚川芎八分　川桂枝八分　香白芷六分　甘菊花二钱　细青皮一钱五分　台乌药一钱　川郁金二钱　延胡索一钱　制半夏一钱五分　陈广皮一钱　川厚朴一钱　生石决六钱　白檀香六分

江西李德元，患胸脘作痛，咳嗽食少，余诊脉弦滑。此湿痰阻塞肺胃，气不下降。治宜化湿痰而肃肺胃，方为合法。

酒炒薤白三钱　制半夏一钱五分　全瓜蒌三钱　橘红一钱　杏仁三钱　炙紫菀一钱　冬瓜子四钱

一剂痛止，再剂咳平，遂愈。

湖南陈某，木旺土衰，肝气冲激，厥痛，痛不可忍。治宜平调营卫，兼壮水柔木。

全当归二钱　云茯苓二钱　大白芍（肉桂二分拌炒）一钱五分　灵磁石三钱　荜澄茄一钱五分　川黄连三分　淡吴萸二分　瓦楞子三钱　菟丝子三钱　潼蒺藜三钱　白蒺藜三钱　黑料豆四钱　川厚朴一钱　台乌药一钱　白蔻壳一钱　玫瑰花一钱　金橘叶三十张　白檀香五分

安徽陈竹亭，患胸腹作痛，心烦遗精。余诊其脉细弦，此胃气虚寒，而肝阳疏泄太过也。治必温胃清肝。

别直参一钱　荜澄茄一钱　淡吴萸二分　陈广皮一钱　制半夏一钱五分　全当归二钱　左牡蛎四钱　广木香五分

连服八剂而愈。

江阴方某，荣分久亏，肝胃气板痛，肝风上扰，头目眩胀，入夜更甚。治宜养血祛风，流畅中脘。

全当归二钱　大白芍一钱五分　抚川芎八分　上肉桂三分　川桂枝一钱　明天麻六分　蔓荆子一钱　甘菊花二钱　陈广皮一钱五分　制半夏一钱五分　川厚朴一钱　连壳蔻一钱　白蒺藜三钱　台乌药一钱　细青皮一钱五分　玫瑰花三朵　白檀香六分

如皋刘清溪，入夜脘痛，诸药不效。余诊脉弦大而牢。此瘀血阻气，徒调肝胃无益。

延胡索一钱　金铃子一钱半　红花五分　桃仁一钱　广木香五分　陈广皮一钱　当归二钱　丹参二钱

连服二剂，粪如胶漆而愈。

海宁袁某，脾阳久困，胃腑中攻痛，牵引后心背脊酸强不舒，久延有羸弱之虞。治宜固本和荣，流畅胸脘。

全当归二钱　云茯苓二钱　甜冬术一钱五分　陈广皮一钱　制半夏一钱五分　荜澄茄一钱五分　瓦楞子三钱　灵磁石三钱　延胡索一钱　金毛脊二钱　玫瑰花一钱　白蒺藜三钱　川厚朴一钱　大砂仁一钱　广木香五分　橘饼四钱　白檀香六分钱

某，肝郁气逆，胃失降令，胸脘胀痛，举发无常，甚则口多涎沫，调胃必先平肝。木能条达，胃自宣通。脉来沉弦，治宜养血、柔肝，兼以和胃。

陈广皮一钱　制半夏一钱五分　台乌药一钱　荜澄茄一钱　淡吴萸二分　金香附一钱五分　大白芍一钱五分　生甘草五分　冬瓜子四钱　赤茯苓三钱　生熟谷芽各四钱　煨姜两片　红枣五枚

嘈杂

常熟孙某，本属血虚，嘈食，肠胃鞭结，牙龈浮痛，湿重痰多。治宜养阴和荣，兼之清润。

胡黄连一钱　酸枣仁一钱半　柏子仁二钱　白归身二钱　赤茯苓二钱　怀山药三钱　天花粉二钱　川石斛二钱　牡丹皮二钱　瓜蒌仁二钱　夜合花二钱　广皮白一钱　制半夏一钱半　江枳壳一钱　大麻仁二钱　甘蔗一两　莲子二十粒

湖南方某，肝木太强，胃火炽甚，烦渴嘈食，引饮欲吐，兼有肠红。治宜平调荣卫，参以清利。

全当归一钱半　赤茯苓三钱　大天冬一钱半　胡黄连一钱半　天花粉二钱　川石斛三钱　牡丹皮二钱　江枳壳一钱半　广皮白一钱　制半夏一钱　车前子三钱　川通草五分　细木通一钱　生苡仁四钱　甘蔗二两　白茅根二钱　荷叶灰八分

安徽程慕唐总戎之夫人，胸腹痛不可忍，内热口干，咳痰带血，饮食不进，已经六日，每日但进米汤数匙，已备后事。程氏请余往诊，以决行期，非敢望愈也。诊脉左关沉弦，右关细弱。此郁怒伤肝，阳升灼胃，气失降令。误投辛温下气，助肝火而劫胃阴，阴液将枯，木火愈炽，势虽危险，非死证也，尚可设法挽回。程氏喜出望外，请速处方。

白芍一钱五分　牡蛎四钱　酒炒黄连二分　吴茱萸一分　北沙参四钱　麦冬三钱　石斛三钱　甘蔗三分　广皮白五分

一剂，胸腹作痛即止，内热口干皆退。再剂，咳痰带血已止，饮食渐进。照方去黄连、吴萸，加毛燕三钱（绢包）煎汤代水。服十剂，饮食如常而愈。

胁痛

金坛冯振清，右胁作痛，牵引胸腹，即大便频行，咳嗽口干。余诊其脉，右寸弦结。此肺郁不舒，经所谓肺心痛者是也。

嫩桔梗一钱　粉甘草五分　大白芍一钱五分　南沙参四钱　甜杏仁三钱　薄橘红五分　冬瓜子四钱

一剂知，二剂已。

上海吕润泉，右胁肋作痛异常，坐卧不安，已经匝月，就余治之。诊脉细弦。此肺阴虚而痰火盛也。

西洋参一钱　麦冬二钱　白芍一钱五分　甘草五分　酒炒黄连二分　吴茱萸一分　瓜蒌皮三钱　川石斛三钱　杏仁三钱　竹茹一钱　广皮五分

两剂而安。

松江朱君明昌，病胸胁作痛。服辛通药，其痛更甚，溲浊带血，茎中刺痛。西药治之，时减时增，反加呛咳吐血，就余诊治。脉象滑大而数。痰热阻气灼阴，阴液宣布无权，气机流行失职。

北沙参四钱　川石斛三钱　瓜蒌皮三钱　甜杏仁三钱　京玄参一钱　女贞子三钱　生白芍一钱五分　金铃子一钱五分　冬瓜子四钱　生熟谷芽各四钱　云茯神二钱　银杏肉(去皮、壳)十粒　莲子心五分

服六剂而安。

某，肝气上升，克脾犯胃，土受木制，运化无权，积湿生痰，阻塞气机，胸胁作痛，受寒咳嗽，湿痰凝结已著，脉来细弦，月经不行，已经四载。治宜养血润肝，扶土化痰。

北沙参四钱　大白芍二钱　金铃子二钱　瓜蒌皮三钱　川石斛三钱　薄橘红八分　左牡蛎四钱　冬瓜仁四钱　冬青子三钱　白茯苓三钱　甜杏仁三钱　生谷芽四钱

腹痛

琴溪张某，寒气凝滞，肚腹作痛，夹有咳嗽寒热。治宜疏通化痰和解。

全当归一钱五分　金香附二钱　藿香梗八分　苏子霜一钱五分　薄橘红一钱　半夏曲二钱　薄荷炭一钱五分　牡丹皮一钱五分　川石斛二钱　台乌药一钱　江枳壳一钱五分　瓜蒌仁三钱　甜杏仁三钱　炙桑皮二钱　合欢花二钱　淡竹叶二十张　荷叶一角　鲜姜皮五分

湖州施紫卿太守，胸腹作痛，陡然而来，截然而止，痛时口多清涎。余诊其脉，细弦而结，此虫痛也。

大雷丸三钱　使君子三钱　陈鹤虱三钱　南沙参四钱　川石斛三钱　陈广皮一钱　开口花椒子十粒

二剂，大便下虫一条而愈。

某，湿痰渐化，胃气流行，胸脘皆舒，呕吐已止，大便通畅，惟精神萎顿，腿足软弱无力。脾肾久虚，中无砥柱之权，下少生发之气。脉来沉细，宜宗前法更进一筹。

高丽参一钱　西洋参一钱　生杜仲三钱　大白芍一钱五分　黑料豆三钱　左牡蛎四钱　焦苡仁二钱　陈广皮一钱　制半夏一钱五分　佩兰叶一钱五分　冬瓜子四钱　红枣五

枚　生熟谷芽各四钱

某，胸腹作痛已止，大便亦调，湿痰渐化，胃气通行，惟脾土未健，运化失职。腹胀责响，夜寐不甜，脉来沉细。治宜健脾渗湿，兼和胃气。

南沙参四钱　云茯神三钱　大白芍一钱五分　川石斛三钱　白蔻壳八分　粉甘草五分　金香附一钱五分　酒炒黄连一分　淡吴萸一分　陈广皮一钱　冬瓜子皮各三钱　生熟谷芽各四钱

呕吐

湖北蒋某，肝木克脾犯胃，胃不纳谷，食入呕吐，兼之溏泄。治宜和荣、抑木、畅中。

当归身二钱　大白芍（肉桂二分炒）一钱五分　云茯苓二钱　冬术一钱五分　陈广皮一钱　制半夏一钱五分　荜澄茄一钱五分　蔻仁一钱　川厚朴一钱　真福曲三钱　川郁金二钱　白蒺藜三钱　细青皮一钱五分　江枳壳一钱五分　统车前二钱　橘饼四钱　檀香五分

广东徐某，心肾不交，痰气与火结生垫舌，胃腑不和，时常作吐。治宜固本和荣，兼化痰气。

全当归二钱　云茯神二钱　柏子仁二钱　陈广皮一钱　制半夏一钱五分　白蒺藜三钱　大砂仁一钱　广木香五分　川厚朴一钱　左牡蛎三钱　楮实子二钱　家苏子八分　玫瑰花一钱　紫降香五分

佚名，肝气上升，克脾犯胃，土受木制，运化无权，是以胸脘不舒，纳谷无多，甚则呕吐，脉来虚细而弦，久延有噎膈之虑。治宜养阴清肝，健脾和胃。

别直参一钱　大白芍一钱五分　左牡蛎四钱　冬瓜子四钱　法半夏一钱五分　陈广皮一钱　金香附一钱　赤茯苓二钱　白蔻壳五分　生熟谷芽各四钱　淡吴萸一分　酒炒黄连二分　广木香五分　台乌药二钱　佛手柑五分

佚名，饮食入中，停积胃脘，消化不速，肚腹气胀，宜通补兼施，以助运化。神倦头眩，口干噫气，中气不振，砥柱无权，脉来细弦。治宜宣补中阳，兼以调气。

高丽参一钱　西洋参二钱　薄橘红一钱　制半夏一钱五分　广木香五分　云茯神二钱　薤白头（酒炒）一钱　生枳壳一钱　连蔻壳五分　象贝母三钱　瓜蒌皮三钱　川石斛三钱　生熟谷芽各四钱　炙内金三钱　甜杏仁三钱

丹阳王某，血亏多气，食入作梗，不时呕吐。治宜和荣理气。

全当归二钱　紫丹参二钱　金香附二钱　白蒺藜三钱　川郁金二钱　陈广皮一钱　台乌粉一钱　细青皮一钱五分　广木香五分　大砂仁一钱　瓦楞子三钱　荜澄茄一钱五分　椒目二十四粒　白檀香五分

某,呕吐纳少,头眩神疲,此乃肝阳扰胃,气分不和也。尚宜柔肝理气,调畅中都。

白芍　姜夏曲　茯苓　谷芽　潼白蒺藜(各)　料豆衣　石决(先煎)　炒菊花　天麻　佛手

噎膈

湖川施少钦封翁之夫人,年已六旬,胸腹作痛,饮食不进,卧床月余,将成噎膈。延余诊之,脉来细弦。此肝阳上灼胃阴,气失降令。

北沙参四钱　川石斛三钱　白芍一钱半　酒炒黄连二分　吴茱萸一分　陈皮一钱　冬瓜子四钱　生熟谷芽各四钱

进三剂,脘痛即止,米粥渐进。照前方去黄连、吴萸,加麦冬三钱。连进六剂,能进干饭一盏,行动如常而愈。

佚名,营血久虚,肝气克胃。胃为后天生化之源,脘腹作痛,牵引腰背,胃纳大减,资生何赖?脉沉弦而滑,久延者噎膈之虑。治宜养血调肝,兼和胃气。

杭白芍一钱　左牡蛎四钱　宣木瓜一钱半　川楝肉一钱半　酒川连一分　淡吴萸一分　冬北沙参四钱　云茯苓三钱　制半夏一钱半　陈广皮一钱　生熟谷芽各四钱　瓜子四钱

广西巡抚张丹叔,胸腹作痛,饮食不进,将成噎膈。延余诊之,脉来两关沉弦。此气液皆虚,肝阳挟痰阻胃,气失降令。

吉林参须五分　北沙参四钱　白芍一钱半　牡蛎四钱　酒炒黄连二分　吴茱萸一分　陈皮一钱　制半夏一钱半　麦冬二钱　炒竹茹一钱

连进十剂,胸腹作痛已止,饮食渐进,照方去人参须、黄连、吴萸,加吉林参八分、川楝肉一钱半、冬瓜子四钱。接服十剂,纳谷渐旺,每餐能食干饭一盏,火腿、烧鸡、虾饼、鱼片,皆能多食而有味,大约收功在指顾间耳。乃偶因动怒,兼食荤油太多,夜间呕吐,所出皆是未化之物,脘痛又作,饮食顿减,从此变端百出,以致不起,甚可惜也。

金沙朱某,肝木犯胃,胃气窒塞,食不纳谷,噎膈可虞。治宜和荣、抑木、扶土。

白归身二钱　大白芍一钱五分　荜澄茄一钱五分　吴茱萸三分　陈广皮一钱　制半夏一钱　川厚朴一钱　家苏子八分　白蒺藜三钱　川郁金二钱　细青皮一钱五分　佩兰叶一钱　灵磁石三钱　广木香五分　云茯苓二钱　白檀香六分

关格

定海何梦生,年近六旬,患腹痛呕吐,二便不利已经年余,势成关格。就治于余,诊脉两尺极细，右关更弱。此命门火衰，不能熏蒸脾土，如釜下无火，釜中之物不熟。治必补火生土，中阳方有复振之机，徒治肝胃无益。

苁蓉三钱　鹿角霜三钱　甘枸杞三钱　制附子五分　炮姜五分　别直参一钱　甘草五分　当归二钱　橘红一钱半　川椒一钱　半夏二钱　焦谷芽四钱　茯苓二钱

初进五剂，吐止便通。再服五剂，痛止溲利，遂愈。

佚名，脾土不运，积湿生痰，阻塞胃气，不能下降，胸闷呕吐，口多涎沫，味甜，苔白，气虽下泄，大便结燥，脉来沉弦而滑，症势颇重，将成关格。治宜运脾渗湿，消痰和胃。

酒炒黄连三分　炮姜炭三分　陈广皮一钱　吉林参须五分　江枳实八分　川贝母三钱　竹沥半夏一钱五分　甜杏仁三钱　瓜蒌皮三钱　赤茯苓三钱　冬瓜子四钱　生熟谷芽各四钱

黄疸

面目发黄，其色暗晦，口不作干，苔白溲黄。此阴黄也，治宜燥湿运脾。

制附子五分　炮姜炭五分　炙甘草四分　焦茅术一钱　陈广皮一钱　赤茯苓三钱

向来嗜饮，酒湿郁蒸成黄。此酒疸也，治宜利湿。

枳椇子三钱　葛花二钱　绵茵陈三钱　车前子三钱　陈广皮一钱　黑山栀一钱半　六神曲四钱　大砂仁一钱　茯苓皮三钱　白茅根一钱半

水谷之湿，停积成黄。此谷疸也，治宜消导化湿。

生熟麦芽各四钱　六神曲四钱　陈广皮一钱　大砂仁一钱　生熟谷芽各四钱　绵茵陈三钱　黑山栀一钱半　车前子三钱　赤茯苓三钱

瘀血凝结，面目发黄，色晦，额上黑，舌苔青，唇焦，大便黑色，足下热。此女劳疸也，治宜行瘀。

桃仁泥一钱　净红花五分　延胡索一钱　广木香五分　当归尾一钱半　大丹参二钱　藕节一枚

湖州张仲明，面目发黄，脘闷溺赤。余诊脉弦细，湿郁发黄，势将成胀。

茵陈三钱　葛根三钱　瞿麦三钱　山栀一钱半　车前子三钱　萆薢三钱　六神曲四钱　陈皮一钱　砂仁一钱　赤茯苓二钱　茅术一钱半

服十剂，黄退溺清而愈。

蒋墅姜某，本体虚弱，脾土败坏，夹有湿热，胸腹作胀，胃气反逆，不时呕吐。治宜健运分消。

全当归二钱　赤茯苓二钱　生苡仁四钱　陈广皮一钱　焦茅术一钱　冬瓜皮一钱半　川厚朴一钱　川萆薢二钱　绵茵陈二钱　大腹皮二钱　车前子二钱　川通草五分　台乌药一钱　大砂仁一钱　广木香四钱五分　橘饼四钱　降香五分

扬州方某,本属黄疸成胀,单腹坚硬,脐凸筋青。症势非轻,姑拟萆薢茵陈饮加味主之。

花槟榔一钱半　川萆薢二钱　陈广胶一钱　焦白术一钱　绵茵陈二钱　川厚朴一钱　连皮苓二钱　大腹皮二钱　江枳实一钱　冬瓜皮三钱　五加皮二钱　车前子二钱　生苡仁六钱　姜皮五分

溧阳潘文林,病黄疸,面目发黄,胸腹作胀,纳谷无多,小溲色赤,脉来细弦。脾虚不运,湿热蕴结于中,胃气流行失职。

绵茵陈一钱半　川萆薢一钱半　瞿麦穗二钱　车前子三钱　六神曲四钱　茅苍术一钱半　川黄柏一钱　黑山栀一钱半　葛根(煨)二钱　陈广皮一钱　全当归二钱　大砂仁一钱　通天草三钱

连服三十剂而愈。

肿胀

丹徒黄某,脾土败坏,积湿不化,肚腹作胀。急宜健运分消。

陈广皮一钱　焦白术一钱　川厚朴一钱　广木香五分　大砂仁一钱　细青皮一钱半　大腹皮二钱　冬瓜皮四钱　川牛膝二钱　赤茯苓三钱　福泽泻二钱　车前子二钱　生苡仁一两　鲜姜皮五分

如皋马仲良之室,腿足浮肿,胸腹胀大如鼓,面浮手肿,小溲不利,延余诊治。脉来细弦,此湿热充塞,气失流行。仲圣谓:治湿不利小便,非其治也。湿必以小便为出路,若得小便畅行,湿热可从下泄。

车前草六钱　瞿麦草六钱　连皮苓四钱　冬瓜子皮各四钱　桑白皮三钱　陈皮一钱　大腹皮一钱半　汉防己一钱半　川厚朴一钱　苍术一钱　苡仁四钱　杏仁三钱

连服十剂,小便即利。续服十剂,面浮手肿皆退。再服十剂,胸腹胀大,腿足浮肿全消。惟经停三月,腹内结块,湿热已清,而积瘀未化。照前方去车前、瞿麦、汉防己、桑皮、大腹皮,加当归尾一钱半、红花五分、桃仁一钱、丹参二钱、香附一钱半、茺蔚子三钱、䗪虫三钱

进六剂,经通块消而愈。

镇江许仲修,腿足浮肿,囊肿腹胀,咳嗽面浮,小溲不利。遍治无功,延余诊治。脉来右寸浮弦,此水肿也。肺不能通调水道,下输膀胱,水气旁流横溢,充塞肌肤分肉之间。考禹治

洪水，先疏下流，令水有出路，自无泛溢之虑。

净蝼蛄三钱　通天草三钱　地肤子三钱　五加皮二钱　连皮苓四钱　冬瓜子四钱　光杏仁三钱　川贝母三钱　薄橘红一钱　灯心三尺

服药不过十剂，小溲通畅，面浮腹胀、囊肿腿肿皆消，咳嗽亦止。照前方去蝼蛄、通天草，加南沙参四钱、川石斛三钱、瓜蒌皮三钱，接服六剂，饮食增而精神振，已康复如初。

淮安陈君柏堂之室，患肚腹胀大，脐凸偏左，气觉下堕，头眩溲数，诊脉细弱而弦。肝阳挟痰，耗气灼阴，气虚不摄，横逆作胀。非补气健脾，清肝化痰不为功。

人参须一钱　炙黄芪五钱　甘草八分　当归二钱　白芍一钱半　苁蓉三钱　枸杞三钱　钩藤一钱半　橘红一钱　制半夏一钱半　竹茹一钱半　红枣五枚

进二剂，气坠头眩已止，照前方加白术一钱，连服三十剂而愈。

江北吴某，肝木乘脾，致成单腹，胀大如鼓，脐凸筋青，背平腰满，症属危险。姑拟抑木扶土，温通渗湿。

制附子四分　甜冬术一钱半　连皮苓三钱　白归身一钱半　上肉桂五分　陈广皮一钱　花槟榔一钱半　川厚朴一钱　白蔻壳一钱半　细青皮一钱半　江枳实一钱半　冬瓜子四钱　车前子二钱　大腹皮二钱　椒目二十四粒　生苡仁一两

淮安刘君少瑜，患胸腹作胀，渐及四肢，上至头面。胀极难受，必须人为按摩，得食则安。故时常强食，以冀胀缓。脉来沉弱，气虚不摄已著，向来湿痰多，从来投补。此症非益气不为功，佐以化痰消湿，即无流弊。

潞党参三钱　炙黄芪四钱　甘草五分　当归二钱　白芍一钱半　陈皮一钱　半夏一钱半　苍术一钱　茯苓二钱　大枣五枚

连服二十剂而愈。

镇江李君慕尧，先气喘而后腹胀，面浮腿肿。书云：先喘后胀治在肺，先胀后喘治在脾。医治肺无功，因脾虚气弱，中无砥柱，湿痰阻肺，清肃无权，当脾肺兼治。脉来右关沉弱、右寸细弦，纳谷无多，小溲短少，肺脾同病已著。

吉林参须八分　北沙参四钱　连皮苓四钱　冬瓜子皮各三钱　地肤子三钱　汉防己一钱　炙内金三钱　甜川贝三钱　甜杏仁三钱　瓜蒌皮三钱　薄橘红一钱　鲜竹茹一钱　紫苏子八分

连服十八剂，腹胀面浮、腿足浮肿皆消，气喘亦止。照前方去防己，加麦门冬三钱、苡仁三钱，以善其后。

安徽金君惠臣之室，胸腹胀大，作痛结块，腿足浮肿，内热口干，神倦力乏，势成臌胀，遍治无功。余诊脉沉细而滑。气液皆虚。肝阳上升，挟湿热阻气灼阴，流灌失职。治必培养气液，兼清肝化湿，方能获效。

人参须八分　西洋参一钱半　麦冬三钱　连皮苓四钱　冬瓜子皮各三钱　地肤子三钱　酒炒黄连一分　吴茱萸一分　川石斛三钱　炙内金三钱　鲜竹茹一钱　薄橘红一钱　生熟谷芽各四钱　大白芍一钱半　川楝肉一钱

连服二十剂而痊。

徽州汪某，单腹胀大，其形如鼓，坚硬不舒。急宜温通化浊。

连皮苓三钱　江枳实一钱半　陈广皮一钱　全当归一钱半　制附子三分　上肉桂四分　焦白术一钱半　川厚朴一钱　半夏曲二钱　补骨脂一钱　小茴香一钱　荜澄茄一钱半　广木香五分　白蔻壳一钱半　统车前二钱　冬瓜皮四钱　生苡仁一两

福建郑雅村协戎之夫人，咳嗽面浮，腹胀，腿足浮肿。余诊其脉，右寸浮弦。此乃湿热上灼肺阴，肺不能通调水道，下输膀胱所致。

南沙参四钱　大麦冬三钱　川贝母三钱　瓜蒌皮三钱　大杏仁三钱　连皮苓四钱　香豆豉三钱　地肤子三钱　五加皮二钱　冬瓜子四钱　薄橘红一钱

连服六剂，咳嗽即止，面浮腹胀，腿足浮肿皆消，惟天癸过期不行，心悸内热，此胃中气液皆虚，阴血不能下注冲任。遂用：

人参须五分　北沙参四钱　大麦冬三钱　生白芍一钱半　粉甘草三分　川石斛三钱　川贝母三钱　陈广皮五分　云茯神二钱　藕五片

进十剂，经通而愈。

浙江朱竹石之夫人，病咳嗽气喘，难以平卧，心烦懊侬，脘闷口腻，饮食少进，面浮腿肿，夜不成寐，势极危险。延余往诊，脉来洪大弦数，气液皆虚，肝阳上亢，挟素蕴之痰湿，阻塞肺胃，肃降无权。法当培养气液，清肝化痰。

吉林人参须一钱　西洋参一钱半　杜仲三钱　茯神二钱　川贝母三钱　枳壳一钱　瓜蒌皮三钱　女贞子三钱　杏仁三钱　白芍一钱半　牡蛎四钱　龙齿二钱　冬瓜子四钱　竹茹一钱

进二剂，肝阳上亢之势渐平，心烦懊侬已止，夜能安寐。照前方加石斛三钱、梨五片、荸荠五枚。大便畅行，痰从下泄，肺胃肃降，喘咳皆平，夜能平卧，饮食渐进，面浮腿肿渐消。照前方加毛燕三钱，调理半月而康。

佚名，《经》谓：肝主筋。肝阳升腾无制，挟湿火痰热，流窜节络，筋络缩短，手、足、肩、臂作痛浮肿，内热烦躁，齿痛苔黄，胸脘不舒，饮食少进，腹胀且硬。湿、火、痰、热充塞三焦，流行之气皆阻。脉来沉弦而滑。脉症皆实，可用下夺之法。诚恐年高气虚难支，拟养阴清火，化湿豁痰。

羚羊角五分　甜川贝三钱　瓜蒌皮三钱　生苡仁三钱　海浮石三钱　川萆薢三钱　南

沙参四钱　川石斛三钱　薄橘红一钱　炙内金三钱　竹沥二两　甜瓜子三钱

殷某，脾阳困顿，肠胃不和，便红食少，肚腹膨胀。治宜扶土和营，兼以化浊。

全当归一钱五分　京赤芍一钱　赤茯苓二钱　生苡仁三钱　大腹皮一钱五分　建猪苓一钱　统车前二钱　冬瓜皮三钱　真福曲三钱　江枳壳一钱五分　台乌药一钱　广木香五分　橘饼三钱　降香五分

积聚、癥瘕

佚名，肝气上升，克脾犯胃，脾失健运之常，胃少冲和之气，湿痰瘀血凝结成痞，胸腹作胀，甚则吐血、便血，脉来沉细而弦，久延成蛊。治宜平肝和胃，消瘀祛痰。

高丽参一钱　紫丹参二钱　全当归二钱　大白芍一钱五分　延胡索一钱　净红花五分　金铃子一钱五分　瓦楞子三钱　上肉桂二分　炮姜炭五分　川厚朴一钱　连皮苓四钱　陈广皮一钱　制半夏一钱五分　冬瓜子四钱　生苡仁三钱

无锡伍某，荣分受寒，凝结成瘕，胸腹作痛，治宜和荣温通。

全当归二钱　大白芍一钱五分　金香附二钱　茺蔚子二钱　延胡索一钱　金铃子二钱　江枳壳一钱　小茴香一钱　细青皮一钱五分　台乌药一钱　广木香五分　大砂仁一钱　炒橘核三钱　椒目二十四粒　降香五分

江北杨某，寒入血室，气血凝结成瘕，少腹作痛。治宜和荣温通。

全当归二钱　紫丹参二钱　金香附二钱　上肉桂三分　延胡索一钱　净红花六分　白蒺藜三钱　川郁金二钱　台乌药一钱　细青皮一钱五分　广木香五分　大砂仁一钱　佛手五分　降香五分

湖北余某，寒热有痞，痞硬腹胀，头痛，两腿足浮肿。治宜固本达邪，和中化浊。

全当归二钱　抚川芎八分　藿香梗一钱　薄荷炭一钱五分　陈广皮一钱　制半夏一钱五分　川厚朴一钱　煨葛根一钱五分　六神曲三钱　江枳实一钱　细青皮一钱五分　大腹皮二钱　冬瓜子三钱　统车前三钱　蔓荆子一钱　佛手五分　鲜姜皮五分

溧阳芮某，两天不足，阴寒凝结，癥块腹痛，咳嗽痰多，四肢乏力。治宜和中化痰。

全当归二钱　净红花五分　延胡索一钱　台乌药一钱　陈广皮一钱　制半夏一钱五分　云茯苓二钱　甜冬术一钱五分　白蔻壳一钱五分　广木香五分　江枳壳一钱五分　西秦艽一钱　家苏子一钱五分　大杏仁三钱　橘饼三钱　桑枝一尺

编者按：在脾胃病的治疗上，费绳甫认为李杲、朱震亨，一补阳，一补阴，开后世医家两大法门。他认为补阴补阳为治病两大法则，不可偏废。医者当吸取两家之长而弃其所短，宗其法而不泥其方。两者兼筹并顾，有相得益彰之美，而无牵制难展之虑。费绳甫主张脾虚补脾，肾虚补肾，唯必须胃气调和者相宜；若胃气不和，则滋补肾阴，徒令凝滞，温补脾阳，反劫胃阴，饮食日减。故五脏无论何虚而关乎胃者，必先从胃治。

邵兰荪

邵兰荪(1864—1922),原名国香,晚清江南名医,浙江绍兴人,世居杨汛桥。曾从王馥原学医,对温暑时症、虚劳及妇女经带,颇有心得经验,为当地名医,求治者甚多。平生推崇叶桂《临证指南医案》及程国彭《医学心悟》二书。其医案由曹炳章集成《邵兰荪医案》,并由史介生加以评注。

呕吐、噎膈

安昌杨(妇),血虚气滞,湿热盘踞,肝逆犯胃,每癸来心泛,脉濡,腹满带下。故宜和肝调经。

大腹绒三钱　庵蕳子钱半　佩兰二钱　厚朴钱半　仙半夏钱半　茯苓四钱　丹参二钱　玫瑰花五朵　香附二钱　鸡血藤三钱　川连八分(吴萸四分拌炒)　五帖

大西庄黄,肝逆犯胃,脘格呕恶,脉右细滞、左弦,舌色还和。宜苦辛通降为妥。(八月十四日)

干姜四分　猬皮钱半　蔻壳钱半　乌药二钱　厚朴一钱　通草钱半　赤苓四钱　玫瑰花五朵　仙半夏钱半　谷芽四钱(吴萸五分拌炒)　川连八分　清煎三帖

又,呕恶已除,脉弦细,舌微白,着根淡黄,湿热未净,气机不利。宜和中利湿为妥。(八月二十八日)

藿梗二钱　蔻壳钱半　谷芽四钱　甘松四分　省头草钱半　赤苓四钱　枳壳钱半　绿萼梅钱半　厚朴一钱　新会皮钱半　通草钱半　清煎三帖

渔庄沈(女),闺女便泻未除,脉弱细,呕恶已瘥,胃馁,脘闷少寐。宜养胃、和肝、凝神。

丹参三钱　佩兰叶钱半　枣仁三钱　谷芽四钱　扁豆衣三钱　猬皮一钱　香附钱半　玫瑰花五朵　茯神四钱　霍斛三钱　通草钱半　清煎三帖

安昌徐(妇),带下未除,脉沉弦,呕恶,舌微黄。此肝胃不和,癸水不调。宜防隔症。(杏月二十日)

刺猬皮钱半(吴萸四分拌炒)　川连七分　丹参三钱　茯苓四钱　生白芍钱半　广皮钱半　绿萼梅钱半　仙半夏钱半　省头草三钱　蔻壳钱半　鸡血藤三钱　(引)路路通七枚　四帖

安昌徐(妇),隔气作吐,脉左沉弦、右弦滑,经停五月,舌薄白,根稍厚。此肝逆犯胃,宜厥阴阳明同治。(五月十七日)

仙半夏钱半　炒谷芽四钱　新会皮钱半　藿梗二钱(吴萸五分拌炒)　川连七分　苏梗钱半　绿萼梅钱半　猬皮一钱　川朴一钱　木蝴蝶四分　蔻壳钱半　清煎

又隔气较差，脘中稍和，脉两手切来弦滑，经停五月，舌根微黄，仍遵前法加减为妥。（六月二十日）

猬皮一钱　广藿香钱半　乌药钱半　川楝子钱半　苏梗钱半　蔻壳钱半　木蝴蝶四分　绿萼梅钱半　钗斛三钱　炒谷芽四钱　新会皮钱半　清煎三帖

梅陵钱，舌滑白，脉弦紧，食入脘中窒格，此肝逆乘中，脾气失运。故宜和中疏肝。（六月二十一号丙午初八日）

鸡内金三钱　川楝子三钱　小青皮钱半　蔻壳钱半　沉香曲钱半　厚朴一钱　甘松四分　玫瑰花五朵　生牡蛎四钱　庵蔄子三钱　左金丸八分　（引）路路通七个　四帖

白马山李，舌滑灰黄，脘痛窒格，呕恶，汤水难入，脉弦濡，食后潮热，便闭。症属重险，宜苦辛通降。候正。

淡干姜二分　炒枳实钱半　栝蒌皮五钱　生白芍钱半　炒川连八分　滑石四钱　炒麦芽三钱　佛手花八分　仙半夏钱半　降香八分　炒枣仁三钱　清煎二帖

安昌徐妇，血虚气冲，腰腹痛，带下，背板，脉沉弦，脘中偶痛。宜养血，和胃，平肝。

归身二钱　生牡蛎四钱　炒杜仲三钱　川楝子二钱　茯神四钱　草蔻一钱　小胡麻三钱　玫瑰花五朵　仙半夏钱半　木蝴蝶四分　丹参三钱　清煎四帖

又带下未除，脉细，舌厚黄，腹痛恶心，仍遵前法加减为妥。

归身二钱　仙半夏钱半　覆盆子三钱　小胡麻三钱　炒白芍钱半　广皮钱半　炒杜仲三钱　佩兰叶钱半　生牡蛎四钱　延胡钱半　青木香五分　清煎四帖

脘腹痛

安昌李（文彬），脘痛窒极，口涌清水欲呕，脉弦，舌白，中心微黄，肢稍乍冷，宜厥阴阳明同治。（七月二十四日）

干姜二分　草蔻一钱　降香八分　瓦楞子三钱（打，吴萸三分拌炒）　川连八分　桂丁四分　厚朴一钱　仙半夏钱半　谷芽四钱　通草钱半　玫瑰花五朵　清煎三帖

又，脘痛未除，呕恶已瘥，脉弦，肝横，舌厚嫩黄。宜疏泄厥阴为治。（七月二十七日）

川楝子三钱　枳实钱半　栝蒌皮三钱　郁李仁三钱　延胡二钱　炒谷芽四钱　薤白一钱　玫瑰花五朵　草蔻一钱　猬皮钱半　厚朴钱半　清煎三帖

又，脘痛较减，脉弦，嗳气上逆，肝木未和。姑宜镇逆和胃为妥。（八月初四日）

金沸花三钱（包煎）　川楝子三钱　瓦楞子四钱　炒谷芽四钱　代赭石三钱　延胡二钱　薤白一钱　鸡内金三钱　仙半夏钱半　猬皮钱半　厚朴钱半　清煎四帖

头蓬何，脘腹联痛有瘕，脉弦细，舌白，便溺涩。症属重险，宜治防厥，候正之。（六月

二十三日）

栝蒌皮五钱　川楝子三钱　郁李仁三钱　降香八分　薤白钱半　草蔻一钱　广郁金三钱　玫瑰花五朵　生香附三钱　通草钱半　炒延胡三钱　清煎二帖

又，脘痛未除，大便已通，脉弦细，舌腻，还宜防厥。呕逆，宜和肝胃为主，候正。（六月二十五日）

仙半夏二钱　川楝子三钱　九香虫三钱　通草钱半　左金丸八分　制延胡二钱　五谷虫三钱（酒炒）　玫瑰花五朵　厚朴一钱　草豆蔻一钱　降香八分　清煎二帖

安昌黄，嗜酒湿胜，脉弦，肝横，脘腹痛，宜解酒，分消利气为主。（三月初三日）

川楝子三钱　瓦楞子四钱　鸡内金三钱　枳椇子三钱　延胡三钱　白蔻仁八分（冲）　厚朴一钱　玫瑰花五朵　小青皮八分　乌药三钱　降香八分　清煎三帖

安昌俞，脘腹联痛较减，脉弦细，腰胯坠，湿热犹存，还宜前法加减再进。（元月初七日）

川楝子三钱　草蔻一钱　鸡内金三钱　九香虫钱半　延胡三钱　茯苓四钱　木蝴蝶四分　玫瑰花五朵　生牡蛎四钱　豨莶草三钱　通草钱半　（引）路路通七颗　四帖

又，腹痛已缓，腰胯犹坠，背掣，脉濡细，口甜。宜和肝胃为主。（元月二十九日）

仙半夏钱半　豨莶草三钱　木蝴蝶四分　独活钱半　左金丸八分　丝瓜络三钱　广郁金三钱　玫瑰花五朵　茯苓四钱　沉香曲钱半　通草钱半　（引）路路通七颗　四帖

渔庄沈，脘痛较减，脉弦，舌黄根厚，寒热交作，仍遵前法加减为妥。（四月二十九日）

川楝子三钱　枣儿槟榔三钱　生香附三钱　左金丸八分　延胡二钱　广郁金三钱　川朴一钱　炒谷芽四钱　降香八分　通草钱半　蔻壳钱半　（引）路路通七枚　四帖

某，水亏木旺，脉形两手皆弦，食入脘格，脐下胀闷，暮夜手足心发热。姑宜养胃、和中清肝。（三月十二日）

钗斛三钱　鸡内金三钱　谷芽四钱　炒青皮七分　省头草钱半　石决明六钱　香附钱半　绿萼梅钱半　左金丸八分　川楝子钱半　合欢皮二钱　清煎三帖

蜀阜孙，腹痛联脘，脉弦，肝横，嗳气上逆。姑宜疏肝和中。

川楝子三钱　鸡内金三钱　生香附三钱　左金丸八分　延胡二钱　贡沉香五分　广郁金三钱　佛手花八分　炒青皮八分　炒谷芽四钱　枳壳钱半　路路通七枚　四帖

遗风庞，营虚胃痛，脉虚，心悸，宜辛甘治之。（又月初三日）

丹参三钱　沉香曲钱半　九香虫钱半　生牡蛎四钱　清煎四帖

又，胃痛未除，脉虚左弦，心悸如悬，仍宜养血平肝。（六月初八日）

全当归钱半　川楝子三钱　茯神四钱　乌药钱半　九香虫钱半　炒延胡钱半　炒谷芽

四钱　玫瑰花五朵　生牡蛎四钱　草蔻一钱　丹参三钱　清煎四帖

渔庄沈，秋暑内逼，腹痛如绞，大便赤不爽，脉弦濡，舌赤，呕恶，防痢。（七月二十四日）

藿香钱半　红藤钱半　炒银花三钱　仙半夏钱半　左金丸八分　广郁金三钱　滑石四钱　莱菔子三钱　省头草三钱　川朴一钱　枳壳钱半　清煎二帖

渔庄沈，腹痛已除，胃气较振，脉两手皆弦，肝横气滞，阴火不敛。姑宜养胃泄肝。（八月初三日）

黄草斛三钱　左金丸八分　焦栀子三钱　川楝子三钱　生石决明六钱　白芍钱半　广郁金三钱　佛手花八分　丹皮三钱　枳壳钱半　木蝴蝶四分　（引）路路通七枚　二帖

安昌沈，闺女腹痛欲呕，脉寸弦滑，此由寒温失调，夹食为患，咳逆。宜开提和中，防变。（九月二十二日）

桔梗钱半　枳壳钱半　省头草三钱　青木香七分　山楂四钱　前胡钱半　原郁金三钱　光杏仁三钱　红藤钱半　藿香二钱　炒麦芽三钱　清煎三帖

某，便泻已止，脉弦，腹痛肠鸣。姑宜清肝和中。

川楝子三钱　新会皮钱半　通草钱半　生牡蛎四钱　茯苓四钱　广郁金三钱　炒白芍钱半　玫瑰花五朵　左金丸八分　炒谷芽四钱　广木香七分　清煎四帖

安昌陈，腹痛已瘥，脉弦，脘闷气冲，舌微黄，故宜顺气和中。（五月十七日）

乌药二钱　川楝子三钱　刺蒺藜三钱　左金丸八分　生牡蛎钱半　厚朴一钱　枳壳钱半　玫瑰花五朵　沉香曲钱半　炒青皮八分　仙半夏钱半　清煎四帖

某，腹痛较瘥，脉沉弦，头晕，仍遵前法加减为妥。（五月十三日）

川楝子三钱　刺蒺藜三钱　仙半夏钱半　沉香曲钱半　延胡二钱　茯神四钱　新会皮钱半　玫瑰花五朵　生牡蛎四钱　鸡内金三钱　左金丸八分　清煎二帖

泄泻

遗风王，舌厚黄滑，便泻不化，脉弦濡，小便不利，此属湿热。脘闷，宜和中清利。（六月初八日）

藿香梗二钱　焦六曲四钱　蜜银花二钱　猪苓钱半　原滑石四钱　炒川连七分　扁豆衣三钱　通草钱半　川朴一钱　省头草三钱　新会皮钱半　（引）荷叶一角　二帖

安昌夏，舌滑白，脉弦细，便溏，患小便不多，脘闷，气冲欲呕，借猪苓汤加减。（三月

十三日）

猪苓钱半　广藿香二钱　仙半夏钱半　大腹皮三钱　泽泻二钱　滑石四钱　左金丸八分　玫瑰花五朵　茯苓四钱　厚朴一钱　香附三钱　清煎四帖

又，湿热未清，腹中胀闷，脉涩滞，便泻，仍宜猪苓汤加减。

猪苓钱半　藿香梗二钱　大腹皮三钱　左金丸八分　泽泻三钱　滑石四钱　制香附三钱　佛手花八分　茯苓四钱　厚朴钱半　佩兰叶钱半　清煎四帖

渔庄沈（妇），便泻腹痛，右脉涩，左弦细，经停四月，腰酸带下。心泛，舌微白，咳呛。姑宜清气和中。（十月二十日）

藿香梗二钱　诃子肉钱半　新会皮钱半　桔梗钱半　川贝钱半　扁豆衣三钱　苏梗钱半　生款冬三钱　大腹皮三钱　广木香八分　蔻壳钱半　清煎三帖

新田郦，据述便泻较减，舌根厚，面浮，宜和胃为主。（六月十三日）

焦六曲四钱　新会皮钱半　制香附三钱　鸡内金钱半　川连五分　赤苓三钱　扁豆衣钱半　大腹皮三钱　仙半夏钱半　炒麦芽三钱　通草钱半　鲜荷叶一角　二帖

大西庄沈，木克土便泻，气滞经阻，脉右涩左弦，舌心光，胃钝脘闷，腹中有瘕。姑宜泄木和中。（七月二十九日）

乌药二钱　川楝子三钱　炒谷芽四钱　左金丸八分　茯苓四钱　木蝴蝶四分　扁豆衣三钱　玫瑰花五朵　大腹皮三钱　炒白芍钱半　佩兰钱半　清煎四帖

某，据述胃纳稍增，便泻稀水，缘水湿并归阳明，宜分利为稳。

茯苓三钱　大腹皮三钱　原砂仁七分　石莲子三钱　泽泻三钱　猪苓钱半　绿萼梅钱半　通草钱半　江西术一钱　新会皮钱半　生白芍钱半　清煎四帖

遗风庞，舌黄滑，脉弦濡，便利腹痛，此属湿热。宜治防痢。（六月初九日）

广藿香二钱　焦六曲四钱　青木香七分　大腹皮三钱　六一散三钱　炒川连五分　炒枳壳钱半　新会皮钱半　川朴一钱　猪苓钱半　通草钱半　清煎三帖

某，便泻较减，脉虚，气机不和，舌滑，宜固肾止泻，理气和中。（三月十七日）

熟地三钱　骨碎补三钱　炒杜仲三钱　炒米仁四钱　怀药三钱　茯苓四钱　新会皮钱半　玫瑰花五朵　芡实三钱　原蚕砂一钱　甘松四分　清煎十帖

渔庄沈，中虚气馁，水谷酿湿，成痰作泻，左脉虚细，右弦濡，舌微黄，心肾不交，寝不成寐。宜治脾肾为主。（五月十三日）

骨碎补三钱　夜交藤三钱　炒枣仁三钱　炒川连五分　炒杜仲三钱　怀山药三钱（辰

砂拌）茯神四钱　粟壳一钱　炒江西术一钱　阳春砂一钱　百药煎三钱　清煎五帖

朱墅杨（妇），木克土便泻腹满，脉沉涩，舌黄，心泛欲呕，癸涩，宜防腹胀。（六月二十日）

藿香二钱　大腹皮三钱　新会皮钱半　川楝子三钱　左金丸八分　茯苓四钱　扁豆衣三钱　玫瑰花五朵　佩兰钱半　通草钱半　香附钱半　清煎三帖

安昌马（妇），上咳下泻，形瘦日削，脉弱细，经闭脘格，属棘手重症。宜法候政之。（又六月初五日）

省头草五钱　诃子肉三钱　炒谷芽四钱　绿萼梅钱半　川贝三钱　扁豆衣三钱　石莲子三钱　桑白皮钱半　制香附三钱　新会皮钱半　赤苓四钱　清煎二帖

某（稚孩），腹形不减，气逆便溏，脉弦细，舌薄滑，身微热，口渴，仍宜和中分消，防疳。（六月二十四日）

广藿香二钱　省头草钱半　鸡内金钱半　川楝子钱半　宣木瓜钱半　甘松四分　五谷虫三钱　绿萼梅一钱　大腹皮三钱　通草钱半　香附钱半　清煎三帖

渔庄沈，女孩，虫气内着，腹痛乍作乍止，脉弦濡，便溏。姑宜安胃和中。（二月十五日）

乌梅一个　川椒十四粒　五谷虫三钱　广木香八分　川楝子三钱　延胡索二钱　茯苓四钱　茉莉花八分　生白芍钱半　甘松四分　佩兰三钱　清煎二帖

遗风庞，女孩，瘖后受暑，夹食化泻，脉弦，舌黄，口渴。宜清热和中。

藿香梗二钱　炒川连八分　百药煎三钱　银花二钱　六一散四钱　扁豆衣三钱　生白芍钱半　麦芽三钱　佩兰三钱　通草钱半　新会皮钱半　清煎二帖

又，时瘖后，便泻腹痛，右脉弦，潮热似疟。宜和中清利。（七月十三号五月二十九日）

猪苓三钱　六一散四钱　青蒿子八分　炒川连八分　泽泻三钱　大腹皮三钱　蔻壳钱半　新会皮钱半　赤苓四钱　扁豆衣三钱　通草钱半　清煎三帖

又，瘖后便泻化利，腹痛不爽，胃纳较增，舌滑微黄。宜清热、化气、分利。（七月十七号丁未初四日）

炒川连八分　莱菔子三钱　大腹皮三钱　冬瓜皮三钱　生白芍钱半　六一散四钱　广皮钱半　焦六曲四钱　枳壳钱半　青木香八分　生米仁四钱　清煎二帖

痢

遗风庞，便痢未除，脉弦急，气不和，舌厚黄滑，潮热。姑宜清暑和中。（八月十四号戊申初三日）

焦六曲四钱　青蒿子钱半　大腹皮三钱　藿香梗二钱　六一散三钱　扁豆衣三钱　省

头草二钱　通草钱半　川朴一钱　炒麦芽三钱　仙半夏钱半　清煎三帖

后马周，肠澼久累，脉弦，舌滑，头晕而疼。宜黄连阿胶汤治之。（二月十二日）

炒川连八分　炒白芍钱半　白头翁钱半　北秦皮钱半　赤茯苓四钱　枳壳钱半　青木香八分　草决明三钱（即青葙子）　炒驴胶钱半　荆芥炭钱半　通草钱半　（引）荷叶一角　一帖

某，休息下痢，脉弦濡，跗浮脘闷，此湿热蕴蓄，宜和中清利。（三月十七日）

秦艽钱半　藿梗二钱　炒枳壳钱半　猪苓钱半　厚朴一钱　原滑石四钱　青木香七分　泽泻三钱　大腹皮三钱　冬瓜皮三钱　新会皮钱半　清煎三帖

又，休息下痢，圊而不爽，脉涩滞，胃钝，湿热犹存，舌微白。宜和中清利。（三月二十日）

藿梗二钱　左金丸八分　川楝子三钱　大腹皮三钱　滑石四钱　炒枳壳钱半　赤苓三钱　石莲子三钱　厚朴一钱　广木香七分　新会皮钱半　清煎三帖

编者按：邵兰荪在治疗疾病过程中十分注重气机和肝胃的问题，在治疗脾胃病方面尤为突出。如在治疗呕吐时，其认为缘因气机运行失常，上冲中脘所致。邵兰荪针对引起气机失常的各种原因给予相应治疗，总以气顺为主要目的。病因得去，气机得顺，中脘得安，则呕恶自止。呕吐之病情较重者，或脘膈呕恶，或膈气作吐，对饮食已有所影响，常引起食饮难下，或入胃易呕等症状。所记录的邵兰荪医案中，此型多责之于肝，即肝郁气结，横逆犯胃，而致胃失和降，上逆作呕，而治疗当肝胃同治，以苦辛通降为法。

巢渭芳

巢渭芳(1869—1929),孟河医派代表性人物,医术得马培之真传,擅内、外、妇、儿各科,治伤寒有特长。对时病急症有独到之功,尤精于应用火针治肠痈和化脓性外科疾病,内外针刀并治,深得患者信服。著有《巢渭芳医话》一册,是其一生诊疾治病的经验总结。除门人朱彦彬、贡肇基等均有成就外,其儿子巢少芳、孙子巢念祖、曾孙巢重庆,皆秉承祖业,世代为医,悬壶孟河、万绥等地,为当地老百姓服务。

泄痢

访仙桥某,四十岁,泄痢三月,起居不慎,饮食渐减,腹痛红白兼下,日下六七次。拟和脾胃,调荣分为治。赤白芍、防风、青皮、藿梗、木香、谷芽、故纸、泽泻、茯苓、宣木瓜、红花炭、小朴、荷叶炭。

大桥镇汪姓童,失怙儿也,来诊时,其舅公偕之,曰:此儿父没未一旬,所遗一子,患痢腹痛,面瘦而黄,一刻十余次。至今命在垂危,哭泣求治。渭芳勉许,察其舌白,所下皆黑水。前医误进苦泄不当。遂进荆芥炭、赤猪苓、炒谷芽、防风、木香、苍术、藿香、青皮而愈。

霍乱

丁未夏末,霍乱时行,城乡殃者接踵而毙。连棕都无购处。有马氏媳,年将三十,向有白带,阴分本亏。七月十四夜,顿患霍乱,脉绝神脱,大汗如雨,举家惶哭,请余往诊之。舌黄肢厥,渴饮目瞪。随用大剂羚羊、石膏、鲜斛、六一散、川连、银花、赤猪苓、车前。先服西瓜汁两大碗。半日脉始见微动,然神气大亏,牙枯、舌苔黄刺,遂每日续进甘凉濡润。如此者神气时冒时清,半月津液方回,后服生鳖甲、生白芍、鲜斛、花粉、生谷芽、丹皮、女贞,十余剂方安。临症之难,不易言述,倘病家晦情,是症即难愈矣。

丁未,西乡梅马村,有马某,年四十二岁,患霍乱二日,打轿来请余,即往诊。两脉滑大,苔白有刺而不黄,大便泄泻,口渴声哑。其人节操之质,阴液不足,烦忧欲睡地阴处。余曰不可,当以鲜斛、石膏、车前、赤猪苓、木香、通草、滑石、花粉、银花,顿服,服后愈渴;后改投石斛、麦冬、五味、丹皮、花粉、生白芍生津之品,三剂霍然矣。

丁未,有巢桂生者,年三十六,向吸洋烟,今春戒尽,体质愈肥。及夏,日日耽酒,以压烟性,讵意忽患霍乱,肢青而冷,抽掣,脉无,苔黄刺且无津,目瞪胸闷。余往诊之曰:中气不足,汗多且冷,虽进白虎,终难救矣。其母弟命进药,以白虎加川连、白蔻,服毕神情稍起。时及午后,脉仍不来,其母弟欲灌西瓜汁,余曰:“啖小可,不啖亦可。”彼曰:“先生何以言此?”余以病情告之，正气大溃，不能转脉，另设别法。其母弟即以西瓜大进，进后能言语，彼以为见效。余再诊，脉亦无，命办后事，彼等不信，未及一点钟，顿然头摇口噤，神正俱脱矣。余将前案马氏媳未有胸闷之苦，所以投西瓜凉药而愈之由分晰明白，方服余之管见。

民国十五年，值八月初旬，炎暑未消，秋又亢旱，镇、丹、武进一路，疫症蜂起，惟丹阳东乡最厉，访镇感者多数未救。有孙小耆者，阴液不足，素耽阿芙蓉之癖，形脉不充，十三夜半得病，泄吐交至，脉大汗多，以门下生吴某来延渭芳诊之，抽掣甫平，泄吐亦已减轻，当以西洋参、木瓜、白芍、桂心、益元散、扁豆、川石斛、煅龙骨、川贝母等，而险象顿退，脉来细恢而动，飘飘若脱，舌绛底尖晦，五液大伤。次晨将原方去洋参，改别直参，返里。为本家冬烘先生所阻遏云："若一投参，祸不旋踵。"彼家无主持人，遂听而置之。十四日残霞犹明，飞足重邀，问吴生语甚踌躇，其意中虽不明述，或有他故耶？随却之。至天晓，闻殁矣。幸无孟浪者阻挠其间，否则将归罪渭芳矣。

访镇余所经治霍乱，十愈八九，最险者有两人焉。一秦富春女，赘婿在家，女患泄吐，无片时休息，汗多，脉沉细似绝，见热饮吐更剧。以生熟石膏、知母、益元散、西洋参、木瓜、旋覆花、木香、扁豆、乌药、晚蚕砂，两剂而瘥。

又有高某，素吃洋烟，气分又虚，病作，言语如嘶，呕吐多、泄如注，口渴，脉象两手沉弦如丝。以五苓散加益元散、木瓜、木香、扁豆、桂心、晚蚕砂、熟石膏而愈。余人均以蚕矢汤合五苓散进退治之亦生。

吐血、咳血

太平洲，某某，患咯血之症，自冬及春，阳气大泄，竟致成碗而溢，血色如洋粉红之样。声高气粗，脉来滑数有力。虽形采丰伟，奈阴伤已极。余曰：症固入怯之候，所可挽救者，胃之气阴尚存。经以石斛、丹皮、淡秋石、血珀、天冬、生地、茜草、贝母、牛膝炭出入加易，半月乃安。此咸寒凉血法，热淫之症，非此罕效。

戊申，冬月中旬，本城，有邱姓之子，年已三旬，经营药业，贪恋女色，喜饮烧酒，每每逾垣求好，后竟将此女私偕夜遁。心为之掉栗，胸中微痛吐血，始而一二月一次，至冬大咯，成碗而出，色初鲜，稍缓即凝块不泽，药苦无效，邀余诊之。急与大剂西潞党参、西血珀、生地、炮姜、五味、白芍、怀膝炭、归身炭、马兜铃、茯神、龙眼肉。三剂知，二十服止。

陈左，二十八岁，阴虚之体，加以怒殴，胸背受伤。五年前曾有吐血之患，近因气怯，吐血成碗，入夜不寐，咳嗽痰稠。以清营和血法。大生地、生白芍、粉丹皮、蒲黄炭、生草、川石斛、生牡蛎、茜草炭、怀牛膝（盐水炒）、参三七（研冲）、瓜蒌皮、侧柏炭。改方加北沙参、藕节。

姚家桥，张左，三十岁，经营劳心，素质羸弱，喜动不耐养息，咳血巨口上溢，咽中气升，脉来弦细而坚，胸膺刺痛，血色紫鲜不一。宜以滋甘清降，佐和营分。大生地、冬花、怀膝炭、生牡蛎、西潞党、茯苓、川贝母、川石斛、淡天冬、西血珀（四分研冲）、甜杏仁、生草、马兜铃、鲜藕汁。三十余剂效。

新桥，张某，年四十，经营太过，肝火易升，咳嗽三载，痰红或带紫色，形瘦面亮，脉来虚濡，有带数象，胁痛膺胀，肢疲内热，骨骱作疼，连年啜药罔效，来就渭治之。大生地（蛤粉炒）、西血珀、淡天冬、北沙参、生白芍、炙紫菀、海浮石、甜杏仁、大贝母、茯苓、新会皮、粉丹皮、藕，数剂而效。

黄山下，刘某，卖香者，年近四旬，劳顿太过，先曾唾呕血液不多，继而大作，至渭医寓时，成碗上溢，昏不知人。因脉芤软，以大剂西潞党、大生地、煅花蕊石、白芍、当归炭、生龙骨、怀膝炭、生浦黄、旱莲草、炙草炭、降香（磨汁冲）、侧柏炭、西血珀收功。今年觌面，两颐红亮，眉须斑白，年已七旬矣，为之莞然。

奔牛，杨三先生，咳血不已，甚至巨口溢血，脉象虚数。以蛤黛散、西潞党、琥珀、杭白芍、瓜蒌皮、大贝母、旱莲草、茅根汁、藕汁、橘红络。三十剂而痊。

中食

有江某，年逾花甲，戒洋烟近十载，一日午后食面太多，顿时吐恶，神昏气粗而脱。

又有舍本家劝业道，告休后为亲戚分产劳苦，途次午后，啖莲心一中碗，昏厥作吐而逝。乃年高中气衰馁，一时壅迫，中道窒塞，清浊混淆，阳气独闭使然也。《经》谓：脏宜实，腑宜虚。平时起居可不慎战。

腹痛

本城，某童，先天不足，平日皴瘦，年十二岁，值五月中旬，夜半腹痛顿作，呕吐不止，天明就诊。其脉浮，浮如鱼漾水，时或带散，两目上视，苔白神昏。一家知厥疾难起，渭亦日尽人道以听天。用川连、乌梅、川楝子、连皮苓、雷丸、山栀仁、通草、木香、川石斛。且口渴不止，并命恣饮荸荠汁，半日间服去五六斤，方有转机。

靖江，薛某某，患腹痛当脐，四围板硬，腰俯不能仰，即伛偻若跬步。知病甚奇，先由海上诸名手诊视罔效，继至镇江西医疗之，匝月间费药资二百余元，未见动静。谷少形羸，因寓某旅馆，其馆主早年患疝气为渭芳治愈，故听说来盂。诊两手脉沉而数，知外疡也。然则延绵两载，肠胃垢结有如斯蕴酿耶？再再窃问，据云有戚庆事，乃口腹不慎，途中寒雨外冒所致。渭芳见病属实，脉正尚未馁。始则微攻其瘀，以制军、桃仁、木香、归尾、红花、牛膝、麻仁、生草、新会皮、赤芍、降香。间两日一诊，已服药近两月，问其所苦，彼答曰："已稍稍获效矣。时届霜降将过，请拟一方回里。"则亦听其携方而去，即嘱："引中有巴豆霜二分，如大便解后即去之。"讵料到靖后畏方之猛，怯不敢服，来春正月，二次旅孟再诊之。渭芳自觉愧对，彼仍不以为然也，其意中颇为信任。又倏忽间五月矣，即面嘱底里，如果避嫌畏药，君之疾恐成痼症，今日之方有保和丸，乃香岩天士法也，宜啜两次药汁过下，能大便畅通一下，始有进步，否则渭芳亦谢不敏矣。彼始俯啖毕，顿时腹胀痛若失，所下皆坚硬垢粒，意气大爽，腰背皆直。去巴豆霜，调理一旬，脐中津出黄水，数日而愈。前日所服方不计外，而渭芳所手立之方，已有百二十三页，此亦世所稀见之奇疾耳。

编者按：巢渭芳秉承孟河学术经旨，常从脾胃论治，辨证立法，用之有效。在用药上维护脾胃升降的特性，治疗上重在调气复平，常配参苓白术散加减，使中焦不壅滞，脾气清阳升，若胃浊不降，佐以平胃散加减，以达气机通调、脾升胃降，气血生化有源。他提出"药有专任，贵在不失时机，求稳每致贻误，顾全反觉掣肘"之旨，认为治症必辨证明确，才能起到良好效果。

第五章

民国以来医家验案

丁甘仁

丁甘仁(1866—1926),名泽周,以字行(字甘仁)。江苏武进孟河人。最早主张伤寒、温病学说统一。于临床,打破常规,经方、时方并用治疗急症热病,开中医学术界伤寒、温病统一论之先河。对外感热证颇有心得,宗《伤寒论》而不拘于仲景方,推崇《温病条辨》《温热经纬》,集伤寒及温病学说之精华,治疗复杂难治之症。对外症亦颇擅长,强调内外合参、表里并重。平素善于和胃健脾、益气托毒以扶正祛邪。尤善于疗烂喉痧一症,以营卫气血辨证为纲,运用汗、吐、下、清,灵活机变,活人无数,并将其心得著成《喉痧症治概要》。尚著有《医经辑要》《脉学辑要》《药性辑要》《丁甘仁医案》等。其治学不偏执一家之言,对前贤经验择善而从,而以审证精确,用药丝丝入扣见长。

霍乱

陈左,夏月阳外阴内,偏嗜生冷,腠理开发,外邪易袭。骤触疫疠不正之气,由口鼻而直入中道,以致寒暑湿滞,互阻中焦,清浊混淆,乱于肠胃,胃失降和,脾乏升运,而大吐大泻,挥霍撩乱。阳邪锢闭于内,中阳不伸,不能鼓击于脉道,故脉伏;不能通达于四肢,故肢冷,两足转筋。一因寒则收引,一因土虚木贼也。汗多烦躁,欲坐井中之状,口渴不欲饮,是阴盛于下,格阳于上,此阴躁也。形肉陡然削瘦,脾土大伤,谷气不入,生化欲绝,阴邪无退散之期,阳气有脱离之险,脉证参合,危在旦夕间矣!拟白通四逆加人尿、猪胆汁意,急回欲散之阳,驱内胜之阴,背城借一,以冀获效。

生熟附子各三钱　淡干姜五钱　炙草一钱　姜半夏三钱　吴萸七分　川连三分　赤苓四钱　陈皮一钱　陈木瓜五钱　童便(冲服)一杯　猪胆汁(冲服)三四滴

复诊:吐泻烦躁均减,脉伏肢冷依然,加炒潞党参四钱。

罗左,触受寒疫不正之气,夹湿滞交阻,太阴阳明为病,清浊相干,升降失常,猝然吐泻交作,脉伏肢冷,目陷肉削,汗出如雨。脾主四肢,浊阴盘踞中州,阴气不能通达,脉伏肢冷,职是故也。阳气外越则自汗，正气大虚则目陷肉削。舌苔白腻，虚中夹实，阴霍乱之重症。亟拟白通四逆汤合附子理中汤加减，以期转机为幸。

熟附子块二钱　淡干姜一钱　清炙草八分　姜半夏三钱　吴萸七分　童便（冲服）一酒杯　炒潞党三钱　生白术二钱　赤苓四钱　制川朴一钱　川连三分　猪胆汁（冲服）三四滴　灶心黄土一两

阴阳水煎。

朱右，疫疠之邪，由口鼻而直入中道，与伏暑湿滞互阻，脾胃两病，猝然腹中绞痛，烦躁懊侬，上为呕吐，下为泄泻，四肢厥逆，口干欲饮，脉伏，舌苔薄腻而黄。清气在下，浊气在上，阴阳乖戾，气乱于中，而为上吐下泻；湿遏热伏，气机闭塞，而为肢冷脉伏，热深厥深，霍乱重症。亟宜萸连解毒汤加减，辛开苦降，芳香化浊，冀挽回于什一。

上川连八分　淡吴萸二分　仙半夏二钱　枳实炭一钱　黄芩一钱五分　藿香梗一钱五分　六神曲三钱　赤猪苓各三钱　炒白芍一钱五分　玉枢丹（磨冲）四分

阴阳水煎。

二诊：昨投萸连解毒汤，吐泻渐减，脉息渐起，四肢微温，佳兆也。惟烦躁干恶，口渴喜冷饮，舌前半红绛，中后薄黄，小溲短赤。是吐伤胃，泻伤脾，脾阳胃阴既伤，木火上冲，伏暑湿热留恋不化也。今守原意，加入清暑渗湿之品，能得不增他变，可冀出险履夷。

上川连八分　淡吴萸一分　仙半夏一钱五分　枳实炭八分　黄芩一钱五分　炒白芍一钱五分　炒竹茹一钱五分　枇杷叶（去毛，包）四张　柿蒂五枚　赤苓三钱　活芦根（去节）一尺　通草八分　神仁丹（冲服）四分

三诊：吐泻已止，脉起肢温，烦躁干恶亦减，惟身热口渴，欲喜冷饮，小溲短少而赤，舌红苔黄。阴液已伤，伏暑湿热蕴蒸膜原，三焦宣化失司。再拟生津清暑，苦寒泄热，淡以渗湿。

天花粉三钱　仙半夏一钱五分　银花三钱　六一散（包）三钱　赤苓三钱　鲜石斛三钱　川雅连五分　连翘三钱　通草八分　竹茹一钱五分　活芦根（去节）一尺　枇杷叶（去毛，包）四张

尤左，寒暑湿滞互阻，太阴阳明为病，阴阳逆乱，清浊混淆，猝然吐泻交作，腹中绞痛，烦闷懊侬，脉沉似伏。霍乱之症，弗轻视之。亟拟芳香化浊，分利阴阳。

藿苏梗各一钱五分　枳实炭一钱　陈广皮一钱　姜川连五分　大腹皮二钱　姜半夏二钱　制川朴一钱　白蔻仁八分　淡吴萸二分　六神曲三钱　炒车前三钱　生姜三片　赤猪苓各三钱　玉枢丹（冲）四分

二诊：昨进正气合左金法，吐泻渐止，腹痛亦减，脉转濡数，反见身热，口干不多饮，舌苔灰腻而黄。伏邪有外达之机，里病有转表之象，均属佳境。仍守原意，加入解表，俾伏邪从汗而散。

淡豆豉二钱　嫩前胡一钱五分　苏藿梗各一钱五分　仙半夏二钱　大腹皮二钱　薄

荷叶八分　制川朴一钱　陈广皮一钱　炒枳壳一钱　六神曲三钱　白蔻壳一钱　姜竹茹一钱　荷叶一角

三诊：恙由吐泻而起，太阴阳明为病，今吐泻虽止，而里热口渴，烦躁不寐，舌糙黑，脉细数。脾胃之阴已伤，心肝之火内炽。当宜养阴救液而清伏热。

鲜石斛三钱　连翘壳三钱　冬桑叶三钱　朱茯神三钱　细生地三钱　黑山栀一钱五分　粉丹皮二钱　天花粉三钱　生甘草六分　活芦根（去节）一尺

李左，暑湿夹滞，互阻中焦，太阴阳明为病，吐泻交作，腹中绞痛，脉沉，四肢厥冷，舌灰腻微黄。此系感受疫疠之气，由口鼻而入中道，遂致清浊混淆，升降失司。邪入于胃，则为呕吐；邪入于脾，则为泄泻。湿遏热伏，气道闭塞，气闭则不能通达经隧，所以四肢逆冷也。《伤寒论》曰：呕吐而利，名曰霍乱。此重症也，急拟芳香化浊，分利阴阳。

藿苏梗各一钱五分　川雅连五分　淡黄芩一钱五分　炒竹叶一钱五分　广陈皮一钱　淡吴萸二分　炒赤芍二钱　大腹皮二钱　仙半夏二钱　制川朴八分　枳实炭一钱　六神曲三钱　炒车前三钱　玉枢丹（冲）四分

居左，疫疠之邪，挟暑湿滞互阻，太阴阳明为病，腹中绞痛，烦躁不安，上为呕吐，下为泄泻，四肢逆冷，口干欲饮，脉细欲伏，舌苔薄腻而黄。清气在阴，浊气在阳，阴阳反戾，气乱于中，遂有此变。湿遏热伏，气机痞塞，所以四肢逆冷，脉道为之不利。霍乱重症，急拟萸连解毒汤加味，辛开苦降，芳香化浊。

川雅连八分　淡吴萸三分　淡黄芩一钱五分　鲜竹叶三钱　枳实炭一钱　大白芍一钱五分　灶心土五钱　藿香梗一钱五分　仙半夏一钱五分　六神曲三钱　玉枢丹（磨冲）三分

阴阳水煎。

赵右，寒疫不正之气，挟湿滞互阻，太阴阳明为病，清浊相干，升降失常，忽然吐泻交作，脉伏肢冷。目陷肉削，汗出如冰。脾主四肢，浊阴盘踞中州。阴气不能通达，肢冷脉伏，职是故也。阴无退散之期，阳有散亡之象。阴霍乱之重症，危在旦夕！勉拟通脉四逆汤加味，驱内胜之阴，复外散之阳，未识能有挽回否？

熟附片三钱　姜川连八分　仙半夏一钱五分　猪胆汁（冲服）三四滴　淡干姜五分　炙甘草五分　赤猪苓各三钱　淡吴萸三分　制小朴八分　葱白头三个

泄泻

章左，感受时气之邪，袭于表分，湿滞互阻肠胃，清浊混淆，以致寒热无汗，遍体酸疼，胸闷泛恶，腹鸣泄泻，日十余次，小溲不利，舌腻脉浮，表里两病，勿轻视之。仿喻氏逆流挽舟之意，拟仓廪汤加减，疏解表邪，而化湿滞。

荆芥一钱五分　防风一钱　羌独活各一钱　桔梗一钱　炒枳壳一钱　赤苓三钱　仙半

夏二钱　六神曲三钱　焦楂炭三钱　干荷叶一角　陈仓米四钱　薄荷八分

邬左，受寒挟湿停滞，脾胃两病，清不升而浊不降，胸闷泛恶，腹痛泄泻，苔腻脉迟。拟正气饮加减，芳香化浊，分利阴阳。

藿苏梗各一钱五分　陈皮一钱　仙半夏二钱　制川朴一钱　赤苓四钱　大腹皮二钱　白蔻壳八分　大砂仁八分　六神曲三钱　焦楂炭二钱　生姜二片　干荷叶一角

另，纯阳正气丸五分（吞服）。

宋右，暑湿挟滞交阻，肠胃为病，腹痛泄泻黄水，日十余次，胸闷不能纳谷，小溲短赤，口干欲饮，舌质红、苔黄，脉濡数。治宜和中分利，利小便正所以实大便也。

煨葛根二钱　赤猪苓各三钱　生白术一钱五分　炒扁豆衣三钱　陈皮一钱　大腹皮三钱　六神曲三钱　炒车前子三钱　春砂壳八分　六一散（包）三钱　香连丸（吞服）一钱　干荷叶一角　银花炭三钱

王孩，泄泻旬日，腹鸣且胀，舌薄黄、根白腻，指纹青，已至气关，面色萎黄。此太阴为病，健运无权，清气不升，浊气凝聚，恐有慢惊之变。姑仿理中汤加味。

生白术二钱　炮姜炭四分　熟附片六分　清炙草五分　云茯苓二钱　陈皮一钱　煨木香五分　焦楂炭一钱五分　炒荷蒂三枚　炒怀山药三钱　灶心黄土四钱（煎汤代水）

形瘦色苍，木火体质，血亏不能养肝，肝气横逆，犯胃则呕，克脾则泻，泻久阴伤，津无上潮，口干舌光，经闭四月，脉象弦细，延即成损。拟敛肝柔肝，扶土和中。

炙乌梅四分　陈木瓜五钱　大白芍一钱五分　云茯苓三钱　生白术三钱　炒怀山药三钱　陈皮一钱　紫丹参二钱　炒诃子皮五钱　炒御米壳五钱　灶心黄土四钱　焦谷芽四钱

陈米汤煎。

十剂后，呕泻均止，加炒潞党二钱。

裴左，五更泄泻，延经数月，泻后粪门坠胀，纳谷衰少，形瘦色萎，舌无苔，脉濡细。命火式微，不能生土，脾乏健运，清气下陷。拟补中益气，合四神加减，益气扶土，而助少火。

炒潞党三钱　清炙黄芪三钱　土炒术二钱　清炙甘草五分　陈皮一钱　炒补骨脂一钱五分　煨益智一钱五分　淡吴萸五分　煨肉果一钱　炮姜炭八分　桂附地黄丸（吞服）三钱

匡孩，泄泻黄水，已延旬余，口舌糜腐，妨于吮乳。指纹色紫，已到气关，此脾土已虚，湿热内蕴，热蒸于上，湿注于下，湿多成五泄也。生甫数月，小舟重载，勿轻视之。

生白术一钱五分　炒怀山药二钱　赤茯苓三钱　炒扁豆衣三钱　薄荷叶六分　川雅连四分　生甘草四分　焦楂炭二钱　车前子一钱五分　干荷叶一角　陈仓米一合（煎水，煎药）

邝孩，泄泻色青如蓝，日七八次，腹鸣作痛，纳少溲赤，舌苔黄白相兼。此风邪从脐而入肠胃，挟滞交阻，中土不运，清浊不分也。

炒黑防风一钱　炒黑荆芥一钱　生白术二钱　赤茯苓三钱　炒扁豆衣三钱　煨木香八分　广陈皮一钱　焦楂炭三钱　鸡金炭二钱　陈莱菔英三钱　戊己丸(包)一钱

谈右，泄泻黄水，为日已久，肾主二便，始因湿胜而濡泻，继因濡泻而伤阴。浊阴上干则面浮，清阳下陷则足肿。脾湿入于带脉，带无约束之权，以致带下频频。脾津不能上蒸，则内热口干。浮阳易于上升，则头眩眼花。腰为肾之府，肾虚则腰酸。脉象弦细，脾失健运之功，胃乏坤顺之德。营血虚则肝燥，脾湿陷则肾寒。拟参苓白术散加味，养胃扶土而助命火，譬之釜底添薪，则釜中之水，自能化气上行，四旁受其滋溉，则少火充足，胃纳渐加，即真阴自生，而湿自化，虚热乃不治自平矣。

炒潞党三钱　怀山药三钱　焦白芍三钱　煅牡蛎五钱　连皮苓三钱　生甘草八分　厚杜仲三钱　红枣三枚　炒於术二钱　熟附子二钱　煅龙骨三钱

王右，脾土薄弱，湿滞易停，泄泻青水。乃风邪淫肝，肝木乘脾，脾胃运化失常，纳少神疲，脉濡软。宜以扶土和中，祛风胜湿。

炒白术三钱　云茯苓三钱　范志曲三钱　炙甘草五分　焦白芍二钱　扁豆衣三钱　炒谷芽三钱　黑防风一钱五分　陈广皮一钱　干荷叶一角

吴左，泄泻伤脾，脾阳式微，清气下陷，脾主四肢，阳不运行于四肢，卫气乃不能卫外为固。虚阳逼津液而外泄，大有亡阳之虑。拟附子理中合二加龙骨牡蛎主治。

熟附块三钱　炮姜炭八分　川桂枝一钱　浮小麦三钱　吉林参一钱　云茯苓三钱　大白芍二钱　炒於术一钱五分　炙黄芪三钱　煅龙骨三钱　炙甘草八分　炙升麻五分　煅牡蛎四钱

朱左，呕吐伤胃，泄泻伤脾，脾胃两败，健运失常，木乘土位，清不升而浊不降。宜抑木扶土，佐入益火之品。

熟附块一钱　云茯苓三钱　黑防风一钱五分　生姜二片　焦於术二钱　姜半夏三钱　大砂仁八分　范志曲三钱　炒白芍三钱　广陈皮一钱　煨木香五分

痢疾

王妪，寒热呕恶，饮食不进，腹痛痢下，日夜五六十次，赤白相杂，里急后重，舌苔腻布，脉象浮紧而数。感受时气之邪，袭于表分，湿热挟滞，互阻肠胃，噤口痢之重症。先宜解表导滞。

荆芥穗一钱五分　青防风一钱　淡豆豉三钱　薄荷叶八分　藿苏梗各一钱五分　仙半

夏二钱　枳实炭一钱五分　苦桔梗一钱　炒赤芍一钱五分　六神曲三钱　焦楂炭三钱　生姜二片　陈红茶一钱

另，玉枢丹（开水先冲服）四分。

二诊：得汗，寒热较轻，而痢下如故，腹痛加剧，胸闷泛恶，饮食不进，苔腻不化，脉象紧数。表邪虽则渐解，而湿热挟滞，胶阻曲肠，浊气上干，阳明通降失司，恙势尚在重途。书云：无积不成痢。再宜疏邪导滞，辛开苦降。

炒豆豉三钱　薄荷叶八分　吴萸三分　川雅连五分（拌炒）　枳实炭一钱　仙半夏二钱　炒赤芍一钱五分　酒炒黄芩一钱　肉桂心三分　生姜二片　青陈皮各一钱　六神曲三钱　焦楂炭三钱　大砂仁八分　木香槟榔丸（包煎）三钱

三诊：寒热已退，呕恶亦减，佳兆也。而腹痛痢下，依然如故，脘闷不思纳谷，苔腻稍化，脉转弦滑。湿热滞尚留曲肠，气机窒塞不通。仍宜寒热并用，通行积滞，勿得因年老而姑息也。

仙半夏二钱　川连四分　酒炒黄芩一钱五分　炒赤芍二钱　肉桂心三分　枳实炭一钱　金铃子二钱　延胡索一钱　六神曲三钱　焦楂炭三钱　大砂仁（研）八分　全栝蒌（切）三钱　生姜一片　木香槟榔丸（包煎）四钱

四诊：痢下甚畅，次数已减，腹痛亦稀，惟脘闷不思纳谷，苔厚腻渐化，脉象濡数。正气虽虚，湿热滞尚未清澈，脾胃运化无权。今制小其剂，和中化浊，亦去疾务尽之意。

酒炒黄芩一钱五分　炒赤芍一钱五分　全当归一钱五分　金铃子二钱　延胡索一钱　陈皮一钱　春砂壳八分　六神曲三钱　炒谷麦芽各三钱　全栝蒌（切）四钱　银花炭三钱　荠菜花炭三钱　香连丸（吞服）一钱

宣童，发热六天，临晚尤甚，热度至百零四之盛，下痢日夜七八十次之多，速至圊而不能便，腹痛堕胀难忍，谷食不进，幸无呕吐，而口干欲饮，苔腻黄，脉滑数。时疫伏温，蕴蒸阳明，欲达而不能达，湿滞败浊，互阻曲肠，欲下而不能下。手足阳明为病，病情猛烈，急议表里双解，通因通用，冀望热清痢减，始有转机之幸。

粉葛根二钱　薄荷叶八分　金银花八钱　连翘壳四钱　酒炒黄芩一钱五分　炒赤芍一钱五分　青陈皮各一钱　全栝蒌（切）四钱　春砂壳八分　苦桔梗一钱　六神曲三钱　焦楂炭三钱　枳实导滞丸（包煎）三钱

二诊：连投解肌通腑之剂，得汗甚多，发热较轻，白㾦隐隐，布于胸膺之间，伏温之邪，有外达之机，痢下次数虽则不少，而腹痛已减，后重亦松，纳谷无味，口干欲饮，苔黄，脉滑数不静。湿热败浊，尚在曲肠之间，未得下行也。原法增减，努力前进。

原方去薄荷叶，加清水豆卷四钱。

三诊：发热渐退，痢下亦稀，腹痛后重，已减其半。谷食无味，口干不多饮，神疲色萎，苔薄黄，脉濡滑而数。阴液暗伤，湿热滞尚未清澈，肠胃气机不和。今拟理脾和胃，清化湿浊。更宜薄滋味，节饮食，恐有食复之弊。虽有虚象，不可骤补。

炒银花五钱　炒赤芍一钱五分　酒炒黄芩一钱　全当归一钱五分　陈皮一钱　春砂壳

八分　苦桔梗一钱　焦楂炭三钱　焦谷麦芽各三钱　全栝蒌(切)三钱　荠菜花炭三钱　香连丸(包)一钱二分

洪左,血痢及旬,日夜十余次,腹疼里急,身热晚甚,口干欲饮,舌前半糙绛、中后腻黄,脉象弦数。此乃阴液素亏,津乏上承,伏温在营,血渗大肠,肠中湿浊稽留,气机痞塞不通,症非轻浅。姑拟生津达邪,清营化浊。

鲜石斛三钱　淡豆豉三钱　金银花五钱　连翘壳三钱　白头翁三钱　北秦皮二钱　酒炒黄芩一钱五分　炒赤芍一钱五分　焦楂炭三钱　全栝蒌(切)四钱　枳实炭一钱　苦桔梗一钱　活芦根(去节)一尺

二诊:昨投药后,诸恙不减,而反烦躁不寐,舌红绛,苔糙黑无津,脉弦数。伏温化热,由阳明而传于厥少二阴。厥阴为藏血之经,内寄相火,厥阴有热,则血溢沸腾,而下迫大肠,则为血痢;少阴为水火之脏,水亏火无所济,津液愈伤,神被热扰,则烦躁而不寐也。身热晚甚者,阳明旺于申酉。阳明之温热炽盛也,温已化热伤阴,少火悉成壮火,大有吸尽西江之势!急拟黄连阿胶汤滋少阴之阴,白头翁汤清厥阴之热,银翘、花粉解阳明之温。复方图治,犹兵家之总攻击也。勇往前进,以冀弋获。

阿胶珠二钱　川雅连四分　生甘草五分　白头翁三钱　鲜石斛四钱　连翘壳三钱　生赤白芍各一钱五分　酒炒黄芩一钱　北秦皮二钱　金银花四钱　粉葛根一钱五分　天花粉三钱　活芦根(去节)一尺　生山楂三钱

三诊:服药后,已得安静,水火有既济之象,且有微汗,伏温有外解之势,血痢次数亦减。药已中肯,有转危为安之兆。惟阴液大伤,清津无以上供,齿垢唇燥,舌仍焦糙,口渴不欲饮。热在营分,蒸腾营气上升,故口渴而不欲饮也。脉弦数不静。守原法而出入一二,冀望津液来复,邪热退却,由里及表,由营返气,始能入于坦途耳。

原方去葛根,加粉丹皮一钱五分、鲜生地四钱。

四诊:血痢大减,临晚身热亦去其半,舌黑糙已退,转为光红,唇燥口干,不思纳谷,脉濡数。阴液伤而难复,邪热退而未净也。仍拟生津清营,以和胃气。

鲜石斛三钱　天花粉三钱　生甘草五分　阿胶珠二钱　川雅连三分　白头翁三钱　酒炒黄芩一钱　赤白芍各一钱五分　嫩白薇一钱五分　炒银花四钱　广橘白一钱　生熟谷芽各三钱　活芦根(去节)一尺

五诊:血痢止,潮热亦退,唇燥齿干,睡醒后口舌无津,谷食衰少,神疲萎顿,脉濡数不静。阴液未复,津无上承,脾胃输化无权,生气受戕,人以胃气为本。今拟甘寒生津,养胃清热,以善其后。

西洋参一钱五分　鲜石斛三钱　生甘草五分　大麦冬二钱　炒银花三钱　嫩白薇一钱五分　广橘白一钱　生谷芽四钱　抱茯神三钱　生扁豆衣三钱　怀山药三钱　活芦根(去节)一尺

陶左,夏秋痢下,至冬不止,赤白夹杂,日夜二十余次,腹痛后重,纳谷衰少,面色萎黄,舌苔薄腻，脉象沉细而迟。此脾脏受寒，不能统血，血渗大肠，肠中湿浊，胶阻不化，延久有胀满之虑。急拟温运太阴，而化湿浊，勿因久痢骤进兜涩也。更宜节饮食，薄滋味，亦是助药力之一端。

炒潞党参一钱　熟附块一钱五分　炮姜炭八分　清炙草六分　生白术二钱　全当归二钱　炒赤白芍各一钱五分　软柴胡七分　川桂枝八分　焦楂炭三钱　大砂仁（研）一钱　炒焦赤砂糖三钱

二诊：投温运太阴，而化湿浊之剂，已服三帖，下痢赤白，已减其半，纳谷衰少，神疲萎顿，脉象沉细。寒浊虽则渐化，脾胃输运无权。既已获效，更进一筹。

原方去柴胡、桂枝，加炒麦谷芽各四钱、灶心黄土四钱。

吕右，经闭一载，营血早亏，今下痢赤白，已延三月，腹痛后重，纳谷衰少，形瘦骨立，舌光无苔，脉象濡细。据述未病喜食水果，既病又不节食，脾土大伤，中焦变化之血，渗入大肠，肠中湿浊互阻，积而为痢也。今拟温运脾胃，以和胃气，寒热并调，去其错杂。

炒潞党参一钱五分　熟附块一钱　炮姜炭六分　生白术三钱　清炙草六分　全当归二钱　炒赤白芍各一钱五分　肉桂心（饭丸，吞服）三分　焦楂炭三钱　大砂仁（研）八分　阿胶珠一钱　戊己丸（包煎）二钱　炒焦赤砂糖三钱

二诊：经治以来，血痢虽则轻减，而余恙如旧。舌边碎痛，恐起口糜之先端。谷食衰少，胃气索然。欲温中则阴分愈伤，欲滋养则脾胃益困，顾此失彼，棘手之症，难许完璧。专扶中土，以冀土厚火敛之意。

炒潞党三钱　生於术二钱　清炙草五分　炒怀山药三钱　炮姜炭六分　全当归一钱五分　赤白芍（炒）各一钱五分　御米壳（炒）三钱　炒谷芽四钱　驻车丸（包煎）三钱

滕左，暑湿挟滞，郁于曲肠，煅炼成积，气机流行窒塞，腹痛痢下，日夜数十次，赤白相杂，里急后重，纳少。舌苔腻布，脉象沉紧。先宜通因通用。

炒黑荆芥一钱　银花炭三钱　炒赤芍五钱　全当归二钱　苦桔梗一钱　青陈皮各一钱　全栝蒌（切）三钱　六神曲三钱　焦楂炭三钱　炒条芩八分　大砂仁（研）八分　煨姜二片　陈红茶一钱　枳实导滞丸三钱（吞服）

罗左，寒暑湿滞，互阻肠胃，腹痛下痢，次数甚多，胸闷泛恶，不能饮食，苔腻脉迟。宜温下法。

熟附块一钱五分　制川军三钱　枳实炭一钱五分　姜半夏三钱　藿香梗一钱五分　玉枢丹（先开水冲）四分　青陈皮各一钱　白蔻仁（研）八分　大砂仁（研）八分　制川朴一钱　焦楂炭三钱　生姜三片

靳左，痢下纯红，里急后重，腹痛纳少，苔黄，脉濡数。此湿热入营，血渗大肠，肠中滞浊互阻，煅炼而为红积也。宜清热导滞，调气行血，气调则后重自除，血行则便红自愈。

白头翁三钱　北秦皮二钱　炒黄芩一钱五分　全当归一钱五分　酒川连五分　炒赤白芍各一钱五分　桃仁泥(包)一钱五分　杜红花八分　焦楂炭三钱　全栝蒌(切)四钱　春砂壳八分　细青皮一钱

祁右，痢下匝月，次数虽少，谷食不进，里热口干，加之呃逆口糜，脉小数，舌质红，苔糜腐。痢久伤阴，木火冲胃，湿热败浊，稽留曲肠，肠膜已腐矣。危状叠见，恐难挽回。勉拟参连开噤意，聊尽人工。

西洋参一钱五分　川雅连五分　炒黄芩一钱　生白芍一钱五分　甘草五分　陈皮一钱　炒竹茹一钱五分　清炙枇杷叶三钱　柿蒂十枚　石莲三钱　焦麦芽一钱五分　荠菜花炭三钱　滋肾通关丸(包煎)一钱五分

吴左，年五十阴气自半。肠中干燥，喜用西法灌肠，而转为下痢，色青如蓝，肛门时时堕胀，历五六日，片刻不能安适，谷食减少，舌中剥、边薄腻，脉虚弦。良由灌肠之时，风邪从肛门而入。风气通于肝，青为肝之色，风淫于肝，肝木乘脾，脾失健运之常，谷食入胃，不能生化精微，而变为败浊。风气从中鼓荡，驱败浊下注大肠，而为之下痢色青如蓝也。肛门坠胀者，中虚清气不升，经所谓中气不足，溲便为之变也。宜补中益气，去风化浊之治。

清炙黄芪三钱　炒防风一钱　清炙草六分　银柴胡一钱　蜜炙升麻五分　炒潞党一钱五分　全当归二钱　炒白芍一钱五分　苦桔梗一钱　陈皮一钱　炒焦赤砂糖三钱　山楂肉三钱　炒谷麦芽各三钱

此方一剂知，三剂已，接服归芍六君汤。

哈左，脾有寒，肠有湿热，痢下赤白，腹痛绵绵，舌薄黄，脉沉细。土虚木来侮之，气机窒塞不通，不通则痛。徒用攻剂，恐有流弊。今宜温运脾阳，苦化湿热。

银柴胡八分　清炙草五分　广陈皮一钱　酒炒黄芩一钱五分　金铃子二钱　炒白芍二钱　春砂壳八分　六神曲三钱　肉桂心三分　全当归二钱　苦桔梗一钱　焦楂炭三钱　荠菜花炭三钱　香连丸(包)七分

王右，脾寒肠湿，血痢色紫，腹无痛苦，久而不止，纳少神疲，脉象沉细，苔薄黄。拟黄土汤加味，温运中阳，而清湿热，以冀火土相生，阳气得以上升，阴血不致下泄矣。

炮姜炭三分　生地炭三钱　酒炒黄芩一钱　白归身二钱　生於术二钱　阿胶珠三钱　炒赤芍二钱　肉桂心三分　清炙草五分　地榆炭三钱　灶心黄土(煎汤代水)一两

黄左，湿热滞郁于肠胃，气机流行窒塞，腹痛痢下鲜血，里急后重，纳谷减少，苔黄脉数。症势沉重，拟白头翁汤加味，苦寒清热，和中涤肠。

白头翁一钱五分　北秦皮一钱五分　全当归三钱　银花炭四钱　酒炒黄芩三钱　川黄柏一钱五分　炒青陈皮各一钱五分　炒黑荆芥一钱五分　炒赤芍二钱　地榆炭一钱　春砂

壳五分　荠菜花炭三钱　枳实导滞丸(包)四钱

脘胁痛

傅右，旧有胸脘痛之宿疾，今新产半月，胸脘痛大发，痛甚呕吐拒按，饮食不纳，形寒怯冷，舌苔薄腻而灰，脉象左弦紧、右迟涩。新寒外受，引动厥气上逆，食滞交阻中宫，胃气不得下降，颇虑痛剧增变。急拟散寒理气，和胃消滞，先冀痛止为要着，至于体质亏虚，一时无暇顾及也。

桂枝心各三分　仙半夏三钱　左金丸(包)六分　栝蒌皮(炒)三钱　陈皮一钱　薤白头(酒炒)一钱五分　云茯苓三钱　大砂仁(研)一钱　金铃子二钱　延胡索一钱　枳实炭一钱　炒谷麦芽各三钱　陈佛手八分　神仁丹(另开水冲服)四分

二诊：服药两剂，胸脘痛渐减，呕吐渐止，谷食无味，头眩心惊，苔薄腻，脉左弦、右迟缓。此营血本虚，肝气肝阳上升，湿滞未楚，脾胃运化无权。今拟柔肝泄肝，和胃畅中。

炒白芍一钱五分　金铃子二钱　延胡索一钱　云茯苓三钱(朱砂拌)　仙半夏二钱　陈广皮一钱　栝蒌皮二钱　薤白头(酒炒)一钱五分　紫丹参二钱　大砂仁(研)一钱　紫石英三钱　陈佛手八分　炒谷麦芽各三钱

三诊：痛呕均止，谷食减少，头眩心悸。

原方去延胡索、金铃子，加制香附三钱、青龙齿三钱。

张右，胸脘痛有年，屡次举发。今痛引胁肋，气升泛恶，夜不安寐，苔薄黄，脉左弦右涩。良由血虚不能养肝，肝气横逆，犯胃克脾，通降失司，胃不和则卧不安。肝为刚脏，非柔不克。胃以通为补。今拟柔肝通胃，而理气机。

生白芍三钱　金铃子二钱　左金丸(包)八分　朱茯神三钱　仙半夏一钱五分　北秫米(包)三钱　旋覆花(包)一钱五分　真新绛八分　炙乌梅五分　煅瓦楞四钱　川贝母二钱　姜水炒竹茹一钱五分

二诊：胸胁痛略减，而心悸不寐，头眩泛恶，内热口燥，不思纳谷，腑行燥结，脉弦细而数，舌边红，苔黄。气有余便是火，火内炽则阴伤，厥阳升腾无制，胃气逆而不降也。肝为刚脏，济之以柔；胃为燥土，得阴始和。今拟养阴柔肝，清燥通胃。

川石斛三钱　生白芍二钱　金铃子二钱　左金丸(包)七分　川贝母二钱　朱茯神三钱　黑山栀二钱　乌梅肉五分　珍珠母六钱　青龙齿三钱　煅瓦楞四钱　全栝蒌(切)三钱　荸荠(洗打)二两

章右，胸脘痛已延匝月，痛引胁肋，纳少泛恶，舌质红苔黄，脉弦而数。良由气郁化火，销烁胃阴，胃气不降，肝升太过，书所谓暴痛属寒、久痛属热、暴痛在经、久痛在络是也。当宜泄肝理气，和胃通络。

生白芍三钱　金铃子二钱　左金丸(包)七分　黑山栀二钱　川石斛三钱　川贝母二

钱　栝蒌皮三钱　黛蛤散(包)四钱　旋覆花(包)一钱五分　真新绛八分　煅瓦楞四钱　带子丝瓜络二钱

复诊:两剂后,痛减呕止。

原方去左金丸,加南沙参三钱、合欢皮一钱五分。

朱童,脘痛喜按,得食则减,脉象弦迟,舌苔薄白。中虚受寒,肝脾气滞。拟小建中汤加味。

大白芍三钱　炙甘草一钱　肉桂心四分　云茯苓三钱　陈广皮一钱　春砂壳八分　乌梅肉四分　全当归二钱　煨姜二片　红枣四枚　饴糖(烊冲)四钱

韦左,脘腹作痛,延今两载,饱食则痛缓腹胀,微饥则痛剧心悸,舌淡白,脉左弦细、右虚迟。体丰之质,中气必虚,虚寒气滞为痛,虚气散逆为胀,肝木来侮,中虚求食。前投大小建中,均未应效,非药不对症,实病深药浅。原拟小建中加小柴胡汤,合荆公妙香散,复方图治,奇之不去则偶之之意。先使肝木条畅,则中气始有权衡也。

大白芍三钱　炙甘草一钱　肉桂心四分　潞党参三钱　银州柴胡一钱五分　仙半夏二钱　云茯苓三钱　陈广皮一钱　乌梅肉四分　全当归二钱　煨姜三片　红枣五枚　饴糖(烊冲)六钱

妙香散方:人参一钱五分　炙黄一两　怀山药一两　茯苓神各五钱　龙骨五钱　远志三钱　桔梗一钱五分　木香一钱五分　甘草一钱五分

上药为末,每日服二钱,陈酒送下,如不能饮酒者,米汤亦可。

关右,旧有脘痛,今痛极而厥,厥则牙关拘紧,四肢逆冷,不省人事,超时而苏,舌薄腻,脉沉涩似伏。良由郁怒伤肝,肝气横逆,痰滞互阻,胃失降和,肝胀则痛,气闭为厥。木喜条达,胃喜通降。今拟疏通气机,以泄厥阴,宣化痰滞,而畅中都。

银州柴胡一钱五分　大白芍一钱五分　清炙草五分　枳实炭一钱　金铃子三钱　延胡索一钱　川郁金一钱五分　沉香片四分　春砂壳八分　云茯苓三钱　陈广皮一钱　炒谷麦芽各三钱　苏合香丸(去壳,研末,化服)一粒

二诊:服药两剂,厥定痛止,惟胸脘饱闷嗳气,不思纳谷,腑行燥结,脉左弦右涩。厥气渐平,脾胃不和,运化失其常度。今拟柔肝泄肝,和胃畅中,更当怡情适怀,以助药力之不逮也。

全当归二钱　大白芍二钱　银州柴胡一钱　云茯苓三钱　陈广皮一钱　炒枳壳一钱　川郁金一钱五分　金铃子二钱　沉香片四分　春砂壳八分　全栝蒌(切)四钱　佛手八分　炒谷麦芽各三钱

黄妪,大怒之后,即胸脘作痛,痛极则喜笑不能自禁止,笑极则厥,厥则人事不知,牙关拘紧,四肢逆冷,逾时而苏,日发十余次。脉沉涩似伏,苔薄腻。此郁怒伤肝,足厥阴之逆气自下而上,累及手厥阴经,气闭则厥,不通则痛,气复返而苏。经所谓大怒则形气绝而血菀于

上，使人薄厥是也。急拟疏通气机，以泄厥阴，止痛在是，止厥亦在是，未敢云当，明哲裁正。

川郁金二钱　合欢皮一钱五分　金铃子二钱　延胡索一钱　朱茯神三钱　炙远志一钱　青龙齿三钱　沉香片五分　春砂仁（研）八分　陈广皮一钱　煅瓦楞四钱　金器（入煎）一具　苏合香丸（去壳，研末，开水先化服）二粒

二诊：投剂以来，痛厥喜笑均止。惟胸脘痞闷，嗳气不能饮食，脉象左弦右涩。厥气虽平，脾胃未和，中宫运化无权。今拟泄肝通胃，开扩气机，更当适情怡怀，淡薄滋味，不致反复为要。

大白芍一钱五分　金铃子二钱　代赭石（煅）二钱　旋覆花（包）一钱五分　朱茯神三钱　炙远志一钱　仙半夏二钱　陈广皮一钱　春砂仁（研）八分　制香附一钱五分　川郁金一钱五分　佛手八分　炒谷麦芽各三钱

沉右，操烦谋虑，劳伤乎肝，肝无血养，虚气不归，脘痛喜按，惊悸少寐。前方泄肝理气，已服多剂，均无效。今仿《金匮》肝虚之病，补用酸，助用苦，益以甘药调之。

大白芍三钱　炙甘草一钱　金铃子二钱　炒枣仁三钱　五味子四分　阿胶珠二钱　左牡蛎三钱　青龙齿三钱　炙远志一钱　朱茯神三钱　潞党参一钱五分　陈皮一钱　饴糖（烊冲）四钱

黎右，胁乃肝之分野，肝气入络，胁痛偏左，转侧不利，胸闷纳少，甚则泛恶，自冬至春，痛势有增无减。先哲云：暴痛在经，久痛在络。仿肝着病例治之。

旋覆花（包）一钱五分　真新绛八分　大白芍二钱　金铃子二钱　左金丸（包）七分　橘白络各一钱　炒竹茹一钱　春砂壳八分　当归须一钱五分　丝瓜络二钱　川郁金一钱五分　紫降香四分

少腹痛

董左，少腹为厥阴之界，新寒外束，厥气失于疏泄，宿滞互阻，阳明通降失司，少腹作痛拒按，胸闷泛恶，临晚形寒身热，小溲短赤不利，舌苔腻黄，脉象弦紧而数。厥阴内寄相火，与少阳为表里，是内有热而外反寒之征。寒热夹杂，表里并病，延今两候，病势有进无退。急拟和解少阳，以泄厥阴，流畅气机，而通阳明。

软柴胡八分　黑山栀一钱五分　清水豆卷八分　京赤芍一钱五分　金铃子二钱　延胡索一钱　枳实炭一钱五分　炒竹茹一钱五分　陈橘核四钱　福泽泻一钱五分　路路通一钱五分　甘露消毒丹（包煎）五钱

复诊：前投疏泄厥少、通畅阳明，已服两剂。临晚寒热较轻，少腹作痛亦减，惟胸闷不思纳谷，腑气不行，小溲短赤，溺时管痛，苔薄腻黄，脉弦紧较和。肝失疏泄，胃失降和，气化不及州都，膀胱之湿热壅塞溺窍也。前法颇合病机，仍从原意扩充。

柴胡梢八分　清水豆卷八分　黑山栀二钱　陈橘核四钱　金铃子二钱　延胡索一

钱　路路通一钱五分　方通草八分　福泽泻一钱五分　枳实炭一钱　炒竹茹一钱五分　荸荠梗一钱五分　滋肾通关丸(包煎)三钱

钮右,经行忽阻,少腹痛拒按,痛引腰胯,腰腹屈而难伸,小溲不利,苔薄腻,脉弦涩。良由蓄瘀积于下焦,肝脾气滞,不通则痛。急拟疏气通瘀,可望通则不痛。

全当归二钱　紫丹参二钱　茺蔚子三钱　抚芎八分　川楝子二钱　延胡索一钱　制香附一钱五分　大砂仁(研)八分　生蒲黄(包)三钱　五灵脂一钱五分　两头尖(酒浸,包)一钱五分　琥珀屑(冲服)八分

温右,病本湿温,适值经行,寒凉郁遏,湿浊阻于中宫,旧瘀积于下焦,以致少腹作痛,小溲淋沥不利,胸痞泛恶,不能纳谷,舌苔灰腻,脉左弦涩、右濡缓。病情夹杂,最难着手。急拟通气去瘀,苦降淡渗。

藿香梗一钱五分　仙半夏二钱　姜川连五分　两头尖一钱五分　淡吴萸三钱　赤茯苓三钱　枳实炭一钱　延胡索一钱　生蒲黄(包)三钱　藏红花八分　五灵脂一钱五分　福泽泻一钱五分　荸荠梗一钱五分　滋肾通关丸(包煎)三钱

吉左,风冷由脐而入,引动寒疝,脐腹攻痛,有形积块如拳,形寒怯冷,肠鸣,不能饮食,舌苔白腻,脉象弦紧。阳不运行,浊阴凝聚,急拟温通阳气,而散寒邪。

桂枝心各三分　炒白芍一钱五分　金铃子二钱　延胡索一钱　熟附块一钱五分　小茴香八分　大砂仁(研)一钱　台乌药一钱五分　云茯苓三钱　细青皮一钱　陈橘核四钱　淡吴萸四分　枸橘(打)一枚

黄疸

朱右,温病初愈,因饮食不谨,湿热滞互阻中焦,太阴健运无权,阳明通降失司,以致脘腹胀闷,不思纳谷,一身尽黄,小溲短赤如酱油色,苔薄腻黄,脉濡滑而数。黄疸已成,非易速痊。拟茵陈四苓合平胃加减。

西茵陈一钱五分　连皮苓四钱　猪苓二钱　陈广皮一钱　黑山栀二钱　福泽泻一钱五分　炒麦芽三钱　制苍术一钱　制川朴一钱　六神曲三钱　炒苡仁三钱

陈左,喉痧之后,滋阴太早,致伏温未发,蕴湿逗留募原,着于内而现于外,遂致遍体发黄,目珠黄,溺短赤,身热晚甚,渴喜热饮,肢节酸疼,举动不利,苔薄腻黄,脉濡数。温少湿多,互阻不解,缠绵之症也。姑拟清宣气分之温,驱逐募原之湿,俾温从外达,湿从下趋,始是病之去路。

清水豆卷八钱　忍冬藤三钱　连翘壳三钱　泽泻一钱五分　西茵陈一钱五分　黑山栀二钱　猪苓二钱　制苍术七分　粉葛根一钱五分　通草八分　鸡苏散(包)三钱　甘露消毒

丹(包煎)八钱

孔左，素体阴虚，湿从热化，熏蒸郁遏，与胃中之浊气相并，遂致遍体发黄，目黄溲赤，肢倦乏力，纳谷减少，舌质淡红。从阳疸例治之。

西茵陈二钱五分　赤猪苓各三钱　通草八分　冬瓜皮四钱　黑山栀二钱　泽泻一钱五分　飞滑石三钱　白茅根(去心)两扎　生白术一钱五分　杜赤豆一两

韩女，室女经闭四月，肝失疏泄，宿瘀内阻，水谷之湿逗留，太阴、阳明、厥阴三经为病，始而少腹作痛，继则脘胀纳少，目黄溲赤，肌肤亦黄，大便色黑。现为黄疸，久则恐成血臌。急拟运脾逐湿，祛瘀通经。

陈广皮一钱　赤猪苓各三钱　杜红花八分　制苍术一钱　大腹皮二钱　桃仁泥(包)一钱五分　制川朴一钱　福泽泻一钱五分　延胡索一钱　西茵陈二钱五分　苏木一钱五分　青宁丸(吞服)二钱五分

高左，身热旬余，早轻暮重，夜则梦语如谵，神机不灵，遍体色黄，目黄溺赤，口干欲饮，舌干灰腻，脉象左弦数、右濡数。伏邪湿热逗留募原，如酱然。湿热挟痰，易于蒙蔽清窍，清阳之气失旷，加之呃逆频频，手足蠕动，阴液暗耗，冲气上升，内风煽动，湿温黄疸，互相为患，颇虑痉厥之变！急拟生津而不滋，化湿而不燥，清宣淡渗，通利三焦，勿使邪陷厥阴，是为要策。

天花粉三钱　朱茯神三钱　鲜石菖蒲一钱　黑山栀二钱　益元散(包)三钱　柿蒂十枚　嫩钩钩(后入)三钱　西茵陈二钱五分　嫩白薇一钱五分　炒竹茹一钱五分　白茅根(去心)两扎

褚左，躬耕南亩，曝于烈日，复受淋雨，又夹食滞，湿着于外，热郁于内，遂致遍体发黄，目黄溲赤，寒热骨楚，胸闷脘胀，苔腻布，脉浮紧而数。急仿麻黄连翘赤豆汤意。

净麻黄四分　赤茯苓三钱　六神曲三钱　连翘壳三钱　枳实炭一钱　福泽泻一钱五分　淡豆豉三钱　苦桔梗一钱　炒谷麦芽各三钱　西茵陈一钱五分　杜赤豆一两

卫左，饥饱劳役，脾胃两伤，湿自内生，蕴于募原，遂致肌肤色黄，目黄溲赤，肢倦乏力，纳谷衰少，脉濡，舌苔黄。谚谓脱力黄病，即此类也。已延两载，难许速效，仿补力丸意，缓缓图之。

炒全当归一两　云茯苓一两四钱　炒西秦艽一两　大砂仁五钱　紫丹参一两　盐水炒怀牛膝一两　炒六神曲一两四钱　炒赤芍一两　米泔水浸炒制苍术八钱　盐水炒厚杜仲一两　炒苡仁二两　生晒西茵陈二两　土炒白术一两　煅皂矾五钱　炒陈广皮七钱　炒福泽泻八钱

上药各研为细末，用大黑枣六两、煮熟去皮核，同药末捣烂为丸，晒干。每早服三钱，开水送下。

麦左，嗜酒生湿，湿郁生热，热在阳明，湿在太阴，熏蒸郁遏，如盦酱然，面目发黄，黄甚则黑，心中嘈杂，虽食甘香，如啖酸辣，小溲短赤，口干而渴，此酒疸也。姑拟清解阳明之郁热，宣化太阴之蕴湿，使热邪从肌表而解，湿邪从小便而出也。

粉葛根二钱　肥知母一钱五分　赤茯苓三钱　西茵陈三钱　黑山栀二钱　陈皮一钱　车前子三钱　天花粉三钱　枳椇子三钱　生苡仁（煎汤代水）一两

刁左，抑郁起见，肝病传脾，脾不健运，湿自内生，与胃中之浊气相并，下流膀胱。膀胱为太阳之府，太阳主一身之表，膀胱湿浊不化，一身尽黄，小溲赤色，食谷不消，易于头眩，此谷疸也。治病必求于本，疏肝解郁为主，和中利湿佐之。

银州柴胡一钱　云茯苓三钱　大砂仁（研）八分　制苍白术各一钱　全当归二钱　生熟谷芽各三钱　陈广皮一钱　炒赤芍一钱五分　生熟苡仁各三钱　制川朴一钱　西茵陈一钱五分　炒车前子三钱　黑山栀二钱

任右，经闭三月，膀胱急，少腹满，身尽黄，额上黑，足下热，大便色黑，时结时溏，纳少神疲，脉象细涩。良由寒客血室，宿瘀不行，积于膀胱少腹之间也。女劳疸之重症，非易速痊。古方用硝石矾石散，今仿其意，而不用其药。

当归尾二钱　云茯苓三钱　藏红花八分　带壳砂仁（研）八分　京赤芍二钱　桃仁泥（包）一钱五分　肉桂心三分　西茵陈一钱五分　紫丹参二钱　青宁丸（包煎）二钱五分　延胡索一钱　血余炭（包）一钱　泽泻一钱五分

周左，思虑过度，劳伤乎脾，房劳不节，劳伤乎肾，脾肾两亏，肝木来侮，水谷之湿内生，湿从寒化，阳不运行，胆液为湿所阻，渍之于脾，浸淫肌肉，溢于皮肤，遂致一身尽黄，面目黧黑，小溲淡黄，大便灰黑，纳少泛恶，神疲乏力，苔薄腻，脉沉细。阳虚则阴盛，气滞则血瘀，瘀湿下流大肠，故腑行灰黑而艰也。阴疸重症，缠绵之至。拟茵陈术附汤加味，助阳运脾为主，化湿祛瘀佐之，俾得离照当空，则阴霾始得解散。然乎否乎？质之高明。

熟附子块一钱五分　连皮苓四钱　紫丹参二钱　大砂仁（研）一钱　生白术三钱　陈广皮一钱　藏红花八分　炒麦芽三钱　西茵陈二钱五分　制半夏二钱　福泽泻一钱五分　炒苡仁四钱　淡姜皮八分

金君，躁烦郁虑，心脾两伤，火用不宣，脾阳困顿，胃中所入水谷，不生精微，而化为湿浊，着于募原，溢于肌肤，以致一身尽黄，色灰而暗，纳少神疲，便溏如白浆之状，起自仲夏，至中秋后，脐腹膨胀，腿足木肿，步履艰难。乃土德日衰，肝木来侮，浊阴凝聚，水湿下注，阳气不到之处，即水湿凝聚之所。症情滋蔓难图也，鄙见浅陋，恐不胜任。拙拟助阳驱阴，运脾逐湿，是否有当，尚希教正。

熟附块一钱五分　连皮苓四钱　西茵陈一钱五分　淡干姜八分　陈广皮一钱　胡芦巴一钱五分　米炒於术二钱　大腹皮二钱　大砂仁（研）八分　清炙草五分　炒补骨脂一钱五

分　陈胡芦瓢四钱　金液丹（吞服）二钱

呃逆、嗳气

倪右，脉象左弦涩、右濡滑，舌边红、中薄腻，见证胸闷气升，嗳气泛恶，食入作哽，痰多咳嗽，十余日未更衣，月事八旬未止。良由营血亏虚，肝气上逆，犯胃克脾，湿痰逗留中焦，肺胃肃降失司，恙缠匝月，岂能再使蔓延。急拟平肝通胃，顺气化痰，以观动静。

代赭石（包）三钱　左金丸（包）七分　栝蒌皮二钱　薤白头（酒炒）一钱　云茯苓三钱　水炙远志一钱　川象贝各二钱　旋覆花（包）一钱五分　银柴胡八分　炒黑荆芥八分　姜竹茹一钱五分　仙半夏二钱　佛手露（冲服）一钱　炒谷麦芽各三钱

王左，湿温伏邪，内陷少阴，引动冲气上击，犯胃冲肺，肃降之令无权，气喘呃逆，身热不扬，舌苔薄腻，脉象左关弦小而促、右濡细，趺阳虚弦而数，太溪似有似无，郑声神糊，时明时昧。正虚邪陷，神不守舍，显然可见矣。厥脱之变，指顾间事。勉拟摄纳冲气，和胃安神，以为无法之法，或有效验，亦未可知。

灵磁石（煅）四钱　朱茯神三钱　仙半夏二钱　柿蒂五枚　左牡蛎四钱　炙远志一钱　炒竹茹一钱五分　刀豆壳三钱　花龙骨三钱　陈广皮一钱　吉林参（另煎汁，冲服）一钱五分　黑锡丹（吞服）八分

余左，高年营液本亏，肝气易于上逆，胃失降和，昨日食后，呃逆频频，逾时而止，脉弦小而滑，舌光无苔。治肝宜柔，治胃宜通。姑以养阴柔肝为主，和胃顺气佐之。

吉林参须一钱　云茯苓三钱　刀豆壳三钱　生白芍一钱五分　代赭石（煅）二钱　合欢花一钱五分　仙半夏一钱五分　陈广皮一钱　旋覆花（包）一钱五分　柿蒂五枚　潼白蒺藜各一钱五分　清炙枇杷叶（去毛，包）二钱

编者按：在脾胃病的治疗方面，丁甘仁注重健脾，认为脾喜燥而恶湿，应健脾，当然也需逐湿。临床喜用茯苓、泽泻、薏苡仁等甘淡之品健脾利湿，通调水道；更以秦艽、佩兰、半夏、陈皮、扁豆衣等苦温之药燥湿醒脾。将两法融于一方，增加逐湿之力，寓健脾于逐湿之中。善用反治法，如治痢，每以导滞通腑、去积为先，强调除邪务尽，使邪去正安，常用白头翁汤、黄芩汤煎汤冲服枳实导滞丸、木香槟榔丸。善治胃痛，提出“胃以通为补”，辨证准确，处方精当，临证善抓主证，处方和缓，少用峻猛，讲究炮制，堪为效法。

王仲奇

王仲奇(1881—1945),名金杰,号懒翁,歙县富堨人。出身于中医世家,自曾祖王履中先生习岐黄始,传至其先人王谟(字养涵)先生时,名著江、浙、皖、赣间,特被称为"新安王氏医学"(《歙县志》)。一生行医40余年,对中医内、外科别具心得,有丰富的临床经验。其治医治学,遵循早用功、广涉猎、勤实践、贵有恒等原则,博览群书;其学术远溯张仲景、孙思邈以及诸家之学,近效孙一奎、程文囿并及叶桂、徐大椿诸家之书,而于乡先辈吴谦服膺尤深;其认为治病之道,在于明阴洞阳,而用药以酌其盈,济其虚,补其偏,救其弊;又采徐大椿"药性专长"之说,辨证立方,既用经方,亦用时方,或经方、时方并用,或单方参入复方,多收良效。《海上名人传》载其名,成为当时中国名医之一,被尊为近代新安医家的杰出代表。

噎膈

罗右,肠胃腑气滞塞,食道又复窄隘,胸脘胁背胀痛,大便秘结难解,纳食作梗欲噎,仅啜稀粥,脉濡弦。年老噎膈是虑,幸勿忽也。

薤白6克　法半夏4.5克　元胡索6克　炒五灵脂9克　全瓜蒌9克　陈枳壳4.5克　炒蒲黄6克　苏罗子6克　绿萼梅2.4克　红花2.4克　桃仁6克　沉香曲4.5克　旋覆花6克

赵右,肠胃幽门三关瘀滞不通,食下脘中即痛、呕恶酸苦未已,惟食物近夹吐出,脉弦涩。始由气结久则血瘀,仍以苦辛通降。

元胡索6克　炒蒲黄6克　炒五灵脂9克　炒黑川芎3克　苏罗子6克　石菖蒲3克　白豆蔻3克　桃仁6克　薤白6克　全瓜蒌9克　法半夏4.5克　沉香曲4.5克　荜茇3克

陈右,贲门失宜,胸宇气闷,食道窄隘,咽饮梗阻,共则难下,呕恶绵延,胸脘时或隐痛,脉濡弦。噎证之渐,怡悦愉快为要。

薤白6克　全瓜蒌9克　法半夏4.5克　绿萼梅2.4克　射干3克　山豆根6克　玉苏子6克　川郁金4.5克　佩兰9克　石菖蒲3克　赖橘红3克　代代花9朵

陈,嗜饮曲蘖,胃气苦浊,幽门不通,大便秘而不解。食下胸脘梗阻,旋有清水涎沫上涌。年逾五旬,膈证已为,脉滑而弦。治以苦辛通降出入之。

法半夏4.5克　全瓜蒌9克　海蛤粉9克　鸡距子9克　淡干姜3克　黄连0.9克　山豆根4.5克　陈枳壳4.5克　佩兰9克　石菖蒲3克　杜苏子5克　沉香曲4.5克　麻仁丸12克

陆，肠胃幽门三关瘀滞不通，阳明下行为顺，脘腹胁背胀，大便秘，呕恶吐逆，食入呕出，脉弦。治以苦辛通降。

法半夏 4.5 克　淡干姜 3 克　川黄连 0.9 克　陈枳壳 4.5 克　苏罗子 6 克　元胡索 6 克　炒五灵脂 9 克　杜苏子 6 克　桃仁 6 克　红花 2.4 克　沉香曲 4.5 克　旋覆花 6 克

盛，初诊：胃气翳滞，阳明失下行为顺之旨，胸脘痞闷难受，大便秘结难解，头重且眩，呕酸吐逆，食入呕出，脉弦。治以苦辛通降可也。

薤白 6 克　全瓜蒌 9 克　法半夏 4.5 克　陈枳壳 4.5 克　旋覆花 6 克　沉香曲 4.5 克　杜苏子 6 克　泽兰 9 克　桃仁 6 克　红花 2.4 克　茯苓 9 克　白豆蔻 3 克

二诊：腑通便利，阳明之气得以下行，呕酸吐逆获愈，惟胸宇仍稍闷痛。用神思索即头重且眩，脉弦滑。守原意以治。

法半夏 4.5 克　橘红衣 3 克　茯苓 9 克　杜苏子 6 克　白蒺藜 9 克　蔓荆子 9 克　金钗石斛 9 克　沉香曲 4.5 克　无花果 9 克　杏仁 9 克　桃仁 6 克　荷叶 9 克　白豆蔻 3 克

王小姐，胸脘痞闷，饮食入即呕出，并有酸苦，已经两载余，近来呕剧见血。食道中觉痛难受，且随食随吐，大便微溏，头眩心悸，脉濡弦。肝胆肠胃并病，心与脑亦间接受影响，且以调胃镇逆，未识应否？

旋覆花 6 克　沉香曲 4.5 克　法半夏 4.5 克　代赭石 12 克　降香 3 克　真广皮 6 克　玉苏子 6 克　炒蒲黄 6 克　茯苓 12 克　泽兰 9 克　枇杷叶 9 克　姜汁炒黄连 1.2 克

呕吐

翁，初诊：心余力拙，不遂志愿，忿而饮药，胃气受伤，失其下行为顺之旨，脘中难过，呕酸吐逆，脉濡弦。治以苦辛通降。

法半夏 4.5 克　全瓜蒌 9 克　川黄连 0.9 克　陈枳壳 4.5 克　佩兰 9 克　藿香 4.5 克　广皮 6 克　茯苓 9 克　旋覆花 6 克　玉苏子 6 克　白豆蔻 3 克　陈大麦 9 克

二诊：呕酸吐逆虽平，脘中仍然难过，心悸头眩，肢酸乏力，脉濡滑而弦。由心余力拙，不遂志愿，忿而饮药而起，守原意出入治。

法半夏 4.5 克　全瓜蒌 9 克　川黄连 0.9 克　陈枳壳 4.5 克　佩兰 9 克　藿香 3 克　广皮 6 克　茯苓 9 克　白蒺藜 9 克　无花果 9 克　陈六神曲 9 克　玉苏子 6 克

傅，初诊：气火内扰，胃失和降，脘中作嘈难过，莫可名状，饮食入即呕出，脉濡滑而弦。治以辛开苦降。

法半夏 4.5 克　全瓜蒌 9 克　炒黄芩 4.5 克　茯苓 9 克　香白薇 6 克　绿萼梅 2.4 克　泽兰 9 克　橘红衣 3 克　金钗斛 9 克　川郁金 4.5 克　藿香 4.5 克　旋覆花 6 克

二诊：胃逆较平，饮食入即呕出，业已见愈，惟气火内扰未和，脘中仍作嘈杂难过，脉濡弦。守原意为之。

法半夏4.5克　全瓜蒌9克　川黄连0.9克　广皮6克　玉苏子6克　佩兰9克　藿香3克　川郁金4.5克　白豆蔻3克　绿萼梅2.4克　茯苓9克　二青竹茹6克

三诊：胃逆已平，饮食入即呕出已愈，惟气火内扰，脘中仍作嘈杂难过，月事及期未来，腰酸少腹胀，脉濡滑而弦。守原意出入之。

法半夏4.5克　广皮6克　茯苓9克　绿萼梅2.4克　泽兰9克　炒续断6克　白蒺藜9克　白豆蔻3克　元胡索6克　茺蔚子6克　乌贼骨9克　代代花9朵

曹右，初诊：胃气翳滞，清阳不获舒展，阳明失于下行为顺之旨。脘闷欠适，呕酸吐逆，食亦呕出，头痛肢清，脉弦。治以调胃通阳可也。

法半夏4.5克　茯苓9克　淡干姜3克　旋覆花6克　佩兰9克　石菖蒲2.4克　藿香3克　白豆蔻3克　玉苏子6克　陈枳壳4.5克　川桂枝4.5克　陈六神曲9克

二诊：清阳失舒，胃气翳滞，四肢清厥，脘闷欠适，呕酸吐逆，食亦呕出，脉濡弦。仍以调胃通阳。

生於术6克　茯苓9克　川桂枝5克　淡干姜3克　佩兰9克　藿香3克　石菖蒲2.4克　白豆蔻3克　法半夏4.5克　广皮6克　苏梗6克　陈六神曲9克

叶右，初诊：气机不行，胃逆失降。胸脘内痛应及胁背，呕恶酸苦，食亦呕出，纳食甚少，大便常难。肠胃属腑，传化物而不藏，其气以下行为顺。脉濡弦。经来愆期，血随气行，冲海又阳明隶属，姑以通降可也。

薤白6克　法半夏4.5克　淡干姜2.4克　苏罗子6克　全瓜蒌9克　陈枳壳4.5克　川黄连0.9克　元胡索6克　泽兰9克　沉香曲4.5克　旋覆花6克　佛手柑4.5克　炒五灵脂9克

二诊：气机不行，胃气翳滞，清阳失其展舒，阳明不得下行为顺之旨。胸脘内痛应及胁背，呕吐酸苦，食亦呕出，甚则有汗，头眩便难，经常愆期，脉濡弦。治以疏达通调，通则不痛也。

薤白6克　法半夏4.5克　淡干姜2.4克　元胡索6克　全瓜蒌9克　苏罗子6克　川黄连0.9克　煨川楝4.5克　荜茇3克　佛手柑4.5克　白豆蔻3克　麻仁丸12克　炒五灵脂9克

姚，初诊：食滞失于运化，肠胃腑气失和。脘痛，呕酸吐逆，昨曾恶寒，大便泻，苔黄腻，口苦，脉弦。治以分利和中。

佩兰9克　藿香3克　石菖蒲3克　白豆蔻3克　法半夏4.5克　广皮6克　茯苓9克　制川朴4.5克　陈枳壳4.5克　洗腹皮9克　陈大麦9克　陈六神曲9克

二诊：脘痛，呕酸吐逆较瘥，大便仍泻，脉濡滑而弦，苔黄腻较化，口苦。肠胃腑气未和，守原意出入之。

佩兰 9 克　藿香 4.5 克　石菖蒲 3 克　白豆蔻 3 克　洗腹皮 9 克　制川朴 4.5 克　广皮 6 克　茯苓皮 9 克　煨肉果 4.5 克　泡吴萸 2.4 克　陈大麦 9 克　陈六神曲 9 克

三诊：脘痛、呕酸吐逆见瘥，两胁肋仍作痛，大便不调，偶仍泻，脉濡弦，舌苔后半截黄腻。仍以肠胃两治。

佩兰 9 克　藿香 4.5 克　石菖蒲 3 克　白豆蔻 3 克　煨肉果 4.5 克　泡吴萸 2.4 克　制川朴 4.5 克　陈枳壳 4.5 克　广皮 6 克　炒青皮 4.5 克　罂粟壳 4.5 克　陈大麦 9 克　陈六神曲 9 克

胃脘痛

黄，初诊：胸脘痛、胁背胀，或作或辍，已经十余载，大便难，非服利导药不下，脉弦，面容黄晦。始由气结，久则血瘀，蓄血暴动之虑，当预虑之。

元胡索 6 克　炒五灵脂 9 克　台乌药 4.5 克　泽兰 9 克　炒蒲黄 6 克　炒黑川芎 3 克　小青皮 4.5 克　沉香曲 4.5 克　制川朴 4.5 克　陈枳壳 4.5 克　桃仁 6 克　红花 2.4 克　杏仁 9 克

二诊：胸脘痛、胁背胀，或作或辍，已经十余载，少腹有气腹作梗。或上至心，下至大便难，非服利导药不解，日来痛已减轻，夜分不痛，脉弦滞，容黄晦。始由气结，久则血瘀，蓄血暴动之患，当防于未然也。

元胡索 4.5 克　炒五灵脂 4.5 克　九香虫 1.5 克　䗪虫 4.5 克　炒蒲黄 6 克　炒黑川芎 3 克　蜣螂虫 4.5 克　炒青皮 4.5 克　制川朴 4.5 克　陈枳壳 4.5 克　红花 2.4 克　桃仁 6 克　煨川楝子 4.5 克

孙，嗜饮曲蘖，胃气苦浊，阳明失下行为顺之旨，脘腹痛，呕酸吐逆，食亦呕出，四肢清厥，脉濡弦。治以通降。

薤白 6 克　法半夏 4.5 克　淡干姜 3 克　荜茇 3 克　全瓜蒌 9 克　陈枳壳 4.5 克　川黄连 0.9 克　白豆蔻 3 克　炒五灵脂 9 克　高良姜 3 克　茯苓 9 克　沉香曲 4.5 克

陈，脾少健运，肠急失舒，食下腹胀，肠间乍鸣，左软胁内痛，大便不调，或硬或溏，时有气泄嗳噫气，入寐多梦，间有遗泄，脉濡弦。运脾舒肠宁心可也。

生於术 6 克　川桂枝 4.5 克　煨肉果 4.5 克　巴戟天 9 克　茯苓 9 克　炒白芍 6 克　补骨脂 6 克　益智仁 3 克　陈六神曲 9 克　广皮 6 克　煅牡蛎 12 克　陈大麦 9 克

徐右，肠急失舒，胃气翳滞，脘痛时愈时发，或有气瘕作梗，痛甚则腰膂作坠，大便秘结难解，脉濡弦。治以通调。

薤白 6 克　法半夏 4.5 克　元胡索 6 克　全瓜蒌 9 克　陈枳壳 4.5 克　佛手柑 3 克　炒青皮 4.5 克　泽兰 9 克　苏罗子 9 克　石菖蒲 2.4 克　杏仁 9 克　炒五灵脂 9 克

盛右，初诊：肝气横梗，肠急失舒，胃气翳滞，心气失宁，脘腹痛及右肋，前后或有垒形串动，饱食痛，饥不痛，大便不调，或秘或泻，腿酸肢麻，睡眠失安，时觉心悸，脉濡弦。治以疏肝舒调肠胃宁心可也。

苏罗子 6 克　煨川楝 4.5 克　佛手柑 3 克　佩兰 9 克　茯苓 9 克　石菖蒲 3 克　白豆蔻 3 克　陈六神曲 9 克　炒青皮 2.1 克　红花 2.4 克　左牡蛎 12 克　炒五灵脂 9 克

二诊：脘痛见瘥，大便已调、口味已不觉苦，惟睡眠欠安、心悸失宁，腿酸肢麻，经水适来，少腹关元胀痛作坠，脉弦。仍以疏肝宁心，通调肠胃也。

丹参 6 克　泽兰 9 克　绿萼梅 2.4 克　煨川楝 4.5 克　炒蒲黄 6 克　茯苓 9 克　石菖蒲 3 克　炒续断 6 克　茺蔚子 6 克　左牡蛎 9 克　乌贼骨 9 克　炒五灵脂 9 克

林，初诊：胃有停饮，清阳失其舒展，胸脘闷痛，食难消受，其则呕逆吐水，水尽方瘥，脉濡弦。病经廿余载，姑以温胃蠲饮可也。

生於术 9 克　茯苓 15 克　川桂枝 4.5 克　淡干姜 3 克　荜茇 3 克　白豆蔻 3 克　沉香曲 4.5 克　旋覆花 6 克　佩兰 9 克　石菖蒲 3 克　藿香 4.5 克　佛手柑 3 克

二诊：脘痛见愈，胸闷亦舒，便溺通调。睡眠较安，惟未能啖饭，食下则难以消受，当其盛时上哽至咽，不耐思索烦劳，脉弦滑。仍以温胃以展清和。

生於术 9 克　茯苓 15 克　川桂枝 4 克　淡干姜 3 克　荜茇 3 克　白豆蔻 3 克　鸡内金 6 克　广皮 6 克　高良姜 3 克　佩兰 9 克　石菖蒲 3 克　藿香 4.5 克　沉香曲 4.5 克

三诊：脘痛见愈，胸闷亦舒，哽咽爽利，已能啖食，近日来咳嗽有痰，脉濡滑而弦。再以宣豁。

法半夏 4.5 克　茯苓 9 克　广皮 6 克　生米仁 12 克　玉苏子 6 克　杏仁 9 克　白前 4.5 克　紫菀 4.5 克　前胡 4.5 克　蒸百部 3 克　款冬花 4.5 克　白豆蔻 3 克　佩兰 9 克

曾，初诊：肠胃腑气滞塞，气机不为灵转，环脐少腹胀痛上及胸脘，大便不利，微咳痰多，脉滑而弦。治以疏达通调。

佩兰 9 克　石菖蒲 2.4 克　藿香 6 克　白豆蔻 3 克　台乌药 4.5 克　炒青皮 4.5 克　陈枳壳 4.5 克　制川朴 3.6 克　玉苏子 6 克　杏仁 9 克　陈大麦 9 克　陈六神曲 12 克

二诊：环脐少腹胀痛上及胸脘业已见瘥，大便较利，微咳痰多，脉濡滑而弦。仍以理气豁痰，通调肠胃。

佩兰 9 克　石菖蒲 2.4 克　藿香 3.6 克　白豆蔻 3 克　法半夏 4.5 克　广皮 6 克　茯苓 9 克　玉苏子 6 克　陈枳壳 4.5 克　制川朴 3.6 克　杏仁 9 克　炒莱菔子 6 克

癥积

陶，腹左疟母，膨胀坚硬，已稍软缩，腹胁及脘间偶仍作痛，容黄较退，寐汗已戢，脉濡滑而弦。仍以原意运脾消痞可也。

煨草果 4.5 克　缩砂仁 4.5 克　炙鳖甲 15 克　甜葶苈 9 克　制川朴 3.6 克　茯苓 12 克　射干 3.6 克　瞿麦 9 克　炒青皮 4.5 克

章，初诊：泻痢之后，腹中剧痛，肠间乍鸣，脐腹右旁有癥积，按之坚硬，左卧欠逸，脉弦。治以舒肠化癥消癖，但恐未易有效。

佩兰 9 克　制川朴 4.5 克　台乌药 4.5 克　炒五灵脂 9 克　石菖蒲 3 克　陈枳壳 4.5 克　炒青皮 4.5 克　炒川楝子 4.5 克　白豆蔻 3 克　煨莪术 4.5 克　广木香 2.4 克　山甲珠 9 克

二诊：泻痢之后，脐腹右旁有癥癖掣痛，按之坚硬，背胀，肠间乍鸣，左卧欠逸，脉弦。前以舒肠化癥消癖尚安，守原意出入之。

台乌药 4.5 克　制川朴 4.5 克　广木香 2.4 克　炒青皮 4.5 克　陈枳壳 4.5 克　煨莪术 4.5 克　白豆蔻 3 克　佛手柑 3 克　炒楂饼 9 克　山甲珠 9 克　炒莱菔子 6 克　炒五灵脂 9 克　煨川楝子 4.5 克

张右，初诊：脐下少腹近右胯有癥块作痛，按之坚硬，起于产后，已经九载，近乃益大而痛甚，脉涩而弦。姑以化癥消积，但恐未易有效。

刘寄奴 6 克　当归须 9 克　炒五灵脂 9 克　炒青皮 4.5 克　泽兰 9 克　炒川芎 3 克　炒香附米 6 克　煨莪术 6 克　山甲珠 9 克　红花 2.4 克　制川朴 4.5 克　台乌药 4.5 克　炒黑桃仁 6 克

二诊：脐下少腹近右胯边有癥积作痛，按之坚硬，起于产后，已经九载，近乃益大而痛亦甚。前以化癥消积，积稍见软，脉弦涩，守原意以治。

刘寄奴 6 克　元胡索 6 克　煨莪术 4.5 克　炒青皮 4.5 克　泽兰 9 克　台乌药 4.5 克　制川朴 4.5 克　红花 2.4 克　炒桃仁 6 克　山甲珠 9 克　广木香 2.4 克　煨川楝子 4.5 克　炒五灵脂 9 克

谢先生，丰盛之体，肝气素盛。螃蟹、柿子同食，相恶相反，肠腑受其戟刺，遂致腹痛，今已见瘥。唯脘腹中有形坚硬或者生瘤，以未可知，但非十日半月即可生成，然眠食便溲如常，烦劳用神不觉吃力，苔糙脉弦。拟以化癥消癖之法。

制川朴 4.5 克　川椒仁 1.2 克　缩砂仁 4.5 克　台乌药 4.5 克　炒青皮 4.5 克　泡吴萸 1.8 克　泽兰 9 克　炒黑川芎 3 克　石菖蒲 3 克　广木香 2.4 克　红花 2.4 克　炒桃仁 6 克

肿胀

周，初诊：脾少健运，肠腑传化分泌不清，泾溲不分，水气注于皮肤包膜之中，遂致腹胀面浮胕肿，脉濡弦，心悸。治以温中分利。

生於术 6 克　制川朴 4.5 克　川桂枝 4.5 克　川椒目 3 克　茯苓 12 克　北细辛 1.2

克　木防己6克　荜茇3克　猪苓9克　炒泽泻6克　缩砂仁4.5克　广皮5克　通草3克

二诊：脾少健运，未能散精，肠腑传化分泌不清，溺赤短少，大便溏薄，泾溲不分，水气注于皮肤包膜之中，腹膨胀，面浮胕肿，足肢木而硬，鼻多涕而欠清利，形瘦，脉濡弦。病深难治。

生於术6克　制川朴4.5克　川桂枝4.5克　白蒺藜9克　茯苓12克　北细辛1.2克　木防己6克　洗腹皮9克　佩兰9克　猪苓9克　炒泽泻6克　广陈皮6克　五加皮9克

徐右，初诊：肝失疏泄，脾少健运，肺苦气逆，三焦决渎不行，水气充溢肌肤包膜之间，腹胀，面目肢体尽肿，小溲短少，咳嗽，气急心悸，有肺胀之势，脉濡弦。年老亦未易治。

川桂枝4.5克　川椒目3克　生於术6克　茯苓12克　木防己6克　甜葶苈6克　制附子6克　制川朴4.5克　桑白皮4.5克　通草3克　杏仁9克　白豆蔻4.5克　路路通8枚

二诊：气机阻塞，决渎不行，清阳失其展舒，水气充溢，注于皮肤包膜之间，脘腹胀，咳嗽气急心悸，面目肢体尽肿，前以温化尚安，小溲较畅，脉濡缓而弦。守原意以治，年老阳微，尤恐肺胀。

川桂枝4.5克　川椒目3克　生於术6克　北细辛1.2克　木防己6克　甜葶苈6克　制附子6克　麻黄1.8克　茯苓15克　制川朴4.5克　杏仁9克　白豆蔻3克　淡姜渣2.4克

翁某，肾命亢阳式微，水气分泌不清，腹胀痛，肠中鸣，大便泻，小便溲少，面目肢体尽肿，阴囊亦肿，咳嗽气急，脉沉细而弦。病深且剧，未易疗治。

生於术6克　炮姜炭3克　川桂枝4.5克　川椒目3克　制附子9克　北细辛1.2克　木防己6克　甜葶苈6克　制川朴4.5克　泡吴萸2.4克　茯苓1.2克　桑白皮4.5克

高右，停药懈驰，浮肿近复见甚，手肿过臂，足肿至膝，面浮下午不退，头胀且眩，心悸肢清，脉软弦，胃呆纳少。心脾内亏，气机不利，经隧不通，反复迁延，殊属可虑。

生於术6克　川桂枝4.5克　白蒺藜9克　五加皮9克　茯苓1.2克　木防己6克　蔓荆子9克　广皮5克　左牡蛎1.2克　佩兰9克　路路通8枚　陈赤豆1.2克

刁某，肝脾疏运失司，肠胃传化失常，环脐少腹作痛，肠间乍鸣，大便溏泻，时有嗳噫，近来足肢浮肿，小溲浑而少，脉濡弦。病经四阅月之久，蔓延亦殊可虑。

生於术6克　茯苓1.2克　川桂枝4.5克　木防己6克　煨肉果4.5克　泡吴萸2.4克　补骨脂6克　巴戟天9克　制川朴3.6克　洗腹皮9克　荜茇3克　缩砂仁4.5克

二诊：环脐少腹作痛见愈，溏泻亦止，四日未如厕，肠鸣未熄，小溲较清，午夜足肢仍稍浮肿，时有嗳噫，脉软弦。病经四月余，仍以温中分利。

生於术6克　茯苓1.2克　川桂枝4.5克　木防己6克　白豆蔻3克　佩兰9克　制川朴3.6克　洗腹皮9克　煨肉果4.5克　泡吴萸2.4克　炒泽泻6克　陈六神曲6克

便秘

陈右，腑气闭塞，心神弗宁，络气失舒，胸脘痞闷，便秘难解，交睫惊惕肢掣，胸胁腰背引痛，痛无定处，咳嗽头胀，稍有寒热，脉濡弦。守原意出入之。

玉苏子6克　全瓜蒌9克　白蒺藜9克　茯苓9克　杏仁9克　柏子仁9克　蔓荆子9克　紫菀4.5克　白前4.5克　绿萼梅2.4克　无花果9克　十大功劳6克

郑右，胃气翳滞，上焦不行，下脘不通，胸脘痞塞难受，大便秘结难解，头胀且眩，欲作呕恶，肢软无力，睡眠不安，脉濡滑而弦。腑气以通为用，治以通调。

薤白6克　法半夏4.5克　佩兰9克　杏仁9克　全瓜蒌1.2克　陈枳壳4.5克　藿香4.5克　玉苏子6克　佛手柑3克　茯苓9克　陈大麦9克　陈六神曲5克

谢君，初诊：肠胃为腑，传化物而不藏，故其气以下行为顺，肠胃幽门瘀滞不通，肝气易于横梗，胆汁壅遏失输，清空为之勿清，大便秘，始初服利导药，既而非灌肠不下，头胀且眩，胸脘痞闷，呕酸吐逆，甚则有黄绿苦汁，脉濡弦。治以苦辛通降。

法半夏4.5克　全瓜蒌9克　川黄连0.9克　陈枳壳4.5克　煅龙齿1.2克　茯苓9克　沉香曲4.5克　旋覆花6克　杜苏子6克　无花果9克　蒲公英9克　陈大麦9克　麻仁丸1.2克

二诊：便秘行而未畅，但出于自动，未用灌肠剂，肠腑气稍得伸缩下降，头胀且眩，胸脘痞闷，呕酸吐逆，皆已见愈，稍能安食，脉濡滑。仍以苦辛通降可也。

法半夏4.5克　全瓜蒌1.2克　真广皮6克　茯苓1.2克　杜苏子6克　杏仁9克　佩兰9克　无花果9克　沉香曲4.5克　旋覆花6克　蒲公英9克　陈大麦9克　麻仁丸1.2克

曹太太，八旬大年，血亏液燥，大便干结难解，喉咙干燥不爽，目干涩，腹笥欠适，时作嗳噫，性情躁急，夜不得眠，脉弦滑。以润肠利便，清脑宁神。

柏子仁12克　油当归9克　瓜蒌仁12克　大胡麻12克　玉苏子6克　杏仁9克　天冬9克　夜交藤12克　煅龙齿12克　茯神12克　远志肉3克　无花果9克　元明粉9克

包太太，脾约肠急，腑气不通，大便欲解不解，殊觉吃力，腹中有形扛起如痃癖，即肠腑之壅塞，脉濡弦。以通和可也。

锁阳9克　全当归9克　柏子仁12克　无花果9克　玉苏子6克　杏仁9克　瓜蒌仁9克　陈枳壳4.5克　广皮6克　茯苓9克　红花2.4克　陈大麦9克　海松子仁9克

方，湿滞在腑，肠急失舒，腹痛便秘，四肢酸痛，胸脘痞闷，饮食入于胃则汩汩有声，脉弦。治以疏达通调。

台乌药4.5克　炒青皮4.5克　制川朴4.5克　陈枳壳4.5克　佩兰9克　藿香4.5克　杏仁9克　槟榔9克　佛手柑3克　茯苓9克　陈大麦9克　陈六神曲9克

施右，腑气闭塞，心神失宁，宗脉弗静，少腹痛，有气瘕作梗，肛有痔患，便秘难解，头眩心悸，腰酸肢麻，夜寐欠安，脉濡弦。通腑利便，调荣宁神可也。

柏子仁12克　全当归12克　远志肉3克　丹参6克　炒续断6克　白蒺藜9克　泽兰9克　茺蔚子6克　炒白芍6克　乌贼骨9克

胡，初诊：年逾六旬，小溲频数失约，大便艰结难解，皆由气少摄纳，液燥肠枯之过，脉弦滑。治以强肾命，纳气润肠可也。

锁阳9克　菟丝饼9克　潼沙苑9克　柏子仁9克　益智仁3克　煅牡蛎12克　煅龙骨12克　金钗斛9克　巴戟天9克　补骨脂6克　无花果9克　胡桃肉9克

二诊：小溲频数较约，大便仍艰结难解，年逾六旬，肾气失纳，液燥肠枯，脉滑而弦。仍以强肾命，纳气润肠可也。

锁阳9克　柏子仁12克　油当归9克　火麻仁15克　甘枸杞9克　金钗斛9克　菟丝饼9克　潼沙苑9克　煅龙骨12克　桑螵蛸6克　巴戟天9克　补骨脂6克　胡桃肉9克

三诊：小溲频数稍约，大便艰结未畅，年逾六旬，肾气衰微，肠枯液燥，精神颓尔，举动沉着困难，脉濡弦。有薪尽火熄之虑，慎旃切切。

锁阳15克　菟丝饼9克　甘枸杞9克　潼沙苑9克　煅龙骨12克　煅牡蛎12克　巴戟天9克　补骨脂6克　肥玉竹9克　金钗斛9克　蛤蚧尾3克　冬虫夏草4.5克

痢

马，肠澼，下冻胶血膜，起自幼稚，及壮不愈，腹痛，肠间乍鸣，脉濡滑而弦。治以固营分利可也。

禹余粮9克　制蛇含石6克　煨肉果4.3克　佩兰9克　赤石脂6克　茯苓9克　杏仁9克　石菖蒲3克　陈枳壳4.5克　炒贯众6克　炒槐米6克　刺猬皮6克

杜右，初诊：饮料食物失洁，秽恶粘着肠中，遂为滞下，冻胶粘膜令垢积。业已见弥，惟大便不调，或秘或溏泻，腹笥欠适，知饥而不能食，食则难以消受，脉弦滑，苔黄腻。治以清腑舒肠分利可也。

佩兰9克　藿香4.5克　制川朴4.5克　洗腹皮9克　石菖蒲3克　广木香2.4克　陈枳壳4.5克　薤白9克　茯苓12克　莱菔英9克　陈大麦9克　荷叶蒂3个

二诊：心虚胆怯，脾少健运，心与小肠为表里，肠胃化物皆取决于胆，滞已既愈，腹痛亦瘥，惟大便仍溏，纳食运迟，苔腻较退，脉濡滑而弦。再以养心运脾，舒肠壮胆。

生於术6克　炒白芍6克　佩兰9克　煨肉果3克　茯苓9克　益智仁3克　石菖蒲3克　杏仁9克　广皮6克　陈大麦9克　陈六神曲9克　米炒荷叶9克

朱右，肠澼下冻胶血膜，已七载之久，自长夏寒热至今弗愈，肠间乍鸣，日泻多起，上肢清厥、汗出濡衣，脉濡弦而数。胞脉为闭，月事不来，有肠劳血枯之虑，幸勿忽也。

川桂枝4.5克　炒白芍6克　麻黄根1.8克　煅牡蛎12克　青蒿9克　香白薇9克　泽兰9克　茯苓12克　禹余粮9克　赤石脂9克　煨肉果5克　罂粟壳4.5克　浮小麦9克

崔右，初诊：始由泄泻转为痢疾，肠澼有冻胶血膜已经弥月，日来利虽少减，秽浊失降，上冲胃口，以致呃忒哕逆，时断时续，肢指清厥，苔腻脉弦。当气冲逆时，耳鼓也闻觉有声，速以安胃镇逆，用防脱变。

旋覆花6克　代赭石9克　法半夏4.5克　广皮6克　佩兰9克　石菖蒲3克　藿香4.5克　茯苓9克　刀豆子9克　沉香曲4.5克　公丁香1.2克　柿蒂3只

二诊：由泄泻转肠澼，有冻胶血膜已经弥月，小溲短少，肢指清厥，足跗浮肿，精神萎靡，入寐则张口露睛，坐起即喘息、颤振，卧下则气冲、呃逆，险象环生，再拟一方以冀弋效。

旋覆花6克　代赭石9克　煨肉果4.5克　罂粟壳4.5克　佩兰9克　石菖蒲3克　广皮6克　茯苓12克　刀豆子9克　沉香曲4.5克　公丁香1.5克　柿蒂3只

汪，初诊：肠澼下血，淹缠已将三月，腹中作痛，痛即如厕，清晨益甚，咽间及胸脘作梗，不思饮食，食难消受，脉濡弦，面浮肿。肠胃兼治可也。

佩兰9克　石菖蒲24克　炒贯众6克　茯苓9克　煨肉果4.5克　杏仁9克　赤石脂6克　陈枳壳4.5克　莱菔英9克　马齿苋12克　荷叶蒂2只　制蛇含石6克

二诊：肠澼下血及粘膜，淹缠已近三月，腹痛肠鸣，痛即如厕，侵晨益基，胕肿面浮，咳嗽，怠惰嗜卧，咽间暨胸宇作梗欠适，食难消受，脉濡弦。再以固肠健胃、肃肺运脾也。

佩兰9克　石菖蒲3克　杏仁9克　茯苓9克　禹余粮9克　赤石脂9克　制蛇含石6克　罂粟壳4.5克　煨肉果4.5克　紫菀4.5克　莱菔英9克　马齿苋12克　荷叶蒂3只

三诊：肠澼下血及粘膜，淹缠三月之久，腹痛肠鸣，痛即如厕，面浮胕肿，咽间及胸脘作梗欠适，纳食少而难于消受，咳嗽、怠惰、嗜卧，脉弦。仍以固肠健胃、运脾肃肺可也。

佩兰9克　石菖蒲3克　煨肉果4.5克　煨诃子4.5克　禹余粮9克　赤石脂9

克　制蛇含石6克　罂粟壳4.5克　杏仁9克　茯苓12克　石莲子9克　环粟子12克　紫菀4.5克

顾右，初诊：肠澼一载有余，腹痛肠鸣，乍寒乍热，形瘦神疲，近来复加呛咳，夜寝汗出，脉濡弦。经停越一载，始来少许，劳瘵血枯，慎旃勿忽。

生於术6克　茯苓9克　煨肉果4.5克　罂粟壳4.5克　赤石脂6克　禹余粮9克　煅牡蛎12克　补骨脂6克　巴戟天9克　霞天曲12克　蒸百部3克　制蛇含石6克

二诊：咳呛、乍寒乍热、夜寝汗出，均已俱愈，惟肠澼一载有余，腹痛肠鸣仍如曩昔，头眩胸闷难过，纳少甚少，胞脉久闭，脉濡弦，形瘦神疲，入少出多。劳瘵血枯，慎摄为贵。

生於术6克　茯苓9克　煨肉果4.5克　煨诃子4.5克　赤石脂6克　禹余粮9克　制蛇含石6克　罂粟壳4.5克　补骨脂6克　巴戟天9克　煅牡蛎12克　炒白芍6克　紫菀4.5克

三诊：肠澼载余，近又愈而腹痛，昼轻夜甚，腹痛肠鸣即如厕，咳呛虽瘥，喉系不爽，形瘦神疲，胞脉入闭，脉软弦。劳瘵血枯，究属可虑。

生於术6克　茯苓9克　怀山药9克　白扁豆9克　煨肉果4.5克　补骨脂6克　巴戟天9克　罂粟壳4.5克　赤石脂6克　禹余粮9克　佩兰6克　环粟子9克

泄泻

曹右，血崩流产之后，心脾内亏，肠急失舒，运化失常，腹痛肠鸣便泻，痛即如厕，日有多起，加以疟邪入深，内搏于阴，三疟夜作，脉濡滑而弦。治以温脾舒肠，调和荣卫。

生於术6克　茯苓12克　川桂枝4.5克　炒白芍6克　乌梅肉0.3克　淫羊藿9克　威灵仙6克　鬼箭羽9克　煨肉果4.5克　煨草果3.6克　青蒿9克　炙柴胡4.5克　炒甜茶炭6克

二诊：疟邪入深，内搏于阴，三疟夜作，脾钝肠急，腹痛肠鸣便泻，痛即如厕，日有多起。前以温脾舒肠兼和营卫，皆已见愈，惟血崩流产之后，心脾内亏未易骤复，脉濡滑，仍养心脾兼调奇恒。

生於术6克　茯苓12克　川桂枝4.5克　炒白芍6克　淫羊藿9克　煨肉果4.5克　补骨脂6克　巴戟天9克　白蒺藜9克　煅牡蛎12克　益智仁3克　鸡冠花4.5克

胡君，少火气衰，土运卑监，腐熟之力有亏，传化分泌失常，肠鸣便泻在鸡鸣五更之际，小便短少，四肢清厥，脉濡细缓而弦。治以温益无阳以强肾命。

生於术9克　制附子15克　炮姜炭4.5克　北细辛1.2克　煨肉果6克　泡吴萸0.3克　补骨脂9克　北五味1.2克　巴戟天9克　胡芦巴9克　淫羊藿9克　炒小茴3克　霞天曲12克　罂粟壳4.5克

唐，脾神不振，清阳不升，肠府传化分泌乖乱，腹痛肠鸣便泻，口有多起，脉濡弦。治以运脾升阳，鼓动少火可也。

生於术 6 克　川桂枝 4.5 克　煨肉果 4.5 克　巴戟天 9 克　茯苓 12 克　罂粟壳 4.5 克　补骨脂 9 克　淫羊藿 9 克　赤石脂 9 克　禹余粮 9 克　霞天曲 9 克　胡芦巴 6 克

黄先生，纳含属胃，化糟粕转味出入则属于肠，肾命少火微弱，脾运萎顿，肠府传化分泌失常，腹微痛，肠中鸣，大便泻恒在鸡鸣平旦之际，是即五更泻也，食下脘中欠适，时有嗳噫，饮多阻膈，则有水呕出，以肠病累胃之过也，脉濡弦。今日语言微蹇，即神经力量不用，缘心脾肾三脉并系舌也。

煨肉果 4.5 克　补骨脂 6 克　巴戟天 9 克　生於术 6 克　茯苓 15 克　益智仁 3 克　霞天曲 12 克　佩兰 9 克　广皮 6 克　淫羊藿 9 克　胡芦巴 6 克

二诊：中焦主腐熟水谷，为精神气血朝会之所，元阳稍振，鸡鸣五更泻已见止，腹痛亦瘥，惟水谷分泌未清，肠鸣未熄，便仍泻而溲少，但如厕只一度，胃气蠕动，食物较启，唇自觉微燥，舌苔淡薄，舌络灵便，脉濡滑而弦。仍以强肾命，健脾元，舒肠分利可也。

煨肉果 4.5 克　补骨脂 6 克　巴戟天 9 克　生於术 9 克　茯苓 15 克　怀山药 9 克　霞天曲 12 克　白扁豆 6 克　罂粟壳 4.5 克　赤石脂 6 克　广皮 6 克

沈，肾脏有亏，脾少健运，阳明失阖，鸡鸣平旦之际，寐觉即欲如厕，或二三起，带有冻胶粘膜，或腹痛，肠间乍鸣，小溲频数，旦暮有潮热，脉濡滑，舌后有黄积苔，蔓延殊弗宜。

煨肉果 4.5 克　补骨脂 6 克　罂粟壳 4.5 克　益智仁 3 克　茯苓 9 克　佩兰 9 克　石菖蒲 2.4 克　广皮 6 克　炒白芍 6 克　荷叶蒂 3 个　陈六神曲 9 克

王，初诊：腹痛、肠鸣、溏泻已经三载，加有痔漏，纳食甚少，食下作梗难受，咳嗽，音欠清扬、稍有身热，仅能右眠，未能偃卧及向右转侧，脉濡弦稍数。肺胃肠内伤已甚，年届六旬，可虑之至，慎旃切切。

海蛤粉 9 克　金钗斛 9 克　白扁豆 6 克　生米仁 12 克　怀山药 9 克　茯苓 9 克　罂粟壳 4.5 克　诃子皮 5 克　紫菀 4.5 克　款冬花 4.5 克　生谷芽 12 克

二诊：腹痛、肠鸣、溏泻已经三载，加以肛有痔漏、日来痛已减轻，痛即如厕，日只两度，溏而不泻。咳嗽向安，音较清扬，卧得转侧，仍难偃卧，纳食仍少，稍有身热，脉濡弦。病机稍有起色，惟年届六旬，仍须慎掇贵，守原意肺胃肠兼治。

白扁豆 9 克　生米仁 12 克　怀山药 9 克　茯苓 9 克　煨肉果 4.5 克　杏仁 9 克　罂粟壳 4.5 克　诃子皮 4.5 克　金钗斛 9 克　广白皮 4.5 克　紫菀 4.5 克　生谷芽 12 克

周，初诊脾钝肠急，腹痛，肠鸣，便溏，痛即如厕，日有二起，纳食少而难于消受，腰俞作酸，形瘦容晦，稍有咳嗽，脉濡弦。肠痨之渐及早注意可也。

生於术 6 克　茯苓 9 克　炒白芍 6 克　益智仁 3 克　煨肉果 4.5 克　补骨脂 6 克　佩

兰9克　陈六神曲9克　炒续断6克　广皮6克　使君子肉4.5克　陈大麦9克

二诊：脾钝肠急，清阳不升，传化分泌失常，腹痛肠鸣便溏，鸡鸣五更痛即如厕，纳食少而难于消受，脉弦。肠劳之患当预虑也。

生於术6克　茯苓9克　炒白芍6克　益智仁3克　煨肉果4.5克　补骨脂6克　巴戟天9克　淫羊藿9克　佩兰6克　白扁豆6克　生米仁12克　陈大麦9克　陈六神曲9克

编者按：王仲奇制方遣药，务求切合病情。他赞同徐大椿“药性专长”之说，注意选择具有针对性的药物，或以单方参入复方，或时方与经方并用。如治胃病，善用《金匮要略》瓜蒌薤白半夏汤合左金丸，取单方力专而厚。因药“各有功能，可以变易血气，以除疾病，此药之力也”。犹如劲兵，专走一路，则先以破垒擒王。辨证用之，每服良药。如治脾胃病及脘腹痛诸疾，先生善用法半夏，取其引阳入阴，升发脾土之阳气，由阳而化阴，以和胃通阴阳。一患者“脘中时或作如饥，食即安适，不食则难过殊甚。或如击伤，夜卧则觉有气串动，忽上忽下，大便溏，嗳气泄气则舒，脉弦滑”，先生诊为“肠胃并病”，治当两顾，药用法半夏、橘红衣、旋覆花、无花果、淮小麦、闵果、生米仁、白豆蔻、野茯苓、炒谷芽、神曲、佩兰等。一诊后，“脘中作嘈难过已舒适，肠府逆气串动亦见平伏”；二诊后，病即告愈。这其中与法半夏为君药是有很大关系的。先生的治案中，类似用药经验很多，如治泄泻善用海蛤粉、乌梅肉，治淋浊善用萆薢、紫贝齿，治不寐常用法半夏、龙骨、牡蛎，治痢疾每用禹余粮、赤石脂、莱菔子，治哮喘则用甜葶苈、鹅管石、法半夏等等，体现出先生既注重药性专长，又能辨证立方，既守法度，又不拘泥的用药风格。

陆渊雷

陆渊雷(1894—1955),名彭年,江苏川沙人。民国元年(1912)就读于江苏省立第一师范学校,从朴学大师姚孟醺学习经学、小学,于诸子百家、史、地、物理、算学等书无所不读。民国十四年(1925),恽树珏(字铁樵)创办医学函授学校,陆渊雷拜其为师,协助办校。又师事章太炎学习古文学及中医基础,深得两名家之教益。一生著作甚丰,除《伤寒论今释》《金匮要略今释》外,尚有《陆氏论医集》《中医生理术语解》《中医病理术语解》《流行病须知》《伤寒论概要》《脉学新论》《舌诊要旨》等。

腹痛

刘世兄,初诊:食桃五枚,遂绕脐作痛,大便仍通,脉迟,舌苔稍厚,饮水自觉作水声。

干姜 3 克　陈皮 9 克　桂枝 4.5 克(后下)　延胡 4.5 克　姜夏 12 克　云苓 15 克　木香 2.4 克(后下)　六一散 12 克(包)

袁老太太,初诊:八十高年,平时大便难,得泻盐始行一次,改服燕医生补丸,致腹痛。小便至今涩小,今胸腹满闷,恐是肝脾肿,噫与下气俱不行,脉弱舌白。

人参须 9 克(另煎,冲)　当归 9 克　莪术 6 克　木通 3 克　黑附块 6 克　生白术 6 克　干蟾皮 4.5 克　陈皮 6 克　淡苁蓉 12 克　三棱 6 克　制香附 6 克

钟小姐,初诊:大病后肌体已复,旋复气短少力,腹痛食减,二便不畅,脉甚迟,舌白苔。略有寒热。

太子参 9 克　干姜 3 克　炙草 3 克　陈皮 4.5 克　炒白术 9 克　枳壳 6 克　桂枝 4.5 克(后下)　谷麦芽各 9 克(炒)

二诊:寒热除,食饮可,惟仍觉胀满,二便如常,而脉软舌清。仍当补益。

炒潞党 12 克　小朴 3 克　云苓 12 克　当归 6 克　柴胡 4.5 克　炒白术 9 克　枳壳 4.5 克　生芪 9 克　陈皮 6 克　炙草 3 克

三诊:胀满已愈,有时盗汗出,气少,大便间日一行,脉细舌润。可以补中益气。

生芪 15 克　当归 6 克　远志肉 6 克　麻仁 9 克(研)　潞党 9 克　桂枝 4.5 克(后下)　柴胡 4.5 克　炙草 3 克　白术 6 克(土炒)　白芍 9 克　升麻 3 克

痢疾

丁宝宝,初诊:先洞泄,转为痢,红白杂下,日三四行,神色饮食自若,脉不数,舌色淡。

藿香 9 克　赤白芍各 6 克　陈皮 6 克　桔梗 3 克　枳实 4.5 克　干姜 3 克　淡芩 3 克　楂炭 9 克　炙草 2.4 克

李先生，初诊：下痢近一年，虑是阿米白，然屡验非是。腹中脐旁及左，时硬痛。今日二三行，带冻，微似后重。当是大肠炎有脓者。舌淡白。

归尾 9 克　枳实 4.5 克　干姜 3 克　赤白芍各 9 克　生芪 12 克　淡芩 4.5 克　桔梗 6 克　炙草 3 克　败酱 9 克　赤石脂 12 克（焠）

上药空腹服。

袁宝宝，初诊：下痢二十许行，夜间身热高，脉不甚数，舌苔尚净。

煨葛根 9 克　白头翁 6 克（酒洗）　桔梗 6 克　淡芩 6 克　油当归 9 克　枳实 6 克　干姜 3 克（勿泡淡）　赤芍 9 克　炙草 3 克　木香 2.4 克

周先生，初诊：肠中阿米白未尽，又不慎于食，致泄泻。服对食灰，稍可。今舌质甚绛而苔白，脉弦。其不寐当亦是胃肠不健使然。

川连 1.5 克　太子参 9 克　楂炭 9 克　淡芩 6 克　姜夏 12 克　陈皮 6 克　炒谷麦芽各 9 克　干姜 2.4 克（炒黑）　炙草 2.4 克　防风 4.5 克　炒故纸 9 克

朱居士，初诊：佛教居士林，十月四日。痢后重腹痛，昼夜无度，身热呕恶，不思食，舌白无苔。病势颇不廉，为其脉大也。

煨葛根 9 克　川柏 2.4 克　赤芍 12 克　桔梗 6 克　炙草 3 克　白头翁 9 克（酒洗）　川连 1.5 克　枳实 6 克　油当归 9 克　秦皮 4.5 克　淡芩 6 克　木香 3 克　干姜 3 克

熊先生，初诊：痢疾反复，七年不已。经验大便，云是杆菌痢，久成痔。割后难愈，而时时脱肛。今虽不痢，然时腹自痛，有再发意。又有呼吸器病，当别治。其遗泄衰弱，则痢愈后调理可也。

炒故纸 6 克　禹余粮 15 克　赤白芍各 6 克　黑附块 6 克　干姜 3 克　木香 2.1 克　赤石脂 15 克　枳实 4.5 克　当归 6 克

傅太太，初诊：久痢后溏泄未止。三日前寒热骨楚，服西药寒热稍止，而头痛骨楚欲呕依然。脉迟弱甚，舌淡甚而胖。当和营卫，运脾阳。

柴胡 6 克　煅牡蛎 18 克（打）　白芍 6 克　草果 4.5 克　生姜（铜元大）三片　淡芩 6 克　干姜 3 克　炒白术 9 克　生常山 6 克　姜夏 12 克　桂枝 6 克（后下）　太子参 9 克　炙草 3 克

二诊：寒热不复发，骨楚亦减，头痛在两太阳，泄利日三数行，腹痛，脉软，舌胖。仍当温运脾阳而开胃。

炒故纸 6 克　生白术 9 克　蔓荆子 6 克　草果 4.5 克　黑附块 6 克　太子参 9 克　云苓 12 克　陈皮 6 克　干姜 3 克　炙草 6 克　川连 1.5 克

三诊：头疼骨楚亦瘥，新感已痊愈，惟旧所病痢尚未痊愈，食后乃感胀，脉极迟弱。肠病而胃亦不健也。

良姜4.5克　炒故纸6克　小朴3克　云苓12克　黑附块9克　炒潞党9克　赤石脂12克　炙草3克　茅白术各6克　枳壳4.5克　禹余粮12克

胁痛

吴太太，初诊：月事二旬一行，行辄十日不止。昨从蜀中来，持螯顾曲，遂胸胁痛连背，至今胁满不已。脉弦而鼓，舌色尚无他。胃有水声，子宫有疣。

制川乌6克　赤白芍各6克　苏全9克　炙鳖甲12克　高良姜3克　枳实6克　当归9克　姜夏9克　柴胡9克　炙草3克　川芎4.5克

二诊：胸背痛皆愈，今苦胁下硬痛，不可按。脉右弦左平，舌色平。此肝脏肿大，病甚至发黄，今眼白甚清。

柴胡6克　赤白芍各6克　姜夏12克　桂枝4.5克（后下）　鳖甲12克（炙）　制香附6克　云苓12克　生姜（铜元大）三片　枳实6克　陈皮6克　炙草3克

三诊：肝脏之肿痛，平卧时已瘥。行动时未能无痛，则亦向愈矣。适值经行，只差三日，色始黑继淡。脉舌尚无他。

软柴胡6克　当归9克　白芍9克　制香附6克　炙鳖甲9克　川芎6克　熟地9克（砂仁拌）　陈皮6克　枳实6克　艾叶9克　红花6克

四诊：肝部肿痛痊愈。月水行五日已止，然故事第六日又稍见，必淋沥至十许日乃已。西医诊是子宫疣，云须割，今内治之。有咳嗽，食无味。

川芎6克　苡仁15克　炙紫菀9克　高良姜3克　当归9克　红花4.5克　川贝母9克　赤白芍各6克　莪术4.5克　谷麦芽各9克

五诊：药治匝月，向者月事二旬即行，今乃足期，则方中肯。近以入浴冒寒，头痛而咳，喉痒。脉不数，体质寒也，先解外。

麻黄2.1克　炙草3克　当归9克　水蛭2头　黑附块6克　桔梗4.5克　川芎6克　地鳖5枚（去足）　细辛2.4克（后下）　象贝6克　赤白芍各6克

六诊：月事下块物，较前时尤多，此或疣消蚀，反是好象。口苦，咽干。然此时不宜过予寒凉。

全当归9克　淡芩6克　水蛭2头　桔梗4.5克　川芎3克　桃仁12克　地鳖5枚（去足）　干姜6克　赤白芍各4.5克　红花4.5克　天冬6克（去心）　生草3克

汪男，初诊患慢性肝炎已愈半年，精神不振，右胁有块而痛，脉迟舌白。

生黄芪12克　吉林参粗须9克　干姜3.6克　白术9克　当归6克　胡芦巴9克　槟榔9克　煅牡蛎30克　黑附子6克　怀山药15克　柴胡12克　生甘草3克

二诊：得益气补中强肾之剂，精神好转，脉渐有神，胁下痛仍作。此当然不能速治。

柴胡12克　桂枝6克　干姜3克　赤芍6克　瓜蒌根15克　三棱6克　蓬术6

克　白术9克　黑附块6克　怀山药15克　当归6克　炙甘草3克

三诊：得破血剂，肝肿之痛顿减，今有干咳，寐不酣，咽喉痛。

柴胡12克　桂枝6克　赤芍6克　干姜3克　淡黄芩6克　干漆4.5克　硇砂3克　瓜蒌根12克　生黄芪12克　当归9克　白术6克　枣仁15克　朱茯苓12克

四诊：慢性肝炎肝肿逐渐缩小，但脉颇迟弱，神色恢复不足。须稍停攻破之剂，补益其本。

吉林粗须6克　西黄芪15克　生白术9克　干姜3.6克　黑附块6克　当归6克　白芍6克　金樱子12克　菟丝子12克　枣仁15克　柴胡12克　姜半夏9克　炙甘草3克

五诊：脉右手已起，左手仍弱，人反觉容易疲劳，此当是节以培身中元气之故。

吉林粗须9克　黄芪15克　当归6克　赤芍6克　干漆4.5克　金樱子12克　玉竹12克　枣仁15克　柴胡12克　干姜3.6克　鳖甲15克　黑附块6克

刘男，初诊佚。

二诊：药后肝肿减，胃肠舒适，饮食则吐清水，时或背上、胸前痛，痛则噫气下气，若不得噫下则尤苦，服前药本已不常噫，昨又发，脉本缓，舌稍有糜，口干。

柴胡12克　太子参12克　赤芍6克　姜半夏12克　薤白12克　生白术9克　瓜蒌6克　连翘9克　鳖甲4.5克　三棱4.5克　莪术4.5克　炙甘草3克

三诊：肝肿减而不发痛，但触之仍有痛感，肠亦不健，雷鸣易利，胸背痛瘥而纳又不佳，舌微白。治当止其腹鸣，启其胃纳及柔肝为法。

柴胡12克　良姜3克　姜半夏12克　川连1.5克　太子参12克　桂尖6克　鳖甲4.5克　生内金9克　谷麦芽各9克　生姜9克　炙甘草2.4克　红枣4枚。

胃脘痛

陈女，初诊：胃脘痛彻背，槌之得噫气，痛无间饥饱，大便好，脉细弱，舌白。

良姜3克　制香附9克　瓜蒌9克　薤白12克　桂枝6克　白芍9克　炒乌药9克　炒小茴6克　姜半夏12克　陈皮6克

二诊：脘痛止，今有头痛形寒，脉微弱，舌稍白。仍须温。

柴胡9克　桂枝尖6克　良姜3克　制香附9克　姜夏12克　蔓荆子6克　赤芍6克　炒乌药6克　炒小茴6克　红枣4枚。

施男，初诊：脘痛二年，往往因食而发，痛剧时连及背，脉右大左细，舌极腻，消化不良。

全瓜蒌9克　薤白9克　焦枳实6克　桂尖3克　赤芍6克　良姜3克　制香附6克　内金炭9克　楂炭9克　神曲9克

二诊：脘痛缓减，食后仍微痛，然较往常不同，大便稍黑，因服药之故，未必是带血，脉缓软，舌白紧而润。此方药后如无其他，可再续服。

炒乌药 9 克　良姜 3 克　制香附 9 克　桂枝 4.5 克　白芍 12 克　柴胡 6 克　姜夏 9 克　太子参 9 克　茯苓 9 克　槟榔 6 克　炙鳖甲 9 克　炙草 3 克

崔男，初诊向有胃病，今心下腹部俱痛而烦，腰背也痛，腹雷鸣，纳尚好，大便二日一行，脉不振不称其体格，关部尤细，舌微白，头眩。

炒故纸 9 克　仙灵脾 9 克　巴戟天 9 克　良姜 3 克　生白术 9 克　川桂 6 克　生芪 12 克　当归 6 克　太子参 12 克　制香附 9 克　炙甘草 3 克

二诊：腰背痛大瘥，腹痛亦减，头仍微眩，脉搏稍起。前方已效，略增损之。

炒故纸 9 克　巴戟肉 9 克　仙灵脾 9 克　炒小茴 6 克　桂尖 4.5 克　赤芍 6 克　制香附 9 克　炒乌药 6 克　川楝子 9 克　良姜 3 克　生芪 12 克　核桃肉 3 枚。

刘世兄，初诊：饮冷过甚，致脘痛作止不休，口有气味，脉弦舌白，根腻而津润。

全瓜蒌 9 克　姜夏 9 克　楂炭 12 克　桂枝 4.5 克　薤白 9 克　枳实 6 克　干姜 3 克　六一散 12 克（包）

二诊：七月二十一日。脘痛瘥，遍身痡行疹，红色奇痒，温温欲吐。此血热。须忌口避风。

丹皮 9 克　枳实 6 克　防风 6 克　六一散 12 克（包）　赤芍 9 克　竹茹 9 克　僵蚕 9 克（炙）　大小蓟各 6 克　姜夏 9 克　银花 9 克

编者按：陆渊雷在学术上主张将远西的理法和中土的方术糅合为一，对仲景方药有自己的独到见解，不仅能随证加减，而且做到古方新用，推陈出新，疗效显著；认为《伤寒论》乃经方之冠首，治疗之极则，学医所必由也；在治疗上重视脾胃，不轻用凉药（脾胃为后天之本，应随时注意调理和健补，故不喜用苦寒伐胃药），常用健补脾胃药，如太子参、白术等。陆渊雷认为，中医之方乃对症而施，非对病而治。如其认为肠痈为杂病之一，亦有显明之证候。肠痈始起未成脓可下，大黄牡丹汤主之，近于急性；脓已成不可下，薏苡附子败酱散所主，近于慢性。马齿苋、红藤为肠痈特效药，即用二物加薏苡败酱散等治之。

萧龙友

萧龙友(1870 年 2 月 13 日—1960 年 10 月 20 日),本名萧方骏,字龙友,别号息翁、不息翁,四川三台人,京城四大名医之一,以擅长治霍乱而扬名。幼读经史,为清时拔贡,后学医有成,擅长治疗虚劳杂病,论治主张四诊合参。推崇《伤寒论》,重视七情内伤致病,医药并重。1929 年,与孔伯华自筹资金创办北平国医学院,以弘扬中医,培养中医人才。1955 年当选为中国科学院学部委员(院士)。曾任中医研究院(现中国中医科学院)顾问、名誉院长,中央文史研究馆馆员。培养了数百名中医人才,对我国中医学的发展起到了承先启后的作用。提出设立中医学院的议案。著有《整理中国医药学意见书》《中医药学意见书》《现代医案选》等。

胃病

李男,二十岁,一九五三年六月二十一日。

据述头部作痛,两耳因之亦痛,并有黄水流出,其味发臭,多少不等。胃脘亦作痛,食后更甚,胸中发热。此乃肝火太旺,肾水不足,无以涵木,故见此象,乃虚证也。宜小心将护,不宜过劳,疏方照服,得效再议。

北沙参四钱　蔓荆子三钱　西防风二钱　生栀子三钱　粉丹皮三钱　盐黄芩柏各二钱　苍耳子二钱　甘枸杞三钱　甘菊花三钱　小川连五分　细生地四钱　抱木茯神四钱　生赤芍四钱　鲜茅根五钱　生甘草二钱　生藕节三枚

二诊:六月二十九日。药后尚安。原方加首乌藤一两、合欢花三钱、香白芷三钱、女贞子四钱,减苍耳子、西防风,再进。

三诊:七月十六日。据述服药多帖,病虽减而未愈,每饭后胃仍作痛,腹部亦胀,消化不良,头沉重而不能抬。此阴虚生内热也,当从本治,依法加减再进。

空沙参四钱　制厚朴二钱(川连水炒)　沉香曲三钱(布包)　真郁金二钱　五味槟榔三钱　炒栀子三钱　生熟谷芽各三钱　大腹皮三钱　佛手片三钱　焦鸡金三钱　盐黄芩柏各二钱　生甘草二钱　生藕节三枚

四诊:七月十九日。药后胃腹胀痛稍轻。原方加首乌藤一两、天花粉四钱、小川连二钱、蔓荆子三钱、金银花四钱、净连翘三钱。再服汤剂数帖后,可减去生藕节,制成散剂,每饭后服一钱,每日三次,温开水送下。

纪男,三十七岁,一九五二年六月二十五日。

素有胃病,肝气亦旺,往往胸膈偏右作痛,牵及胁肋及后背作痛,业经年余,时发时止,或重或轻。食物消化力薄,肝脾不和,为日太久,法当从本治。

米炒台党参三钱　土炒冬术三钱　麸炒枳壳三钱　真郁金三钱　制乳没各三钱　佛手片四钱　焦鸡金三钱　大腹皮三钱　沉香曲三钱(布包)　生熟稻芽各三钱　生甘草二

钱　干藕节五枚　鲜苇茎一尺

二诊：六月二十七日。服前方各病皆轻，胃痛虽未减，然气已不四窜。食物消化力仍薄，当依昨法加减再进。

台党参三钱　炒枳壳二钱　盐砂仁二钱　真郁金二钱　生熟稻芽各三钱　焦鸡金三钱　佛手片三钱　大腹皮二钱　沉香曲三钱（布包）　广木香二钱　生甘草三钱　生荸荠五枚（捣）

三诊：服前方三剂后，胃已不痛，食物渐能消化。原方减郁金、木香，加花槟榔三钱、建泽泻三钱、云茯苓四钱，再进。

熊男，二十三岁，六月十二日。

脉见弦虚，据述患胃病已七八年，时发时愈，近日又发，凌晨剧痛，不能安卧。此乃肾虚，水不涵木，木邪侮土之故，当以平肝涵肾为法，疏方照服，得效再议。

灵磁石四钱（先煎）　北沙参四钱　焦冬术二钱　炒枳壳一钱　真郁金二钱　制乳没各二钱　土炒杭芍四钱　沉香曲三钱（布包）　女贞子四钱　佛手片三钱　焦鸡金三钱　盐巴戟三钱　当归身三钱　盐吴萸二钱　生甘草二钱　生藕节五枚

二诊：六月十四日。服前方后痛稍减。原方加元胡索二钱、炒稻芽四钱，再进。

三诊：六月十九日。服前方数帖，似有小效。良由肝胃不和，脾肾两虚，为日已久，宜缓图之。前方既效，勿用更张。

空沙参四钱　制厚朴一钱五分（川连水炒）　麸枳壳三钱　真郁金三钱　沉香曲三钱（布包）　土炒白芍四钱　金狗脊四钱（去毛）　制乳没各三钱　甘枸杞四钱　干地黄四钱（砂仁二钱研拌）　佛手片三钱　焦鸡金三钱　乌梅炭三钱（存性）　左金丸四钱（布包，同煎）　生藕节五枝

刘男，四十一岁，一九四九年一月十八日。

据述素有胃疾，时发时愈，每动肝气，或感外风，则呼吸不调，烦闷闭塞，而作呃逆，法当从本治。

灵磁石四钱（先煎）　老苏梗三钱　老干姜二钱　焦冬术三钱　小枳壳二钱（姜汁炒）　沉香曲四钱（布包）　金狗脊四钱（去毛）　菟丝子二钱（盐炒）　川牛膝三钱　制乳没各三钱　厚附片二钱　干地黄四钱（上上肉桂心一分研拌）　干藕节三枚　鲜姜片三片

二诊：一月二十一日。服昨方呼吸渐匀，气能上达，肝胃略和，当依法加减再进。

灵磁石四钱（先煎）　空沙参四钱　焦冬术三钱　炒枳壳四钱　沉香曲四钱（布包）　干地黄四钱（上上肉桂心一分研拌）　老干姜二钱　菟丝子四钱（盐炒）　真郁金三钱　厚附片三钱　金狗脊三钱（去毛）　川牛膝三钱　女贞子四钱　干藕节五枚　鲜姜片三片

三诊：以上系今春来诊之方，服数剂已痊愈。至九月初又发，遂来就诊。处方如下。

灵磁石四钱（先煎）　空沙参四钱　北五味一钱　川黄连一钱　老干姜二钱　苦杏仁三钱　云茯苓四钱　沉香曲四钱（布包）　橘子络二钱　肥知母三钱　川贝母三钱　金狗脊四

钱（去毛） 炒栀子二钱 川牛膝三钱 粉丹皮三钱 生甘草二钱 干藕节五枚

四诊：九月二日。服前方病无出入，脉见弦滑，舌有薄黄苔，肺寒胃热，中气不调，往往上逆作呃，甚则作喘，仍有涎沫。仍当平胃安肝以消息之。

灵磁石四钱（先煎） 南沙参四钱 焦冬术三钱 盐砂仁二钱 老干姜一钱 沉香曲四钱（布包） 厚附片二钱 炒枳壳三钱 金狗脊三钱（去毛） 北五味一钱 苦桔梗三钱 法半夏三钱 橘子络三钱 盐吴萸二钱 云茯苓四钱 生甘草二钱 鲜姜片三片 大红枣三枚

石男，四十三岁，一九五二年十一月二十一日。

据述患胃病已十余年，纳食失常，胀闷颇甚，夜眠不安，两腿肿胀，面色不荣，微有浮肿。湿邪下注，中气太虚，法当标本兼治。

南沙参五钱 苦桔梗三钱 制乳没各三钱 冬瓜子五钱 丝瓜络三钱 生熟稻芽各三钱 首乌藤一两 合欢花三钱 北五味五钱 云茯苓四钱 宣木瓜四钱 生甘草三钱 带心莲子十五粒

二诊：十一月二十四日。据述药后尚安。素有疝气。经手术后，迄今腹部偏右不时尚作坠胀，胁肋间尚作胀闷，面仍浮肿，夜眠不酣，胃痛使然，病因由出游归来，食物过多而得，已逾十年。仍当标本兼治，小心将护为要。

空沙参四钱 焦冬术二钱 炒枳壳二钱 沉香曲三钱（布包） 制乳没各三钱 首乌藤一两 粉丹皮三钱 炒栀子皮三钱 真郁金三钱 炒稻芽四钱 焦鸡金三钱 广木香二钱 盐桔梗三钱 生藕节五枚

三诊：十一月二十八日。据述药后尚安，面肿渐消。原方加忍冬藤五钱、五味槟榔三钱（布包）、合欢花四钱、土炒杭芍五钱，再进。

四诊：十二月三日。据述近日微有心跳心慌，有时气似发喘，得呃逆则稍安，少腹仍坠胀，面部仍浮而微黄。蕴湿太久，病根已深，拟依法加减再进，小心将护为要。

北沙参四钱 苦杏仁三钱（去皮尖，捣） 川厚朴二钱（姜汁炒） 真郁金三钱 五味槟榔三钱（布包） 制乳没各三钱 盐桔梗四钱 朱茯神四钱 白蔻仁二钱 沉香曲三钱（布包） 宣木瓜三钱 炒杭芍四钱 带心莲子十五粒

五诊：十二月十一日。据述药后心跳心慌已减，余病无大变化，大便日行三四次，似痢非痢，腹部偏右有气下行，汩汩有声，肠胃不调，不思饮水。仍依前法加减。

空沙参四钱 焦冬术三钱 炒枳壳三钱 赤白苓芍各三钱 真郁金三钱 佛手片三钱 焦鸡金三钱 宣木瓜四钱 小川连五钱 小木通五钱 制乳没各二钱 姜竹茹二钱 川厚朴七钱（盐水炒） 生荸荠五枚（捣）

六诊：十二月十六日。药后尚安。原方加酒黄芩三钱、生栀子三钱、粉丹皮三钱、首乌藤一两、西秦艽二钱、火麻仁四钱，再进。

七诊：十二月二十二日。据述服改方后，食物胃纳稍佳，时作呃逆，右胁尚偶有发闷。此乃肝肾不和之故，仍依前法加减。

南沙参四钱　焦冬术三钱　淡茯蓉三钱　盐砂仁二钱　沉香曲三钱(布包)　真郁金三钱　佛手片三钱　焦鸡金三钱　连皮苓三钱　西秦艽二钱　干地黄四钱(上上肉桂心三钱研拌)　酒黄芩二钱　生藕节三枚

八诊：十二月二十七日。药后各症减而未愈，昨日左侧牙龈肿疼，心烦胸闷，有时仍觉发慌，气逆上冲，呃逆不快。肝胃不和，仍从本治。

空沙参四钱　焦冬术三钱　炒枳壳二钱　杜牛膝三钱　真郁金三钱　白蔻仁二钱　云茯苓四钱　建泽泻三钱　酒黄芩柏各二钱　金樱子四钱　锁阳三钱　生甘草二钱　带心莲子十五粒

九诊：十二月三十一日。素体湿重，内蕴有热，故有时心烦。宜静摄休养，拟方常服可也。

台党参三钱　焦冬术三钱　佛手片三钱　焦鸡金三钱　首乌藤一两　合欢花四钱　抱木茯神四钱　枸杞子四钱　干地黄四钱　金樱子三钱　锁阳三钱　山萸肉三钱(去核)　甘菊花三钱　生甘草三钱　带心莲子十五粒

贾男，五十三岁，一九四九年九月十六日。

脉滑而不调，舌苔白腻，面色不荣，内蕴湿邪太甚，脾不运化，故食物不香，小溲发黄，渐有化热之势。法当从本治。

土炒苍白术各三钱　麸炒枳壳三钱　蔻仁一钱　沉香曲四钱(布包)　盐砂仁二钱　五味槟榔三钱(布包)　生熟稻芽各三钱　焦鸡金三钱　炒苡仁三钱　盐黄芩柏各二钱　连皮苓四钱　盐泽泻四钱　鲜姜片三片　天水散四钱(布包)　生苇茎五寸

二诊：九月十八日。脉息渐调，舌苔亦薄，口味尚不觉甘香，咳嗽亦减，惟气仍不顺，小溲尚黄。仍当依前法加减再进。

台党参三钱　土炒苍白术各三钱　炒稻芽四钱　盐砂仁二钱　苦桔梗三钱　麸炒枳壳三钱　连皮苓四钱　酒黄芩柏各二钱　沉香曲四钱(布包)　苦杏仁三钱(去皮尖，捣)　天水散四钱(布包)　鲜姜片三片　生藕节五枚

三诊：九月二十日。服前方尚安，风邪食滞均化热，故食物能消，大便日夜仍行二三次不等，尚作呛咳。法当清化，以脉数、舌黄故也。

台党参四钱　赤白芍苓各三钱　焦冬术三钱　焦苡仁四钱　大腹皮四钱　沉香曲四钱(布包)　炒稻芽四钱　干生地四钱(砂仁一钱研拌)　苦杏仁二钱　北五味一钱　酒黄芩柏各二钱　焦鸡金三钱　野百合四钱　甘草梢二钱　鲜姜片三片　大红枣三枚

四诊：九月二十二日。药后各病皆轻。依前方加浮小麦八钱、真郁金二钱、炒枳壳三钱，再进。

五诊：九月二十四日。脉已见平，舌苔转薄。据述胃纳渐开，夜眠渐安，虚汗已止，便溏亦轻，自是脾和之象，惟咳嗽未愈，乃内热不清之故。仍当从本治。

台党参三钱　焦冬术三钱　炒枳壳三钱　六神曲四钱(布包)　炒稻芽三钱　怀山药四钱　芡实米三钱　炒苡仁四钱　真郁金三钱　焦鸡金二钱　赤白芍苓各二钱　浮小麦三

钱　干地黄四钱（砂仁一钱研拌）　酒黄芩柏各二钱　山萸肉四钱（去核）　肥知母三钱　川贝母三钱　天花粉四钱　生甘草二钱　鲜姜片三片　大红枣三枚

六诊：九月二十六日。据述服前方各病皆减，胃纳已开，虽知食物之香，食之仍不觉甘，鼻塞有清涕，出之不易，夜眠时仍作咳嗽，两眼流泪。此由热未尽之故，仍当从本治。

台党参四钱　老苏梗二钱　盐砂仁二钱　苦杏仁三钱（去皮尖，捣）　炒苡仁四钱　怀山药四钱　芡实米四钱　炒稻芽四钱　焦冬术三钱　炒枳壳二钱　北五味一钱　天花粉四钱　肥知母三钱　川贝母三钱　首乌藤五钱　生甘草二钱　白蒺藜三钱（去刺）　西防风二钱　鲜姜片三片　大红枣三枚

上方服二三帖后，可以丸药常服调理。

台党参八钱　焦冬术六钱　炒枳壳五钱　沉香曲四钱　肥知母三钱　川贝母三钱　天花粉六钱　云茯苓八钱　灵磁石八钱　杭白芍八钱　芡实米八钱　怀山药八钱　金狗脊八钱（去毛）　甘枸杞六钱　干地黄八钱　甘菊花五钱　盐黄柏五钱　法半夏六钱　橘子络三钱　山萸肉六钱（去核）　北五味四钱　生甘草五钱

上药选配道地，共研细末，炼蜜为丸，如梧桐子大小。每日早晚各服四十粒，淡盐水送下，如遇感冒暂停。

刘男，六十一岁，一九四九年八月十七日。

据述胃病已四五年，近日肝郁气闷，胸次忽觉痞塞，饮食无味，亦不消化，二便亦不正常。法当从肝脾调理，以复胃肠之旧。

焦冬术三钱　制川朴一钱（酒炒）　炒枳壳三钱　真郁金三钱　沉香曲三钱（布包）　火麻仁四钱　郁李仁三钱　全当归三钱　大腹皮三钱　广木香二钱　焦鸡金三钱　炒稻芽三钱　连皮苓四钱　车前子四钱　甘草梢三钱　干藕节五枚　生苇茎一尺

二诊：八月十九日。药后尚安，胃纳仍不佳。依前方加五味槟榔三钱（布包），再进。

三诊：八月二十一日。服前方胃纳已开，大小便亦畅，惟胸腹之间似有包块，有气则胀，忽上忽下，其根已逾五年，此次又犯，服药收效甚微，当缓缓图之。

灵磁石五钱（先煎）　空沙参四钱　焦冬术三钱　炒枳壳三钱　五味槟榔三钱（布包）　大腹皮三钱　沉香曲三钱（布包）　真郁金三钱　制乳没各三钱　焦鸡金三钱　广木香二钱　火麻仁三钱　生栀子四钱　全当归三钱　生甘草三钱　干藕节五枚　鲜生姜三片

四诊：八月二十五日。药后尚安。依前方加杜牛膝三钱、大麦冬二钱、连皮苓四钱，减去制乳没、广木香，再进。

王女，六十三岁，一九四九年八月二十六日。

据述胸次胀闷，甚则刺痛，时觉有气包四窜为患，种种食物均不能消化，脉弦滑，舌苔黄垢而腻，呛咳颇甚。内蕴湿热，致成此候，法当标本兼治。

空沙参四钱　焦白术三钱　炒枳壳三钱　广木香二钱　真郁金三钱　炒稻芽二钱　六神曲四钱（布包）　焦鸡金三钱　肥知母三钱　川贝母三钱　苦杏仁三钱（去皮尖，捣）　炒

栀子三钱　酒黄芩二钱　盐泽泻四钱　制乳没各二钱　云茯苓四钱　生甘草二钱　生藕节五枚

二诊：八月二十八日。服前方胸腹胀闷已愈，惟食物不香，气仍四窜为患。良由肝胃不和，有木克土之势，故见此候。法当从本治。

空沙参四钱　盐砂仁三钱　五味槟榔三钱(布包)　沉香曲四钱(布包)　炒稻芽三钱　焦鸡金二钱　制乳没各三钱　真郁金三钱　云茯苓四钱　盐泽泻三钱　炒扁豆三钱　生甘草二钱　生藕节五枚

三诊：八月三十日。脉仍滑数，舌质黄垢而腻，胃纳仍不开，呛咳不已，每日午后则倦怠思眠，恶心作烧，合眼则呓语大作，醒则不自知。此为食滞太久，内热太甚之故，仍当从本治。

空沙参四钱　炒栀子二钱　生熟稻芽各五钱　粉丹皮三钱　忍冬藤一两　六神曲四钱(布包)　净连翘二钱　制乳没各三钱　肥知母三钱　川贝母三钱　酒黄芩二钱　五味槟榔二钱(布包)　焦鸡金二钱　朱茯神四钱　真郁金三钱　川黄连一钱　生甘草二钱　生藕节五枚　生苇茎五寸

程男，六十二岁，一九五二年十二月二十三日。

脉不和畅，舌苔干黄垢腻，内有伏热，外感风寒，又兼外出劳乏，牵发多年胃疾，食物不甘。法当标本兼治，惟形神疲乏，尚不能议补也。

南沙参四钱　西防风二钱　沉香曲二钱(布包)　炒稻芽三钱　桑寄生四钱　抱木茯神四钱　赤白芍三钱　盐砂仁二钱　建泽泻二钱　粉甘草二钱　生苇茎五寸　生藕节三枚

二诊：十二月二十六日。据述药后尚安，胃纳略开，惟不能多进。此乃肝运未复，消化力薄之故。大便三日未行，小溲浅黄，内热未清，故小作呛咳，当依前法加减再进。

米炒台党三钱　土炒冬术二钱　西防风二钱　云茯神四钱　桑寄生四钱　川贝母三钱　生熟稻芽各三钱　天花粉三钱　大麦冬三钱　淡苁蓉五钱　盐砂仁二钱　甘草梢二钱　带心莲子十五粒

三诊：一九五三年一月三日。脉渐有神，服药亦安，惟时出虚汗，夜眠醒后往往身润，此盗汗也，属心虚有热，脾胃不调，故肢体倦怠喜卧，大便通而不畅，三四日一行，小溲短少，仍小有咳嗽。仍当以前法加减。

米炒台党四钱　土炒冬术三钱　盐砂仁三钱　沉香曲五钱(布包)　桑寄生四钱　川贝母三钱　首乌藤一两　朱茯神四钱　柏子仁三钱　淡苁蓉四钱　大麦冬三钱　甘草梢三钱

以浮小麦一两、黑大枣三枚，煎汤代水。

四诊：一月七日。药后尚安。原方加海风藤四钱、炒栀子皮三钱、粉丹皮三钱，再进。

五诊：一月二十日。脉见弦虚，病久之象。据述近日夜眠尚安，惟醒后汗出，未出之前自觉发热，既出之后又觉发凉，心虚不能自持，便仍干，溲仍黄。当从本治。

生黄芪皮四钱　台党参三钱　云茯神四钱　柏子仁三钱　淡苁蓉四钱　炒枣仁三钱(朱拌)　甘枸杞四钱　盐菟丝三钱　首乌藤六钱　川贝母三钱　北五味三钱　嫩白前二钱　生甘草二钱

仍用浮小麦二两、黑大枣五枚，煎汤代水。

六诊：一月二十四日。药后各症皆轻，惟胃纳不佳，仍有呛咳。原方加霍石斛四钱、盐砂仁二钱、野百合四钱，再进。

甄女，六十岁，一九五三年九月六日。

据述两胁及胸次皆痛，偏左更甚，有时摇荡不支，食不知味，消化力薄。此乃因气夹食，肝胃不和之故，业经半年有余。法当从本治，勿动气，勿过劳，小心将护为要。

灵磁石五钱（先煎） 北沙参四钱 苦桔梗三钱 真郁金三钱 制乳没各三钱 沉香曲三钱（布包） 焦鸡金三钱 佛手片三钱 全当归四钱 干生地四钱（砂仁二钱研拌） 生杭芍四钱 生甘草二钱 生藕节三枚

二诊：九月十四日。药后尚安。原方加川牛膝三钱、甘枸杞三钱、甘菊花三钱、盐杜仲三钱、何首乌三钱（土炒），再进。

三诊：九月十八日。据述服改方后头尚昏眩作响，心跳则两手腕颤动而无力。此乃肝热脾虚，气不条达之故，为日已久。当依前法加减再进。

灵磁石五钱（先煎） 南沙参四钱 何首乌四钱（泔浸） 香白芷三钱 蔓荆子三钱 柏子仁四钱 朱枣仁四钱 真郁金三钱 炒栀子三钱 粉丹皮三钱 宣木瓜四钱 全当归四钱 杭白芍四钱 生甘草三钱 带心莲子十五粒

四诊：九月二十三日。药后尚安。原方加抱木茯神四钱（朱拌）、川牛膝三钱、肥知母四钱、川贝母三钱，再进。

五诊：九月二十九日。据述服改方后，各病虽均见轻，但尚未就愈，仍当依法再进。

灵磁石四钱（先煎） 台党参四钱 生黄芩四钱 桑寄生五钱 朱茯神四钱 川藁本二钱 肥知母三钱 川贝母三钱 天花粉三钱 海风藤五钱 真郁金三钱 香白芷三钱 全当归四钱 杭白芍四钱 生甘草二钱 生藕节三枚

六诊：十月十二日。据述药后头仍作响，偏右尤甚，食物尚作噎，下咽困难，当以调理肺胃为法。原方加金狗脊四钱（去毛）、五味槟榔三钱（布包）、法半夏三钱、盐砂仁二钱，去香白芷，再进。

七诊：十月十八日。据述药后头响已愈，惟胸膈饱闷，食物下咽仍噎，而胸次反形胀闷。仍当调理肝胃，小心将护为要。

灵磁石五钱（先煎） 空沙参四钱 桑寄生三钱 佛手片三钱 焦鸡金三钱 苦杏仁三钱（去皮尖，捣） 五味槟榔三钱（布包） 苦桔梗三钱 川牛膝三钱 盐砂仁二钱 川贝母三钱 干藕节三枚

八诊：十一月十日。服上药多帖，病已向愈。原方加金狗脊三钱（去毛）、柏子仁三钱、天花粉四钱、制厚朴四钱（川连水炒）、潞党参四钱、霍石斛四钱，去空沙参、五味槟榔，再进。

梅女，三十五岁，一九五一年一月二十五日。

脉不调达，舌苔白而垢腻，头部昏痛，胃气不调、气食两滞之象，故周身软痛，午前轻、午

后重，夜眠不安，呛咳不爽，痰吐色黄，据述十日前夜间曾吐泻交作，肠脾略有停滞，外袭风寒，又兼劳乏，致成此候。法当标本兼治。

北沙参三钱　焦冬术二钱　炒枳壳三钱　真郁金三钱　老苏梗二钱　沉香曲三钱（布包）　苦杏仁三钱（去皮尖，捣）　西秦艽二钱　肥知母三钱　川贝母三钱　苦桔梗三钱　赤白芍苓各二钱　天花粉三钱　全当归四钱　小川芎三钱　桑寄生五钱　干生地四钱（砂仁二钱研拌）　甘草梢三钱　生苇茎五寸

二诊：一月十八日。服前方外邪已化，惟眠食不安，食则仍作胀痛而气尚逆，咳嗽见轻。法当从本治。

北沙参四钱　首乌藤八钱　肥知母三钱　川贝母三钱　真郁金三钱　北五味一钱　天花粉三钱　沉香曲二钱（布包）　焦鸡金二钱　橘子皮二钱　全当归三钱　盐砂仁二钱　柏子仁三钱　朱茯神三钱　杭白芍四钱　小川芎三钱　生草梢二钱　生藕节五枚

三诊：一月二十五日。据述后脑作痛，俯仰几不能支，因工作过劳，肢体乏力，心虚作跳，夜眠多梦，食物不香。此重感风邪，内热不清之故，法当标本兼治。

北沙参四钱　桑寄生四钱　西防风二钱　川羌活三钱　首乌藤八钱　全当归五钱　小川芎三钱　酒黄芩柏各三钱　沉香曲三钱（布包）　朱茯神四钱　干生地六钱（砂仁二钱研拌）　生杭芍五钱　炒栀子三钱　粉丹皮三钱　生甘草二钱　鲜生姜二钱　大红枣三枚

四诊：三月十三日。脉不调达，内热甚重，故心中发空，气不足用，经行色黑而量少，因之腹胀腰酸。此乃劳乏太过，未能安眠之故，法当从本治。

台党参四钱　全当归四钱　首乌藤一两　小川芎三钱　朱茯神四钱　炒栀子三钱　粉丹皮三钱　真郁金三钱　盐杜仲四钱　炒杭芍四钱　干生地六钱（砂仁二钱研拌）　生甘草三钱　生藕节五枚

五诊：三月十九日。药后尚安，夜虽能眠而不酣，肢体仍觉乏力。法当从事清养。

台党参四钱　首乌藤八钱　朱茯神四钱　桑寄生五钱　全当归四钱　小川芎三钱　盐杜仲四钱　金狗脊四钱（去毛）　山萸肉三钱（去核）　干生地四钱（砂仁二钱研拌）　杭白芍四钱　炙甘草三钱　大红枣三枚　鲜生姜三钱

六诊：四月十一日。脉微见弦滑，肝胃不和，脾肾略虚，服药后各症皆轻，近因气郁，腰又酸痛作坠，胃纳略钝，面浮手胀。法当标本兼治。

台党参四钱　金狗脊四钱（去毛）　真郁金三钱　桑寄生五钱　小川芎三钱　盐杜仲三钱　全当归三钱　抱木茯神四钱　炒稻芽三钱　沉香曲四钱（布包）　冬瓜皮四钱　干生地四钱（砂仁二钱研拌）　生甘草三钱　鲜姜片二钱　大红枣三枚

七诊：四月十四日。药后腰痛已轻，眠食皆好，惟食后消化力薄，胸次作胀，面部及手微有浮肿。此中气仍虚之故，仍当从本治。

台党参四钱　焦冬术三钱　炒枳壳三钱　肥知母三钱　淡竹茹三钱　六神曲三钱（布包）　炒栀子三钱　冬瓜皮五钱　粉丹皮三钱　真郁金二钱　当归身四钱　赤芍苓各三钱　盐杜仲三钱　苦桔梗三钱　生甘草二钱　生藕节五枚

八诊：四月十七日。据述药后尚安，惟腰际仍作酸胀，食物已能消化，中气尚短。法当从

肺肾调理。

生箭芪四钱　台党参三钱　焦冬术三钱　金狗脊四钱(去毛)　盐杜仲四钱　桑寄生五钱　全当归四钱　干生地四钱(砂仁二钱研拌)　甘枸杞三钱　沉香曲三钱(布包)　云茯苓四钱　炙甘草二钱　鲜生姜三钱

九诊:五月三日。脉见弦滑,据述药后尚安,近因劳乏,感受湿热,觉腰际作胀,两腿无力,精神疲乏,食物不甘,夜眠多梦。法当标本兼治。

台党参四钱　桑寄生四钱　藿香梗三钱　金狗脊四钱(去毛)　盐杜仲四钱　薄荷梗三钱　苦杏仁三钱　焦冬术三钱　全当归三钱　金银花三钱　净连翘三钱　首乌藤八钱　肥知母三钱　川贝母三钱　生甘草二钱　生藕节五枚

十诊:五月七日。近日内热甚重,亦因劳乏未能休养之故,所以后脑昏痛,喉际舌根发强,肢体疲倦乏力,眠食亦觉不安,两眼亦干。阴虚太甚,仍当从本治。

台党参四钱　朱茯神四钱　首乌藤五钱　肥知母三钱　川贝母三钱　天麦冬各三钱　霍石斛四钱　全当归三钱　赤苓芍各三钱　干地黄四钱　小川芎三钱　炒栀子三钱　粉丹皮三钱　生白术四钱　金狗脊四钱(去毛)　生甘草二钱　生藕节五枚

十一诊:六月十七日。脉见弦虚,舌苔白腻,据述后脑牵及督脉作痛,胃部亦觉不适,现当经期,腰腹脊背皆痛。此乃劳乏太过之象,仍当从本治。

生黄芪四钱　台党参四钱　生於术三钱(泔浸)　金狗脊四钱(去毛)　西秦艽二钱　抱木茯神四钱　全当归四钱　首乌藤一两　盐菟丝五钱　杭巴戟三钱(酒炒)　制乳没各三钱　盐杜仲三钱　制续断三钱　六神曲三钱(布包)　生甘草二钱　带心莲子十五粒　桂圆三枚(去壳)　大红枣三枚

十二诊:六月二十七日。脉见弦虚,中气不调,子宫作坠,带下亦多,此乃寒湿兼风,故面部肢体均微觉胀。仍当依前法加减再进。

生箭芪五钱　台党参四钱　生於术三钱　朱茯神四钱　芡实米五钱　怀山药五钱　炒扁豆五钱　全当归四钱　制乳没各三钱　绿升麻二钱　金狗脊四钱(去毛)　炒枣仁四钱　桑寄生五钱　首乌藤一两　杭巴戟四钱　生甘草二钱　带心莲子十五粒

十三诊:七月十三日。据述经期已过四日,周身倦怠无力,心跳不安,眠亦不酣,腹微痛,腰微酸。皆虚象也,仍当从本治。

老箭芪五钱　台党参四钱　苍白术各三钱(泔浸)　抱木茯神四钱　桑寄生五钱　川牛膝三钱　全当归四钱　首乌藤一两　柏子仁四钱　炒扁豆五钱　夜合花四钱　炙甘草三钱　带心莲子十五粒

十四诊:八月二十七日。内有积热,外感风邪,致后背督脉及腰皆痛,经期将至,外邪尚重,故夜间呛咳极甚,肺部亦虚。法当标本兼治。

南沙参四钱　桑寄生五钱　金狗脊四钱(去毛)　全当归四钱　小川芎三钱　制乳没各三钱　西秦艽三钱　肥知母三钱　川贝母三钱　天花粉四钱　朱茯神四钱　真郁金三钱　杭白芍三钱　川牛膝三钱　酒黄芩二钱　生甘草二钱　生梨皮一具　生藕节三枚

十五诊:十月十二日。脉见浮滑,累感风寒化热,故鼻流黄涕,肢体畏寒,因动气后肝脾不和，食物作酸。法当标本兼治。

空沙参四钱　西防风三钱　西秦艽三钱　炒枳壳三钱　粉丹皮三钱　真郁金三钱　醋香附三钱　沉香曲三钱（布包）　炒稻芽三钱　酒黄芩三钱　全当归四钱　小川芎三钱　杭白芍四钱（土炒）　老苏梗三钱　生甘草二钱　鲜生姜三钱　大红枣三枚

十六诊：十二月十九日。据述头部昏痛，后脑连及督脉尤甚，喉干而痛，痰及鼻涕中均带有血丝，小溲红浊，口苦牙痛。内热太甚，重感风邪之象，法当从事清降。

生石膏五钱（先煎）　南沙参四钱　炒栀子三钱　粉丹皮三钱　蔓荆子三钱　川羌活三钱　忍冬藤五钱　净连翘三钱　酒黄芩柏各三钱　细生地四钱　甘菊花三钱　肥知母三钱　川贝母三钱　大麦冬三钱　生甘草三钱　鲜茅根五钱　生藕节五枚

吕女，四十岁，七月三日。

据述耳鸣头胀，有时作痛，两眼视物不清，且有抽搐之感，胃部作痛，上牵两胁，下连膀胱，小溲频数而不畅，中气不舒，消化不良，时作呃逆。病已三月有余，内热甚重。法当标本兼治，小心将护，不可大意。

南沙参五钱　蔓荆子三钱　香白芷三钱　炒栀子三钱　粉丹皮三钱　杜牛膝三钱　苦桔梗三钱　真郁金三钱　沉香曲三钱（布包）　橘子络二钱　焦鸡金三钱　佛手片三钱　酒芩柏各二钱　首乌藤六钱　六一散四钱（冲）　鲜荷叶一角（带梗五寸）

二诊：七月六日。药后眼部抽搐之感已减，胃痛亦轻，惟头部顶心及两太阳穴尚跳动而胀痛，两耳仍鸣，胁间仍觉气窜作痛，小溲仍淋沥不断而色黄。肝胃不和，气郁不舒，仍依前法加减。

空沙参五钱　首乌藤八钱　酒芩柏各三钱　真郁金三钱　白蔻仁三钱　嫩藁本三钱　沉香曲三钱（布包）　西防风二钱　杜牛膝三钱　炒栀子三钱　粉丹皮三钱　制乳没各三钱　肥知母二钱　丝瓜络二钱　六一散四钱（冲）　鲜荷叶一尺　生荸荠三枚（捣）

三诊：七月九日。据述服前方转形呛咳，胸腹间气尚未通，直攻食道间，头仍眩晕，眼花耳鸣。皆由血虚不能荣养之故，法当以养血为主。

灵磁石五钱（先煎）　台党参三钱　当归身四钱　小川芎三钱　大熟地五钱（砂仁二钱研拌）　山萸肉三钱（去核）　真郁金三钱　沉香曲三钱（布包）　抱木茯神四钱　桑寄生五钱　首乌藤四钱　肥知母三钱　川贝母三钱　甘枸杞三钱　甘菊花三钱　生甘草三钱　东阿胶四钱（烊化兑入）　带心莲子十五粒

四诊：七月十五日。据述药后眼花见轻，咳嗽吐痰尚易，惟头尚作痛，耳亦不时尚鸣，中气不调，腹仍作胀，按之则跳动不安而作痛。内热又生，法当标本兼治。

北沙参四钱　首乌藤四钱　忍冬藤四钱　川牛膝三钱　天花粉三钱　真郁金三钱　炒栀子三钱　粉丹皮三钱　大腹皮三钱　盐砂仁二钱　赤白苓芍各二钱　生甘草二钱　鲜荷梗一尺

五诊：七月十七日。头部顶心两旁发胀，两耳尚鸣，两太阳穴仍觉跳动而发胀，咽干舌强，肠胃间发闷且胀，不思饮食，强食之亦不甘。肝郁有热，脾胃不调，肾部亦虚，故见此候。

法当从本治。

台党参四钱　嫩藁本三钱　蔓荆子三钱　朱茯神四钱　炒栀子三钱　粉丹皮三钱　川牛膝三钱　真郁金三钱　沉香曲三钱(布包)　赤苓芍各二钱　金银花四钱　净连翘四钱　酒黄芩三钱　盐砂仁二钱　六一散四钱(冲)　带心莲子十五粒

六诊:七月二十二日。药后各病皆轻,惟两太阳穴仍昏胀,耳鸣眼干,又作抽搐感。内热尚重,阴分太虚,仍当治本。

台党参四钱　桑寄生五钱　朱茯神四钱　甘枸杞四钱　甘菊花三钱　干地黄五钱　谷精珠四钱　女贞子四钱　盐砂仁二钱　全当归四钱　沉香曲三钱(布包)　六一散四钱(冲)　东阿胶四钱(烊化兑入)　鲜荷叶一角(带梗五寸)

七诊:八月十九日。据述近日头又发晕,两太阳穴仍胀痛,左耳鸣更甚,眼角又感发抽,胸次发热,腹中胀痛而作坠,胃纳不甘,气不下降。此乃湿邪夹滞为患,为日已久,阴分太虚,法当从事清降,以热在上焦故也。

空沙参四钱　西秦艽三钱　香白芷三钱　薄荷梗二钱　炒栀子三钱　粉丹皮三钱　沉香曲三钱(布包)　大腹皮三钱　川牛膝三钱　赤茯苓四钱　生赤芍四钱　甘枸杞三钱　甘菊花三钱　焦鸡金三钱　佛手片三钱　六一散四钱(冲)　生藕节五枚

八诊:八月二十五日。药后尚安,惟左耳仍鸣,中下脘胀闷,气至脐则寒而不降。中宫气滞太甚,故呃逆不舒,头部仍发眩而畏风,法当从事清降。

南沙参四钱　苦杏仁三钱(去皮尖,捣)　苦桔梗三钱　真郁金三钱　佛手片三钱　小枳实一钱五分(麸炒)　大腹皮三钱　抱木茯神四钱　甘菊花三钱　白蔻仁二钱　西防风一钱　甘草梢二钱　生藕节五枚

九诊:九月八日。服前方各病皆轻,忽又大动肝气,致气火上攻头部,并四窜周身,发热为患,急躁烦闷,两肾囊睾丸因而向腹内抽搐。此乃肝肾两伤之象,宜小心将护为要。

灵磁石五钱(先煎)　空沙参四钱　白蒺藜四钱(去刺)　蔓荆子三钱　嫩藁本三钱　真郁金三钱　川牛膝三钱　生栀子三钱　粉丹皮三钱　忍冬藤八钱　海风藤八钱　合欢花四钱　赤芍药三钱　赤茯苓三钱　生甘草三钱　带心莲子十五粒

宋男,十七岁,十月二日。

据述患腹胀两月,消化不良,大便干溏不定,小溲黄浊。内蕴湿邪为患,为日已久,法当调理肠胃,从本主治。

空沙参四钱　炒枳壳三钱　沉香曲四钱(布包)　大腹皮四钱　炒栀子三钱　粉丹皮三钱　焦鸡金三钱　酒芩柏各二钱　冬瓜皮四钱　云茯苓四钱　盐泽泻三钱　甘草梢三钱　生苇茎五寸

二诊:十月六日。服前方尚安,面色渐开,食物下胃已不觉堵,肝运渐开,略能消化。当依法加减再进。

空沙参四钱　焦冬术三钱　六神曲四钱(布包)　焦鸡金三钱　大腹皮四钱　盐砂仁三钱　酒黄芩三钱　猪苓四钱　炒稻芽四钱　云茯苓四钱　生甘草二钱　鲜生姜一片　大红

枣三枚

三诊：十月十日。脉渐有来往，面色亦略荣，食物下胃亦不堵，惟觉肢体软弱，喜卧不喜走。久病伤脾，故见此候，法当从本治。

老黄芪四钱　台党参四钱　焦冬术三钱　炒枳壳三钱　桑寄生四钱　六神曲四钱（布包）　首乌藤六钱　朱茯神四钱　当归须三钱　小川芎三钱　细生地四钱（砂仁二钱研拌）　杭白芍五钱（土炒）　炒稻芽四钱　生甘草二钱　鲜生姜一片　大红枣三枚

四诊：十月十七日。脉渐有神，左腹内有块，时觉堵塞，中气因之不畅。近三日已不作胀，胃纳略开，食物亦香，脾运渐能消化，仍当从本治。

台党参四钱　焦冬术三钱　炒枳壳三钱　六神曲四钱（布包）　真郁金三钱　大腹皮四钱　云茯苓四钱　猪苓四钱　盐泽泻四钱　广木香三钱　元胡索二钱　土炒杭芍四钱　盐砂仁二钱　生甘草二钱　鲜生姜一片　生藕节五枚

五诊：十月二十五日。依前方加焦鸡金三钱、生熟稻芽各三钱。再服汤剂一付，可照此方分量加三倍炼蜜为丸，如梧桐子大。每日早晚各服四十粒，白开水送下。

萧女，十七岁，一九五〇年三月十七日。

脉见滑弦，据述因行路劳乏，为雨所侵，更因食物不和，致胃脘作痛，不思饮食，温度微高。法当表里兼治。

西秦艽三钱　生桑枝三钱　六神曲三钱（布包）　炒稻芽三钱　炒枳壳三钱　焦鸡金三钱　炮姜二钱　全当归三钱　云茯苓三钱　五味槟榔三钱（布包）　盐泽泻三钱　生甘草一钱　生苇茎五寸　生藕节五枚

二诊：八月十八日。据述昨夜肢体发热，胃部不和，时思呕吐，头部昏痛，倦怠乏力。此乃胃有食滞，外感风邪所致，法当和化。

桑枝叶三钱　西防风二钱　六神曲三钱（布包）　炒稻芽三钱　白蔻仁二钱　焦鸡金二钱　姜竹茹三钱　当归身三钱　小川芎三钱　土炒白芍三钱　云茯苓四钱　盐泽泻三钱　焦苡仁四钱　生藕节五枚　鲜生姜二片

白女，四十七岁，十月六日。

据述素有胃病已二三年，食物下胃不化，大便亦不畅。此乃肠胃不调，且有食滞为患，法当从本治。

老苏梗三钱　焦冬术三钱　炒枳壳三钱　沉香曲四钱（布包）　制厚朴二钱（姜汁炒）　制乳没各二钱　炒稻芽三钱　焦鸡金三钱　广木香二钱　大腹皮四钱　火麻仁四钱　云茯苓四钱　盐泽泻四钱　生甘草二钱　生藕节五枚　鲜生姜一片

二诊：十月十日。服前方胃纳渐调，大便渐畅，惟小溲不利，始如滑油，继乃如常。此乃湿热下注膀胱，法当清化。

空沙参四钱　六神曲四钱（布包）　炒稻芽四钱　方通草三钱　云茯苓四钱　盐泽泻四钱　车前子三钱　小木通三钱　炒苡仁三钱　广木香二钱　大腹皮四钱　天水散四钱（布

包） 朱灯心二钱 肥知母二钱 川贝母二钱 生苇茎五寸

邵男，六十三岁，一九五二年七月十一日。

食物下胃不化，呃逆时作，滞而作痛，入腹之后，其痛更剧。此乃肝胃不和，气食两滞为患。业经月余，亟当和化，勿使成为膈症。

空沙参四钱 焦冬术三钱 炒枳壳三钱 川厚朴一钱(川连水炒) 真郁金三钱 制乳没各三钱 沉香曲三钱(布包) 佛手片三钱 生熟稻芽各三钱 焦鸡金三钱 白蔻仁三钱 甘草梢二钱 鲜荷梗一尺 生荸荠三枚(捣)

二诊：七月十三日。腹痛已愈，惟尚作呃逆，食物下胃，尚微作痛。肝胃未和，当依法再进。

南沙参四钱 五味槟榔三钱 真郁金三钱 炒枳壳三钱 焦鸡金三钱 佛手片三钱 白蔻仁二钱 六神曲三钱(布包) 炒稻芽三钱 土炒杭芍三钱 生甘草三钱 鲜荷梗一尺

三诊：七月十八日。据述服药尚安，惟不能平卧，平卧则胃部发梗而气不通。气食两滞，均尚未化，当依法再进。

空沙参四钱 姜川朴一钱 六神曲三钱(布包) 山楂炭三钱 五味槟榔三钱 盐砂仁二钱 青木香二钱 炒稻芽三钱 真郁金二钱 藿香梗二钱 焦鸡金三钱 佛手片三钱 鲜荷梗一尺

四诊：七月二十二日。药后病已轻，因劳乏忽又反复，胃部作梗而更痛。仍当从本治。

空沙参三钱 苦桔梗三钱 沉香曲三钱(布包) 真郁金三钱 广木香二钱 盐砂仁二钱 川牛膝三钱 白蔻仁一钱 花槟榔三钱 首乌藤四钱 炒稻芽三钱 甘草梢一钱 鲜荷梗一尺

五诊：八月一日。食物下胃，仍上泛作吐，腹痛不减，入夜睡后更甚。肠脾不和，故时发时止，仍当从本治。

灵磁石四钱(先煎) 南沙参四钱 川厚朴一钱(川连水炒) 六神曲三钱(布包) 焦鸡金三钱 佛手片三钱 生熟稻芽各三钱 川黄连五分 广木香五分 制乳没各二钱 盐砂仁二钱 赤芍药三钱 五味槟榔三钱 生荷梗一尺

六诊：八月四日。各病皆轻，惟胃钝不开，宿滞不化，食物下咽，往往停蓄脘间，作胀且痛。法当从本治。

空沙参四钱 真郁金三钱 沉香曲三钱(布包) 盐砂仁三钱 麸炒枳壳二钱 焦鸡金三钱 炒稻芽四钱 大腹皮三钱 盐炒槟榔三钱 苦杏仁三钱 广木香三钱 连皮苓四钱 佛手片三钱 干藕节五枚

七诊：八月七日。各病皆愈，惟尚吐痰涎，不吐则呃逆上冲难受。胃热脾湿，当从本治。

南沙参四钱 焦冬术三钱 炒枳壳三钱 白蔻仁三钱 真郁金三钱 川厚朴一钱(川连水炒) 酒黄芩三钱 六神曲三钱(布包) 五味槟榔三钱 青竹茹三钱 盐砂仁二钱 甘草梢二钱 生荷叶一角(带梗五寸)

呃逆

岳女，三十岁，一九五二年十二月二十八日。

据述每月行经时腰酸腿软，食物亦不消化，婚后十年未孕。此肝脾两虚，肝胃不和之故也。法当从本治，小心将护，不可过劳。

灵磁石五钱（先煎） 台党参四钱 桑寄生五钱 厚杜仲四钱（盐炒） 全当归三钱 小川芎二钱 醋香附三钱 川牛膝三钱 首乌藤八钱 金狗脊四钱（去毛） 干地黄四钱（砂仁二钱研拌） 赤苓芍各三钱 宣木瓜三钱 生甘草二钱 带心莲子十五粒

二诊：一九五三年一月五日。药后病无出入，中脘总觉不适，时发呃逆，不思饮食，消化力薄，仍当治本。

空沙参四钱 真郁金三钱 佛手片三钱 沉香曲三钱（布包） 全当归四钱 小川芎三钱 大腹皮三钱 元胡索三钱（酒炒） 盐砂仁三钱 杭白芍四钱（土炒） 生甘草二钱 生藕节三枚

三诊：一月十二日。药后尚安。原方加炒稻芽三钱、醋香附三钱、白蔻仁二钱，再进。

四诊：一月十九日。据述呃逆已轻，胃纳渐多，亦能消化，惟白带极多，经色先红后淡，稍劳则腹胀。脾肾两虚，膀胱积热之象，仍当依前法加减再进。

生黄芪三钱 台党参三钱 醋香附三钱 白蔻仁二钱 全当归四钱 元胡索三钱（酒炒） 佛手片三钱 焦鸡金三钱 抱木茯神四钱 芡实米四钱 生熟苡仁各三钱 干地黄四钱（砂仁二钱研拌） 大腹皮三钱 生甘草二钱 干藕节三枚

五诊：二月二日。呃逆虽止，胃纳转钝，不思食物，经行色淡，白带极多，肛门下坠，眼皮发肿。脾肾两虚之故，当从本治。

台党参四钱 全当归四钱 小川芎三钱 抱木茯神四钱 盐砂仁三钱 芡实米四钱 怀山药四钱 炒苡仁四钱 金狗脊三钱（去毛） 甘枸杞四钱 大熟地四钱 山萸肉三钱（去核） 炙甘草二钱 干生姜三钱 大红枣三枚

呕吐

程女，五十四岁，一九五三年九月二十四日。

据述胸次有痞块为患，饮食下胃则吐，尔后更甚，往往胀痛不支。肝胃不和，气夹食滞，为日已久，宜小心将护，勿动气，勿过劳，缓缓图之，不易收速效也。

空沙参四钱 真郁金三钱 佛手片三钱 焦鸡金三钱 制乳没各三钱 沉香曲二钱、五味槟榔三钱（二味同布包） 法半夏二钱 平贝母二钱 苦桔梗三钱 大腹皮二钱 生甘草一钱 伏龙肝三两（煎汤代水）

二诊：九月三十日。药后尚安。原方加灵磁石五钱（先煎）、淡苁蓉四钱、杭白芍三钱（土炒）、川厚朴一钱（川连水炒），再进。

三诊：十月五日。药后大便仍干，出恭不利，胃部仍有时发热思吐，时泛酸水。肝胃不和，为日已久，仍依前法加减再进。

南沙参四钱　酒黄芩三钱　真郁金三钱　苍白术各二钱（土炒）　炒枳壳二钱　六神曲三钱（布包）　苦桔梗四钱　佛手片三钱　焦鸡金三钱　大腹皮二钱　炒栀子三钱　淡苁蓉三钱　生甘草二钱　伏龙肝二两（煎汤代水）

四诊：十月十日。药后大便仍干。原方加火麻仁四钱、郁李仁三钱、全当归三钱、五味槟榔二钱、沉香曲三钱（二味同布包），减去六神曲，淡苁蓉加至五钱，再进。

五诊：十一月三日。药后病无出入，大便六七日未行。法当从此消息，以通便为法，便通肠胃自调也。

空沙参四钱　六神曲三钱（布包）　生熟稻芽各三钱　火麻仁四钱　淡苁蓉三钱　郁李仁四钱　细生地五钱　川牛膝三钱　大腹皮三钱　香砂仁二钱（盐炒）　全当归五钱　生甘草二钱　生梨皮一具

六诊：十一月七日。药后大便已通，胃纳仍钝，胸次仍饱满作呃，喉间作水鸣声。仍当以调理肠胃为法，病久体虚，勿过劳累为要。

空沙参四钱　川厚朴一钱（川连水炒）　真郁金二钱　射干三钱　沉香曲二钱（布包）　焦鸡金三钱　佛手片三钱　白蔻仁二钱　广陈皮三钱　炒稻芽三钱　大腹皮三钱　酒黄芩二钱　生藕节五枚

七诊：十一月十八日。药后尚安。原方加潞党参四钱、抱木茯神四钱、於潜术二钱（土炒）、香砂仁二钱（盐炒）、淡苁蓉五钱，再进。

八诊：十二月二十七日。服药多帖，病已向愈。原方再加净连翘三钱、制乳没各三钱，再进。

赵女，十二岁，一九四九年八月十日。

据述食物不甘，下胃则思呕吐，咳嗽有痰，业已数年，往往干呛而呕不出物。此乃肺胃有热所致，法当清肺降胃以消息之。

焦冬术二钱　炒枳壳三钱　姜竹茹三钱　肥知母三钱　川贝母三钱　川黄连二钱　云茯苓三钱　法半夏三钱　沉香曲四钱（布包）　苦杏仁三钱（去皮尖，捣）　天花粉四钱　苦桔梗三钱　炒稻芽三钱　老苏梗二钱　鲜生姜一片　生藕节五枚

二诊：八月二十四日。脉见弦数，舌尖干黄，左口角生疮，颈下起核，食物仍作呕吐。乃肝胃两经有热之故，仍当清降。

生石膏四钱（先煎）　白蒺藜三钱（去刺）　忍冬藤四钱　龙胆草二钱　净连翘二钱　淡竹茹三钱　天花粉三钱　苦杏仁二钱（去皮尖，捣）　川黄连二钱　盐黄芩柏各二钱　大麦冬二钱　橘子核三钱　肥知母三钱　川贝母三钱　生甘草二钱　生藕节五枚　生苇茎一尺

郑女，五十二岁，一九五一年一月十五日。

脉见弦滑而数，舌苔黄白垢腻，据述病经四十余日，胸中发满，食物则吐，呛咳亦甚，痰中

带血，头昏眼困，肩臂脚腰均痛。此由食滞、气滞而致，夜眠频频吐痰，以至不能安眠，每日午后则寒热间作，两点后发热，至六点后则发冷，邪已深入，为日太久，汗及头而止，肢体无汗。法当标本兼治，病势匪轻，不可大意。

酥鳖甲三钱（先煎） 醋青蒿二钱 肥知母三钱 川贝母三钱 苦杏仁三钱（去皮尖，捣） 空沙参三钱 苦桔梗三钱 海风藤三钱 粉丹皮三钱 真郁金三钱 忍冬藤四钱 炒栀子三钱 净连翘三钱 焦鸡金三钱 杜牛膝三钱 六神曲三钱（布包） 天水散四钱（冲） 生茅根五钱 生藕节五枚

二诊：一月十六日。依前方加地骨皮三钱、天花粉三钱、方通草二钱，再进。

三诊：一月十七日。服前方病无出入，良由咳嗽多年，感邪则发，此次内热太甚，肺胃两伤，故痰中带血。今日并吐鲜血数口，胸次胀满，不思饮食，强食亦不纳，头仍昏眩，寒热间作。病势匪轻，当标本兼治。

台党参三钱 荆芥炭二钱（存性） 苦杏仁三钱（去皮尖，捣） 肥知母二钱 川贝母二钱 蔓荆子二钱 山栀子三钱（炒黑） 粉丹皮三钱 杜牛膝三钱 野百合四钱 沉香曲二钱（布包） 炙百部三钱 焦鸡金二钱 生熟稻芽各三钱 北五味一钱（打） 甘草梢一钱 生茅根五钱 生藕节五枚

四诊：一月十九日。依前方加苦桔梗三钱、醋青蒿二钱、酥鳖甲三钱、灵磁石四钱（二味同先煎），减荆芥炭、沉香曲、焦鸡金，再进。

五诊：一月二十一日。服改方，头已不晕，大便亦通，惟小溲深黄，不思饮食，强食则吐，腹中不时作痛，喉际作干，呛咳不爽，心中发热，喘促颇甚，痰色黄白相间，有时带血。内热尚重，病势未减，仍当依法加减再进。

台党参三钱 炒黑栀子三钱 天花粉四钱 苦杏仁三钱（去皮尖，捣） 苦桔梗三钱 肥知母三钱 川贝母三钱 粉丹皮三钱 云茯苓四钱 酒黄芩柏各二钱 嫩白前二钱 净连翘三钱 金银花三钱 甘菊花二钱 生甘草二钱 生梨皮一具 生藕节五枚

泄泻

赵男，二十六岁，一九五三年七月一日。

肝胃不和，业已年余，食物消化力薄，大便作溏，每日一二次不等，中有涎沫，似痢非痢。夜眠亦不安且多梦，此乃阳明病也，为日已久，当从本治。

台党参三钱（米炒） 苍白术各三钱（土炒） 五味槟榔三钱（布包） 沉香曲三钱（布包） 川厚朴二钱（姜水炒） 川贝母三钱 天花粉三钱 真郁金三钱 佛手片三钱 焦鸡金三钱 焦苡仁五钱 首乌藤一两 苦葶苈二钱 生姜片三钱 大红枣三枚

二诊：七月三日。药后尚安。原方加赤白苓芍各三钱、大腹皮三钱、盐砂仁二钱，再进。

三诊：七月五日。服改方后，虽胃纳稍佳，然脾不能运，故大便仍作溏，夜眠稍安，但醒后则不能再睡。仍当依前法加减再进。

台党参四钱 首乌藤二两 合欢花五钱 盐砂仁四钱 赤白苓芍各三钱 真郁金三

钱　大腹皮三钱　炒扁豆四钱　六神曲三钱（布包）　陈仓米三钱　柏子仁三钱　炙甘草二钱　干藕节三枚

四诊：九月十三日。据述近日胃部又觉不适，消化力薄，大便干溏不定，夜眠多梦。仍当依前法加减。

台党参四钱　土炒苍术三钱　麸炒枳壳三钱　酒黄芩三钱　夜交藤一两　合欢花三钱　沉香曲三钱（布包）　佛手片三钱　焦鸡金三钱　云茯苓四钱　盐泽泻三钱　生甘草二钱　带心莲子十五粒

王男，四十九岁，一九五一年一月六日。

脉见滑大，舌苔黄腻，内蕴湿热甚重。据述腹痛作泻，日夜行七八次，便后有血。此乃酒毒为患，法当从本治，消化肠胃。

桑枝叶各三钱　忍冬藤三钱　净连翘三钱　粉丹皮三钱　炒栀子三钱　白蔻仁一钱　炒苡仁四钱　赤芍苓各二钱　酒黄芩柏各二钱　大腹皮二钱　血余炭三钱　细生地四钱　制乳没各三钱　生甘草二钱　生藕节五枚　生荸荠三枚（捣）

二诊：一月九日。据述服前方，一日夜未下血。今晨第二次入厕又觉下血，其色甚鲜，臀肉久坐则觉黏滞不适。此乃皮破使然，酒毒下注，湿热太甚之故。法当从本治，依昨法加减再进，更宜小心将护。

空沙参四钱　地榆炭三钱（存性）　槐角炭三钱　赤芍苓各三钱　酒黄芩柏各二钱　炒栀子三钱　生熟苡仁各三钱　粉丹皮三钱　细生地四钱　净连翘三钱　忍冬藤四钱　血余炭三钱　生石膏四钱　肥知母三钱　川贝母三钱　甘草梢二钱　生茅根五钱　生藕节五枚

赵男，二十八岁，一九四九年八月二十一日。

据述腹泻多日，夜重日轻，昨日加重，上吐下泻，腰腿作痛，身体无力。此由劳乏感风夹气，因素体有湿，故成此候，已见虚象，宜小心将息。

苦桔梗三钱　怀山药四钱　焦冬术四钱　姜川朴一钱　炒扁豆二钱　芡实米二钱　宣木瓜三钱　盐泽泻四钱　山楂炭二钱　炒枳壳三钱　云茯苓四钱　大腹皮三钱　生甘草二钱　鲜生姜一片　大红枣三枚　陈仓米一勺（炒）

二诊：九月七日。服前方，各病皆轻，惟头不能抬，两眼发红而羞明。此乃胃热上攻为患，乃食火也，法当清降。

生石膏四钱（先煎）　竹茹叶各二钱　杜牛膝三钱　忍冬藤一两　六神曲四钱（布包）　酒黄芩二钱　肥知母二钱　川贝母二钱　细生地四钱　净连翘二钱　粉丹皮二钱　甘菊花三钱　草决明三钱　谷精珠二钱　霜桑叶二钱　炒栀子三钱　甘草梢二钱　生苇茎一尺

陆男，五十二岁，一九五八年八月二日。

溏泄已月余，色先黑后黄，腹鸣一痛则泻，日夜行五六次不等，并无红白，但有不消化之物。此乃脾湿肾虚之故,为日已久,当从本治。

台党参三钱　焦冬术二钱　炒枳壳半钱　赤白芍苓各三钱　大腹皮三钱　焦鸡金三钱　佛手片三钱　金狗脊三钱(去毛)　生熟苡仁各四钱　芡实米四钱　怀山药四钱　炙甘草二钱　生藕节二钱　大红枣三枚　陈仓米一勺(微炒)

二诊:八月四日。服昨方,腹泻次数已减,肢体亦和,仅腹部尚疼耳,当依法加减。

米炒党参三钱　土炒白术二钱　炒枳壳二钱　桑寄生四钱　焦鸡金三钱　佛手片三钱　生熟稻芽各三钱　盐杜仲三钱　赤白苓各三钱　盐泽泻三钱　生甘草二钱　生藕节五枚

三诊:八月十二日。素体肝阳太旺,脾肾两虚,故时发头眩,溏泄日行二三次不等,粪色黑多黄少。当属内热为患,宜从本治。

珍珠母一两(先煎)　真龙齿六钱(先煎)　灵磁石五钱(先煎)　台党参四钱　芡实米四钱　沉香曲三钱(布包)　生熟苡仁各三钱　生熟稻芽各三钱　炒扁豆四钱　大腹皮三钱　川牛膝二钱　生白芍四钱　陈仓米三钱(炒)　生甘草二钱

四诊:八月十四日。头昏大减,大便已变黄,惟作溏恭,日一二次。内热已轻,肝脾未和,当从本治。

灵磁石四钱(先煎)　台党参三钱　炒冬术二钱　炒枳壳三钱　生熟苡仁各三钱　芡实米四钱　怀山药四钱　扁豆衣四钱　大腹皮二钱　盐炒砂仁二钱　茯苓块三钱　生甘草二钱　陈仓米三钱

五诊:八月十六日。药后尚安,惟腹中仍作坠痛,日夜尚泻二三次,中有不消化之物。中气略虚,当调理肠脾,兼和肺胃以为治。

生黄芪三钱　米炒党参三钱　土炒白术三钱　炒枳壳二钱　焦鸡金三钱　生熟稻芽各三钱　佛手片三钱　大腹皮二钱　芡实米四钱　陈仓米三钱　炒白扁豆四钱　赤白芍苓各三钱　生甘草二钱　大红枣三枚(烧)

六诊:八月十九日。腹泻虽止,脉见弦虚,血压极高,乃湿热上攻为患。热极恐成风,亟当从事清降。

生珍珠母一两　生左牡蛎八钱　真龙齿七钱　灵磁石五钱(四味同先煎)　生芪尖三钱　炒栀子三钱　首乌藤四钱　粉丹皮三钱　川牛膝三钱　赤白芍苓各三钱　盐泽泻三钱　甘草梢三钱　陈仓米三钱　鲜荷叶一角(带梗五寸)

七诊:八月二十一日。头部偏右尚作痛,心烦而躁。内热太重,法当清降。

九孔石决明一两　生石膏五钱　灵磁石四钱(三味同先煎)　忍冬藤四钱　生栀子三钱　粉丹皮三钱　苦杏仁三钱(去皮尖,捣)　净连翘三钱　盐黄芩柏各二钱　肥知母三钱　川贝母三钱　赤芍药四钱　生甘草二钱　鲜茅根八钱　鲜荷梗一尺

八诊:八月二十三日。后脑偏右仍发沉,间亦作抽,此乃邪热上攻,有化风之象。心烦虽止而腹仍作痛作溏,内有不消化之物。法当标本兼治。

首乌藤一两　香白芷三钱　白蒺藜三钱　西防风二钱　忍冬藤五钱　杜牛膝三钱　生栀子三钱　粉丹皮三钱　炒稻芽四钱　炒扁豆四钱　六神曲三钱(布包)　酒黄芩二钱　甘

草梢二钱　鲜藕节五枚

九诊：八月二十五日。药后各病皆轻，惟头额阵阵发昏。内热未尽，仍有上攻之象，法当从事清降。

空沙参四钱　蔓荆子二钱　西秦艽二钱　川牛膝三钱　炒栀子三钱　粉丹皮三钱　酒黄芩三钱　首乌藤八钱　赤白芍苓各三钱　细生地四钱　炒稻芽三钱　甘草梢二钱　生荷梗一尺

十诊：八月二十八日。病愈八九，惟余邪未尽，尚攻头部发昏。法当善后。

南沙参四钱　香白芷三钱　首乌藤八钱　真郁金三钱　川牛膝三钱　桑寄生四钱　忍冬藤四钱　赤白芍苓各三钱　炒栀子三钱　酒黄芩二钱　大腹皮三钱　生甘草二钱　生藕节五枚

董男，十六岁，一九五〇年六月二十五日。

脉不和畅，面色不荣。据述素有腹痛之病，却里急后重而出恭不易，前五个月病尚轻，近四个月来身体发热，见汗不退，胃纳不易消化，夜不安眠。内伤外感兼而有之，宜小心将护，不可大意。法当标本兼治，疏方酌服，得效再议。为日太久，恐不易收速效也。

米炒北沙参四钱　土炒冬术二钱　麸炒枳壳二钱　真郁金四钱　生熟稻芽各三钱　焦鸡金三钱　六神曲三钱（布包）　肥知母三钱　川贝母三钱　首乌藤八钱　淡苁蓉四钱　大腹皮三钱　甘草梢三钱　地骨皮二钱　生荸荠五枚（捣）

二诊：七月一日。脉息病情详列前方，服后病无出入。据述腹中有包块，胀时揉之则消，腹中仍作坠痛，如厕则不易出恭，肢体仍发热而不出汗，胃纳渐开，但不易消化，因进食仍吐故也。为日已久，宜加意保重，拟依法再进。

米炒台党参四钱　土炒冬术三钱　麸炒枳壳二钱　五味槟榔三钱　佛手片三钱　焦鸡金四钱　淡苁蓉四钱　沉香曲三钱（布包）　炒黑栀子三钱　粉丹皮三钱　大腹皮二钱　制乳没各三钱　鲜荷叶一角（带梗五寸）　生荸荠三枚（捣）

三诊：七月七日。据述服药后温度大减，惟尚作呛咳，胸次仍发胀，不思食物，腹中包块仍四窜无定，按之则痛，出恭不畅，多成溏恭，肺脾两虚，肠胃不调，故肢体无力。因病太久，故见此候，法当从本治，更宜加意保养。

台党参四钱　真郁金三钱　盐砂仁三钱　生熟稻芽各三钱　沉香曲三钱（布包）　苦桔梗三钱　肥知母三钱　川贝母三钱　火麻仁四钱　制乳没各三钱　大腹皮二钱　云茯苓四钱　桑寄生五钱　甘草梢二钱　生荸荠三枚（捣）

四诊：七月十日。服方后，胃纳略开，惟消化仍薄，腹中包块有时仍作痛，尚作呛咳，肢体仍乏力，困倦思睡。肝脾两虚，当从本治，依法加减再进。

台党参四钱　肥知母三钱　川贝母三钱　佛手片三钱　焦鸡金三钱　大腹皮四钱　云茯苓四钱　制乳没各三钱　桑寄生四钱　炒扁豆四钱　盐砂仁二钱　生熟稻芽各三钱　生甘草二钱　干藕节五枚

五诊：七月十六日。据述大解仍不如常，入夜尤甚，往往腹痛思便，如厕久蹲仍解不尽，但又不易出恭。此乃气虚包块未化之故，宜缓缓图之，仍依法加减再进。

台党参三钱　大腹皮二钱　左金丸三钱（布包）　炒扁豆四钱　生熟稻芽各三钱　沉香曲三钱（布包）　焦鸡金二钱　佛手片二钱　五味槟榔二钱　盐砂仁二钱　赤白苓芩各二钱　生甘草一钱　生荷梗一尺（切）

六诊：七月二十二日。肠胃有热，消化力薄，喜饮水，但饮后则作胀，食物更甚，面呈浮肿，腹痛则思入厕，揉之便有包块为患，大便仍不畅，时作呛咳。病久身虚，宜小心将护，不可大意，疏方照服，得效再议。

生芪皮四钱　台党参三钱　天花粉四钱　冬瓜仁皮各四钱　炒扁豆三钱　生熟稻芽各三钱　茯苓皮四钱　芡实米三钱　淡苁蓉三钱　盐砂仁二钱　沉香曲二钱（布包）　生甘草二钱　生藕节五枚

沈女，六十三岁，一九五〇年九月三十日。

据述患鸡鸣泻已三十余年，时发时愈，此次又发，业经数月。两眼发干，头亦发眩，肝脾肺肾各经皆虚，故口舌牙龈均觉干而有脱皮之势。病势匪轻，法当从本治，更宜小心将护。

台党参四钱　焦冬术三钱　首乌藤八钱　熟地黄四钱（炒砂仁二钱研拌）　山萸肉三钱（去核）　甘枸杞四钱　焦山栀三钱　粉丹皮三钱　盐元参三钱　天门冬二钱　抱木茯神四钱　炙甘草二钱　陈仓米一勺　大红枣三枚（烧）

二诊：十二月三日。肺胃有热，外袭风寒，中气觉短，鼻孔发热，喉际不爽，咳痰尚易，眼已不痛，头亦不眩，腹部有时尚痛而作泄。法当标本兼治。

台党参四钱　首乌藤一两　肥知母三钱　川贝母三钱　西秦艽二钱　苦杏仁三钱（去皮尖，捣）　焦山栀三钱　粉丹皮二钱　酒黄芩二钱　云茯苓三钱　干地黄四钱（炒砂仁二钱研拌）　山萸肉三钱（去核）　炙甘草二钱　炒陈仓米三钱　干生姜三钱　大红枣三枚

三诊：一九五三年二月十日。据述服前方尚安，惟内热太重，心虚失养，不时作跳，而肝胃因之不和，食物不甘，中脘不舒，两手腕及两腿均觉几几如风抽然。此乃血贫之故，宜从本治，小心将护，勿动肝气，勿受风邪为要。

空沙参四钱　真郁金三钱　炒栀子三钱　粉丹皮三钱　大生地四钱　大麦冬三钱　甘菊花三钱　甘枸杞四钱　川贝母三钱　抱木茯神三钱　全当归四钱　小川芎三钱　首乌藤一两　生甘草二钱　陈仓米三钱　生藕节三枚

四诊：四月三日。脉不调匀，面部微浮，眼口均发干，心跳不安，胃部觉空而食物不下，中气极短，夜不安眠。子宫突出并流黄水，有时筋掣抽窜难受。血不荣养，气不条畅，易感外邪，故病情复杂而时异。仍当从本治，小心将护为要。

南沙参四钱　肥知母三钱　川贝母三钱　天麦冬各三钱　柏子仁二钱　苦杏仁二钱（去皮尖，捣）　桑寄生四钱　当归须四钱　制乳没各三钱　细生地四钱　朱茯神四钱　合欢花三钱　首乌藤一两　西秦艽三钱　生甘草三钱　生荸荠三枚（捣）

五诊：六月十七日。据述病情乃肾水不能涵木，故肢体抽掣，脾部太虚，消化力薄，故食物上冲，呃逆时作，前阴仍流清水。仍当标本兼治，小心将护，不可躁急，至要至要。

灵磁石五钱(先煎) 台党参四钱 桑寄生五钱 西秦艽二钱 小川芎二钱 全当归四钱 生杭芍四钱 真郁金三钱 沉香曲二钱(布包) 干地黄四钱 朱茯神四钱 生甘草二钱 生藕节三枚

六诊:七月十六日。药后各症皆轻,前方加西防风三钱、生芪皮三钱、柏子仁三钱、炒栀子三钱,再进。

七诊:八月十五日。服前方各症皆轻,惟中气太虚,肝热太甚,故大便时觉气下坠,子宫亦作坠,恐有瘤子为患;热气上攻则两眼发花、不能视物,食物不和则作泻。病情复杂,气血两虚,易于动气,法当从本治,小心将护,以期有效。

台党参四钱 真郁金三钱 谷精草八钱 沉香曲三钱(布包) 炒栀子三钱 粉丹皮三钱 甘菊花三钱 制乳没各三钱 全当归三钱 盐黄芩柏各二钱 干地黄五钱(砂仁二钱研拌) 赤苓芍各三钱 生甘草二钱

痢疾

李女,三十四岁,一九五〇年二月十四日。

脉见弦滑而虚,舌苔薄白,据述曾患子宫瘤,经烤电后痊愈,又患肠病大便下红白如痢,用灌肠法治疗后,忽然肛门坠胀作痛,坐卧不安,有时自行流出白涎如蛋清然,其气极臭,而痛不可忍。此久痢所致,中气已虚,不可大意。姑拟一方酌服,得效再议。

台党参三钱 焦冬术二钱 制乳没各三钱 大腹皮二钱 麸枳壳二钱 炒扁豆四钱 赤白苓芍各三钱 怀山药四钱 芡实米四钱 真郁金二钱 真血竭二钱 炒苡仁四钱 首乌藤一两 生甘草二钱

二诊:二月十六日。服前方,病无出入,脉见弦虚,舌苔后薄黄而腻,牙龈发松,如欲脱然,大便仍有红白,有时夹有黑色血块,便时疼痛,排便甚难。此脾气已虚,湿热下注之故。姑再拟一方酌服,得效再议。

台党参四钱 赤白苓芍各三钱 炒栀子三钱 制乳没各三钱 真血竭三钱 油当归四钱 细生地四钱 忍冬藤四钱 小川芎二钱 元胡索二钱 甘草梢三钱 生荸荠五枚 生藕节五枚

三诊:二月十八日。药后大便仍有红白,便时仍疼。前方加酒芩柏各三钱、首乌藤一两,再进。

四诊:三月二十日。脉仍虚滑,据述肛门坠胀作痛,下痢红白虽止,但干溏不定,腹痛午后为甚,有时出冷汗。当从本治。

台党参四钱 制乳没各三钱 油当归四钱 淡苁蓉四钱 赤白苓芍各三钱 细生地四钱 盐黄芩柏各二钱 大腹皮四钱 小川芎三钱 火麻仁四钱 杜牛膝三钱 甘草梢二钱 生藕节五枚

萧男,六十一岁,一九五二年九月二十四日。

脉见弦洪，肝郁太甚，又因食物不和，腹痛作泻，渐有成痢之势。法当从本温化，以有沫子故也。

焦冬术三钱 炒枳壳三钱 大腹皮四钱 广木香二钱 薏苡仁四钱 芡实米四钱 炒山药四钱 赤白苓芍各三钱 生熟稻芽各三钱 六神曲四钱、五味槟榔二钱（二味同布包） 焦鸡金二钱 西防风二钱 真郁金三钱 炙甘草二钱 鲜生姜一片 大红枣三枚

二诊：十月一日。据述腹痛作泻，夹有红白沫子，已成痢疾，好在尚有粪在内。法当温化，以期霍然也。

空沙参四钱 炒枳壳二钱 广木香二钱 川黄连二钱 大腹皮四钱 赤白苓芍各三钱 焦鸡金三钱 沉香曲四钱（布包） 炒苡仁二钱 血余炭二钱 怀山药四钱 芡实米三钱 西防风三钱 全当归三钱 炙甘草二钱 陈仓米一勺 干藕节五枚

刘男，四十一岁，一九五三年四月一日。

据述患腹泻已八月，日三四次，日久失治，变为痢疾，里急后重，兼下黄黑冻子，两眼困倦，肢体乏力。此脾虚受伤之象，当从本治。疏方照服，得效再议，小心将护为要。

台党参四钱（米炒） 於潜术四钱（土炒） 小枳壳三钱（麸炒） 真郁金三钱 生熟稻芽各三钱 赤白苓芍各三钱 大腹皮三钱 芡实米五钱 生熟苡仁各四钱 怀山药四钱 广木香三钱 炒扁豆四钱 炙甘草三钱 大红枣三枚（烧）

二诊：四月四日。药后尚安。原方加桑寄生四钱、首乌藤一两、甘枸杞三钱、甘菊花三钱，再进。

三诊：四月八日。原方又加杭巴戟四钱、菟丝子四钱（盐炒）、干荔枝三枚（去壳），去大腹皮，再进。

四诊：四月二十五日。下痢已止，食滞未化，故有时仍作泻，当依法再进。

北沙参四钱（米炒） 於潜术三钱（土炒） 沉香曲三钱（布包） 广木香二钱 生熟稻芽各三钱 赤白苓芍各三钱 陈仓米三钱（炒） 芡实米四钱 怀山药五钱 佛手片三钱 焦鸡金三钱 杭巴戟四钱 炙甘草三钱 干生姜二钱 大红枣三枚

五诊：五月五日。中气太虚，消化力薄，故每日晨起即觉气坠欲便，干溏不定。为日已久，当从本治。

台党参四钱（米炒） 於潜术三钱（土炒） 云茯苓三钱 怀山药四钱 杭白芍三钱（土炒） 炒扁豆八钱 芡实米四钱 沉香曲三钱（布包） 大腹皮三钱 建泽泻三钱（盐炒） 车前子三钱 陈仓米三钱（炒） 甘草梢三钱 生藕节五枚

六诊：五月十二日。药后尚安。原方加生黄芪四钱（水炙，不用蜜）、金狗脊四钱（去毛）、谷精珠五钱、干生地二钱（砂仁四钱研拌）、佛手片三钱、焦鸡金三钱，再进。

七诊：十二月十四日。久泻伤脾，近日又下黄色冻子，肢体困倦，两眼亦不喜开，食物尚能消化，但不能劳乏。仍依前法加减再进。

老箭芪五钱 潞党参四钱 焦冬术三钱 扁豆衣五钱（炒） 谷精珠四钱 甘枸杞四钱 杭巴戟三钱 益智仁三钱 芡实米五钱 怀山药五钱 甘菊花三钱 干生地四钱 山

萸肉三钱（去核） 金狗脊四钱（去毛） 抱木茯神四钱 炙甘草三钱

腹痛

王男，四十岁，已婚，一九五一年一月三日。

脉见沉弦而滑，据述患肠胃之疾业已三年余，食物下胃消化不良，亟欲解大便时腹中胀闷，微觉痛而难受，便后亦然，仅晚上稍觉轻快。恐因利成痢，当调和肠胃为治。

台党参四钱（米炒） 土炒冬术三钱 麸炒枳壳三钱 生熟稻芽各三钱 焦鸡金三钱 沉香曲三钱（布包） 云茯苓四钱 大腹皮三钱 制乳没各三钱 盐泽泻三钱 干地黄四钱（砂仁二钱研拌） 生甘草二钱 生藕节五枚 生姜片三枚 大红枣三枚

二诊：一月八日。脉略见平，据述睡后胸次发冷而作跳，得嗳气则安，腹中仍作胀闷，大便下秽浊之物，其色不正，小溲有时发黄。肠脾不调，肺胃略虚，法当从本治。惟病根太深，恐非数帖药所能奏效也。

米炒台党四钱 土炒冬术三钱 老干姜三钱 厚附片三钱 大腹皮三钱 沉香曲三钱（布包） 干地黄四钱（肉桂子二钱研拌） 制乳没各二钱 广木香三钱 连皮苓六钱（赤白各半） 盐泽泻三钱 焦鸡金三钱 芡实米四钱 杭白芍三钱（土炒） 生熟稻芽各三钱 生甘草二钱 生姜片三钱 大红枣三枚

三诊：一月十六日。脉浮滑不均，舌有白苔，出语声重不清，昨日肢体发热，头部偏右作痛，今虽见轻，邪仍未解，故胸次发满而痛，大便尚利，晨起小溲长而微黄，近日略感风邪，故成此候。法当表里兼治。

南沙参四钱 蔓荆子二钱 西防风二钱 沉香曲三钱（布包） 苦杏仁三钱（去皮尖，捣） 生熟稻芽三钱 真郁金三钱 焦鸡金三钱 大腹皮二钱 赤白苓芍各三钱 盐泽泻二钱 甘草梢二钱 生藕节五枚 生姜片二钱

四诊：一月二十日。据述前方服后，风寒已化，声音发亮，惟胸次发冷，睡后尤甚，腹尚作痛，大便发干，晨起小溲尚黄。食滞尚未尽化，食物不甘，当从本治。

台党参四钱 苦杏仁三钱（去皮尖，捣） 真郁金三钱 五味槟榔三钱（布包） 淡苁蓉三钱 干生地四钱（砂仁二钱研拌） 赤白苓芍各三钱 火麻仁三钱 沉香曲三钱（布包） 大腹皮三钱 金狗脊三钱（去毛） 甘草梢二钱 生荸荠三枚 生姜片三钱 大红枣三枚

五诊：一月二十七日。据述今日晨起大便三次，色黑而溏，胶黏不消化之物甚多，胃纳不甘，食后发饱胀。仍当以调和肠胃为治。

米炒台党四钱 焦冬术三钱 炒枳壳二钱 真郁金二钱 生熟稻芽各三钱 焦鸡金三钱 沉香曲三钱（布包） 大腹皮三钱 金狗脊四钱（去毛） 赤白苓芍各三钱 芡实米三钱 甘草梢三钱 生姜片四钱 大红枣三枚

六诊：一月二十八日。胃纳不强，消化力薄，食物下咽胸次仍胀满难受，大便色发紫而胶黏不畅。温邪夹滞为日太久，仍以前法。

焦冬术三钱　炒枳壳三钱　五味槟榔四钱(布包)　六神曲三钱(布包)　川厚朴一钱五分　炒稻芽四钱　大腹皮三钱　炒栀子三钱　粉丹皮三钱　生熟苡仁各四钱　赤白芍各四钱　焦鸡金三钱　生荸荠三枚(捣)　生藕节五枚

李男,三十五岁,一九四九年八月二十日。

脉见沉细,舌有薄白苔,据述偏右小腹作痛,食物不甘,消化力薄,大便不调,夜眠不安,业经十余年,此阳明经病也。近日略感风邪,致头部沉重,旧伤新感,法当标本兼治。惟病太沉太久,恐非数帖药所能奏效也。

白蒺藜二钱(去刺)　香白芷二钱　蔓荆子三钱　沉香曲四钱(布包)　生熟稻芽各四钱　大腹皮四钱　盐砂仁二钱　广木香二钱　焦鸡金三钱　制乳没各二钱　首乌藤四钱　火麻仁四钱　生甘草二钱　鲜生姜三片　大红枣三枚

二诊:八月二十二日。据述服前方尚安,惟肝胃不和,内蕴有热,故上攻头部作痛,中脘亦胀痛,食物不消化,亦不甘味,二便亦不调。法当从本治。

南沙参四钱　焦冬术三钱　炒枳壳三钱　盐砂仁三钱　盐吴萸二钱　大腹皮四钱　沉香曲四钱(布包)　干地黄四钱　火麻仁四钱　细生地四钱　炒稻芽四钱　焦鸡金二钱　杜牛膝三钱　生甘草二钱　干藕节五枚

三诊:八月二十四日。

脉已不沉,舌尖淡黄,胃纳仍钝,此肝胃不和,消化力薄之故。法当从本治,依前法加减再进。

空沙参四钱　白蒺藜三钱　六神曲四钱(布包)　五味槟榔三钱　焦鸡金二钱　炒枳壳三钱　制乳没各二钱　火麻仁五钱　广木香二钱　盐砂仁二钱　大腹皮四钱　生甘草二钱　生藕节五枚

四诊:九月一日。服前方甚安,惟腹胃之病为日已久,其根太深,消化力薄,将饿时中宫发热,呃逆大作,大便五六日一行。血不荣经,法当从本治。

台党参四钱　焦冬术三钱　炒枳壳三钱　沉香曲四钱(布包)　炒稻芽三钱　焦鸡金三钱　大腹皮四钱　酒黄芩柏各二钱　忍冬藤四钱　制乳没各二钱　郁李仁四钱　方通草二钱　细生地四钱　甘草梢二钱　生藕节五枚

五诊:九月四日。据述服前方甚安,惟右腹尚痛,小溲时茎中作痛,溲色深浊不清。以前患过淋浊,余邪未尽,大便仍不调,仍当从本治。

土炒苍白术各三钱　麸炒枳壳二钱　茯苓皮四钱　盐泽泻四钱　生熟稻芽各二钱　瞿麦穗三钱　萹蓄草三钱　方通草三钱　制乳没各二钱　忍冬藤一两　沉香曲四钱(布包)　细生地四钱　火麻仁四钱　酒黄芩柏各二钱　甘草梢二钱　生藕节五枚

六诊:九月十六日。据述服前方后,病均较减,惟素体蕴湿甚重,故小溲仍未复原,茎中微痛,臀部两侧均生疙瘩作痒,大便已能间日一通,呃逆尚作,仍当从本治。

台党参四钱　泔苍术三钱　真郁金三钱　丝瓜络三钱　炒苡仁三钱　西秦艽三钱　制乳没各二钱　六神曲四钱(布包)　忍冬藤五钱　方通草二钱　瞿麦穗三钱　萹蓄草二

钱　酒黄芩柏各二钱　土茯苓四钱　赤芍药四钱　甘草梢二钱　生苇茎一尺

马女，十一岁，一九四九年九月四日。

据述初生时前阴即不时发红，并有小疙瘩，有白涎流出，此乃寒湿为患；而大便干结，乃湿邪化热之征，故腹中不时作痛。为日已久，其根已深，法当从本治。

全当归三钱　小川芎三钱　元胡索二钱（酒炒）　沉香曲四钱（布包）　大腹皮四钱　小茴香二钱　制乳没各三钱　生熟苡仁各四钱　忍冬藤一两　净连翘二钱　赤白芍各二钱　甘草梢二钱　生藕节五枚

二诊：九月十二日。脉见平调，惟肠胃间尚作痛，昼夜不断隐隐作痛，素有虫积，现虽未发，食物不合恐易牵动。寒湿太重，仍当从本治。

空沙参四钱　炒枳壳三钱　醋香附二钱　盐吴萸二钱　老干姜二钱　元胡索二钱（酒炒）　制乳没各三钱　赤白芍苓各二钱　焦冬术三钱　小川芎三钱　小茴香三钱　肉桂子四钱　沉香曲四钱（布包）　全当归三钱　生甘草二钱　鲜生姜一片　大红枣三枚

三诊：十一月十四日。服前方，腹痛已减，惟肝胆热重，项间有发生瘰疬之势，亟宜为之清化。

南沙参三钱　白蒺藜三钱　胆草炭二钱　杜牛膝三钱　制乳没各三钱　土炒白芍三钱　肥知母三钱　川贝母三钱　真郁金三钱　当归须三钱　小川芎三钱　生甘草二钱　生藕节五枚

李男，二十九岁，一九五三年九月二十二日。

据述素有胃痛之病，兼有绕脐刺痛之疾，食物不易消化，气逆上冲作呃，夜眠不安，时醒时酣，头部不适，头脑不清。此乃肝胃不和，脾肾两虚之故。病已四年有余，其根已深，难收速效，宜标本兼治，缓之图之，勿过劳，勿动气，小心将护为要。

灵磁石五钱（先煎）　南沙参四钱　焦冬术三钱　炒枳壳二钱　佛手片三钱　焦鸡金三钱　真郁金三钱　首乌藤一两　五味槟榔三钱（布包）　夜合花四钱　沉香曲三钱（布包）　干藕节三枚

二诊：九月二十九日。据述腹部作痛，得虚恭则安，此种情形，经常如此，脐中不时有水流出，其味发臭。此肠中积湿太久之故，业经数年，未易收效，当依法加减再进。

空沙参四钱　真郁金三钱　炒栀子三钱　粉丹皮三钱　制乳没各三钱　大腹皮三钱　沉香曲三钱（布包）　广陈皮三钱　芡实米四钱　茯苓皮四钱　盐泽泻三钱　甘草梢三钱　生藕节三钱

三诊：十月五日。药后尚安。原方加霜桑叶三钱、肥知母三钱、川贝母三钱、西防风二钱、甘杏仁三钱（去皮尖，捣），再进。

四诊：十月九日。药后各病略轻，惟脐中仍流臭水，食物仍不消化，近日又感外邪，发为咳嗽，牵及腹部作痛。仍宜标本兼治，疏方照服，得效再议。

南沙参五钱　西防风五钱　西秦艽三钱　苦杏仁三钱（去皮尖，捣）　佛手片三钱　焦

鸡金三钱　酒黄芩柏各三钱　制乳没各三钱　肥知母三钱　川贝母三钱　大腹皮三钱　云茯苓四钱　生甘草三钱　生藕节三枚

五诊：十月十三日。据述绕脐作痛甚剧，脐中流臭水如故，呃逆大作，食物不甘，咳嗽甚重。劳火太甚，肠胃积热为患。当依前法加减再进，以观其效。

空沙参五钱　真郁金三钱　炒栀子三钱　粉丹皮三钱　制乳没各三钱　生杭芍五钱　肥知母三钱　川贝母三钱　苦杏仁三钱（去皮尖，捣）　云茯苓四钱　盐泽泻三钱　酒黄芩柏各三钱　甘草梢三钱　生苇茎五寸　生梨皮一具

六诊：十月十八日。药后尚安。原方加制厚朴二钱（黄连水炒）、左金丸三钱（布包）、大腹皮二钱、盐杜仲三钱，再进。

高男，十八岁，一九四九年九月十七日。

脉不和畅，素有胃病，食物不香，且不消化，昨夜腹中绞痛，吐泻交作。此乃食滞感受时邪所致，非他证也，法当和化。

忍冬藤三钱　净连翘三钱　六神曲三钱（布包）　盐泽泻四钱　姜竹茹三钱　焦鸡金三钱　西秦艽二钱　老苏梗三钱　生熟稻芽各三钱　广木香二钱　川黄连一钱　云茯苓四钱　大腹皮四钱　炒枳壳三钱　生甘草二钱　鲜生姜一片　大红枣三枚

二诊：九月二十四日。药后尚安，拟以丸方调理。

空沙参五钱　焦冬术五钱　炒枳壳四钱　川厚朴三钱　云茯苓五钱　盐泽泻四钱　六神曲四钱　炒稻芽四钱　焦鸡金五钱　盐吴萸三钱　小茴香三钱　怀山药四钱　芡实米四钱　白蔻仁四钱　炒扁豆四钱　大腹皮四钱（洗净）　淡竹茹四钱　橘子络三钱　全当归五钱　杭白芍五钱　酒黄芩三钱　生甘草三钱

上药拣上品药材，共研细末，炼蜜为丸，如梧桐子大。每日早晚各服四十粒，淡盐水送下，如遇感冒暂停。

罗女，四十七岁，一九五一年七月十六日。

脉见弦滑，舌苔偏左中后黄垢。据述十年前曾患子宫瘤，经理疗已向愈，惟小腹内不时作痛，因之右脚举动皆不适，服川中红糖稍见轻，却不能断根。此乃肠结为患，膀胱有热，法当从本治。病根太久太深，恐不能收速效也。

南沙参四钱　当归须四钱　小川芎三钱　川牛膝三钱　抱木茯神四钱　元胡索三钱（酒炒）　制乳没各三钱　真郁金三钱　金狗脊四钱（去毛）　细生地四钱　海风藤四钱　鸡血藤三钱　荆芥梗二钱　酒黄芩柏各二钱　甘草梢二钱　生藕节五枚

二诊：一九五二年元月十八日。药后病无出入。前方加醋香附二钱、大腹皮二钱，再进。

便秘

雷男，三十九岁，一九五三年六月四日。

据述近日眠食不安，大便不畅，虚恭极多，消化力薄，腹部有时作痛。法当以调理脾胃为主。

空沙参四钱　土炒冬术三钱　炒枳壳三钱　沉香曲三钱（布包）　首乌藤一两　合欢花三钱　全当归四钱　生杭芍四钱　焦鸡金三钱　佛手片三钱　云茯苓三钱　生甘草二钱　干藕节三枚

二诊：六月二十三日。药后尚安，惟大便仍不畅，食物不易消化。原方加淡苁蓉五钱、盐泽泻四钱、芡实米三钱、盐砂仁二钱，再进。

三诊：六月二十七日。原方再加生熟稻芽各三钱、忍冬藤四钱、酒黄芩柏各二钱，再进。

四诊：六月三十日。据述昨日喉干不适，腹部胀痛，多在饭后，虚恭仍多，大便干结，小溲黄短。素体气虚，法当标本兼治，小心将护，不可劳累也。

台党参四钱　首乌藤一两　合欢花四钱　朱茯神四钱　大腹皮三钱　生熟谷芽各三钱　火麻仁四钱　酒黄芩柏各二钱　当归身三钱　土炒白术二钱　沉香曲三钱（布包）　大麦冬三钱　五味槟榔三钱（布包）　生甘草三钱

五诊：七月七日。药后病无出入。原方加淡苁蓉四钱、肥知母三钱，再进。

六诊：七月十日。素体虚弱，消化力薄，大便干而虚恭多。仍属肠胃不和，内蕴有热，仍当标本兼治，小心将护，勿过劳累为要。

潞党参五钱　焦冬术三钱　炒枳壳三钱　淡苁蓉四钱　油当归四钱　炒白芍四钱　干地黄五钱　枯子芩三钱　佛手片三钱　焦鸡金三钱　金狗脊三钱（去毛）　生甘草二钱　干藕节三枚

另用大麦冬二钱、五味子五钱、火麻仁三钱，煎汤送服高丽参粉五分，每日一次，服三五日后如无不适，可增至一钱。

高男，三十岁，八月二十五日。

脉沉细而数，舌有薄黄苔。据述头晕，胸次结滞，食物不多，消化力薄，肢体微有温度，素体虚弱，有遗精之病，近一周已滑两次，肝肾之虚寒可知，所以腹中时痛，中气不畅，大便坠而不易出，精神因之疲乏，前曾患霍乱，愈后元气未复，致成此候。法当从本治。

台党参四钱　焦冬术三钱　炒枳壳三钱　沉香曲四钱（布包）　大腹皮五钱　金狗脊三钱（去毛）　金樱子三钱　锁阳三钱　厚附片三钱　淡干姜三钱　大熟地六钱（肉桂子一钱研拌）　山萸肉三钱（去核）　广木香三钱　淡苁蓉四钱　甘草梢三钱　带心莲子十五粒

二诊：八月二十六日。服昨方甚安，惟肾部太亏，成为虚寒之体。法仍当从本温养。

台党参四钱　焦冬术三钱　桑寄生四钱　淡干姜三钱　火麻仁四钱　大熟地四钱（肉桂子一钱研拌）　金狗脊四钱（去毛）　枸杞子四钱　杭巴戟四钱　广木香二钱　山萸肉三钱（去核）　郁李仁四钱　淡苁蓉四钱　锁阳四钱　厚附片二钱　当归身三钱　生甘草二钱　鲜生姜三片　大红枣三枚

三诊：八月二十七日。依前方加胡芦巴三钱、大腹皮三钱、真郁金三钱、西防风二钱，再进。

四诊：九月一日。脉渐有神，肢体亦觉舒畅，惟腰部尚痛，腹尚坠硬。此脾胃两虚之故，食物下胃仍不易消化，仍当从本治。

台党参五钱　焦冬术二钱　炒枳壳三钱　沉香曲四钱（布包）　厚附片三钱　老干姜二钱　大熟地三钱（肉桂子一钱研拌）　胡芦巴三钱　大腹皮四钱　金狗脊三钱（去毛）　盐杜仲四钱　盐砂仁三钱　杭巴戟三钱　桑寄生四钱　山萸肉四钱（去核）　炙甘草二钱　鲜生姜三片　大红枣三枚

王女，五十八岁，一九五三年五月二日。

据述肝胃不和业已多年，但从前轻微尚能支持，自去年十月起便觉加重，肠胃翻腾上攻为患，汩汩有声，因而胀满难受，食物少而消化力薄，腰部亦酸，小溲少而红，大便干结、非润不下。肝热太甚，肝肾两虚，血因之不调，致成此候。为日已久，当从本治，小心将护为要。

空沙参四钱　真郁金三钱　制乳没（捣）三钱　大腹皮三钱　佛手片三钱　焦鸡金三钱　五味槟榔四钱　盐黄芩柏各三钱　淡苁蓉五钱　细生地四钱　肥知母三钱　车前子四钱　甘草梢三钱　生荸荠三枚（捣）

二诊：五月七日。服前方，溲已不红，大腹略畅，惟腹胀如故，气往上冲则中脘作痛，胃纳不甘。病根太深，既有小效，仍当依法加减再进，小心将护为要。

灵磁石五钱（先煎）　北沙参四钱　苦杏仁三钱（去皮尖，捣）　真郁金三钱　大腹皮三钱　制乳没各三钱　盐砂仁三钱　酒黄芩三钱　淡苁蓉八钱　细生地五钱　生白芍四钱　甘草梢三钱　生藕节三枚　生荸荠三枚（捣）

三诊：五月十四日。依前方加生黄芪三钱、全当归三钱、真郁金二钱、桑寄生四钱，再进。

四诊：五月二十一日。据述服药后中宫觉发饱，二便已见调，腹胀亦轻，然必得虚恭始安。既有小效，仍当依法再进，调理肠胃。

台党参三钱　焦鸡金三钱　佛手片三钱　淡苁蓉四钱　炒栀子三钱　火麻仁四钱　粉丹皮三钱　真郁金三钱　酒黄芩柏各三钱　全当归三钱　杭白芍三钱　甘草梢三钱　生藕节五枚

五诊：五月三十一日。据述昨日午后三点钟曾吐血数口，其色发乌。当系肝热犯胃、邪火上炎之故，法当清化，仍兼调二便，小心将护为要。

空沙参四钱　肥知母三钱　川贝母三钱　天麦冬各三钱　细生地四钱　炒黑栀子三钱　杜牛膝三钱　粉丹皮三钱　血余炭三钱（布包）　全当归四钱　赤芍苓各三钱　酒黄芩柏各二钱　甘草梢二钱　鲜茅根一两　生藕节三枚

胁痛

虚男，一百十一三岁，一九五二年九月二十三日。

脉弦而微数，舌苔中后黄垢，主有内热为患。据述头昏眼干耳闭，右胁气窜做痛，眠后更甚，中脘胀闷，食物不甘，曾患肋膜炎之病，病根未除又患伤寒等疾。气血两伤，当从本治。

南沙参四钱　肥知母三钱　川贝母三钱　真郁金三钱　焦鸡金二钱　野百合四钱　粉丹皮三钱　炒栀子三钱　沉香曲三钱(布包)　茯苓皮四钱　制乳没各三钱　炒稻芽三钱　粉甘草二钱

二诊:九月二十五日。药后病无出入,良由居水湿之地,为日太久,水气深入脏腑,肺叶做胀,兼之肝气不舒,夹水湿四窜肢体为患,因之中气亦短,说话吃力,非多服数帖不易霍然也。疏方照服,得效再议。

生箭芪四钱　台党参四钱　焦冬术三钱　真郁金三钱　苦葶苈三钱　连皮苓四钱　制乳没各三钱　川贝母三钱　霍石斛四钱(先煎)　炒扁豆四钱　盐砂仁二钱　炙甘草三钱　大红枣三枚　生藕节五枚

三诊:九月二十七日。服上方,中气稍舒,但说话过多仍觉短促,肺叶之蓄水尚未尽。因受水湿之寒邪太久太深,仍当以导水理气为治,疏方再服。

生黄芪五钱　台党参四钱　佛手片三钱　制乳没各三钱　茯苓皮三钱　於潜术三钱　苦葶苈三钱　冬瓜仁五钱　霍石斛五钱(先煎)　桑寄生五钱　宣木瓜四钱　真郁金三钱　甘草梢三钱　大红枣三枚　生藕节五枚

四诊:十月二日。脉见弦洪,口舌发干,津液仍少,胸次沉闷,而气不舒达,肺叶偏右仍有水为患而作胀痛,胃纳不佳,眠亦不酣畅。此由昨日劳乏太过,劳则生火,致有此候,略有外感,法当标本兼治。

空沙参四钱　白蒺藜三钱(去刺)　天花粉四钱　天麦冬各三钱　抱木茯神四钱　桑寄生四钱　真郁金三钱　冬桑叶三钱　蔓荆子二钱　大红枣三枚　生藕节五枚

五诊:十月四日。脉见洪弦,身发寒热,手足心热更甚,乃肝邪为患,胸次胀闷不舒,中气亦短,眠亦不酣,二便尚调,内热甚重,外袭寒邪,又因前两日过劳,未能安养之故,致成此候。右肋肺之水亦尚未尽,当标本兼治。

生老箭芪三钱　台党参三钱　薄荷梗二钱(后下)　真郁金三钱　炒栀子三钱　抱木茯神四钱　盐砂仁三钱　冬瓜皮四钱　佛手片三钱　焦鸡金二钱　苦葶苈二钱　粉丹皮三钱　西秦艽二钱　川贝母三钱　大红枣三枚　生藕节五枚

六诊:十月五日。脉见洪弦,肝邪尚甚,有侮脾土之势,故胸次胀闷,中气不接,口舌发干,食物消化力薄,二便尚调,惟肋膜尚微痛。法当以和肝调气为治。

生黄芪四钱　台党参三钱　真郁金三钱　制乳没各三钱　朱茯神四钱　川贝母三钱　霍石斛四钱(先煎)　大麦冬三钱　冬瓜皮仁各一钱　干生地四钱(砂仁二钱研拌)　佛手片三钱　甘草梢三钱　带心莲子十五粒

七诊:十月六日。脉见洪弦,内热尚甚,肝郁火旺,克制脾胃,故肋胁作痛,口中干渴,不欲饮食。本体原有伤,因连日太劳,又抑郁不舒,致成此候。宜宽心保养,更宜静卧,不宜见客谈话,勿为邪魔所乘,则自在矣。疏方酌服,得效再议。

生黄芪四钱　台党参三钱　真郁金三钱　朱茯神四钱　佛手片三钱　焦鸡金三钱　盐砂仁二钱　制乳没各二钱　冬瓜仁六钱　丝瓜络三钱　天麦冬各三钱　天花粉四钱　生甘草二钱　生梨皮一具

八诊：十月七日。脉息较昨日洪象略减，但仍弦耳，肝热尚重，故夜眠不酣，胃纳尚钝，气郁不舒，仍当从本治。

空沙参四钱　真郁金二钱　炒栀子三钱　鸡内金三钱　冬瓜皮仁各四钱　制乳没各三钱　生熟稻芽各三钱　首乌藤八钱　朱茯神三钱　盐砂仁三钱　天麦冬各三钱　生杭芍四钱　生藕节五枚　生梨皮一具

九诊：十月八日。服前方郁气略开，但肝火太甚，克制脾土，致胃纳极钝，口干少津液，食欲不旺，气坠而大便不易下，小溲尚清。当以扶脾和肝为治，疏方酌服，得效再议。

霍石斛四钱（先煎）　南沙参四钱　天花粉三钱　朱茯神三钱　淡苁蓉（酸）三钱　火麻仁四钱　天麦冬各三钱　沉香曲三钱（布包）　首乌藤四钱　元参心三钱　杭白芍三钱　胆草炭五钱　真郁金三钱　盐砂仁三钱　生甘草一钱

十诊：十月九日。依前方加台党参四钱、细生地四钱、炒枳壳一钱、焦冬术二钱、甘枸杞三钱，去南沙参、火麻仁，再进。

十一诊：十月十一日。脉息渐调，惟肝邪尚甚，故两肋尚作痛，口干舌黄，胃纳未复，中气仍不足，夜眠尚安，二便尚调。法当以清肝养胃为治。

生箭芪四钱　台党参四钱　焦冬术三钱　杭白芍四钱　鲜石斛一钱　抱木茯神四钱　沉香曲三钱（布包）　天麦冬各三钱　焦鸡金三钱　冬瓜皮七钱　干生地四钱（砂仁二钱研拌）　制乳没各三钱　真郁金三钱　炒稻芽四钱　生甘草三钱　生藕节五枚　生梨皮一具

十二诊：十月十二日。服前方，胃部略舒，惟肝邪未去，两胁肋仍作胀痛，夜眠能安，食欲仍未开。仍当依法加减再进。

鲜石斛四钱（先煎）　炙黄芪四钱　台党参三钱　焦冬术三钱　真郁金三钱　真三七三钱　抱木茯神四钱　制乳没各三钱　当归须四钱　冬瓜皮八钱　干生地四钱（砂仁二钱研拌）　天麦冬各三钱　广皮三钱　杭白芍二钱　生甘草一钱　生梨皮一具

十三诊：十月十三日。脉息见调，胃纳尚未大开，仅能食粥，胁痛稍减，仍作胀痛。仍当以和肝养胃为治。

鲜石斛四钱（先煎）　炙黄芪六钱　台党参四钱　土炒苍术三钱　炒枳壳二钱　甜葶苈三钱　真三七三钱　抱木茯神四钱　制乳没各三钱　真血竭二钱　丝瓜络三钱　真郁金三钱　大红枣三枚　生藕节五枚

十四诊：十月十五日。心气尚弱，不时微喘，胁仍作痛。虚火太甚，拟以参脉饮代苓常服可也。

西洋参一钱　连心麦冬七分　五味子三分

用开水冲好，隔水蒸服。

十五诊：十月二十六日。脉微见浮洪，内有痰热，外袭风邪，故喉际痰黏不易吐出，小溲频数。法当标本兼治。

空沙参四钱　白蒺藜三钱（去刺）　西防风三钱　炒栀子三钱　天花粉三钱　苦杏仁三钱（去皮尖，捣）　苦桔梗三钱　云茯苓四钱　桑寄生四钱　川贝母三钱　炒冬术三钱　炙

甘草三钱　鲜生姜二钱　大红枣三枚

十六诊：十二月三日。肺胃热重，发为呛咳，痰不易上，乃感受风邪入络之故，夜间更甚，阴分有邪。法当从本治，疏化引邪外出，使痰活动则易就愈也。

空沙参四钱　川贝母三钱　甜杏仁四钱（去皮尖，捣）　甜桔梗三钱　天花粉四钱　鲜石斛四钱　大麦冬三钱　云茯苓四钱　白蒺藜三钱（去刺）　合欢花四钱　甘菊花三钱　生甘草二钱　生梨皮一具　生蔗汁一大勺（冲入）

十七诊：十二月四日。气短肋痛尚未见愈，以丸药常服调理为宜。

吉林野山参一两　炙箭芪一两　於潜术七钱（土微炒）　真三七六钱　干生地一两（砂仁二钱研拌）　制乳没各四钱　甜葶苈四钱　真郁金七钱　抱木茯神一两　南枣肉八钱　桂圆肉八钱　生血竭四钱　生熟稻芽各一两　炒栀子七钱　山萸肉七钱（去核）　粉丹皮六钱　生甘草四钱

上药选配上品道地药材，如法炮制，共研细末，炼蜜为丸，如梧桐子大。每日早晚各服四十粒，淡盐水送下，如遇感冒暂停。

王男，四十五岁，一九五二年九月二十三日。

脉见微涩，舌苔中厚干黄，据述两肋作痛，胸膈发闷，食物不香，业已八九日。此乃肝热夹食滞为患，法当从本治。

焦冬术三钱　炒枳壳三钱　制厚朴二钱　沉香曲四钱（布包）　真郁金三钱　金银花三钱　生熟稻芽各三钱　炒栀子三钱　粉丹皮三钱　焦鸡金三钱　净连翘二钱　肥知母三钱　川贝母三钱　天水散四钱（冲）　生苇茎一尺　生藕节五枚

二诊：九月二十五日。服前方尚安，已能纳食，惟不敢多，多则胸次仍胀闷，两肋仍痛，脉仍涩，舌质灰黄。有滞未化，法当清降。

老苏梗二钱　苦杏仁三钱　苦桔梗三钱　炒枳壳三钱　真郁金三钱　生熟稻芽各三钱　制乳没各三钱　六神曲二钱（布包）　焦鸡金三钱　杜牛膝三钱　炒栀子三钱　炙甘草二钱　生苇茎一尺　鲜生姜一片

三诊：十月四日。脉沉弦，舌苔黄垢而腻，胸次仍作痛，牵及两肋及后背皆痛。此乃肝胃不和，兼有食滞为患，法当标本兼治。

焦冬术三钱　炒枳壳三钱　生熟稻芽各三钱　制乳没各三钱　真郁金三钱　炒栀子三钱　生桑枝四钱　沉香曲四钱（布包）　元胡索二钱（酒炒）　海风藤四钱　焦鸡金三钱　淡竹茹二钱　炙甘草二钱　鲜生姜一片　生藕节五枚

于女，三十岁，一九四九年八月十七日。

据述病情乃肝胃不和，往往胸次因气积成大包，时聚时散，时轻时重，两肋胀痛，有时上攻头部麻木作痛，头项及后脑尤甚。妊娠四月，不能攻伐，当以和肝为治。病已多年，恐不易霍然也。

当归首四钱　小川芎三钱　桑寄生四钱　真郁金三钱　制乳没各三钱　土炒杭芍四

钱　生熟稻芽各二钱　干生地四钱(砂仁一钱研拌)　沉香曲四钱(布包)　肥知母三钱　川贝母三钱　生甘草二钱　生藕节五枚

二诊：八月三十日。脉沉弦而微，几不应指，舌心有薄苔，妊娠四月，胎气不佳，似乎为气所裹，故肢体不支，舌根内抽作痛，牵及胃部咽关作痛，夜眠更甚，腰尚微作痛，余症皆见轻。肝火太甚，血不荣养，致成此候。仍然当以前法加减再进。

桑寄生四钱　生杭芍四钱　酒黄芩二钱　肥知母三钱　川贝母三钱　苦桔梗二钱　六神曲四钱(布包)　制乳没各二钱　大生地四钱　大腹皮四钱　天麦冬各二钱　射干二钱　首乌藤一两　霍石斛四钱　当归身三钱　生甘草二钱　生藕节五枚

高女，四十六岁，一九五二年十一月三十日。

据述因生气感风，胸胁四周皆痛，时作呃逆，大便亦不正常，业经年余。

空沙参四钱　真郁金三钱　佛手片三钱　醋香附三钱　制乳没各三钱　焦鸡金三钱　全当归四钱　大腹皮三钱　火麻仁四钱　元胡索三钱(酒炒)　细生地四钱　小川芎三钱　生杭芍四钱　白蔻仁三钱　生甘草二钱　干藕节三枚

二诊：十二月七日。药后腹痛愈，大便调，惟右胁肋间仍作痛，呃逆不舒，两肩臂有时抽痛。此乃肝气未调之故，仍当依法加减再进。

空沙参四钱　真郁金三钱　制乳没各三钱　肥知母三钱　川贝母三钱　当归须四钱　小川芎三钱　海风藤五钱　沉香曲三钱(布包)　火麻仁四钱　细生地五钱　伸筋草四钱　杭白芍四钱　粉丹皮三钱　干藕节五枚

三诊：十二月十四日。据述右胁肋刺痛较剧，中气不舒，喉际发干，痰黏不利，后背不时抽疼，与右胁相通，肺气不舒。肝经有热，仍当从本治，徐徐图之。

空沙参四钱　丝瓜络三钱　苦杏仁三钱(去皮尖，捣)　真郁金三钱　制乳没各三钱　元胡索三钱(酒炒)　当归须四钱　小川芎三钱　川牛膝三钱　广陈皮三钱　伸筋草四钱　粉丹皮三钱　鲜茅根四钱　生梨皮一具

四诊：十二月二十九日。服药方多帖，各症皆轻，惟近日时吐酸水，两眼发干，胸次汩汩有声而水上泛。此乃肝胃有热之故，法当从事清降。

灵磁石三钱(先煎)　南沙参四钱　真郁金三钱　酒黄芩柏各三钱　甘菊花三钱　粉丹皮三钱　炒栀子三钱　制乳没各三钱　小川芎三钱　广陈皮二钱　醋香附三钱　生白芍四钱　川牛膝三钱　细生地三钱　冬瓜皮四钱　生甘草四钱　生藕节三枚

五诊：一九五三年一月十三日。据述近日每睡醒后即觉胸中不适，汩汩有声，气逆上冲，大便溏泻，日行三四次不等，右胁间亦觉作痛。此停水夹气为患，法当从此消息，标本兼治。

台党参五钱　焦冬术二钱　炒枳壳二钱　苦葶苈三钱　真郁金三钱　大腹皮三钱　茯苓皮三钱　沉香曲三钱(布包)　生熟稻芽各三钱　首乌藤五钱　冬瓜皮四钱　甘草梢三钱　生藕节三枚　大红枣三枚

温女，四十九岁，七月十日。

据述胸次发热，手足心亦然，右胁作痛，连及腰亦酸胀，头眩且痛，食物则吐。内有积热食滞，又兼外感暑邪，肝胃不和，致成此候。法当标本兼治。

南沙参四钱　川厚朴二钱（川连水炒）　真郁金三钱　制乳没各三钱　藿香梗三钱　生熟稻芽各三钱　净连翘三钱　粉丹皮三钱　炒栀子三钱　忍冬藤四钱　焦鸡金三钱　六一散四钱（冲服）　鲜荸荠三枚　鲜荷叶一角（带梗五寸）

二诊：七月十二日。药后各症皆轻，惟右胁尚痛，胸次手足心均发热。此乃肝邪为患，气窜作痛，积热尚甚。仍当标本兼治。

空沙参四钱　真郁金三钱　制乳没各三钱　佛手片三钱　生杭芍四钱　炒栀子三钱　粉丹皮三钱　元胡索三钱（酒炒）　醋香附三钱　酒黄芩三钱　忍冬藤三钱　鲜藿香三钱　甘草梢三钱　鲜荷叶一角（带梗五寸）

三诊：七月十五日。据述胁痛已愈，手足发热亦退，大便三次所下皆红浊之物。此乃热滞下行，自是好象，惟胃纳未复。仍当从事清化。

南沙参四钱　薄荷梗二钱　忍冬花三钱　净连翘三钱　炒栀子三钱　粉丹皮三钱　酒黄芩柏各三钱　盐砂仁三钱　真郁金三钱　大生地四钱　大腹皮三钱　甘草梢二钱　生荸荠三枚（捣）

四诊：七月十九日。药后尚安，惟内热尚甚，腹胀未消，乃肠胃宿滞未化。当以化滞为主。

空沙参四钱　沉香曲三钱（布包）　大腹皮三钱　炒栀子三钱　粉丹皮三钱　忍冬藤三钱　焦鸡金三钱　佛手片三钱　生熟稻芽各三钱　真郁金三钱　酒黄芩二钱　甘草梢二钱　生荸荠三枚（捣）　鲜荷梗一尺

五诊：八月三日。据述近日心跳时作，饮水觉不下行，腹部作胀，小便有白浊。乃宿滞未化之故，所以纳食不甘。法当标本兼治。

北沙参四钱　真郁金三钱　小川连二钱　川厚朴三钱（盐水炒）　白蔻仁三钱　佛手片三钱　焦鸡金三钱　六神曲三钱（布包）　生熟苡仁各三钱　芡实米四钱　大腹皮三钱　甘草梢二钱　带心莲子十五粒

孙女，五十五岁，一九五三年三月十五日。

据述近日胸胁间偏右作痛，食物不甘，略有呛咳。此乃肝胃不和，郁气为患，微感外邪，法当标本兼治。

灵磁石五钱（先煎）　空沙参四钱　首乌藤五钱　制乳没各三钱　苦杏仁三钱（去皮尖，捣）　真郁金三钱　小川芎二钱　全当归三钱　土炒杭芍四钱　川贝母三钱　西秦艽一钱五分　生甘草二钱　生荸荠三枚（捣）　生藕节三枚

二诊：五月十一日。据述两胁胀痛，胸次满闷，食物不甘，头痛时作，夜眠不安。肺胃不和，肝邪亦盛，当从本治。

灵磁石四钱（先煎）　北沙参四钱　苦桔梗三钱　首乌藤一两　合欢花四钱　制乳没各三钱　沉香曲三钱（布包）　真郁金二钱　嫩藁本二钱　佛手片三钱　焦鸡金三钱　生甘草

二钱　鲜生姜二钱　生荸荠三枚(捣)

三诊:六月十二日。药后各症皆轻,惟睡眠仍不安。原方加生蛤壳一两、生牡蛎八钱(二味同先煎)、柏子仁四钱、朱茯神四钱,再进。

四诊:六月三十日。据述项间生痰核甚大,业经一月,夜眠仍不安,头部亦觉不适,肝胆之热尚重,仍当治本。

生牡蛎八钱　生龙齿六钱(二味同先煎)　南沙参四钱　苦杏仁三钱　肥知母三钱　川贝母三钱　天花粉四钱　真郁金三钱　粉丹皮三钱　炒栀子三钱　杭白芍三钱　全当归四钱　首乌藤一两　夜合花四钱　生甘草二钱　带心莲子十五粒

五诊:七月二十二日。药后尚安,惟觉有气上攻头部不适,仍属痰热为患。原方加灵磁石五钱(先煎)、酒黄芩三钱、川牛膝三钱、盐橘核三钱,再进。

六诊:九月十一日。肝胆热重,项间起核,时小时大,时轻时重,夜眠不安。法当清化兼苦降以为治,疏方照服,得效再议。

灵磁石五钱　珍珠母一两　生牡蛎八钱(三味同先煎)　空沙参四钱　盐橘核三钱　真郁金三钱　元胡索三钱　首乌藤一两　酒黄芩柏各三钱　杜牛膝三钱　佛手片三钱　焦鸡金三钱　天花粉四钱　云茯苓四钱　甘草梢二钱

七诊:十月十五日。据述项间痰核仍未消尽,近日左腿微肿而疼,行路不便,右手食指亦作痛。肝旺脾虚,兼有风湿,仍当从本治。

生黄芪四钱　西防风三钱　当归须四钱　制乳没各三钱　伸筋草三钱　透骨草三钱　骨碎补四钱　木贼草三钱　夏枯草四钱　赤苓芍各三钱　真郁金三钱　川牛膝三钱　生甘草二钱　干藕节五枚

八诊:十月二十五日。药后病无出入,拟以丸药常服调理。早服知柏地黄丸,晚服杞菊地黄丸、橘核丸,每次各服二钱,温开水送下。

黄疸

万女,六岁,一九四九年十月一日。

脉不流利,面黄而浮,两眼起眵而羞明,温度甚高,见汗不退,业已月余。此乃内侵湿邪,兼夹食滞为患,防成黄疸,咳而兼喘,宜小心将护,不可大意。法当标本兼治,疏方酌服,得效再议。

灵磁石四钱(先煎)　桑叶枝各四钱　白蒺藜三钱　甘菊花三钱　炒栀子二钱　粉丹皮三钱　醋香附三钱　酥鳖甲三钱　肥知母三钱　川贝母三钱　苦杏仁三钱(去皮尖,捣)　酒黄芩三钱　西防风二钱　炒稻芽四钱　焦鸡金三钱　生甘草二钱　生苇茎五寸

二诊:十月五日。据述服前方温度已退,渐能安眠,眼眵已少,面黄亦退,面部亦不浮肿,自是好象。惟胃纳不开,尚作咳嗽,纹紫脉数,旧热未清,仍当依法加减再进。

生桑叶三钱　苦杏仁三钱(去皮尖,捣)　天花粉四钱　炒稻芽五钱　酒黄芩三钱　肥知母三钱　川贝母三钱　炒栀子三钱　六神曲四钱(布包)　白蒺藜三钱　赤苓芍各二

钱　甘菊花三钱　盐砂仁二钱　生甘草二钱　生藕节五枚

三诊：十月七日。依前方加粉丹皮二钱、五味子二钱，再进。

四诊：十月十日。服第二方，病未见减，两眼羞明，起眵甚多，肢体浮肿，胃纳不开，前后心热气纷蒸最甚，气急而促，纹紫达三关。内热太重，再当清化。

石决明四钱（先煎）　生石膏四钱（先煎）　金银花三钱　生栀子三钱　净连翘三钱　川黄连一钱　天花粉四钱　谷精珠五钱　西防风二钱　粉丹皮二钱　甘菊花三钱　冬桑叶二钱　生熟稻芽各四钱　肥知母三钱　川贝母三钱　酒黄芩柏各二钱　六神曲四钱（布包）　天水散四钱（布包）　生苇茎五寸

闫男，六十岁，一九五三年五月十二日。

据述患胃病业已年余，食后更甚，有时牵及左胁肋间作痛，右胁下有包块，眼白发黄，面色不荣，有转成黄疸之势，大便干结，小溲黄赤而短，食欲不振，食后口中发酸。内蕴湿热，太久太重，致成此候。法当从本治，不易收速效也。

空沙参四钱　炒栀子三钱　粉丹皮三钱　绵茵陈三钱　真郁金三钱　酒黄芩柏各三钱　制乳没各三钱　冬瓜仁皮各五钱　大腹皮三钱　茯苓皮四钱　盐砂仁二钱　火麻仁五钱　焦冬术三钱　炒枳壳三钱　六一散四钱（冲）

二诊：五月十五日。药后尚安。原方加蔓荆子三钱、白蒺藜三钱（去刺），再进。

三诊：五月二十日。据述服改方后，胃痛、口酸均减，惟眼白仍黄，眼角发涩而痒，小溲仍黄，大便多不消化之物。内蕴湿热太甚，仍依前方加减。

空沙参四钱　生芪皮五钱　绵茵陈四钱　生栀子皮三钱　粉丹皮三钱　赤白苓芍各三钱　忍冬藤四钱　白蒺藜三钱（去刺）　净连翘三钱　六神曲三钱（布包）　生熟谷芽各三钱　西秦艽三钱　陈仓米三钱　生甘草二钱　生苇茎五寸

四诊：五月二十七日。湿邪外发，黄气加重，此胆经热重，胆汁外溢之故，周身疹颗，起伏不定，眠后腹部下坠，偏左为甚，大便已正常，小溲仍黄。湿热尚重，仍当从本治，小心将护为要。

生芪皮四钱　栀子皮三钱　粉丹皮三钱　金银花四钱　净连翘三钱　绵茵陈三钱　赤苓芍各三钱　盐砂仁二钱　沉香曲三钱（布包）　制乳没各三钱　西防风三钱　白蒺藜三钱（去刺）　酒黄芩柏各三钱　天水散四钱（冲）　生苇茎五寸　生茅根五钱

五诊：六月二日。药后尚安。原方加苍白术各三钱（土炒）、荆芥穗二钱、真郁金三钱、龙胆草三钱、大腹皮三钱，减去盐砂仁、白蒺藜，再进。

六诊：六月十三日。据述药后周身发痒更甚，皮肤发生红色颗粒，搔之出水，黄气依然。此胆汁外溢，风湿内侵之象，胃部不时作痛，病久且沉，宜缓图之。

生滑石三钱（先煎）　老箭芪五钱　炒枳壳三钱　真郁金三钱　荆芥穗三钱　生栀子三钱　粉丹皮三钱　苍白术各三钱（土炒）　抱木茯神四钱　龙胆草二钱　酒黄芩柏各三钱　西防风二钱　绵茵陈四钱　全当归四钱　炒白芍四钱　肥知母三钱　生茅根五钱　生甘草三钱

七诊：六月十六日。药后病无出入。原方加忍冬藤五钱，再进。

八诊：六月十九日。服药多帖，病未大减，近又发生干呛，大便下血，温邪化热，变为肠风，胃仍不时作痛。病日太久，仍当从本治，小心将护。

空沙参五钱　焦山栀四钱　地榆炭四钱　槐树角四钱　真郁金三钱　制乳没各三钱　肥知母三钱　川贝母三钱　天门冬三钱　焦鸡金二钱　佛手片二钱　粉丹皮三钱　生甘草二钱　生茅根一两　生藕节五枚

九诊：六月二十五日。药后病无出入。原方加生滑石四钱（先煎）、白鲜皮四钱、地肤子四钱、天花粉四钱、方通草三钱、朱灯心三十寸，再进。

十诊：七月七日。黄仍未减，咳嗽加剧，肠风已止，皮肤仍痒，小溲仍黄赤，腿足发肿，面色仍黄，阴分已虚，故午后加甚。病根太深，不易收速效也，仍从本治，宜小心将护为要。

台党参五钱　生芪皮五钱　汉防己三钱　炒栀子三钱　粉丹皮三钱　白鲜皮四钱　宣木瓜四钱　川贝母三钱　天花粉四钱　绵茵陈四钱　生熟苡仁各五钱　抱木茯神四钱　桑寄生八钱　炙甘草三钱　生茅根五钱　大红枣三枚

十一诊：七月十八日。药后尚安。原方加霍石斛三钱（先煎）、嫩白前三钱、芡实米四钱、肥知母三钱，再进。

十二诊：八月一日。药后胃疼已止，腿足黄肿亦轻，惟皮肤发痒，咳痰仍重，大便色黑。此乃肺热之故，非血也。病久体虚，仍当从本治，小心将护为要。

台党参四钱　生芪皮四钱　肥知母三钱　川贝母三钱　炒栀子皮三钱　嫩白前二钱　生黄芩柏各二钱　炒苡仁四钱　粉丹皮三钱　北五味二钱（打）　朱茯神五钱　干生地四钱　生赤芍四钱　鲜茅根一两　生甘草三钱　鲜荷叶一角（带梗五寸）

十三诊：八月十六日。药后尚安。原方加灵磁石四钱（先煎）、苦桔梗三钱、地肤子四钱，再进。

十四诊：九月五日。据述各病皆轻，惟咳嗽未减，午后有时发热，黄仍未退尽，良由肝胆湿热之故，小腹有时作痛，大便颇多。仍当治本，小心将护为要。

酥鳖甲五钱（先煎）　台党参四钱　苍白术各二钱（土炒）　栀子皮三钱　粉丹皮三钱　醋青蒿三钱　肥知母三钱　川贝母三钱　酒黄芩柏各二钱　炙百部四钱　北五味二钱　细生地三钱　大腹皮三钱　生甘草三钱　鲜荷梗一尺

十五诊：九月十一日。药后病无出入。原方加鲜百合四钱、炒谷芽三钱、白鲜皮三钱、宣木瓜五钱，再进。

十六诊：九月十七日。病情变化无常，有湿邪化热，热极生风之势，故肢体内外皆奇痒，大便色黑，咳嗽黄白痰相间。病日已久，服药有效否？姑再拟一方酌服，如无效，可多请高明斟酌。

空沙参四钱　炒栀子三钱　粉丹皮三钱　绵茵陈三钱　川贝母三钱　云茯苓四钱　苦杏仁三钱（去皮尖，捣）　苦桔梗三钱　天花粉四钱　西秦艽二钱　白鲜皮三钱　地肤子三钱　生甘草二钱　鲜荷叶一角（带梗五寸）

十七诊：九月二十七日。原方加生芪皮四钱、盐黄芩柏各二钱，再服。若效力不足，仍望所请高明斟酌为要。

积聚

杨男，三十四岁，住人民医院，一九五〇年二月五日。

据述去年六月在武汉诊断为肺瘤，手术后似有小效，今年元月忽然大发，四窜周身皆痛，两胁尤甚，皮肤发痒，胃纳不佳，夜眠不安，病毒有迁徙之势。病势已深，治颇费手，姑拟一方酌服，冀其止痛安眠而已。

生芪皮三钱　首乌藤一两　肥知母三钱　川贝母三钱　真郁金三钱　忍冬藤五钱　制乳没各三钱　土茯苓五钱　大生地五钱　炒栀子三钱　粉丹皮三钱　真血竭二钱　元参心三钱（盐炒）　朱茯神四钱　穿山甲一钱（蛤粉炒珠）　生草梢三钱　生藕节五枚　生荸荠五枚（捣）

二诊：二月七日。服前方尚安，胃纳略开，睡眠稍安，精神略振，说话声宏，周身及肋胁窜痛略形轻减，稍能支持。此毒火攻势稍轻之征，病日已久，收效只能如此。仍当以止痛安眠为主，姑再拟一方，以观后效。

生芪皮四钱　空沙参四钱　制乳没各三钱　真血竭三钱　真郁金三钱　土茯苓六钱　白鲜皮四钱　地肤子四钱　生栀子三钱　粉丹皮三钱　忍冬藤五钱　赤白苓芍各三钱　淡苁蓉四钱　首乌藤一两　皂角刺二钱　朱茯神四钱　穿山甲一钱（蛤粉炒珠）　干生地五钱　肥知母三钱　川贝母三钱　生甘草二钱　生荸荠五枚　生藕节五枚

三诊：二月九日。脉觉有神，昨夜尚能安眠，惟胃纳尚钝，皮肤发痒，胸腹皆觉发空而喜按，此久病心虚之故也。为日已久，病势已深，仍当以止痛安眠，清热开胃为治，徐徐调理，以观其后。

生石膏八钱（先煎）　生芪皮五钱　空沙参四钱　朱茯神四钱　竹叶茹各二钱　制乳没各三钱　真血竭三钱　土茯苓六钱　真郁金三钱　生栀子四钱　皂角刺二钱　盐黄芩柏各三钱　忍冬藤五钱　净连翘四钱　干地黄四钱　肥知母三钱　川贝母三钱　盐元参四钱　赤苓芍各三钱　粉丹皮三钱　生甘草三钱　生荸荠五枚

四诊：二月十二日。服前方尚安，惟周身发痒，夜眠不安，每夜仅能睡三四钟点，且不能酣，精神倦怠，小溲频数，其色深黄，食欲不佳。仍当以止痒减痛为法，冀其眠食照常，方可徐徐调理。

生芪皮五钱　台党参四钱　白鲜皮四钱　朱茯神五钱　地肤子四钱　制乳没各三钱　粉丹皮三钱　炒栀子三钱　土茯苓七钱　皂角刺三钱　当归须四钱　真郁金三钱　干生地五钱（砂仁二钱研拌）　盐黄芩柏各二钱　肥知母三钱　川贝母三钱　赤苓芍各三钱　甘草梢三钱

五诊：二月十四日。脉来往尚匀，稍形虚弦，面色不荣，精神不振，周身皮肤发痒，夜眠不安，大便二日未通，非导不下，小溲仍频数，色仍深红。瘤毒外窜，痛痒相关，徐徐图之，或可有效。安心静养，不可急躁，如以收效太缓，可多请高明斟酌也。

生芪皮四钱　台党参四钱　忍冬花四钱　净连翘三钱　真郁金三钱　朱茯神五钱　白鲜皮五钱　地肤子五钱　皂角刺二钱　当归须五钱　穿山甲二钱(蛤粉炒珠)　肥知母三钱　盐黄芩柏各三钱　细生地六钱　赤苓芍各四钱　首乌藤二两　粉丹皮四钱　火麻仁四钱　甘草梢三钱

六诊：二月十六日。脉无出入，据述服昨方夜眠仍不安，痒仍未止。良由病毒太甚，时攻心包络，使痒从心起，遍及全身，甚则神识不清，两眼发直，肢体如僵，历时始苏。今日较昨夜稍轻，但中气不足，大便干结，小溲色红而浑浊。内热太甚，病势已深，姑再拟一方酌服。

台党参四钱　元参心五钱　大生地八钱　忍冬花六钱　净连翘四钱　栀子皮四钱　粉丹皮四钱　白鲜皮四钱　地肤子四钱　赤苓芍各四钱　制乳没各三钱　盐黄芩柏各三钱　川黄连二钱　火麻仁六钱　淡苁蓉六钱　首乌藤四两　真血竭三钱　生甘草五钱　生荸荠五枚

七诊：二月十九日。服前方，病无出入，痒仍不止，胃纳日钝，大便非导不下，此气虚之故，但导后则气更虚，小溲红浊如血，神识有时不清。病毒太甚，治之匪易，勉再处一方酌服可也。

生石膏五钱(先煎)　台党参四钱　朱茯神五钱　盐元参五钱　生芪皮七钱　忍冬花八钱　制乳没各三钱　净连翘四钱　白鲜皮五钱　盐黄芩柏各三钱　大生地二钱　首乌藤四两　真血竭三钱　火麻仁八钱　淡苁蓉一两　肥知母四钱　粉丹皮四钱　炒栀子五钱　生甘草八钱

八诊：二月二十一日。脉息虚弦无神，昨夜今晨略能安睡，周身仍痒，坐卧不安，胃纳仍钝，大便仍非导不下，乃中气不足之故，溲频已止，但色仍红，神识有时仍不清。再依前法加减，勉拟一方酌服。

生石膏六钱(先煎)　台党参四钱　黄芪皮四钱　盐元参五钱　干生地二两(砂仁二钱研拌)　朱茯神八钱　忍冬花八钱　净连翘四钱　制乳没各三钱　首乌藤一两　淡苁蓉四两　真血竭三钱　肥知母三钱　川贝母三钱　栀子皮五钱　粉丹皮四钱　甘草梢八钱

九诊：二月二十三日。服前方后，已能安眠，不似昨夜之烦躁，惟卧床日久，发生褥疮，胃纳仍欠佳，大便昨日自行一次，溲量稍多，色仍深红，出语略清，周身仍作痒，不能休止。仍当依昨法加减再进。

生石膏一两(先煎)　生芪皮五钱　台党参四钱　朱茯神五钱　忍冬藤六钱　元参心五钱　真血竭四钱　首乌藤一两　栀子皮四钱　制乳没各三钱　粉丹皮四钱　甘枸杞五钱　干生地一两(砂仁一钱研拌)　甘菊花四钱　白鲜皮四钱　肥知母三钱　川贝母三钱　盐黄芩柏各四钱　甘草梢四钱　生藕汁一勺(冲服)　生梨汁一勺(冲服)

杨女，七十一岁，一九五二年一月十五日。

据述近日胸次连及腹部作痛，脐内有肉丁一个，据医院检查，有子宫瘤为患，阴道时时流血，喉际干而作痛，时形呛咳，夜不安眠，腹痛颇剧。法当从本治。

南沙参五钱　真郁金三钱　沉香曲三钱(布包)　制乳没各三钱　肥知母三钱　川贝母

三钱　大腹皮三钱　忍冬藤五钱　粉丹皮三钱　生苡仁四钱　佛手片三钱　元胡索四钱(酒炒)　生赤白芍各五钱　茯苓皮五钱　炒栀子三钱　益元散五钱(冲)　生荸荠五枚

二诊：一月二十一日。服前方尚安，胸次作痛，大腹作胀，阴道已不流血，但仍有液体排出，其味甚臭，内热仍重，大便二三日一行，肛门肿痛。仍当从本治。

台党参四钱　苦桔梗三钱　制乳没各三钱　大腹皮三钱　佛手片三钱　酒黄芩柏各三钱(盐炒)　肥知母三钱　川贝母三钱　焦鸡金三钱　真郁金三钱　芡实米五钱　生苡仁一两　炒栀子三钱　粉丹皮三钱　淡苁蓉四钱　全当归四钱　赤白芍各三钱　甘草梢二钱　生荸荠五枚(捣)

三诊：二月七日。据述近日阴道又流出鲜血甚多，肛门发紧，不能出恭，用力则气短作呛，胸腹皆痛。阴虚生内热，仍当从本治。

台党参四钱　肥知母三钱　川贝母三钱　酒黄芩柏各三钱　真郁金三钱　炒栀子三钱　制乳没各三钱　粉丹皮三钱　血余炭五钱　火麻仁四钱　大麦冬三钱　淡苁蓉五钱　小川连二钱　广木香三钱　赤白苓芍各三钱　鲜茅根六钱　甘草梢二钱　生梨皮一具　生藕节五枚

四诊：二月二十二日。据述病毒未尽，流血不止，上攻头部昏痛，鼻中发肿，喉际亦肿，胃纳不佳，肛门肿大，且有疙瘩作痛，甚至牵及尾骨、膀胱皆痛，肢体因之困倦乏力。病久且深，仍当治本。

台党参四钱　忍冬藤八钱　净连翘四钱　制乳没各二钱　杜牛膝三钱　苦桔梗三钱　肥知母三钱　川贝母三钱　大腹皮三钱　土茯苓四钱　细生地五钱　甘菊花三钱　生藕节五枚

五诊：三月二十八日。据述肩背、颈项、肢体皆痛，前阴流水仍多，肛门仍肿，疼痛稍减，久病身弱，偶尔劳乏则倦怠不支。高年久病，宜小心将护，不可大意。疏方酌服，得效再议。

台党参四钱　真郁金三钱　沉香曲三钱、五味槟榔三钱(二味同布包)　制乳没各三钱　海风藤八钱　川牛膝三钱　首乌藤一两　佛手片五钱　抱木茯神五钱　焦鸡金三钱　嫩白前二钱　金银花四钱　甘草梢三钱

六诊：四月十六日。据述喉际发噎，胸部郁结不舒，不甘饮食，两肋胀痛，小溲紧急，阴道流血极多，兼有臭水，肛门肿胀，肢体倦怠。气食两滞，肝郁太甚，小心将护为要。

台党参四钱　真郁金三钱　苦桔梗三钱　制乳没各三钱　忍冬藤五钱　真血竭三钱　大腹皮三钱　赤白苓芍各三钱　生熟稻芽各三钱　焦鸡金三钱　佛手片三钱　净连翘四钱　盐砂仁二钱　甘草梢二钱　生藕节五枚

七诊：四月十九日。药后食物已不噎，胸部仍稍闷，会阴部刺痛难支，不能安坐，腹部胀而大解难，阴道仍有血水外流，肢体倦怠。肝肾两虚，仍当治本。

台党参四钱　真郁金三钱　制乳没各三钱　真血竭三钱　净连翘四钱　淡苁蓉五钱　火麻仁四钱　郁李仁五钱　细生地五钱　血余炭三钱　鲜茅根五钱　甘草梢三钱　生藕节五枚

八诊：六月一日。肝郁太甚，久则气结，故腰腹胀痛，胃纳因之不甘，且作刺痛。阴部流

血过多，致伤本元，高年何以堪此。法当标本兼治，更宜小心将护。病久则归肾，故腰胯胀痛也。疏方照服，得效再议。

台党参四钱　真郁金三钱　制乳没各三钱　淡附片二钱　真血竭三钱　吴茱萸二钱（盐炒）　干生地四钱（砂仁二钱研拌）　山萸肉三钱（去核）　大腹皮三钱　赤白苓芍各三钱　当归炭四钱（存性）　六神曲三钱（布包）　鲜茅根一两　东阿胶三钱（烊化兑入）　生藕节五枚

九诊：六月三日。患肿瘤日久，流血过多，又因劳乏，时作坠痛，牵及周身，眼皮发重，后脑剧痛，前阴亦痛，小溲时尤甚。法当以健脾和肝养肾为治，冀其减轻痛苦也。

灵磁石五钱（先煎）　生黄芪五钱　台党参三钱　制乳没各三钱　真血竭三钱　元胡索三钱（酒炒）　全当归三钱　真郁金三钱　干地黄三钱　山萸肉三钱（去核）　血余炭三钱　甘枸杞四钱　抱木茯神四钱　鲜茅根六钱　东阿胶五钱（烊化兑入）

十诊：六月九日。服前方尚安，可以纳食，但消化力薄，肢体亦渐有力，可以起行，惟肝郁太甚，头部昏晕，心仍作跳，胸次胁肋牵及后背皆痛，此气窜为患，阴道流血稍减少，但臭水仍多。仍当标本兼治。

生箭芪五钱　台党参四钱　真郁金三钱　制乳没各三钱　全当归五钱　赤白苓芍各三钱　干生地五钱（砂仁二钱研拌）　山萸肉三钱（去核）　炒栀子三钱　粉丹皮三钱　盐黄芩柏各三钱　元胡索三钱（酒炒）　淡苁蓉五钱　血余炭三钱　抱木茯神四钱　真血竭三钱　鲜茅根六钱　东阿胶四钱（烊化兑入）

十一诊：七月二十九日。据述左半身经络筋骨因受损作痛，人字骨下亦觉牵痛，因淋雨后又感风湿之邪，而瘤子流水之因亦由此。法当标本兼治。

生黄芪五钱　台党参四钱　焦冬术二钱　川厚朴一钱五分（川连水炒）　制乳没各三钱　佛手片三钱　当归须四钱　小川芎三钱　川牛膝三钱　沉香曲三钱（布包）　桑寄生五钱　焦鸡金三钱　茯苓皮四钱　冬瓜皮五钱　赤芍药二钱　郁李仁二钱　鲜茅根五钱　甘草梢三钱　鲜荷叶一角（带梗五寸）

十二诊：八月三日。肝气四窜作痛，眠食不安，左胁更甚，瘤子下水极多，虚而有热，喉部疼痛，有时作呃。高年宜小心将护。

空沙参四钱　肥知母三钱　平贝母三钱　真郁金三钱　制乳没各三钱　首乌藤八钱　全当归四钱　桑寄生五钱　西秦艽三钱　抱木茯神四钱　干生地四钱（砂仁二钱研拌）　沉香曲三钱（布包）　甘草梢二钱　鲜荷叶一角（带梗五寸）

十三诊：八月十四日。肝邪太甚，脾胃不和，气坠腹中胀痛不支，瘤毒又甚，流水极多，眠食因而不安。仍当治本。

南沙参四钱　真郁金三钱　大腹皮三钱　酒芩柏各二钱　肥知母三钱　平贝母三钱　制乳没各三钱　赤苓芍各三钱　元胡索三钱（酒炒）　蕲艾炭三钱　血余炭三钱　桑寄生八钱　全当归三钱　大生地三钱　真血竭二钱　甘草梢二钱　生藕节五枚

十四诊：八月十七日。内热伤风，鼻流清涕，发为呛咳，咳则胸及腰次均疼，而小腹坠胀尤甚。良由瘤子流血太多，阴分大伤，高年如何能支，所以肢体发软。仍当从本治。

北沙参四钱　薄荷梗二钱　西防风二钱　肥知母三钱　川贝母三钱　北五味二钱(打)　制乳没各三钱　朱茯神四钱　当归身四钱　野百合四钱　炙百部四钱　真郁金三钱　桑寄生五钱　血余炭三钱　生甘草三钱　生藕节五枚

十五诊:八月二十五日。肝胃不和,不时作痛,子宫瘤子仍流水不止,其色粉红,肝虚太甚,故容易动气。阴虚已久,病情日重,宜小心将护,不可轻视。

台党参四钱　真郁金三钱　全当归五钱　生白芍四钱　甘枸杞四钱　干生地四钱　制乳没各三钱　北五味一钱(打)　血余炭四钱　山萸肉三钱(去核)　东阿胶四钱(烊化兑入)　炙甘草二钱　生藕节五枚

十六诊:八月三十日。

久病身弱,口中发苦,胸次不适,左腹内牵及后腰均刺痛,瘤子流水仍多,高年如何能支。法当从本治,更宜加意保养,不可大意。

生黄芪四钱　台党参四钱　真郁金三钱　元胡索三钱(酒炒)　制乳没各三钱　大腹皮三钱　当归须四钱　小川芎三钱　桑寄生五钱　干地黄五钱　山萸肉三钱(去核)　炙甘草三钱　大红枣三枚　生藕节五枚

十七诊:九月一日。胸闷气郁而热,面部亦发烧,多在日晡,小腹坠痛,且有肿胀之感,瘤子流水仍多。高年病久,阴分太亏,不可大意,仍当治本。

酥鳖甲三钱(先煎)　醋青蒿三钱　生箭芪五钱　台党参四钱　粉丹皮三钱　真郁金三钱　当归身三钱　小川芎三钱　制乳没各三钱　大腹皮三钱　干地黄五钱(砂仁二钱研拌)　山萸肉三钱(去核)　粉甘草三钱　生藕节五枚

十八诊:十月二十八日。胸次不舒,腹中作痛,阴部时有血块及脓块流出,当系瘤子为患,肝脾两虚,两胁肋亦酸痛。仍当从本治,不可动气。

生箭芪五钱　台党参四钱　制乳没各三钱　真血竭三钱　血余炭三钱　当归炭四钱(存性)　大腹皮三钱　云茯神四钱　厚杜仲三钱(盐炒)　干地黄五钱(砂仁二钱研拌)　山萸肉三钱(去核)　金钗石斛四钱　醋香附三钱　甘草梢三钱　生藕节五枚

十九诊:十一月十八日。药后病无出入,良由瘤毒太甚,流脓血太多,致前后阴皆痛不可忍,腰脊连尾间皆痛,腹痛日剧,大便不能用力,肝郁太甚。宜小心将护,多请高明斟酌。姑再拟一方,看其效果如何再议。

生箭芪六钱　台党参四钱　真郁金三钱　元胡索三钱(酒炒)　金银花五钱　朱茯神四钱　真血竭三钱　细生地五钱　广木香二钱　制乳没各三钱　首乌藤一两　赤白芍各三钱　北五味一钱(打)　甘草梢三钱　生藕节五枚

二十诊:一九五三年一月十九日。

近日又感内热伤风,发为呛咳,前数日曾经呛血数次,肺胃两虚,故胸次作痛,食物不甘,瘤毒尚甚,故出恭不能用力。法当标本兼治。

北沙参四钱　肥知母三钱　川贝母三钱　大麦冬三钱　金钗石斛三钱　嫩前胡三钱　野百合四钱　炙百部四钱　北五味一钱(打)　忍冬藤四钱　天花粉四钱　净连翘三钱　制乳没各三钱　赤白苓芍各三钱　甘草梢三钱　生藕节五枚

二十一诊：一月三十一日。瘤毒四窜，有迁徙之势，故咳嗽入夜尤甚，痰吐极多，前阴流水不止，口渴难支，胃纳尚可，夜不安眠。阴分太亏，当从本治，病久而沉，年事已高，宜小心将护，勉再拟一方酌服可也。

台党参四钱　肥知母三钱　川贝母三钱　天麦冬各三钱　天花粉四钱　野百合四钱　北五味一钱（打）　制乳没各二钱　山萸肉三钱（去核）　甘菊花三钱　大生地四钱　鲜石斛四钱　首乌藤二两　炙百部三钱　甘草梢三钱　生梨汁一勺　生蔗汁一勺

二十二诊：三月二十七日。据述近日每到十一时则周身发冷作战，历时发热始解，胸次发闷，小腹刺痛不支而作胀，水流仍多。高年病久，阴阳两虚，而气结尤甚，宜小心将护，不可大意。

酥鳖甲三钱（先煎）　醋青蒿三钱　台党参四钱　制乳没各三钱　赤白苓芍各三钱　元胡索三钱（酒炒）　醋香附三钱　首乌藤一两　真郁金三钱　全当归三钱　杭白芍四钱（土炒）　甘草梢三钱　鲜茅根一两　生藕节五枚

王女，二十九岁，已婚，一九五一年一月十五日。

脉不调和，舌苔薄白而腻，据述半月以前忽然作吐，至今未止，午后尤甚，吐出之物其味发辣，胸次有块，扪之发硬，左小腹内亦有包块，按之作痛，经停两月，近日始通，其量不多，色亦不正，胃部作胀。气滞食滞兼而有之，法当从本治。

空沙参三钱　真郁金三钱　沉香曲三钱（布包）　炒枳壳二钱　焦鸡金三钱　全当归四钱　小川芎三钱　大腹皮三钱　苏枋木二钱　赤白苓芍各三钱　燀桃仁三钱（去皮尖，捣）　苦杏仁三钱（去皮尖，捣）　生熟稻芽各三钱　盐杜仲四钱　制乳没各二钱　生甘草二钱　生藕节五枚　生苇茎五寸

二诊：一月十六日。服前方仅吐一次，惟气仍上逆，左小腹内作痛，经行仍不多，腰已不痛，胃纳尚钝，食不知味。法当从此消息。

灵磁石四钱（先煎）　北沙参四钱　当归尾三钱　小川芎三钱　真郁金三钱　醋香附三钱　沉香曲三钱（布包）　炒稻芽三钱　元胡索三钱（酒炒）　盐砂仁二钱　焦鸡金三钱　制乳没各三钱　燀桃仁二钱（去皮尖，捣）　苦杏仁二钱（去皮尖，捣）　赤白苓芍各二钱　生甘草二钱　生藕节五枚　生荸荠五枚（捣）

吴男，三十一岁，一九五二年七月五日。

脉见弦虚，沉取无力，素有气郁之病，结为气块，在腹中作痛，业已半年，饮凉酒则痛更加剧，近四五日来忽然胀硬如鼓，进食维艰，大小便皆不通，经导尿亦极少而热。气脉结于肠，兼有水停，已成单腹胀危症，本不能治，因系远来求医，姑拟一方，缓缓与服，以观其后。

空沙参四钱　真郁金三钱　制厚朴三钱（川连水炒）　沉香曲三钱（布包）　方通草三钱　大腹皮三钱　制乳没各三钱　车前子三钱　郁李仁三钱　广木香二钱　茯苓皮四钱　甘草梢三钱　鲜荷梗一尺

二诊：七月八日。脉见沉弦而虚，舌苔薄白而干，大便下绿黑色稀物，成块，有不消化之

物，每腹痛即欲便但不畅，小便色红。气食两滞，尚未尽化，腹胀未消，病势尚重，法当从本消息，姑再拟一方投之，如能进食，尚可为力，否则难医矣。

霍石斛四钱（先煎） 空沙参三钱 真郁金三钱 制乳没各三钱 大腹皮三钱 生熟稻芽各三钱 酒黄芩柏各三钱 粉丹皮三钱 炒栀子三钱 沉香曲三钱（布包） 酒炒元胡索三钱 连皮苓四钱 焦鸡金三钱 佛手片三钱 方通草三钱 朱灯心二十寸 天花粉四钱 鲜荷叶一角（带梗五寸） 益元散四钱（分二次冲服）

外用麝香当门子二分，研细置脐中，用布盖好，以热手缓缓熨之，冀其腹痛能减轻也。

三诊：七月九日。据述药后胃纳略开，能食粥饮汤，手足亦能活动。自是小效，惟病久阴亏，内热极重，神识昏迷，昨夜曾发谵语，今日稍觉明白，仍未能如常，大便下秽物无好粪，小便黄短，比昨日次数减少，腹仍胀痛，按之包块甚多。病势仍重，姑依昨法加减再进。

空沙参三钱 抱木茯神四钱（朱拌） 真郁金三钱 大腹皮三钱 炒栀子三钱 制乳没各三钱 焦鸡金三钱 小枳实二钱 粉丹皮三钱 炒扁豆四钱 沉香曲三钱 生熟稻芽三钱 盐黄芩柏各三钱 小木通三钱 五味槟榔二钱（布包） 车前子三钱 忍冬藤一两 净连翘三钱 鲜石斛四钱 朱灯心三十寸 鲜荷叶一角（带梗五寸） 益元散四钱（分二次冲服）

陆女，三十四岁，一九五二年十一月二十七日。

据述腹内偏左有包块为患，初起为核，近则成块，劳则作痛，癸事如期而至，量多色正，夜眠多梦，呼吸则腹中作响。结婚九年，未经孕育。肝脾两虚，宜节劳休息，少思虑为要。

台党参三钱 全当归四钱 小川芎二钱 真郁金三钱 元胡索三钱（酒炒） 焯桃仁三钱（去皮尖，捣） 酒黄芩二钱 粉丹皮三钱 焦山栀三钱 沉香曲三钱（布包） 焦鸡金三钱 佛手片二钱 首乌藤一两 生甘草二钱 生藕节五枚

二诊：十一月二十九日。药后尚安，惟大便极干，良由肝热太甚，气分转郁，稍一用力则腹中作响，少食即饱，而腹内包块则胀痛。此皆气血不和之象，法当从本治，更宜节劳少生闷气为要。

台党参四钱 焦冬术二钱 炒枳壳二钱 粉丹皮三钱 炒栀子三钱 真郁金三钱 酒黄芩三钱 合欢花四钱 广木香一钱 制乳没各三钱 全当归四钱 杭白芍五钱 焯桃仁三钱（去皮尖，捣） 真苏木二钱 火麻仁四钱 生甘草一钱 干藕节五枚

三诊：十二月三日。药后尚安。原方加元胡索三钱（酒炒）、制香附三钱、干生地四钱（砂仁二钱研拌）、首乌藤五钱，再进。

四诊：十二月九日。据述服改方后，自觉腹中包块略小，不劳则不痛，如过劳则仍胀痛，口中时有臭气，食物消化力薄，有时泛酸，肝胃两经之热太重，故夜眠多梦。仍依前法，节劳将护为要。

北沙参四钱 炒栀子三钱 真郁金三钱 粉丹皮三钱 盐黄芩柏各二钱 酒炒元胡索三钱 生杭芍四钱 六神曲三钱（布包） 制乳没各三钱 焦鸡金三钱 佛手片三钱 首乌藤一两 赤茯苓三钱 生赤芍三钱 制香附二钱 甘草梢三钱 干藕节三

枚　生荸荠三枚(捣)

五诊:一九五三年一月十五日。

素体肝邪甚旺,现当行经之期,因动肝气,腹中包块又动而作痛,两耳时鸣,胃纳虽佳,消化力薄,两腿发酸,经色先乌后淡。仍当从本治,小心将护,勿动肝火为要。

空沙参四钱　全当归四钱　赤茯苓三钱　赤芍药三钱　真郁金三钱　桑寄生三钱　制乳没各三钱　金狗脊三钱(去毛)　元胡索三钱(酒炒)　川牛膝三钱　制女贞四钱　小川芎三钱　大生地三钱(砂仁二钱研拌)　制香附二钱　生甘草二钱　带心莲子十五粒

马女,二十八岁,已婚,一九五三年九月七日。

据述经停十月,腹中包块甚多,每日下午则上攻,胸次作痛,头昏耳鸣,胃纳不甘,手指发凉,乃热深厥深之象。法当以通经为主,不可妄投补剂也。

南沙参四钱　炒栀子三钱　粉丹皮三钱　川牛膝三钱　京三棱三钱　蓬莪术三钱　苏枋木三钱　真郁金三钱　焯桃仁三钱(去皮尖,捣)　南红花三钱　全当归四钱　小川芎三钱　细生地四钱　甘草梢二钱　鲜荷梗一尺

二诊:九月十一日。药后病无出入,大便数日未通。前方加郁李仁三钱、生大黄二钱,泡水冲服,再进。

三诊:九月十五日。大便未通,胃纳不甘。原方再加盐砂仁二钱、方通草二钱,再进。

四诊:九月二十一日。大便通而不畅,每日午后即觉包块上攻,至日晡则安。素质不充,症颇复杂,疏方照服,得效再议。

台党参四钱　油当归四钱　小川芎三钱　干地黄四钱　生杭芍四钱　云茯苓三钱　淡苁蓉四钱　火麻仁四钱　郁李仁四钱　生甘草二钱　大黄䗪虫丸一钱(勾二次药送下)

五诊:九月二十七日。药后大便已畅,惟头部两太阳穴发胀而昏,两耳亦鸣,胃纳仍钝,经仍未行。体弱病实,治颇费手,徐徐图之,不可求速效也。

台党参四钱　全当归四钱　土炒冬术三钱　小川芎三钱　大生地五钱　土炒白芍四钱　炒枳壳二钱　盐砂仁二钱　川牛膝三钱　甘枸杞四钱　首乌藤一两　生甘草二钱　带心莲子十五粒

尤女,四十四岁,一九五二年五月二十九日。

据述腹部有包块为患,由小腹内上攻作痛,月经亦不调,十数日或二十余日一行,淋漓不断,且有血块,十余日不止,头痛心跳,周身疲乏。病自两年前流产后而起,肝脾肺肾各脏皆虚,心虚有热,故眠食亦不安。当从本治,小心养护,勿过劳累为要。

台党参四钱　全当归五钱　小川芎三钱　川牛膝三钱　盐杜仲四钱　首乌藤一两　京三棱三钱　蓬莪术三钱　桑寄生五钱　干地黄四钱(砂仁二钱研拌)　赤白芍各三钱　制乳没各三钱　真郁金三钱　金狗脊四钱(去毛)　生甘草三钱

二诊:六月五日。药后眠食均安,自是好象,惟劳动则头晕心跳,腰腿皆疼。此血虚太甚,不能荣养之征,胃热尚甚,故时作呃逆,拟以前法加减。

台党参四钱　全当归五钱　蔓荆子三钱　香白芷三钱　首乌藤一两　桑寄生五钱　赤白苓芍各三钱　制乳没各二钱　真郁金三钱　川牛膝三钱　盐杜仲四钱　金狗脊四钱（去毛）　酒芩柏各三钱　干地黄五钱（砂仁二钱研拌）　生甘草三钱　生藕节五枚

三诊：六月二十五日。前方服多帖，各症均减而未愈，腹中包块其大如碗。此血瘕也，化之非易。

灵磁石四钱（先煎）　北沙参四钱　全当归四钱　小川芎三钱　制香附三钱　真郁金三钱　元胡索三钱（酒炒）　大腹皮三钱　粉丹皮三钱　焦山栀三钱　川牛膝三钱　抱木茯神三钱　酒芩柏各三钱　制乳没各二钱　生藕节五枚

郭女，二十五岁，已婚，一九五三年八月十二日。

据述周身作痛，面黄眼滞，天癸七月未行，腹中有包块如盘，食物下胃则停滞不下，呃逆大作，肝肾不和，气血两郁。病逾半载，其势匪轻，当从本治，宜小心将护。

空沙参四钱　真郁金三钱　沉香曲三钱（布包）　佛手片三钱　鸡内金三钱　西秦艽三钱　醋香附三钱　老苏梗四钱　元胡索三钱（酒炒）　白蔻仁二钱　全当归四钱　赤白苓芍各三钱　桑寄生四钱　燀桃仁三钱（去皮尖，捣）　苏枋木三钱　大腹皮四钱　炒栀子三钱　干藕节三枚

二诊：八月十四日。药后病无出入，纳食不甘，呃逆仍作，经仍未行，当依法再进。

南沙参四钱　川黄连一钱　真郁金二钱　生熟谷芽各三钱　京三棱三钱　干地黄五钱（砂仁二钱研拌）　燀桃仁三钱（去皮尖，捣）　沉香曲二钱（布包）　佛手片三钱　真苏木三钱　全当归四钱　赤白苓芍各三钱　生甘草二钱　鲜荷叶一角

三诊：八月十七日。据述腹中包块不时发胀，周身筋骨亦痛，日晡脚心发热，气上攻心。血瘀太久，病势匪轻，宜小心将护，总以经行为要。

北沙参四钱　炒栀子三钱　粉丹皮三钱　元胡索三钱（酒炒）　京三棱三钱　蓬莪术三钱　燀桃仁三钱（去皮尖，捣）　桑寄生五钱　全当归四钱　真郁金三钱　川牛膝三钱　酒黄芩柏各二钱　首乌藤一两　藏红花一钱（酒蒸，冲服）　鲜荷梗一尺

四诊：八月二日。原方加制乳没各三钱、大腹皮三钱、川黄连三钱、海风藤八钱，再进。

五诊：九月七日。腹中包块，胀而且痛，入夜更甚，汩汩有声，气上攻心，周身筋骨仍通，头痛眼黑。血瘀有热，非经行症不能减也。

空沙参五钱　西秦艽三钱　海风藤一钱　忍冬藤三钱　制乳没各三钱　醋香附三钱　大腹皮四钱　元胡索三钱（酒炒）　燀桃仁三钱（去皮尖，捣）　真郁金三钱　京三棱三钱　川牛膝三钱　当归须五钱　小川芎三钱　生赤芍四钱　生甘草二钱

萧男，二十七岁，一九五三年一月十一日。

据述胸次胀闷，且有痞块，中脘塞而不通。火气上攻，故头部昏眩而不清，肾囊发麻，睡后不安，神虚已极，此皆用力太过之故，当调和脾胃以消息之。宜小心将护，不可大意也。

灵磁石四钱（先煎）　北沙参四钱　真郁金三钱　炒栀子三钱　粉丹皮三钱　佛手片三

钱　焦鸡金三钱　苦桔梗三钱　酒黄芩二钱　大生地三钱　赤白芍苓各二钱　首乌藤五钱　生甘草二钱　生藕节三枚

二诊：一月十三日。药后病无出入。原方加大腹皮三钱、五味槟榔三钱（布包）、郁李仁四钱、沉香曲三钱（布包）、制乳没各二钱，再进。

三诊：一月十九日。据述因用力太过，肺胃两伤，肝邪亦甚，血不荣养，故手足皆发麻，中气仍堵塞不通，食后亦不消化，小腹亦有包块，咳痰胶腻，内蕴湿热极重，热极生风，两腿发痒，搔之血出。为日已久，宜小心将护，当依昨法加减再进。

空沙参五钱　生芪皮三钱　西防风三钱　栀子皮三钱　粉丹皮三钱　抱木茯神四钱　真郁金三钱　沉香曲三钱（布包）　焦苡仁四钱　大腹皮三钱　焦鸡金三钱　佛手片三钱　花槟榔三钱　生甘草三钱　生茅根四钱　生藕节三枚

四诊：一月二十二日。药后病无出入，良由内伤太甚，气食两滞，结成包块为患。治之不易，宜小心将护，长期服药以消息之。

南沙参四钱　生熟稻芽各三钱　五味槟榔三钱（布包）　连皮苓四钱　六神曲三钱（布包）　盐泽泻三钱　大腹皮二钱　真郁金三钱　焦鸡金三钱　佛手片二钱　桑寄生四钱　生甘草二钱　生藕节三枚

五诊：一月二十九日。药后尚安。原方加制乳没各三钱、天花粉三钱、首乌藤二钱、焦冬术三钱，再进。

六诊：二月八日。据述近日滑精常发，胃部不舒，夜不安眠，昨日午后小腹作痛，大解两次，中有白涎。脾肾太亏，肝热又生，病势匪轻，宜小心将护。

台党参四钱　焦冬术三钱　炒枳壳三钱　淡苁蓉三钱　首乌藤一两　盐黄芩柏各三钱　金樱子三钱　锁阳三钱　制乳没各三钱　干地黄五钱　山萸肉三钱（去核）　陈仓米五钱　炙甘草三钱　带心莲子十五粒

雷男，四十四岁，一九四九年九月十六日。

脉弦而有神，舌干而苔白，据述素有胃病，西医检查系胃中有瘤子，食物下胃则呃逆不行，已近四月，以致肢体疲乏，偏右头部及肋胁背脊，半身皆不如常，渐有不遂之势，宜注意也。病久且杂，治颇费手，疏方酌服，得效再议。

灵磁石四钱（先煎）　空沙参四钱　霍石斛四钱　制乳没各二钱　沉香曲三钱（布包）　桑寄生五钱　忍冬藤五钱　西秦艽二钱　当归须三钱　生熟稻芽各三钱　朱茯神四钱　生杭芍四钱

二诊：九月十七日。服前方尚安，惟食物仍作噎，偏右半身肋胁背脊仍作胀痛。此乃肝气四窜为患，总之脾胃不和，为日已久，当缓缓图之，不能求速效也。

灵磁石四钱（先煎）　空沙参四钱　生桑枝四钱　真郁金三钱　海风藤四钱　小川芎二钱　土炒白芍四钱　抱木茯神四钱　制乳没各二钱　当归须三钱　酒黄芩二钱　宣木瓜三钱　丝瓜络四钱　西秦艽二钱　生甘草二钱　鸡血藤三钱　沉香曲四钱（布包）　白蔻仁二钱　广木香二钱　鲜生姜三片

三诊：九月二十二日。据述食物仍作噎，服油腻更甚。此由胃中积热未化，头痛、背脊痛之势均轻，惟病太久，非一时所能奏效也。当依昨方加减再进。

南沙参四钱　焦冬术三钱　抱木茯神四钱　焦鸡金三钱　西秦艽二钱　炒稻芽三钱　海风藤四钱　姜川朴一钱　六神曲四钱（布包）　小川芎二钱　制乳没各二钱　炒枳实二钱　金狗脊二钱（去毛）　真郁金二钱　当归须三钱　香白芷二钱　川羌活五分　生甘草二钱　生藕节五枚

四诊：九月二十四日。据述大便不通，服麻油、蜂蜜后大便虽通，而肝邪上攻，外袭风邪，致头部偏左仍痛，眼亦作痛，牵及后脊梁疼痛，食物仍噎而不易下。法当标本兼治。

空沙参四钱　霍石斛四钱　沉香曲四钱（布包）　甘菊花三钱　香白芷二钱　西防风三钱　海风藤四钱　蔓荆子二钱　金狗脊二钱（去毛）　抱木茯神四钱　当归须二钱　小川芎三钱　焦鸡金三钱　生桑枝四钱　炒稻芽四钱　生甘草二钱

赵男，六十六岁，一九五三年八月二十一日。

据述自去年十一月起胃部胀痛，服药后病减而未愈，近又痛甚，面色不荣，食物作呕。气食两滞，当以理气消食为法，病日已久，收效不易。

空沙参四钱　真郁金三钱　土炒苍术二钱　姜厚朴一钱五分　沉香曲三钱（布包）　佛手片三钱　焦鸡金三钱　连皮苓五钱　生熟谷芽各二钱　炒扁豆三钱　大腹皮二钱　生甘草一钱　鲜荷梗一尺

二诊：八月二十五日。前方加盐砂仁三钱、苦桔梗二钱、苦杏仁三钱、五味槟榔四钱，再进。

三诊：八月二十九日。服改方后，病无出入，食物下胃则干呕，呃逆时作，左胁肋下似有包块。恐余癥瘕为患，痰涎亦多，当以理气消痰为法，徐徐图之，冀其有效。

南沙参四钱　焦冬术三钱　炒枳壳三钱　盐砂仁三钱　天花粉四钱　川贝母三钱　法半夏三钱　真郁金三钱　白蔻仁三钱　云茯苓四钱　五味槟榔三钱　广陈皮二钱　干藕节三枚

四诊：九月四日。药后病情依然，宜详细检查，以免贻误。姑再以前方加佛手片三钱、焦鸡金三钱、沉香曲三钱（布包），再进。

五诊：九月六日。昨据西医透视检查，为胃部生瘤，瘤即癥瘕积聚之类。年老体弱，治颇费手，姑再拟一方酌服，小心将护为要。

空沙参四钱　苦桔梗三钱　真郁金三钱　制乳没各三钱　天花粉四钱　沉香曲三钱（布包）　忍冬藤四钱　净连翘三钱　川贝母三钱　盐砂仁二钱　云茯苓四钱　盐泽泻三钱　燀桃仁三钱（去皮尖，捣）　鲜荷叶一角（带梗五寸）

六诊：九月十日。前方加川厚朴一钱（川连水炒）、佛手片三钱、五味槟榔三钱、焦鸡金二钱，再进。

王男，四十岁，一九五三年四月四日。

据述素有胃病，食物不易消化，大便平日干结，近则变为溏恭，胃部有一痞块，按之痛甚，两胁亦痛，经西医诊断为胃癌。姑先拟一方酌服，得效再议。

空沙参四钱　苦桔梗三钱　苦杏仁二钱（去皮尖，捣）　肥知母三钱　川贝母三钱　制乳没各三钱　真血竭二钱　忍冬藤四钱　大百合四钱　炙百部三钱　沉香曲三钱（布包）　焦鸡金二钱　甘草梢二钱　生藕节五枚

二诊：四月七日。药后病无出入，大便又干结不通，胃纳亦不佳。原方加金狗脊四钱（去毛）、淡苁蓉四钱、五味槟榔三钱（布包），再进。

三诊：四月九日。原方再加桑寄生五钱、真郁金三钱、生荸荠三枚（捣），减去焦鸡金，再进。

四诊：四月十一日。日来夜眠尚安，晨起食欲颇佳，食后胸膈间仍胀闷而痛，肢体软弱乏力，大便尚有结粪，小溲短少而黄。再以前法加减，以观其后。

北沙参四钱　真黄郁金三钱　焦鸡金三钱　佛手片四钱　淡苁蓉六钱　制乳没各三钱　真血竭三钱　五味槟榔三钱（布包）　盐砂仁二钱　桑寄生五钱　川贝母三钱　生甘草二钱　生荸荠三枚（捣）

五诊：四月十三日。前方加火麻仁六钱、生栀子三钱、粉丹皮三钱，再进。

六诊：四月十四日。剑突下有一横块，仰卧按之可得，两腰胁肩臂及肢体均作痛，精神不振，大便仍下黑粪，小溲且有白浊。病久且杂，宜缓图之。

北沙参四钱　焯桃仁三钱（去皮尖，捣）　苦杏仁三钱（去皮尖，捣）　真郁金三钱　制乳没各三钱　苦桔梗三钱　川贝母三钱　粉丹皮三钱　生栀子三钱　酒芩柏各三钱　云茯苓四钱　肥知母三钱　细生地五钱　淡苁蓉五钱　车前子三钱　甘草梢三钱

七诊：四月十六日。前方加桑寄生四钱、连心麦冬三钱、郁李仁四钱、杜牛膝三钱，再进。

八诊：四月十八日。前方再加炒地榆三钱、冬瓜仁四钱，再进。

九诊：四月二十一日。服药多帖，毫无反响，胃癌之病，根深日久，治之非易，姑再拟一方酌服。

北沙参五钱　冬瓜仁皮各四钱　葶苈子三钱　连皮苓四钱　制乳没各三钱　海风藤五钱　首乌藤八钱　淡苁蓉四钱　生桑枝四钱　川贝母三钱　真郁金三钱　油当归四钱　沉香曲三钱（布包）　甘草梢二钱　大红枣五枚

编者按：在脾胃病的治疗上，萧龙友注重调理气血和脏腑，注重肝、气、湿、积滞对脾胃的影响，注重“久病入络”，常加乳没、郁金化瘀通络止痛；同时注意到了脾胃病的病理机制易于化热的现象，善于全面掌握疾病的病因病机，以及人体脏腑、气血变化等，用药巧妙，注重炮制，如对于脾胃虚弱，运化无力，兼有泄泻者，选用米炒台党参，因党参通过米炒可以加强健脾止泻功效。此外，尤擅长运用应季鲜药，取鲜药生发之气以提高治疗之效，同时以鲜药之特性作为方药之药引，利用鲜药之清润之气，反佐有些药物的刚烈燥性，如对于肝火旺盛、肾水不足、脾胃虚弱的胃病，使用生藕节，意在发挥其甘寒之性，以及清热生津、凉血散瘀、补脾开胃等功效。总之，萧龙友的脾胃病处方均平正轻灵，思路缜密。同时，他对古方、验方、秘方、小方，甚至食疗方也从不轻视，常用于临床。

孔伯华

孔伯华(1884—1955),原名繁棣,号不龟手庐主人,山东曲阜人,与汪逢春、萧龙友、施今墨并称北京四大名医。其祖父为当地名医,孔氏深受其影响。幼年时攻读经书,并随父宦游各地。后以母病,遂立志学医。1929年,曾参与奋起反抗当时政府拟消灭中医的活动。同年,与萧龙友共办北平国医学院,培养了较多中医人才。所著有《传染病八种证治晰疑》《脏象发挥》等。

黄疸

周男,五月十一日,湿热过盛,面部有发黄意,小溲仍浊,精力疲乏,舌苔白腻,脉弦滑数。治以清化湿热,从阴分导之。

生鳖甲钱半　滑石块五钱　谷芽三钱　稻芽三钱　知母三钱　嫩茵陈二钱　炒橘核五钱　生桑皮三钱　川黄柏三钱　栀子炭三钱　云茯苓四钱　大腹绒钱半　川黄连钱半　川牛膝三钱　车前子三钱(包)　冬瓜皮一两

二诊:五月十四日。连晋前方药后,症象好转,但肝热脾困尚未消除,大肠有湿滞之象,眠食亦均未复。再依前方加减。

生石决明六钱(先煎)　滑石块五钱　首乌藤一两　知母三钱　生鳖甲钱半(先煎)　云苓皮四钱　川黄柏三钱　炒稻芽三钱　炒谷芽三钱　嫩茵陈三钱　盐橘核五钱　大腹绒二钱　龙胆草一钱　朱莲心钱半　车前子三钱(包)　川牛膝三钱　鲜冬瓜皮一两

刘男,四月初六日,湿困中土,面色黄滞,肠鸣喜按,近兼有头晕呕吐,脉象滑缓,舌赤苔滑。姑予渗化和中。

焦栀子三钱　槟榔炭二钱　生海蛤一两　金银花四钱　嫩茵陈三钱　广藿梗三钱　益元散四钱(布包)　莲子心一钱半　云苓皮四钱　大腹绒钱半　青竹茹五钱　猪苓三钱　炒秫米四钱　焦六曲三钱　泽泻三钱　陈皮二钱

丁女,六月二十四日,湿热久蓄,发为黄疸,皮肤及目睛皆为黄色,溲赤,大便秘结,脉弦滑而数。宜清渗和化。

生海蛤一两　茵陈三钱　旋覆花三钱　知母三钱　石决明一两　云苓皮四钱　代赭石三钱　川黄柏三钱　焦栀子三钱　桑寄生六钱　川萆薢四钱　牛膝三钱　生侧柏叶三钱　酒大黄八分　郁李仁三钱　滑石块四钱　焦神曲三钱　金银花四钱　全栝楼一两　元明粉八分　鲜荷叶一个　犀黄丸钱半(分吞)

李妇,九月初八日,湿热郁阻,气机不畅,曾发脘胁痛楚,散之较过,遏于皮肤而发黄疸。经常先期,舌苔白腻,仍复作渴,脉滑大而数。热象较盛,当清化利湿,兼调气分。

生鳖甲钱半　茵陈三钱　大腹绒钱半　知母三钱　生蛤粉一两　栀子三钱　橘核四钱　川黄柏三钱　青竹茹五钱　生侧柏叶三钱　川牛膝三钱　炒丹皮一钱　赤小豆四钱　滑石块三钱　藕一两(带节)

二诊：九月十九日。连晋前方药后，发黄之象较退，第膀胱不化，小便仍少，气机略畅，热象仍炽。再以前方稍为变通。

生石膏五钱(先煎)　鲜芦根一两　知母三钱　盐橘核五钱　生鳖甲钱半　栀子炭三钱　莲子心一钱　湖丹皮一钱　嫩茵陈一钱　大腹绒钱半　川黄柏三钱　赤小豆四钱　旋覆花钱半(布包)　代赭石钱半　川牛膝三钱　车前子三钱　汉防己一钱　藕一两

姚妇，九月二十七日，高年真阳不足，湿盛黄疸，六脉弦缓而滑，按之力差，饮纳皆减，腹胀足肿，证象颇重。回真阳以利湿。

云苓皮四钱　桂枝尖一钱　猪苓三钱　栀子三钱　炒秫米四钱　嫩茵陈三钱　泽泻三钱　知母三钱　炮附子钱半　大腹绒钱半　橘核四钱　川黄柏三钱　川牛膝三钱

二诊：原方加川椒目六分、北细辛六分。

李男，闰月初九日，肾积奔豚，本属湿热，攻克渐减，因暑邪遏于皮肤，发为黄疸。服药已经渐退，积象当借之而减，仍宜清化之。

生鳖甲一钱五分(先煎)　茯苓皮四钱　赤小豆四钱　知母三钱　嫩茵陈三钱　炒秫米四钱　湖丹皮一钱　川黄柏三钱　栀子炭三钱　大腹绒三钱　广藿梗三钱　橘皮三钱　橘核三钱　鲜竹茹八钱　条黄芩三钱　鲜菖蒲三钱　生大黄五分　川牛膝三钱　稻芽四钱(生熟各半)　西瓜皮一两　紫雪丹三分(分冲)

二诊：加清半夏二钱，去条黄芩、紫雪丹。

胁痛

章妇，十月十七日，肝家抑郁，聚于左胁，时或上犯膈间，窜逆痛楚，上焦热象较盛，脉象弦滑而数。当涤达抑肝并用。

生石决明六钱　白蒺藜三钱(去刺)　川郁金二钱　桑寄生五钱　旋覆花钱半　杭菊花三钱　二青竹茹四钱　代赭石钱半　龙胆草钱半　条黄芩三钱　丹皮一钱　知母三钱　鸡血藤四钱　藕二两　稻芽四钱

福男，九月二十日，肝家抑郁，痞于右胁，痛楚拒按，渐至肺气不能下降，病发兼有呛咳，脉象弦滑而实。当软坚化痞，兼抑肝邪。

生牡蛎三钱　旋覆花钱半　三棱一钱　川楝子二钱(打)　杏仁泥三钱　生赭石钱半　莪术一钱　川郁金二钱　生枳实钱半　乌药二钱　炒甜葶苈钱半　大腹绒一钱　全栝楼一两

裕妇，七月初九日，肝脾不和，中焦宿滞化热，兼为邪袭，左胁下痛楚又作，兼有形冷吐泻，舌苔黄垢，脉弦滑而数。治以疏化和中降逆，兼调气机。

生左牡蛎三钱　桑叶三钱　旋覆花钱半（布包）　代赭石钱半　知母三钱　陈皮二钱　苦杏仁泥三钱　盐橘核四钱　泽泻二钱　鲜竹二青八钱　炒稻芽四钱　法半夏二钱　苏叶八分　苏子八分　藿梗三钱　紫雪丹三分（分冲）

朱男，五月初七日，肝家气积，由来已久，胁际聚痛，纳呆厌油，皮肤瘙痒，面色晦暗，脉尚滑数。亟宜咸软攻化，柔肝扶脾，内消之法。

生牡蛎六钱　三棱钱半　旋覆花钱半（布包）　栝楼六钱　石决明一两　莪术钱半　代赭石钱半　知母三钱　川楝子三钱　青皮二钱　生枳实二钱　元胡三钱　元明粉六分

李男，九月初八日，肝家气郁，而右行不得畅，久则胁际作痛，不能侧卧，纳物迟钝，呕逆，精力疲乏，皮肤刺痒，脉象弦缓。以金铃子散、旋覆花汤合并治之。

金铃子三钱　旋覆花钱半（布包）　生枳实二钱　藕一两　元胡三钱　代赭石钱半　法半夏二钱　台乌药三钱　小青皮钱半　甘草一钱　鲜香橼一片（带瓤）

田男，六月二十七日，肝胃燥气炽盛，津液为之闭阻，卧后口干颇甚，中焦为肝家逆气所扰，两胁胀满，甚则作痛，脉弦大而数，左关较盛。亟宜清滋润化，兼调气机。

珍珠母一两　旋覆花钱半（布包）　地骨皮三钱　寸冬二钱　鲜石斛五钱　代赭石钱半　龙胆草炭一钱　玉竹三钱　天花粉三钱　鲜地黄四钱　川楝子二钱　稻芽四钱　朱莲心一钱　益元散四钱（布包）　鲜荷叶一个

黄妇，四月十一日，肝家气积，由来已久，左胁聚痛，脉大而弦实。治当咸软攻化，使之渐消方妥。

生牡蛎六钱　三棱钱半　旋覆花钱半（布包）　栝楼六钱　石决明一两　莪术钱半　代赭石钱半　知母三钱　川楝子三钱　青皮二钱　生枳实二钱　元胡三钱　元明粉六分

徐女，六月二十一日，寒湿伤中，脾失健运，脘胁不适，腹胀，右胁痛楚，纳呆呕逆，大便溏，精力疲乏，脉象滑数，舌苔白腻。拟温中健脾柔肝之品。

云苓皮四钱　炒白芥子八分　泽泻二钱　炒秫米四钱　炒谷芽三钱　炒稻芽三钱　土於术钱半　鸡内金三钱　橘核二钱　法半夏三钱　煨木香八分　台乌药三钱　甘草五分　炒黄连五分　炒吴萸五分　川厚朴七分　大枣二枚　土炒杭芍二钱

裕女，九月初九日，肝脾不和，中焦宿滞化热，左胁作痛，呕吐，食欲不佳，舌苔黄垢，脉弦滑而数。治以和中降逆，柔肝健脾，兼调气机。

生左牡蛎三钱　旋覆花钱半（布包）　陈皮二钱　二青竹茹四钱　代赭石钱半　炒稻

芽四钱　苦杏仁泥三钱　广藿梗三钱　法半夏二钱　知母三钱　炒橘核四钱　陈香橼一钱　川厚朴钱半　生枳实钱半

岳女，六月初八日，湿热相郁，脾为之困，气机阻痛于胸胁，精力疲顿喜睡，脉滑大而数，口渴颇甚。亟宜清化。

生石膏五钱(研，先煎)　川郁金二钱　九菖蒲一钱五分　盐知母三钱　青蒿梗二钱　台乌药三钱　厚朴花一钱五分　川牛膝三钱　桑白皮三钱　莲子心二钱　生杏仁三钱　广藿梗三钱　鲜荷叶一个　盐黄柏三钱

吕妇，九月二十八日，水不涵木，气机横逆，膈下痛楚，左胁尤甚，舌苔白腻，脾家兼有湿邪，六脉弦滑，左关独盛。治当滋水抑肝，化气渗湿之品。

生牡蛎三钱(先煎)　旋覆花二钱(布包)　生赭石二钱　台乌药二钱　生桑皮三钱　桑寄生五钱　黛蛤粉六钱(布包，先煎)　川楝子钱半　云苓皮三钱　炒秫米三钱　川厚朴七分　醋青皮钱半　白蒺藜四钱　知母三钱　藕一两

方女，五月二十日，三焦蓄水太久，肝郁气滞，脘次痞满，右胁痛剧，腹胀，纳物不佳，溲短，精力疲乏，脉弦滑而实，舌赤苔黄。拟柔肝醒脾，和化内消。

石决明一两　旋覆花二钱　橘皮二钱　橘核四钱　生桑皮二钱　生鳖甲钱半　代赭石三钱　猪苓三钱　大腹皮钱半　磁朱丸四钱　槟榔钱半　泽泻三钱　谷芽三钱　稻芽三钱　盐知母三钱　乌药三钱　滑石块四钱　川牛膝三钱　川郁金一枚　落水沉香一枚(磨，每煎药用磨汁四十滴)　元明粉一钱二分(分二次冲)　盐黄柏三钱

癥瘕、积聚

魏男，七月十五日，湿痞已久，肝脾并困，或谓生瘤，剖视而不能治，徒伤气血，正损而病愈重。腹胀如鼓，坚实拒按，大便频，小溲赤浊，饮纳均减，脉弦滑而实。姑予内消，兼顾气血以安之。

生牡蛎四钱(包，先煎)　生槟榔五分　炒黑丑五分　炒白丑五分　生橘核四钱　荆三棱一钱　生海蛤八钱(包，先煎)　川牛膝三钱　川黄连一钱　云茯苓三钱　蓬莪术一钱　大腹绒二钱　生枳实一钱　生滑石块四钱　萹蓄三钱　杜仲炭二钱　瞿麦三钱　桂圆肉二枚　犀黄丸一钱(研细，冲服)　二剂

二诊：七月十八日。晋服前方药，大便下黑色水，溲利胀减，拒按之状不似前剧，腹部较软，脉弦滑，舌苔黄垢而腻，宜遵前方稍事增减。原方内去桂圆肉、瞿麦、萹蓄，加煨广木香七分、粉甘草五分(水炙)、肥玉竹一钱，改牡蛎为六钱，荆三棱、蓬莪术按原量各加五分。二剂。

三诊：七月二十一日。症已愈十之七八，腹部平软，精神转佳，二便已正常，脉滑，沉取乏神力，惟苔退未净，思纳颇甚。应慎饮食，以免食复，再酌情变通前方。

生牡蛎四钱(布包,先煎)　煨莱菔子三钱　鸡内金三钱(砂仁五分同水煨)　云苓皮三钱　焦谷芽三钱　焦稻芽三钱　生赭石三钱　焦枳壳一钱五分　旋覆花二钱(包煎)　川牛膝三钱　铁心甘草五分　犀黄丸五分(研细,冲服)　五剂

越半年,其母来诊,得悉其病自服药后即愈。

戈女,九月十三日,肝家抑郁,热生于中,腹中旧有积块未除,近因气而动,兼有烦躁易怒之患。仍依前方加减。

生左牡蛎四钱(布包,先煎)　生石决明六钱(布包,先煎)　知母三钱　三棱六钱　旋覆花一钱(布包)　朱莲心一钱　莪术六钱　代赭石一钱　炒杭白芍四钱　川柏二钱　生枳实一钱　白蒺藜三钱(去刺)　侧柏叶三钱　合欢花四钱　川黄连一钱(酒炒)　生甘草五分　藕一两

高妇,九月二十日,初患暑湿带下,适届经期,为补药所阻,经道为之塞滞,少腹左半瘕积,日渐增长,曾服攻克之剂,未通,迄今二月有余。盖湿滞瘀血,兼而有之。左关脉独弦盛,尺部沉涩。姑以咸软芳化,兼畅经络。

生牡蛎三钱　鸡血藤五钱　炒莱菔子三钱　橘核三钱(盆水炒)　赤小豆三钱　当归尾二钱　真川芎一钱　打川楝子三钱　丹皮一钱　丝瓜络一钱　川牛膝一钱　延胡索三钱　泽泻三钱(盐水炒,和黄酒一小盏)

兰妇,二月二十七日,病情夹杂,复腹有硬块,血结为患,甚则汗出旋呕,气不能畅,带下亦多,此血臌之症也。脉涩而不调,治宜化瘀行气。

当归尾四钱　桃仁泥三钱　杏仁泥三钱　炒灵脂三钱　川芎二钱　蕲艾梗二钱　桑枝四钱　四制香附三钱　金铃子三钱　白芍三钱　赤芍三钱　细生地四钱　焦苡仁四钱　沙苑子二钱　干藕节五枚

高女,十一月初四日,脾为湿困,肝胆热实,发热已久,左胁下有积痞作痛,纳物迟钝,脉弦缓而细,舌赤苔白。当从血分导之。

生牡蛎四钱　三棱八分　栀子炭三钱　生鳖甲钱半　旋覆花一钱(布包)　莪术八分　盐橘核四钱　代赭石一钱　茵陈钱半　盐知母三钱　盐黄柏三钱　黛蛤粉八钱(布包)　滑石块四钱

张女,八月十九日,肝热脾湿,由来已久,渐及经络,胁右结痞,拒按作痛,腿痛颇甚,夜常不寐,咳嗽亦盛,面浮肿,肢亦微胀,舌苔滑白,脉弦滑而细数。治以清疏和化,达络柔肝。

生鳖甲三钱(先煎)　威灵仙三钱　知母三钱　宣木瓜三钱　生石膏四钱　栀子炭三钱　川黄柏三钱　盐橘核四钱　桑寄生六钱　醋炒嫩茵陈二钱半　竹茹五钱　甜葶苈二钱　川牛膝三钱　川萆薢三钱　首乌藤一两　淮小麦一两　旋覆花一钱(布包)　代赭石

一钱

王女，四月十七日，脘腹痞积，胁痛腹胀，纳呆，时或潮热，便溏，经停四月。症属虚而有湿，脉滑实兼弦。姑予克化，兼通经络。

生牡蛎四钱　云苓皮三钱　旋覆花一钱(布包)　莪术一钱　鸡血藤四钱　炒秫米三钱　代赭石一钱　枳实一钱　湖丹皮钱半　怀山药二钱　荆三棱一钱　乌药二钱　盐水炒橘核三钱　川牛膝三钱　炒稻芽三钱　醒消丸一钱(分吞)

陆妇，九月二十一日，晋滋摄温化之品，证象较转，但左半少腹以上痞积，拒按而不得消化，恐肝肾为之不和，气血不能调畅，诸症仍不能已。再以前方变通，以攻克化坚之品。

生牡蛎五钱(布包，先煎)　三棱八钱　生龙齿三钱(布包，先煎)　旋覆花钱半(布包)　赤小豆三钱　生鳖甲钱半　莪术六钱　代赭石钱半　湖丹皮一钱　石决明八钱　盐橘核四钱　炒炭槟榔五钱　乌药一钱　杜仲炭二钱(布包)　泽泻一钱(盐水炒)　醒消丸五钱(分吞)

噎食、反食

刘妇，十月初八日，肝家热郁，湿痰阻遏津液，遂致噎食呕逆，脘次及两胁际疼痛，舌赤无苔，脉弦滑而数。亟宜润化豁痰，柔肝调气。

钗石斛四钱　川郁金三钱(生白矾水浸)　天竺黄二钱　栝楼一两　旋覆花三钱(布包)　代赭石三钱　黛蛤粉八钱(布包，先煎)　板蓝根四钱　川牛膝三钱　鲜芦根二两　台乌药三钱　竹茹一两　鲜九菖蒲根四钱　陈皮一钱　青皮一钱　川楝子三钱　荷梗尺许　郁李仁二钱　桃仁钱半　杏仁钱半

另方，鲜芦根二两，鲜九菖蒲根四钱，雅梨一枚，荸荠七枚，藕三两，共捣汁兑服。

二诊：十月十九日。肝郁脾湿，痰闭津液，渐成噎食，喜纳干物。连晋前方药，胁际痛楚较减，第噎尚不能免，脉仍弦滑，再为增减前方。

钗石斛三钱(先煎)　上好天竺黄三钱　天花粉三钱　台乌药三钱　板蓝根四钱　黛蛤粉一两(布包，先煎)　肥玉竹三钱　川楝子三钱　川郁金三钱(生白巩水浸)　法半夏三钱　全栝楼一两(元明粉一钱拌)　郁李仁三钱　荷梗尺许　旋覆花四钱　代赭石四钱　杏仁泥三钱　川牛膝三钱　广陈皮钱半(盐水炒)　六神丸三十粒(分吞)

另方，鲜芦根二两，鲜九菖蒲根六钱，雅梨一个，藕二两，荸荠七枚，共捣汁兑服。

马男，正月初六日，湿热肝郁，阻于经络，两手关节肿痛，近以津液为痰所闭，咽物作噎，气逆于中，脉弦滑而数。宜先予化湿育津液。

石决明八钱　鲜芦根一两　法半夏三钱　川牛膝三钱　鲜石斛六钱　旋覆花三钱　代赭石三钱　鲜竹茹一两　郁李仁四钱　黛蛤粉一两　川郁金三钱(生白巩水浸)　嫩桑枝八

钱　大青叶三钱　元明粉八分　鲜九菖蒲根四钱(和凉开水捣汁兑入)　紫雪丹四分

刘男,正月十三日,酒家伤液,初患噎,半年后转为反食,津液为痰闭,兼肝家气逆所致也。脉弦滑而数大。亟宜清滋降逆。

生石膏一两　鲜竹茹一两　玉竹三钱　川牛膝三钱　鲜石斛六钱(先煎)　旋覆花五钱　代赭石五钱　花粉五钱　板蓝根四钱　黛蛤粉一两(布包)　知母三钱　清半夏二钱　鲜芦根一两　酒川军一钱　郁李仁二钱　竹沥水五钱(分冲)

二诊:正月十六日。加厚朴钱半。

郭男,七月初六日,肝家气积,结痞已久,脾湿痰盛,津液消耗,音哑气噎,渐成反食。舌苔白腻,便结,脉弦滑而实。宜清滋豁痰。

生石膏一两(研,先煎)　鲜石斛八钱(先煎)　黛蛤散一两(布包,先煎)　鲜苇根四钱　青竹茹一两　全栝楼八钱　旋覆花四钱(布包)　代赭石四钱　法半夏三钱　广陈皮二钱　板蓝根四钱　生川牛膝三钱　生知母三钱　生黄柏三钱　盐橘核五钱　酒川军一钱五分(开水泡兑)　元明粉一钱五分(化兑服)　川楝子三钱(打)　鲜九菖蒲根五钱(和凉开水捣汁冲)　鲜竹沥水五钱(冲服)

袁男,闰月初八日,脾湿肝郁,经络被阻,气机上逆于胃,纳物少,或作反食,精力渐困,右关脉滑实而有弦象,左关尤弦盛。亟宜解郁柔肝,渗化转输中焦。

鲜苇根一两　旋覆花二钱(布包)　代赭石二钱　川牛膝三钱　橘核四钱　鲜竹茹一两　桑白皮二钱　生枳实一钱五分　知母三钱　苏子霜二钱　大腹绒二钱　焦山楂四钱　川黄柏三钱　藕汁一杯

胃脘痛

王女,二月十五日,肝家郁逆,胃家停滞,遂致脘次痛楚,少腹亦痛,大便秘结,脉弦大而数。亟宜和肝化滞。

广藿梗三钱　白蒺藜三钱　炒六曲三钱　旋覆花三钱　代赭石三钱　大腹绒二钱　炒枳壳一钱五分　炒枳实一钱　车前子三钱　盐橘核四钱　白檀香三钱　焦槟榔二钱　雷丸三钱　栝楼六钱　甘草二钱　藕一两

吴男,四月初四日,肝脾不和,兼有湿困,脘次痞痛,舌苔白腻,脉象弦滑而数,左关独盛。治宜抑肝宣化。

石决明八钱　川郁金三钱　杏仁泥三钱　旋覆花一钱五分　代赭石二钱　台乌药三钱　陈皮三钱　生枳实二钱　炒六曲三钱　郁李仁三钱　橘核四钱　滑石块四钱　苏子霜一钱五分　乌梅一个(去核)

吴男，四月初五日，肝脾不和，兼有湿困，脘次痞痛，牵及右胁，呕逆，纳物欠佳，精力疲乏，脉弦滑而数，左关独盛，舌赤苔白，溲赤。治宜抑肝宣化。

石决明八钱　旋覆花钱半　陈皮三钱　橘核四钱　川郁金三钱　代赭石钱半　枳实二钱　生滑石四钱　杏仁泥三钱　台乌药三钱　六曲三钱　乌梅一枚　苏子霜钱半　郁李仁三钱

刘女，三月十九日，旧有气血不和，脘腹痛楚之患，近又复作，经已在期，第脐右痞痛，拒按较前尤甚。右关洪大而实，左脉弦细。治以抑肝拈痛攻坚之品。

生牡蛎三钱（布包，先煎）　旋覆花钱半　台乌药三钱　莪术一钱　土归身一钱　代赭石钱半　小青皮钱半　生枳实钱半　土炒杭白芍三钱　川楝子二钱　荆三棱一钱　甘草一钱　百合四钱　大腹绒一钱　元明粉四钱（分化）　生鳖甲钱半

鲍女，七月十三日，肝胃不和，脾家湿困，脘常痛楚，纳物不香，舌苔垢腻，脉象弦滑而数。亟宜渗化和中。

土炒当归一钱　土炒杭芍三钱　炒莱菔子四钱　云苓皮四钱　川郁金钱半　台乌药三钱　厚朴花一钱五分　炒枳壳二钱　大腹绒二钱　焦六曲三钱　山楂炭三钱　知母三钱　旋覆花二钱（布包）　代赭石二钱　益元散四钱（布包）

傅女，五月十七日，按脉弦滑，两关并盛。据述脘痛腹胀已经月余，舌苔白腻。盖脾湿肝郁，胃气不得转输，宜轻宣和化。

石决明八钱（生研，先煎）　旋覆花三钱（布包）　白蒺藜三钱（去刺）　川郁金三钱　代赭石三钱　川柴胡二分　台乌药三钱　厚朴花一钱五分　炒枳壳一钱五分　大腹绒二钱　丝瓜络一钱　法半夏三钱　川牛膝三钱　佛手片三钱　鲜荷梗尺许　槟榔炭一钱五分

刘男，十一月十一日，六脉弦滑而细数，按之有力。据述患胃痛已久，攻补皆无效，盖脾湿为肝所乘，气机郁阻，痛则喜按，重于夜分，昼则阵阵作痛而轻，无关于寒热，饭后但饥则痛作，是有虫蚀。

云苓皮三钱　炒秫米三钱　黛蛤粉一两（布包）　甘草三钱　乌梅一枚（去核）　雷丸三钱（打）　槟榔炭一钱　旋覆花一钱（布包）　赭石一钱　桃仁泥三钱　杏仁泥三钱　川郁金二钱　盐橘核三钱　大黄炭六分　郁李仁二钱　鲜苇根一两　藕一两

郑男，二月二十日，湿热生虫，肝胃不和，脘次痛楚，食后较减，脉弦滑实。宜柔肝和胃，兼用杀虫之品。

石决明一钱（生研，先煎）　炒六曲三钱　白蒺藜三钱（去刺）　旋覆花三钱（布包）　生赭石三钱　雷丸三钱　云茯苓四钱　乌药四钱　炒枳实一钱五分　炒枳壳一钱五分　焦槟榔一钱五分　盐橘核四钱　车前子三钱（布包）　榧子肉三钱　生甘草三钱

二诊：二月二十二日。加大青叶三钱、酒军一钱（后煎）、元明粉一钱（冲）。

王女，十一月初六日，脾胃为湿寒所困，旧患脘痛，近复发颇剧。舌苔薄白，脉象缓弦兼滑，左关盛大。亟宜辛通温化。

云苓皮四钱　淡吴萸一钱五分（川连五分炒）　炒秫米四钱　炮干姜六分　广陈皮三钱　法半夏二钱　旋覆花三钱（布包）　代赭石三钱　台乌药三钱　厚朴一钱五分　生枳实一钱五分　甘草一钱　炒谷芽三钱　炒稻芽三钱　川牛膝三钱　沉香曲三钱

崔妇，六月二十三日，湿热郁阻，肝家气逆，脘痛腹胀，口渴喜饮，过午潮热，大便时或自利，脉弦滑而数大。当从血分清化，兼柔肝调气。

鲜石斛六钱（劈，先煎）　黛蛤粉六钱（包，先煎）　石决明八钱（土炒，生研，先煎）　知母二钱　台乌药三钱　旋覆花二钱（布包）　代赭石二钱　青蒿梗一钱五分　杏仁泥三钱　地骨皮三钱　生鳖甲一钱五分（先煎）　炒谷芽三钱　炒稻芽三钱　盐橘核三钱　大腹绒一钱五分　益元散四钱（包）

苏妇，六月十七日，阴虚肝郁，脾湿亦盛，昨日曾患闭厥，旧有肝胃不和，脘痛之患时发时止，脉弦滑。姑予滋化和肝，兼快中焦。

生牡蛎三钱（布包，先煎）　旋覆花钱半（布包）　代赭石钱半　炒大腹绒钱半　桑寄生五钱　炒丝瓜络一钱　云苓皮三钱　莲子心一钱　地骨皮三钱　川厚朴七分　杏仁泥三钱　土炒台乌药二钱　白蒺藜三钱（去刺）　藕一两

张男，六月十八日，脾湿肝郁，痞于中脘，时或痛楚，窜及胸胁，便秘，畏饮，纳物亦少，舌苔白腻，脉弦滑，右脉空大，左脉较实。亟宜渗化醒中，柔肝散结。

生牡蛎三钱（布包，先煎）　旋覆花二钱（布包）　土炒台乌药三钱　陈皮二钱　云苓皮三钱　代赭石二钱　川郁金三钱（生白矾水浸）　栝楼仁三钱（元明粉六分同拌）　炒秫米三钱　槟榔炭八分　厚朴花三钱　稻芽三钱（炒焦）　仙露半夏二钱

禾男，四月十七日，水不涵木，肝家气逆，窜痛于中脘，胁痛纳呆，兼有心悸、胸闷等象，脉弦数，舌赤苔黄。亟宜滋水涵肝，以畅气机。

生左牡蛎四钱　鲜铁石斛四钱　川厚朴七分　梧桑寄生五钱　青竹茹四钱　代赭石钱半　土炒乌药三钱　旋覆花钱半（布包）　大腹皮钱半　稻芽三钱　栝楼五钱　元胡二钱　藕一两

李女，九月二十七日，肝家邪实，上犯中脘而发痞痛，气动则头摇不自知，经络虚为邪扰，脉以左关为弦数，大肠燥秘。当先治肝，佐以软坚散结之品。

生牡蛎四钱　旋覆花钱半（布包）　枳实钱半　莪术一钱　石决明八钱　代赭石钱

半　川厚朴一钱　朱莲心钱半　川郁金二钱　郁李仁二钱半　三棱一钱　知母三钱　桃仁钱半　炒桑枝八钱　乌药三钱　荷叶一个　栝楼六钱(元明粉八分拌)

胡男，十月十七日，阴液素虚，肝家抑郁，痞于胁际，渐至窜逆经络，脘膈疼楚颇剧，脉弦滑不和。治宜滋抑和化。

生牡蛎一两　石决明六钱　磁朱丸三钱　首乌藤一两　旋覆花钱半(布包)　代赭石钱半　白蒺藜三钱　丝瓜络一钱　炒大腹绒三钱　台乌药二钱　紫丹参三钱　麦冬三钱　枳实钱半　百合六钱　藕一两

胀满

杨男，五月十五日，脾湿肝热，气机失畅，脘腹时感胀满，大便滑泄，舌苔白腻，脉弦滑，左关较盛。亟宜清化利气。

石决明八钱(生研，先煎)　云苓皮四钱　白蒺藜三钱(去刺)　炒秫米三钱　法半夏三钱　旋覆花三钱(布包)　大腹绒二钱　川厚朴一钱五分　代赭石三钱　猪苓三钱　泽泻三钱　盐橘核三钱　肥知母三钱　小川连一钱五分　川牛膝三钱　生滑石四钱　朱莲心一钱五分

王男，十一月初四日，肝脾不和，运化失司，久而渐成腹胀，大便不甚克化，舌苔黄腻，纳物颇佳，脉象弦滑，右较盛大。亟宜清柔和化。

云苓皮四钱　赤小豆四钱　炒莱菔子四钱　大腹绒二钱　生赭石三钱　旋覆花三钱(布包)　盐橘核四钱　福泽泻二钱　广木香一钱　川厚朴五分　广陈皮钱半　川牛膝三钱　荷梗尺许　左金丸二钱五分(分吞)

呕逆

徐男，九月初四日，脾家湿困，运化遂差，阳明盛而喜食，渐至化热，呕逆脘阻，面色黄滞，脉弦滑而数，舌苔白腻。治当清渗宣化。

云苓皮四钱　炒秫米四钱　茵陈一钱　苦杏仁三钱(苏子钱半同拌)　知母三钱　炒栀子三钱　川黄柏二钱　青竹茹四钱　炒谷芽三钱　炒稻芽三钱　枯黄芩二钱　鸡内金三钱　中厚朴七分　杜牛膝三钱　生桑白皮三钱　盐橘核三钱

章男，十一月二十一日，湿滞伤中，肝胃两盛，呕逆，大便不畅，舌苔腻而黄，脉伏滑而数，左关较盛。当清宣导滞。

青连翘三钱　青竹茹三钱　杏仁泥二钱　炒枳壳一钱　陈皮一钱　炒稻芽三钱　焦六曲二钱　炒莱菔子二钱　橘核二钱　知母二钱　藕一两　生桑白皮一钱五分　益元散三钱(布包)

李男，十月初一日，湿困中土，转输不行，腹痛无定时，呕逆不得饮纳，二便秘，腹胀，脉滑大而数。亟宜芳化清利之品。

鲜苇根一两　鲜竹茹八钱　广藿梗三钱　川郁金二钱　大腹绒二钱　台乌药三钱　橘核四钱　知母三钱　川黄柏三钱　郁李仁三钱　生川牛膝三钱　生赭石二钱　旋覆花二钱（布包）　冬瓜仁三钱　紫雪丹三分（分冲）

傅妇，九月初十日，连晋前方药，证象已转，但肠胃湿滞不能即清，呕逆虽未尽止，然胃气较复，纳物渐转，舌苔仍白腻，午后腹痛未除，阴分中气滞，依前方加减。

土炒当归钱半　鲜石斛四钱　土杭芍三钱　姜竹茹五钱　生牡蛎三钱（布包，先煎）　炒枳实二钱　法半夏二钱　生蛤粉六钱　炒莱菔子钱半　盐橘核四钱（研）　炒六曲三钱　车前子三钱（布包）　大腹绒钱半　石莲肉四钱　栀子炭三钱　川黄连钱半　益元散四钱（布包）

杨妇，九月十一日，屡进前方药，证象尚无大进退，项内结核亦未再消，阳明之热似较重，兼与湿合而作呕逆，脉亦滑大而数。再以前方加减之。

青竹茹一两　知母三钱　山楂炭三钱　旋覆花一钱（布包）　生石膏四钱（研，先煎）　酒芩二钱　桑白皮三钱　代赭石钱半　甜葶苈二钱　炒栀子三钱　川厚朴七分　生川牛膝二钱　全栝楼六钱　生枳实钱半　藕一两　滑石块四钱

吐利

潘男，九月十七日，脾家湿困，水谷不化，时作腹痛，呕吐泄泻，脉滑细而濡。亟宜渗醒温化，以启脾土。

云苓皮四钱　炒莱菔子三钱　炒六曲三钱　淡干姜一钱　猪苓三钱　炒秫米四钱　炒枳实一钱　陈皮二钱　乌药三钱　川厚朴一钱　厚附片二钱（黄连一钱同炒）　盐泽泻二钱　炙甘草一钱　大枣二枚　谷芽四钱

二诊：九月二十日。原方加大熟地三钱、山萸肉三钱，干姜改五分。

三诊：九月二十六日。连晋前方药，腹泻已止，肝家盛而气逆，时或聚痛，纳物较增，舌赤稍盛，六脉较前稍数。再为变通前方。

云苓皮四钱　清半夏四钱　焦六曲三钱　猪苓三钱　炒秫米四钱　紫丹参三钱　土炒台乌药三钱　盐水炒泽泻三钱　生牡蛎三钱（布包，先煎）　炒莱菔子三钱　广陈皮二钱　盐水炒橘核三钱　山萸肉三钱　炒谷芽三钱　炒稻芽三钱　炙甘草一钱　厚朴一钱　熟地三钱　生姜一大片　大枣二枚　大腹绒钱半

华女，七月初八日，暑湿相郁，阳明较盛，相搏于中，吐利交作，口渴呕逆，脾不输转。亟宜芳通清化。

鲜竹茹八钱　鲜石斛六钱(劈,先煎)　广藿梗三钱　云苓皮三钱　川厚朴一钱　炒枳壳钱半　大腹绒钱半　小川连钱半　川牛膝三钱　益元散四钱(布包)　橘核四钱　肥知母三钱　薄荷叶钱半　西瓜皮二两　紫雪丹三分(分冲)

承妇,六月二十五日,湿困中焦,兼感暑袭,呕逆泄泻,势将化痢,脉大而滑数,舌苔白腻,口不清爽。亟宜清暑分化,以导湿滞。

广藿梗三钱　厚朴一钱　清半夏三钱　乌药三钱　鲜竹茹一两　陈皮二钱　生石膏八钱　知母三钱　小川连二钱　吴萸二分　炒枳壳二钱　薄荷叶一钱　橘核三钱　炒谷芽三钱　炒稻芽三钱　炒莱菔子三钱　益元散四钱(布包)　紫雪丹三分(分冲)

泄泻

徐男,五月初八日,湿热停滞,兼为暑袭,形冷肢热,口渴腹痛,泻黑水,须防化痢。脉来滑大而数。治宜清疏芳化导滞。

生石膏六钱　鲜苇根一两　广藿梗三钱　桑叶三钱　竹茹五钱　知母三钱　地骨皮三钱　栀子炭三钱　大腹绒一钱五分　川黄连一钱五分　薄荷一钱五分　连翘三钱　益元散四钱(布包)　乌药二钱　鲜荷叶一个

杨男,八月初二日,湿热伏暑,运化失畅,遂致滑泄,舌苔白腻,脉大而滑数。亟宜清芳渗化,以畅中枢。

云苓皮四钱　广藿梗三钱　法半夏三钱　炒谷芽三钱　炒稻芽三钱　小川连一钱五分(吴萸一钱炒)　厚朴花一钱五分　盐橘核三钱　大腹绒一钱五分　焦六曲三钱　车前子三钱(布包)　广陈皮一钱五分　莲子心一钱五分　生滑石块四钱　鲜冬瓜皮一两

王男,十一月十六日,夏令湿困,泄泻止后,脾运未复,气机未畅,脘腹胀满,食后尤甚,腹中隐隐作痛,脉弦滑不和。宜以宣化和中。

土炒焦当归四钱　土炒焦杭芍三钱　云苓皮三钱　煨广木香一钱　旋覆花三钱(布包)　土炒莱菔子四钱　生赭石三钱　大腹绒三钱　川厚朴一钱五分　法半夏三钱　全栝楼六钱　炒枳壳二钱

师(系女,僧),七月初十日,湿热滑泻,兼作呕逆,口干思冷,舌苔白腻,脉象滑数,左关较盛。亟宜清渗和化,分利湿邪。

云苓皮四钱　炒秫米四钱　青竹茹六钱　小川连钱半(吴萸三分泡水炒)　盐橘核四钱(乌药二钱同炒)　广藿梗三钱　大腹绒钱半　厚朴花钱半　薄荷叶钱半　清半夏三钱　车前子三钱(包)　知母三钱　炒谷芽三钱　炒稻芽三钱　川牛膝三钱

张男，八月二十六日，脾湿肝热，气机失畅，腹中不适，遂致滑泄，舌赤苔白，肝脉较大。亟宜清平渗化。

左金丸一钱五分（布包） 云苓皮三钱 炒秫米三钱 广藿梗三钱 法半夏一钱五分 大腹绒一钱五分 谷芽三钱 稻芽三钱 焦六曲三钱 川厚朴一钱 六一散四钱（布包） 盐橘核四钱 肥知母三钱 鲜冬瓜皮一两

马女，七月十五日，脾家湿热，胎前滑泄，产后不止，口疮糜痛，舌赤口渴，脉大而滑数。治以清化分利，兼和中焦。

云苓皮四钱 炒秫米四钱 青竹茹五钱 广藿梗三钱 生蛤粉一两（布包，先煎） 滑石块五钱 小川连二钱 大腹绒钱半 川黄柏三钱 炒谷芽三钱 炒稻芽三钱 知母三钱 橘核五钱 川牛膝三钱 冬瓜皮一两

王男，九月二十六日，高年旧患脾湿滑泄，近以冬令寒袭，有阳气被阻之象，泄又复作，午前较甚，脉缓滑而力差。再以温抑渗化。

台党参二钱 焦於术二钱 云茯苓三钱 炒谷芽三钱 炒稻芽三钱 鸡内金三钱 煨诃子肉一钱五分 巴戟天二钱 焦六曲三钱 炒怀山药三钱 煨草果二钱 盐炒橘核三钱 泽泻二钱 车前子二钱（布包） 附子理中丸一粒（分六角）

王女，九月初五日，脾湿素盛，痢后伤中，遂成滑泄，腹胀纳物不消，脉弦滑而力弱。治以醒中渗化。

云苓皮四钱 炒秫米四钱 清半夏五钱 橘核四钱 泽泻三钱 炒六曲三钱 大腹绒二钱 厚朴花钱半 合欢花四钱 汉防己三钱 煨诃子肉三钱 川牛膝三钱 益元散四钱（布包）

毕女，八月初五日，滞下之后，气滞未调，脾家未得恢复，湿气盛而滑泄，身冷腹痛，潮热自汗，病久有正不胜邪之势，脉滑大而弦数。治以滋化导滞醒中。

生左牡蛎四钱（布包，先煎） 炒莱菔子三钱 土炒焦当归一钱 土炒焦杭芍三钱 冬桑叶三钱 台乌药二钱 淮小麦八钱 诃子肉三钱（川连一钱同炒） 盐橘核三钱 焦六曲三钱 槟榔五分 枳实一钱 鲜石斛四钱 知母三钱 车前子三钱（布包） 黄土汤（煎药）

朱男，十一月初四日，脾湿滑泻半载有余，无腹痛后重等象，口不作渴，脉缓滑，两尺较弱。拟滋化温和，以醒中焦。

盐水炒补骨脂二钱 云苓皮四钱 炒秫米四钱 焦白术二钱 煨诃子肉三钱 炙甘草一钱 陈皮二钱 法半夏三钱 猪苓三钱 升麻一分 川柴胡三分 泽泻二钱 淡吴萸六分（川黄连三分同炒） 盐橘核三钱 紫衣胡桃一枚（带皮打）

窦男，七月初十日，脾湿困顿已久，饮食稍有不和即易作泻，口渴，脘次不适，舌苔滑白，脉象滑伏不畅。亟宜渗化和中。

云苓皮四钱　炒秫米四钱　清半夏三钱　广藿梗三钱　厚朴花钱半　大腹绒二钱　雅连钱半（吴萸三分泡水炒）　橘核四钱　陈皮一钱　炒谷芽三钱　西瓜皮一两　益元散五钱（布包）

于男，十月十八日，湿困中土，时作滑泄，腹有微痛，脉象滑濡而力差。当渗醒和中，兼畅气分为法。

连皮苓三钱　炒秫米三钱　盐炒橘核二钱　法半夏三钱　土陈皮二钱　炒稻芽四钱　小川连八分（吴萸五分同炒）　炒大腹绒一钱五分　益元散三钱（布包）　土炒台乌药一钱五分　破故纸一钱五分（盐水炒）　焦白术一钱五分　煨诃黎勒一钱五分　泽泻二钱

陈女，九月初四日，脾湿素盛，近以食水不调，气机阻滞，泻而不畅，势将化痢，脉象滑实而数。亟宜宣化湿滞。

鲜石斛四钱（劈，先煎）　广藿梗三钱　云苓皮三钱　土炒归身一钱　土炒杭芍三钱　炒山楂三钱　焦六曲三钱　炒莱菔子三钱　大腹绒一钱五分　橘核三钱　土炒乌药二钱　炒谷芽三钱　知母三钱　厚朴七分　雅连一钱二分　西瓜皮一两　益元散四钱（布包）

袁女，四月二十二日，脾湿素盛，肠胃湿滞，滑泻兼下滞物，腹不痛，延月较久，舌苔白腻，脉象滑而兼弦。亟宜渗湿清化导滞。

云苓皮三钱　炒秫米三钱　莱菔子三钱　上川连一钱五分（吴萸三分炒）　合欢花三钱　鸡内金二钱　槐花炭三钱　车前子三钱　大腹绒一钱五分　滑石块四钱　台乌药三钱　盐橘核四钱　川朴花一钱　泽泻三钱　藕一两

周妇，九月初五日，脾家湿滞，孕及六月时曾患子泻，渗化之剂愈后，近又复作。腹痛即下，黎明即作，胎气渐深，脾运更差。仍当消补渗化并用。

生牡蛎三钱（布包，先煎）　云苓皮四钱　炒山药三钱　土炒乌药二钱　橘核三钱　芡实三钱　炒秫米三钱　炒枳壳一钱二分　小川连一钱二分　土炒陈皮一钱五分　土白术三钱　炒大腹绒一钱　盐水炒杜仲炭二钱　车前子三钱（布包）　知母三钱　甘草五分　炒丝瓜络一钱　金匮肾气丸八分（布包煎）

萧男，九月初四日，湿滞伤中，滑泄已久，脾运既差，前滞仍未化，腹痛尚不能免，舌苔黄腻，脉象弦滑而实。虽年近古稀，气分尚好，宜醒化中焦，恢复运化。

连皮苓三钱　炒秫米三钱　炒莱菔子三钱　中厚朴八分　陈皮钱半　法半夏二钱　盐橘核四钱　炒枳壳一钱　土乌药钱半　小川连钱半（吴萸三分炒）　焦六曲三钱　炒谷芽三钱　炒稻芽三钱　甘草五分　诃子肉一钱五分

王男，二月十一日，脾湿肝乘，气化不和，遂成滑泄，服温燥较过，反助肝邪，气逆于中，胸膈阻痞不适，脉弦滑而数，左寸关尤甚。治当渗化柔肝。

连皮苓四钱　炒秫米五钱　旋覆花七分（布包）　代赭石七分　川黄郁金一钱五分（白矾水浸透）　焦六曲三钱　川牛膝一钱五分　盐橘核四钱　川黄连一钱五分（吴萸三分泡水炒）　车前子三钱（布包）　鲜冬瓜皮二两　知母二钱　黄土汤（煎药）

林男，九月十二日，胃热喜食，致伤中焦，遂泄泻，舌苔黄厚，脉象实而数。当清平宣化，以快中焦。

鲜石斛五钱（劈，先煎）　云苓皮三钱　青竹茹三钱　中厚朴七分　炒枳壳一钱五分　焦六曲三钱　小川连一钱五分　盐橘核三钱　知母三钱　车前子三钱（布包）　条黄芩三钱　益元散四钱（布包）

赵男，八月初七日，肝脾不和，中焦兼有湿困，运化迟滞，气机横逆，大便溏泄，腹痛胁胀，脉弦滑。亟宜柔肝渗化，以快中焦。

石决明八钱（生研，先煎）　白蒺藜三钱　云苓皮四钱　法半夏三钱　广陈皮二钱　台乌药三钱　旋覆花三钱（布包）　代赭石三钱　盐橘核四钱　肥知母三钱　焦六曲三钱　大腹绒二钱　生滑石块四钱　莱菔子三钱　藕一两

方女，五月二十七日，旧有肠胃湿阻，滞下痢患，近又以湿滞腹痛泄泻而未化痢，脉象弦滑数大。亟宜清宣和化，预防滞下。

鲜石斛四钱（先煎）　青竹茹五钱　广藿梗三钱　云苓皮三钱　炒莱菔子三钱　小川连一钱五分（吴萸一分炒）　川厚朴一钱五分　台乌药三钱　白檀香二钱　生枳实一钱五分　大腹绒三钱　盐橘核四钱　生滑石块四钱　肥知母三钱　鲜西瓜皮一两

张女，十月二十一日，脾不运化，曾患泄泻，止后三焦未畅，停饮不除，肠鸣时作，脉象弦滑而数。治当渗化和中。

连皮苓三钱　炒秫米三钱　炒大腹绒一钱五分　紫丹参三钱　川郁金一钱五分　焦槟榔五分　陈皮一钱五分　法半夏一钱五分　盐橘核三钱　丝瓜络一钱五分　车前子三钱（布包）　冬瓜皮一两　知母二钱

张男，闰月初七日，脾家素湿，惊动肝邪，土为木侮，遂成泄泻，状如鸡鸣，数年不愈，舌苔白腻，关脉滑大有力。泻久肝迫脾湿，姑予和化。

生牡蛎三钱（布包，先煎）　炒枳实一钱　清半夏五钱　葛根六分　朱茯神三钱　朱茯苓三钱　泽泻二钱　柴胡五分　橘核三钱　小川连八分（吴萸三分泡水炒）　陈皮一钱五分　炙升麻一分　土白术三钱　煨诃黎勒二钱　竹茹三钱　黄土汤（煎药）

刘妇，六月二十四日，湿热作咳较久，近兼泄泻腹痛，舌赤苔白，脉滑大而数。亟宜清化和中，兼调气机。

鲜杷叶四钱(去毛，布包) 焦六曲三钱 川黄连一钱五分(吴萸三钱泡水炒) 乌药三钱 连皮苓三钱 苏子霜一钱五分 酒黄芩二钱 炒秫米三钱 橘核三钱 肥知母三钱 益元散四钱(布包) 西瓜衣一两

杨妇，六月二十五日，肝家热郁，脾湿亦盛，久咳多痰，阴液不敷，近日滑泻以后，又兼邪袭，发热每在午后，脉滑而数大。亟宜清滋柔化，兼疏解之。

生海蛤五钱(布包，先煎) 旋覆花一钱五分(布包) 代赭石一钱五分 天竺黄二钱 盐知母三钱 盐黄柏三钱 杏仁泥三钱 青竹茹六钱 炒谷芽三钱 炒稻芽三钱 苏子霜二钱 广藿梗三钱 地骨皮三钱 盐橘核三钱 益元散四钱(布包) 栀子炭三钱

李男，九月十八日，高年湿困气滞而为久泻，似欲化痢，近渐有一足浮肿，水气有入络之势，脉大而滑数。当渗化调中，以醒脾土。

连皮苓五钱 茵陈三钱 盐橘核四钱 炒秫米四钱 栀子三钱 大腹绒钱半 炒莱菔子三钱 川黄连钱半 煨诃子肉三钱 石莲肉三钱(打) 滑石块四钱 盐炒砂仁米一钱 炒稻芽三钱 金匮肾气丸钱半(布包)

桑妇，九月十五日，脾湿肝强，气机滞阻，腹痛滑泄，肝家阳邪时或上犯，舌紫苔白，脉象弦滑而不和。治宜化湿和中，兼抑肝邪。

土炒焦当归三钱 中厚朴七分 台乌药二钱 盐水炒橘核三钱 土炒焦杭芍三钱 陈皮一钱五分 莱菔子三钱 泽泻二钱 连皮苓三钱 炒秫米三钱 炒腹绒二钱 炒枳壳一钱半 生石决明五钱 知母三钱 川黄连五分(吴萸一分同炒)

邢男，十一月十八日，湿热素盛，久卧伤中，脾失运化，腹痛泄泻，时或形冷，脉滑数而力差。久病有正不胜邪之势，宜渗化和中。

云苓皮四钱 土炒於术二钱 广陈皮一钱 盐橘核三钱 炒秫米一钱 厚朴钱半 苏子霜二钱 盐泽泻二钱 法半夏四钱 乌药三钱 淡吴萸八分(川黄连五分同炒) 炒谷芽四钱 煨诃子肉三钱 煨姜一大片 大枣二个 金匮肾气丸一丸(分二次服)

吴妇，八月二十六日，湿热在中，为寒所袭，伤风滑泻，腹中微痛，舌苔白腻，脉滑缓而大。亟宜清疏温化(素体偏寒，面色苍白，身体瘦弱，徒然滑泻属寒者)。

杏仁泥二钱 广藿梗二钱 厚朴五分 盐橘核三钱 紫苏梗八分 广陈皮八分 盐水炒砂仁一钱 盐泽泻一钱 法半夏二钱 大腹绒一钱 吴萸五分(川黄连三分同炒) 土炒台乌药二钱 云苓皮三钱 附子理中丸一粒(每次服八分之一)

李男，十一月二十四日，湿滞于中，肠胃不能运化，大便泻白腐，腹痛而不后重，舌苔垢腻，脉象滑实而数。宜宣和化滞。

土炒焦当归二钱　厚朴一钱　台乌药三钱　橘核三钱　土炒焦杭芍三钱　生枳实一钱　焦六曲三钱　泽泻三钱　炒栀子三钱　熟莱菔子三钱　广木香三分　谷芽四钱　稻芽四钱　川黄连钱半　罂粟花一朵　益元散四钱(布包)

痢疾

栾男，六月十九日，停滞暑感，解之未净，势将化痢，脘痞，腹中聚痛，大便色赤质稀，脉滑数大。表里两实之候也，宜清宣疏导。

鲜苇根一两　云苓皮四钱　法半夏三钱　广藿梗三钱　莱菔子三钱　上川连一钱五分　台乌药三钱　广木香一钱五分　川厚朴一钱五分　知母三钱　枳实一钱五分　六曲三钱　鲜西瓜皮一两　六一散三钱

张男，七月初十日，暑湿停滞，下痢赤白，里急后重，脉伏而滑数，右寸关较盛。亟宜宣导化滞。

土炒当归一钱　土炒杭芍三钱　厚朴一钱　炒莱菔子三钱　枳实二钱　炒六曲三钱　山楂炭三钱　大腹绒钱半　台乌药三钱　橘核四钱　知母三钱　川连钱半　车前子三钱(布包)　槟榔一钱　益元散四钱(布包)

段男，闰月十八日，暑湿停滞下痢，治之未当，渐至呕逆，噤口，六脉滑细而数。亟宜芳香凉化开噤为法。

生石膏八钱(研，先煎)　土炒焦当归三钱　生牡蛎三钱(布包，先煎)　土炒焦杭芍四两　石决明八钱(生研，先煎)　知母三钱　竹茹一两　生枳实二钱　炒山楂三钱　广藿梗三钱　炒莱菔子五钱　小川连三钱　旋覆花二钱(布包)　代赭石三钱　金银花八钱　乌药三钱　盐橘核五钱　西瓜皮一两　薄荷一钱　益元散六钱(布包)　紫雪丹五分(分冲)

王男，九月十九日，暑湿停滞，下痢已久，后重未除，近渐下血脱肛，气滞颇甚。血分为热所郁，当宣化导滞。

土炒当归二钱　土炒杭芍三钱　泽泻三钱　炒莱菔子五钱　广木香一钱　石莲肉三钱　小川连一钱五分　槐实炭二钱　地榆炭二钱　炒腹绒一钱五分　盐水炒橘核四钱　盐水炒芡实三钱　干藕节五枚

姜女，八月初七日，孕已八月，湿滞下痢，里急后重，脉弦滑而实，右关较盛。亟宜清宣化滞。

土炒焦当归钱半　土炒焦杭芍三钱　连皮苓三钱　生牡蛎四钱(布包，先煎)　大腹绒

二钱　土炒台乌药三钱　中厚朴一钱　炒莱菔子四钱　炒丝瓜络一钱　知母三钱　盐橘核四钱　炒山楂三钱　炒枳壳钱半　鲜西瓜皮一钱　益元散四钱(布包)

孔女，九月初三日，痢止后，脾运未复，精力尚疲，气机郁阻，腹痛仍不能除，窜逆腹中，痛无定处。再以前方变通，以醒后天。

连皮苓四钱　炒秫米四钱　土炒当归一钱五分　土炒杭芍三钱　焦六曲三钱　鸡内金三钱　炒大腹皮二钱五分　土乌药三钱　陈皮二钱　白蒺藜三钱(去刺)　石决明六钱　法半夏二钱　鲜石斛五钱　藕一两　枳壳二钱　益元散四钱(布包)

范男，九月二十六日，痢后脾为湿困，运化不行，渐成虚滞之象，登厕仍有腹痛，且易滑泄，六脉紧滑，两关尤甚，舌苔白腻。治以渗化和中。

云苓皮四钱　炒秫米四钱　法半夏三钱　中厚朴七分　陈皮一钱五分　炒六曲三钱　炒莱菔子二钱　盐水炒砂仁一钱五分　煨广木香八分　台乌药一钱五分(橘核二钱同炒)　煨肉蔻一钱　炒大腹绒一钱五分　猪苓二钱　炒枳壳一钱五分　生姜一片　大枣二枚

某男，十一月二十日，休息痢攻伐太过，伤脾太甚，消化无力，精力疲顿，脉滑濡不和，当宣化和中。

土炒焦当归三钱　土炒焦杭芍三钱　连皮苓三钱　炒莱菔子二钱　厚朴花一钱五分　炒枳壳一钱五分　炒大腹绒一钱五分　炒谷芽四钱　炒六曲三钱　诃子肉三钱(川黄连一钱同炒)　胡桃一枚　保和丸三钱(布包)

刘男，五月十五日，休息痢患年余，中西医治迄未止，脾家湿困，大肠实滞迄未除，脉弦滑而实。当清滋宣化。

土炒焦当归三钱　土炒焦杭芍三钱　云苓皮四钱　炒秫米四钱　炒莱菔子五钱　煨木香一钱　代赭石三钱　旋覆花三钱(布包)　小川连二钱　枳实二钱　乌药三钱　橘核四钱　石莲肉三钱　炒六曲三钱　车前子三钱(布包)　泽泻三钱　藕节一两　黄土汤(煎药)　槐角丸三钱(分二次吞)

刘男，九月初六日，痢后湿热困脾，肝家未畅，三焦失司，中满不欲食，脉缓滑兼弦实。当宣化和中。

连皮苓四钱　炒秫米四钱　炒莱菔子四钱　法半夏二钱　陈皮一钱五分　中厚朴一钱　旋覆花一钱五分(包)　代赭石一钱五分　龙胆草二钱　炒腹绒一钱五分　橘核四钱　生滑石块四钱　枳实一钱五分　枳壳一钱五分　栝楼六钱

郄女，四月十六日，脾湿滞热，曾患滞下，转而为滑泄，里急后重未除，右手麻痹筋急，兼有浮肿，舌苔黄垢，脉大而滑数。治宜和化宣中，兼达筋络。

土炒焦当归一钱　土炒焦杭芍三钱　连皮苓三钱　莱菔子二钱　川厚朴七分　炒枳壳一钱　六曲三钱　乌药一钱五分　橘核三钱　桑寄生五钱　大腹绒一钱五分　益元散三钱　威灵仙二钱　鸡内金二钱　酒川连五分　车前子三钱(布包)

潘妇，六月二十二日，湿滞暑袭，发热后渐转滞下，里急后重，脉弦滑而实。亟宜清宣导滞，以畅中焦。

鲜苇根一两　土炒焦杭白芍三钱　莱菔子三钱　知母三钱　生枳实一钱五分　鲜石斛三钱(劈，先煎)　大腹绒一钱　川黄柏二钱　土炒焦全当归一钱　焦六曲三钱　小川连一钱五分　莲子心一钱　盐橘核三钱　益元散三钱(布包)

黄女，六月二十三日，停滞暑袭，发热下痢，里急后重，肠胃皆为湿热所困，脉数。亟宜清宣导滞，兼疏外邪。

鲜竹茹四钱　小川连二钱　炒麦芽三钱　郁李仁二钱　鲜苇根五钱　台乌药二钱　生枳实一钱五分　广藿梗三钱　炒莱菔子三钱　盐橘核三钱　莲子心一钱五分　山楂炭三钱　知母二钱　益元散三钱(布包)　太极丸一粒(研化)

关妇，六月二十三日，湿热停滞，下痢噤口，里急后重，脉滑伏而肢逆冷。脾胃皆为湿热所郁，亟宜开噤化滞。

生石膏八钱(研，先煎)　土炒焦杭芍三钱　炒莱菔子五钱　生牡蛎三钱(布包，先煎)　乌药三钱　竹茹一两　广藿梗五钱　橘核五钱　土炒焦全当归一钱五分　知母三钱　小川连三钱　炒六曲三钱　旋覆花一钱五分(包)　代赭石一钱五分　栝楼仁五钱　益元散四钱(布包)　元明粉五分　紫雪丹四分(分冲)

高男，十月初十日，暑湿停滞，发为肠澼，里急后重，经两月余迄未治愈，气阴两伤，脱肛肿痛，湿邪注于下焦，脉象滑数，两关较盛。治宜清化滋益之品。

生牡蛎四钱(布包，先煎)　云茯苓三钱　莱菔子三钱　橘核三钱　炒秫米四钱　土炒焦当归身二钱　土炒焦杭白芍四钱　冬葵子三钱　土炒乌药二钱　知母三钱　侧柏叶三钱　石莲肉三钱　川黄连二钱　炙升麻一分　柴胡二分　石决明六钱(先煎)　益元散三钱(布包)　藕一两　黄土四两(煮水澄清煎药)　犀黄丸四分(二次吞下)

张女，八月十七日，液未复，呕逆发热，病势颇险。姑予清芳宣降凉化之。

生石膏五钱(研，先煎)　忍冬花三钱　川黄连二钱　炒莱菔子三钱　鲜竹茹八钱　益元散三钱(布包)　乌药二钱　炒六曲三钱　生枳实一钱　盐橘核三钱　知母三钱　川黄柏三钱　地骨皮三钱　大腹绒一钱　车前子三钱(布包)　九菖蒲三钱　安宫牛黄丸一粒(分三角，每次一角)

高男，九月十六日，肠澼过久，迄未清楚，里急后重，服前方药尚未少减，脱肛依然。宗气大伤，湿滞未净，补中之品仍不能施，再依前方加减。

生牡蛎五钱（布包） 土炒焦当归二钱 炒莱菔子五钱 脏连丸三钱 云茯苓四钱 土炒焦杭芍六钱 中厚朴六分 枳实钱半 杏仁三钱（炒研） 炒秫米四钱 柴胡三分 盐橘核三钱 盐乌药一钱 石莲肉三钱 升麻二钱（炙） 诃子肉八钱（川黄连一钱同炒） 知母三钱 川黄柏三钱 藕二两 益元散三钱（布包） 落水沉香分半（开水泡兑入） 黄土汤（煎药） 牛黄丸四分（分吞）

刘妇，八月初三日，湿热滞下，兼有外邪，寒热交作，痢下色赤，后重颇甚，湿犯肺络，喘咳多痰，脉象滑数。亟宜清疏导滞。

鲜芦根一两 川黄连二钱 滑石块四钱 知母三钱 冬桑叶三钱 焦六曲三钱 生槐实二钱 川黄柏三钱 莱菔子二钱 焦山楂三钱 焦槟榔钱半 薄荷钱半 银花炭四钱 炒枳壳钱半 桑白皮三钱 鲜荷叶一个 鲜西瓜皮一两

萧妇，八月二十七日，湿滞在中，兼有外感，头晕寒热，滞下日行十余次，后重亦甚，脉象弦滑而数。宜清疏导滞。

鲜芦根一两 上川连钱半 地骨皮三钱 滑石块四钱 冬桑叶三钱 炒枳实钱半 台乌药三钱 车前子三钱（布包） 川黄柏三钱 炒莱菔子三钱 焦六曲三钱 盐橘核四钱 忍冬花四钱 鲜荷叶一个 杏仁泥三钱 薄荷叶钱半

便秘

杨男，八月二十二日，津液不敷，旧患便秘，迭经攻下，渐成脏结。盖肺主二便，肝主疏泄，右寸两关，脉见洪实。当从肝肺两经治之。

鲜石斛四钱（劈，先煎） 黛蛤粉一两（包，先煎） 杏仁泥三钱 全栝楼一两（元明粉一钱同拌） 苏子霜二钱 旋覆花三钱（布包） 代赭石三钱 郁李仁四钱 生枳实二钱 川柴胡二分 炙升麻一分 肥知母三钱 脏连丸三钱（分吞）

二诊：八月二十六日。原方加莱菔子四钱、淡苁蓉钱半。

三诊：九月初四日。便秘误于攻下，遂成脏结，幽阑两门皆实，气机不能升举。晋前方药，大便能利而仍不畅，脉仍弦实，再依前方加减。

鲜石斛五钱（劈，先煎） 黛蛤散一两（包，先煎） 石决明八钱（生研，先煎） 旋覆花三钱（布包） 代赭石三钱 淡苁蓉三钱 川柴胡四分 炙升麻二分 郁李仁四钱 苏子霜二钱 土炒全当归三钱 土炒杭白芍四钱 炒莱菔子四钱 鸡内金三钱 生枳实二钱 知母三钱 脏连丸三钱（分吞）

金男，八月初九日，脾不运化，大肠风秘，脏结已久，攻下太过，未免伤中，脘次空乏，气不升降，渐有饮食不为肌肤之势，舌苔白腻，脉象弦滑，右关较空大。拟以升降调中润化之品。

淡苁蓉三钱　当归身三钱(酒浸)　杭白芍四钱　炙升麻一分　醋柴胡二分　生於术一钱　旋覆花钱半(布包)　代赭石钱半　郁李仁三钱　栝楼仁四钱(元明粉五分拌)　枳实一钱五分　中厚朴七分　炒腹绒一钱五分　炒稻芽三钱

编者按：孔伯华对脾胃的生理病理有着深刻的理解。他认为，脾胃病的发病，除六淫致病外，还应强调饮食不节(洁)和肝气郁结对脾胃发病的影响。其在治疗脾胃病的原则上，注重“实脾土”，强调保护先天之本和后天之本。同时，他还认为治先天之本有水火之分，治后天之本有脾胃之别。始终遵循扶正祛邪的法则，注重“滋潜柔肝，芳化淡透”。另外，其善于运用鲜药，如常用的有鲜芦根、鲜竹茹等，有时亦将其与食疗相结合。从其医案可知，孔伯华在治疗泄泻时不在于补，而是以祛邪达到扶正的目的，注重健脾利湿，疏肝理气，清热燥湿，和胃消导，同时润养脾胃，常用药有茯苓类、橘核、炒秫米、川黄连、大腹绒、半夏类、陈皮、泽泻、谷稻芽等；治疗痢疾，又注重降气导滞，理气疏肝，清利湿热，同时注重养胃阴，常用莱菔子、橘核、乌药、川黄连等；治疗胃脘痛强调疏肝止痛，理气降逆，常用旋覆花、赭石、乌药等。总之，其在脾胃病的治疗上有着丰富且独到的经验。

施今墨

施今墨(1881 年 3 月 28 日—1969 年 8 月 22 日),原名毓黔,字奖生,祖籍浙江省杭州市萧山区,中国近代中医临床家、教育家、改革家,“北京四大名医”之一。1932 年创办华北国医学院,出任院长,讲授中医经典及临床各科,兼设西医基础课程;该院创办近 20 年,为中医培养了大批人才,为中医事业作出突出贡献,在国内外享有很高声望。所传《施今墨临床经验集》《施今墨医案》《施今墨对药临床经验集》等,均系门人所辑。

痢

纪男,四十岁,数月前忽患阿米巴痢,经医院治愈,然仍未除净,大便日三数回,所便之粪或稀或血黏液,口干,小便如常,胃口不开,因之疲惫不堪,诊为慢性阿米巴痢。

芥菜花炭三钱　血余炭三钱(炒陈仓米三钱同布包)　阿胶珠三钱　左金丸二钱(半夏曲二钱同布包)　椿根白皮二钱　茯苓块四钱　乌梅炭钱半　广皮炭三钱　土炒於术钱半　焦意仁四钱　诃子肉二钱(煨)　赤白芍各二钱(土炒)　石莲子肉、建莲子肉各三钱　炒银花四钱　山楂炭三钱　甘草梢一钱

赵男,四十二岁,自述十二年前曾患“鸡鸣泻”,每日晨醒即急入厕,久治未愈,亦未发展。五年前返乡,吃辣椒甚多,从此大便经常带血,久治不效,后经北京第二医院诊断为阿米巴痢疾。治疗后,时轻时重。本年二月症状加剧,一日间大便曾达二三十次,里急后重,甚至腹急不可忍,矢气粪即排出。经用鸦胆子内服并煮水浣肠,大便次数减少,下血好转,但继续使用即不生效。目前,大便仍带血及黏液,日行五六次,有下坠感,舌苔薄白,六脉滑大。

白头翁二钱　秦皮二钱　椿根皮炭四钱　川黄柏二钱　黄连钱半　赤石脂四钱(血余炭二钱同布包)　干姜炭三钱　苍术炭三钱　山药八钱　破故纸二钱　石榴皮三钱　米党参三钱　阿胶珠四钱　苦参三钱　炙甘草二钱

二诊:服药四剂,大便次数反多,日行八九次,非全脓血,兼有粪便,下坠感减轻。仍遵前法,以白头翁汤、桃花汤、黄宾江之实肠丸合剂加味治之。

川黄连钱半　秦皮二钱　干姜炭三钱　白头翁二钱　赤石脂三钱(血余炭三钱同布包)　川黄柏二钱　椿根皮炭四钱　阿胶珠四钱　米党参三钱　怀山药八钱　苍术炭二钱　苦参三钱　生地炭三钱　熟地炭三钱　石榴皮三钱　炙甘草二钱

三诊:前方服五剂,大便次数减少,日只二三次,下血色鲜,黏液甚少,大便通畅,已无下坠感,惟腰酸甚,药效渐显。法不宜变,略改药味再服。

川杜仲二钱　禹余粮三钱(赤石脂三钱同布包)　川续断二钱　吴萸钱半(黄连钱半同炒)　破故纸三钱　椿根皮炭四钱　阿胶珠四钱　五味子一钱　石榴皮炭三钱　炒地榆三钱　苍术炭三钱　炒苦参三钱　生熟地炭各三钱　米党参三钱　炙甘草二钱

四诊:药服五剂,其间有两日大便无脓血,正常粪便,为五年以来从未有之佳象,遂又再

服五剂，大便每日只一二次，有时稍带黏液及血，要求配丸药，返乡常服。以第三诊处方，加四倍量研细末，山药一斤二两打糊为丸，每日早晚各服三钱，白开水送。

五诊：患者由西安来信云，服丸药五十日很见好，现已工作，大便每日一二次，软便居多，时尚微量出血，曾在西安医院多次检验大便，未见阿米巴原虫。复信，除再配一料丸药外，另附一汤剂方作补充用。

黑升麻一钱　炙黄芪七钱　椿根皮炭四钱　黑芥穗二钱　土炒白术三钱　生熟地炭各五钱　苦参三钱　禹余粮三钱（赤石脂三钱同布包）　阿胶珠四钱　血余炭三钱（晚蚕砂三钱同布包）　炒地榆三钱　当归身二钱　炙甘草三钱　秦皮二钱　石榴皮三钱　仙鹤草炭五钱

叶男，四十岁，体温三十八度余，大便脓血，肚痛呃逆，下坠，小便正常，病已数日。据西医检查，便中有赤痢菌。

血余炭三钱（左金丸二钱同布包）　诃子肉（煨）三钱　银花炭三钱　苦桔梗钱半　赤白芍各二钱（土炒）　山楂炭三钱　焦远志三钱　姜中朴钱半　炒枳壳钱半　酒军炭钱半　半夏曲二钱（炒五谷虫三钱同布包）　白杏仁二钱　白薏仁四钱　炒香豉四钱　广皮炭三钱　甘草梢钱　鸡金炭三钱

杜男，二十六岁，昨晨起发热恶寒，头晕而痛，身肢酸楚，旋即下利赤白，里急后重，日行二十余次，腹痛不欲食，小便短赤，舌苔薄白而腻，脉象浮滑。

川桂枝一钱　赤白芍各二钱　银柴胡一钱　炒香豉四钱　吴萸钱半（黄连钱半同炒）　蔓荆子二钱　赤茯苓三钱　煨葛根三钱　赤小豆七钱　山楂炭三钱　炒枳壳钱半　炒红曲二钱（车前子三钱同布包）　姜川朴钱半　炙草梢一钱　晚蚕砂二钱（血余炭二钱同布包）

二诊：药服二剂，寒热晕痛已解，大便脓血减少，已成溏便，日行四五次，微感腹痛里急，小便现赤涩。表证已罢，着重清里化湿，消导积滞。

苍术炭二钱　赤茯苓三钱　青皮炭钱半　白术炭二钱　赤小豆七钱　广皮炭钱半　扁豆衣二钱　炒建曲三钱　血余炭二钱（车前子三钱同布包）　酒黄芩二钱　扁豆花二钱　吴萸钱半（黄连钱半同炒）　焦薏仁五钱　川厚朴钱半　煨葛根三钱　炙草梢钱　白通草钱半　杭白芍三钱（土炒）

服二剂，愈则停诊。

刘男，三十二岁，患肠炎五年，经常发作，迄今未愈，半月前，病势加重，曾便出腐肉状物一块，近感食欲不振，消化不良，少腹作痛，便利红白之脓状物甚多，日行八九次，里急后重，苔薄白，舌质淡，脉象沉迟。

青皮炭钱半　赤石脂三钱（禹余粮三钱同布包）　广皮炭钱半　血余炭二钱（晚蚕砂三钱同布包）　朱茯苓二钱　苦参三钱　朱茯神二钱　苍术炭二钱　吴萸钱半（黄连钱半

同炒） 米党参二钱 椿根皮四钱 煨肉果二钱 白术炭二钱 紫厚朴钱半 干姜炭钱半 五味子钱(打) 破故纸二钱 炙甘草一钱

引用白粳米百粒,布包入煎。

二诊:药服九剂,诸症均减,但矢气甚多。饮食已复正常。拟改服丸药收功。每日早服附子理中丸一丸,下午服七宝妙灵丹半瓶,夜临卧服四神丸二钱。

三诊:服丸药十五天,大便日行一二次,脓血已少。希配丸药常服,以巩固疗效。

苦参二两 白头翁一两 川黄连一两 秦皮一两 禹余粮一两 赤石脂二两 附片一两 吴茱萸一两 云苓块一两 於术一两 浸苍术四钱 椿皮炭一两 干姜一两 血余炭一两 煨肉果一两 党参三两 破故纸一两 五味子一两 黄柏一两 石榴皮一两 朱茯神一两 薏仁二两(炒) 炒银花一两 苦桔梗一两 炙甘草一两

共研末,怀山药一斤七两打糊为丸。每日早晚各服三钱,白开水送下。

桂男,四十一岁,前年曾患痢疾,因之脱肛,迄今已有两年。大便经常每日二次,溏泻兼有黏液脓样物,每便必脱肛,疼痛,时常出血。腹胀闷,不思食,舌苔黄垢,脉象沉数。

青皮炭钱半 苍术炭二钱 椿根炭三钱 炒槐米三钱 血余炭二钱(禹余粮三钱同布包) 广皮炭钱半 白术炭二钱 吴萸钱半(黄连钱半同炒) 葛根炭三钱 炒地榆三钱 焦薏仁七钱 条芩炭三钱 紫厚朴钱半 炙草梢一钱 苦参三钱

二诊:服药四剂,大见功效,大便一日一次,已无脓样溏便,胀闷消,食欲增。脱肛未效,拟补中益气汤治之。

醋柴胡钱半 黑升麻一钱 杭白芍三钱 黑芥穗一钱 血余炭三钱(禹余粮三钱同布包) 箭黄芪四钱 米党参三钱 野於术二钱 炒槐米三钱 广陈皮一钱 炒地榆三钱 吴萸七分(黄连一钱同炒) 炙草梢一钱 椿根皮炭三钱 当归身钱半 焦薏仁七钱

三诊:服药六剂,大便每日一次,服药期间脱肛只现二次,疼痛大减,食欲增强,拟用丸药巩固。每日早服七宝妙灵丹一瓶,晚服补中益气丸三钱。

噎膈

孙男,三十余岁,形容瘦削,脉小而迟,咽下困难,食后即吐,据云为强饮热汤,遂以致此。经医院以X光检查,确非食道癌,食道狭窄症也。

旋覆花二钱(代赭石五钱同包) 茜草根二钱 怀牛膝三钱 丹参五钱 白芝麻一两(研) 炒萸二分 炒连八分 花旗参钱半 桃仁、杏仁各二钱 生谷芽、生麦芽各三钱 白扁豆一两 干薤白二钱 法半夏三钱

本方多服,至愈为度。

贾男,七十有九,平素嗜酒,数月以来,情怀抑郁,食减便燥,渐至进食有时作噎,咽下困难。现只能进半流质食物,硬食已有二月不能进矣。胸际闷胀微痛,饭后尤甚,有时吐白黏

沫，口干，不思饮，大便干燥，四五日一行，夜寐多梦，精神委顿，体重减轻。经北大医院检查，谓为食道狭窄，未发现癌变，舌苔白而燥，脉沉涩。

薤白头三钱　桃仁二钱　代赭石五钱（旋覆花二钱同布包）　全瓜蒌六钱　杏仁二钱　清半夏三钱　炒枳实二钱　火麻仁五钱　油当归四钱　怀牛膝三钱　茜草根三钱　川郁金三钱　广陈皮二钱　天麦冬各二钱

二诊：前方服三剂，诸证如前，胸际略畅，大便仍燥。前方加晚蚕砂三钱、皂角子三钱，再服五剂。

三诊：服药五剂，自觉诸证有所减轻，能稍进馒头类食物，大便仍微干，二日一行，身倦少力。

薤白头三钱　溏瓜蒌八钱　代赭石四钱（旋覆花三钱同布包）　晚蚕砂三钱（炒焦皂角子三钱同布包）　炒枳实二钱　茜草根三钱　怀牛膝三钱　桃杏仁各二钱　郁李仁二钱　火麻仁六钱　野於术三钱　川郁金三钱　油当归四钱

程男，六十五岁，患胃病已二十余年，膨闷胀满，时常作痛，经治多年，时轻时重，迄未痊愈。近年来每服沉香化滞丸，病痛减轻，遂赖此药维持。近两个月虽服前药，不但症状不减，又增咽下困难，固体食物尤为困难，咽下旋即吐出，嗳气频频，口涎极多，每日只食流食少许。日渐消瘦。大便隔日一次。经医院检查为食道下端狭窄，患者吸烟，无饮酒嗜好，舌苔垢腻，脉象沉涩。

干薤白三钱　莱菔子二钱　代赭石五钱（旋覆花二钱同布包）　全瓜蒌七钱　莱菔英二钱　怀牛膝三钱　丹参四钱（米炒）　广皮炭二钱　砂仁一钱　紫厚朴二钱　桃仁二钱　蔻仁一钱　炒枳壳二钱　杏仁二钱　北沙参一钱　焦内金三钱　白芝麻一两（生研）

二诊：服药四剂，胀痛、呕逆、嗳气均见好转，惟食欲不振，仍不能咽固体食物。前方去牛膝、内金、沙参，加丁香六分、柿蒂二钱、茜草根二钱。

三诊：连服二剂，呕逆已止，胀痛减轻，嗳气渐少。

薤白头三钱　半夏曲二钱　代赭石三钱（旋覆花二钱同布包）　全瓜蒌七钱　建神曲二钱　火麻仁五钱　分心木三钱　杏仁泥二钱　莱菔子二钱　苦桔梗二钱　广皮炭二钱　莱菔英二钱　炒枳壳三钱　炙草梢二钱　白芝麻一两（生研）

四诊：服药四剂，除仍不能咽固体食物外，余证均大为减轻，食量亦增。前方中加婆罗子三钱，常服方。

常男，三十八岁，经北京协和医院检查，诊断为食道癌已半年余，近来每日只能食流质，喉间堵闷，胃部胀满，泛酸嗳气，口中痰涎多，背痛，精神倦息。医院拟手术治疗，患者不愿，故延中医治疗，舌苔厚腻，脉细软。

桃杏仁各二钱　大力子二钱　法半夏二钱　怀牛膝三钱　紫厚朴钱半　苦桔梗钱半　薤白头三钱　莱菔子二钱　代赭石四钱（旋覆花二钱同布包）　全瓜蒌七钱　莱菔英二钱　茜草根三钱　米丹参五钱　广皮炭二钱

二诊：服八剂，噎减轻，泛酸、嗳气及背痛均稍好，已能食馒头及挂面等物，但食后不易消化。

薤白头三钱　全瓜蒌八钱　桃杏仁各二钱　紫厚朴钱半　法半夏二钱　代赭石四钱（旋覆花二钱同布包）　茜草根三钱　丹参五钱（米炒）　怀牛膝二钱　大力子二钱　山慈菇三钱　绿萼梅二钱

三诊：月余，患者由山西家乡带信来云，第二次方又服十剂，现在每顿饭可吃一个馒头、一碗面条，咽下慢，饮食在入胃时感到滞涩，不易消化，有时吐白沫，背仍常痛，精神觉比前强些。复信嘱其将二诊方加三倍量，研极细末，分成二百小包。每日早、午、晚，各服一包，白开水冲服。

胃痛

杨女，十八岁，昨日午饭后，突然恶心不适，旋即呕吐，胃脘疼痛胀满颇剧，嗳气、稍进饮食疼痛更甚，大便微溏，小便黄，身倦夜寐不安，月经正常，舌苔厚腻，脉沉弦。

香附米三钱　姜竹茹二钱　姜半夏三钱　紫苏梗二钱　吴茱萸三分　春砂仁一钱　藿香梗二钱　川黄连八分　白蔻仁一钱　白檀香二钱　酒丹参四钱　鸡内金三钱（焙）　广皮炭二钱　炒枳实二钱　炙甘草一钱

钱男，因天热燥渴，服冷食过多，遂致胃痛，呕吐胸间胀闷，大便微溏。拟用止痛、消炎、调和胃肠法。

砂仁壳、豆蔻壳各钱半　建神曲、半夏曲各二钱　香附米二钱　苏梗、藿梗各钱半　姜厚朴钱半　广皮炭三钱　炒萸二分　炒连八分　竹茹二钱（姜炒）　佩兰叶三钱　扁豆衣、扁豆花各二钱（炒）　焦内金三钱　通草钱半　炒枳壳钱半　白檀香一钱　酒丹参四钱

二诊：呕止，痛减，苔厚，胸闷，大便如常，食欲未振，积滞未消之征也。

厚朴花、代代花各钱半　砂仁壳、豆蔻壳各钱半　六神曲、半夏曲各二钱　炒枳壳钱半　炒谷芽、炒麦芽各三钱　焦内金三钱　广皮炭三钱　炒山楂三钱　焦槟榔三钱　佩兰叶三钱　白杏仁二钱　野於术一钱　莱菔子钱半（炒）　莱菔英三钱（炒）

周男，素患胃疾，食后胸间胀闷而痛，嘈杂嗳气，大便秘结，食欲不振，自觉口内常酸。是为慢性胃炎，胃酸多，消化不良症。

旋覆花二钱（代赭石三钱同包）　桃杏仁各二钱　紫丹参三钱　玫瑰花、代代花各钱半　姜中朴钱半　晚蚕砂三钱（炒焦皂角子三钱同包）　西红花五分　全瓜蒌六钱（打）　干薤白三钱　炒枳壳钱半　六神曲、半夏曲各二钱　香附米二钱　苏桔梗各钱半　炒萸二分　炒连八分　佩兰叶三钱　焦内金三钱　炒谷芽、炒麦芽各三钱

二诊：痛胀均减，大便已通，虽为见效，但胃炎尚未全消，再进前法，促其速愈。

旋覆花二钱（代赭石三钱同包）　姜中朴钱半　炒枳壳钱半　桃仁、杏仁各二钱　左金

丸钱半(半夏曲二钱同包)　苦桔梗钱半　焦内金三钱　丹参三钱　广皮炭三钱　佛手花、代代花各钱半　莱菔子钱半(炒)　莱菔缨三钱(炒)　薤白二钱　佩兰叶三钱　香稻芽五钱　砂仁壳、豆蔻壳各钱半　炙草五分　茜草根二钱

三诊:胃疼全止,食欲大振,胸间虽然有时胀闷,亦不如昔日之甚。拟用药粉方,根除此疾。

干姜炭五钱　淡吴萸五钱　川雅连五钱　麦芽二两　龙胆草五钱　花旗参五钱　节菖蒲五钱　於术五钱　西红花三钱　白蔻仁四钱　酒丹参五钱　广皮五钱(炒)　干薤白五钱　焦内金五钱　霞天曲五钱　厚朴五钱　焦槟榔五钱　酒川军五钱　炙甘草五钱　枳实五钱

共研极细末,分为三百小包,每日早午晚餐后五分钟内各服一小包,菜汤、茶水送下均可。

王女,四十余岁,旧患胃疾,食欲减退,胸间胀满,恶心,时有呕吐,大便每四五日始下一次。

白扁豆八钱(炒)　野於术钱半　北沙参三钱(米炒)　天花粉三钱　生内金三钱　生谷芽、生麦芽各三钱　厚朴花、代代花各钱半　佛手花、玫瑰花各钱半　广皮炭三钱　佩兰叶三钱　范志曲二钱　炒萸二分　炒连八分　奎白芍三钱(土炒)　干姜炭三分　川郁金钱半

二诊:前方连服三剂,胃消化力渐强,胀满亦消,颇思饮食,惟大便仍不通畅。再进强胃润肠法。

野於术钱半　玫瑰花、代代花各钱半　奎白芍三钱(土炒)　苦桔梗钱半　炒枳壳钱半　杏仁泥二钱　干薤白三钱　火麻仁四钱　油当归三钱　生内金三钱　生谷芽、生麦芽各三钱　佩兰叶三钱　广皮炭三钱　晚蚕砂三钱(炒焦皂角子三钱同包)　采云曲二钱

三诊:前方又服三剂,症状极佳,食欲大振,消化有力。拟进药粉常服,以收全功。

野於术一两　生麦芽二两　高良姜五钱　刀豆子五钱　节菖蒲五钱　紫丹参五钱　淡吴萸五钱　川黄连五钱　广陈皮五钱　生内金五钱　白蔻仁三钱　壳砂仁五钱　薤白头五钱　炒枳实五钱　法半夏五钱　花旗参五钱　龙胆草五钱　川郁金五钱　厚朴花五钱　炙甘草五钱　元明粉五钱

共研极细末,分为三百小包。每日早午晚餐后五分钟内各服一小包,菜汤、茶水送下均可。

孙女,患胃酸过剩症,吞酸,嘈杂,胃部疼痛,大便秘结。拟用消酸、止痛、通便法。

海浮石三钱(瓦楞子五钱同包)　旋覆花二钱(代赭石三钱同包)　紫丹参三钱　全瓜蒌六钱(风化硝钱半同包)　晚蚕砂三钱(炒焦皂角子三钱同包)　枳实炭钱半　广皮炭三钱　鸡金炭三钱　六曲炭二钱　薤白头二钱　炒萸二分　炒连八分　龙胆草五分　桃杏仁各二钱　香附炭二钱　苦桔梗钱半

二诊:前方连服三剂,痛止,酸减,大便已通。遂将原方去代赭石、海浮石、全瓜蒌,加入

川军炭、壳砂仁、焦槟榔,改配药粉常服。

夏女,胃痛呕吐,黏涎内虽未有血,但大便色黑内含血之成分,胸满嗳气,善饥而不敢食,舌绛泽,而口渴。先拟止痛止血法。

生熟地各三钱(酒炒透) 干薤白二钱 蒲公英三钱 丹参四钱 制乳没三钱 炒银花四钱 白薏仁四钱 奎芍四钱(土炒透) 苦桔梗钱半 旋覆花二钱(代赭石四钱同包) 川雅连一钱(吴萸水炒) 桃仁、杏仁各二钱 甘草节一钱

二诊:前方连服三剂,痛稍减,呕稍止,大便所下均为黑紫色。是乃旧瘀排下之征。

生熟地各三钱(酒炒透) 血余炭三钱(左金丸二钱同包) 苦桔梗钱半 蒲公英三钱 紫丹参四钱 炒银花四钱 旋覆花二钱(代赭石四钱同包) 白杏仁二钱 白薏仁四钱 阿胶珠三钱 干薤白二钱 奎白芍四钱(土炒透) 生龟板四钱 制乳没三钱 甘草节一钱 败酱草三钱 金石斛、铁石斛各三钱 真血竭二钱

三诊:二诊方连服四剂,胃痛大减,呕吐已止。症状殊为良好,拟用药粉方收功。

紫河车一具(烙干) 生熟地各一两(酒炒松透) 阿胶珠一两 龟板胶一两 紫丹参一两 制乳没五钱 苦桔梗五钱 奎白芍五钱(土炒透) 川黄连五钱(吴萸水炒) 干薤白五钱 北沙参五钱 南花粉五钱 花旗参五钱 绿萼梅四钱 蚕茧炭五钱 真珠粉一钱 真血竭五钱 野於术五钱 炒枳实五钱 瓦楞子一两 风化硝五钱 炙甘草五钱

共研细末,分为三百小包。每日早午晚餐后五分钟内各服一小包,菜汤、茶水送下均可。

时男,五十二岁,胃脘痛十余年之久,时发时止,饮食失调或遇凉或饥饿则发作,得食稍缓。平素喜热饮,经市立三院检查,诊断为消化性溃疡病。三日前,不慎于食,又复感寒,以致引发旧疾,脘痛不休,嗳气频频,泛酸,有时食后欲呕,嘈杂不适,热敷减轻,但不能止,影响睡眠,身倦少力,大便微溏,舌苔薄白,脉沉细。

干姜炭钱半 高良姜钱半 制附片二钱 砂蔻仁各一钱 白檀香钱半 代赭石四钱(旋覆花二钱同布包) 姜厚朴钱半 刀豆子四钱 野於术三钱 米党参三钱 炙甘草一钱

二诊:服药五剂,一周未发疼痛,食量稍增,但有时仍觉胃脘不适,大便日一次,原方加力。

制附片三钱 米党参四钱 云苓块三钱 干姜炭钱半 砂仁一钱 代赭石四钱(旋覆花二钱同布包) 高良姜钱半 蔻仁一钱 野於术三钱 广皮炭二钱 川厚朴钱半 炙甘草钱半

另,丁香、檀香各六分,研极细粉,分二次冲服。

齐男,四十二岁,十三岁起即患胃酸过多之病,中间曾一度好转,约有十余年未犯,近几年来病势又渐发展,腰痛,胃痛,大便燥结,劳累过度大便检查即有潜血,曾经医院诊断为消化性溃疡,舌淡苔白,脉沉弦而细。

鹿角胶二钱(另烊化兑服) 陈阿胶三钱(另烊化兑服) 黑升麻二钱 山萸肉四钱 火

麻仁五钱　黑芥穗二钱　川杜仲三钱　熟地炭五钱　鸡血藤五钱　炒续断三钱　生地炭五钱　杭白芍六钱　酒当归三钱　炒枳壳二钱　淡苁蓉三钱　炙甘草三钱

二诊：服十剂，腰痛好转，大便正常，食欲渐增，服药后腹中鸣，其他无变化。仍依前方增加药力。

川杜仲三钱　黑升麻二钱　生地炭六钱　川续断三钱　黑芥穗二钱　熟地炭六钱　二仙胶五钱（另烊化兑服）　淡苁蓉五钱　山萸肉四钱　杭白芍三钱　当归身三钱　炙黄芪六钱　炒枳壳二钱　漂白术二钱　炙甘草三钱

三诊：服药十剂，诸恙均除，时届深秋，天气稍凉，只觉腹中时鸣。仍依前方增损药味为治，以期巩固疗效。

故纸炭三钱　二仙胶五钱（另烊化兑服）　甘枸杞五钱　川杜仲三钱　生地炭六钱　当归身二钱　炒续断三钱　熟地炭六钱　炒枳壳二钱　胡桃肉一两　山萸肉四钱　炙黄芪六钱　炒建曲三钱　漂白术二钱　炙甘草三钱

四诊：服药十剂，已完全恢复正常，期内离京返闽，要求丸药常服，巩固疗效。

按二诊处方将药量加五倍为蜜丸，每丸重三钱。早晚各一丸，白水送服。

何男，二十三岁，胃痛已经年余，饥时较重，稍进饮食即可缓解，然食欲不振，有时欲吐，身倦，少力，月前曾见黑色便，近又复作胃痛。既往就诊于铁路医院，诊断为消化性溃疡。舌苔白垢，脉弦。

野党参三钱　野於术三钱　代赭石五钱（旋覆花二钱同布包）　云苓块三钱　炙甘草二钱　杭白芍四钱　细丹参六钱（米炒）　砂蔻仁各一钱　北柴胡钱半　白檀香钱半

二诊：服药三剂，恶心已止，疼痛稍缓，仍用前法加川朴、乌药温中调气，内金开胃健脾，重用炙甘草，甘以缓之，止痛和中治之。

三诊：服药六剂，痛已减，食欲仍不振，空腹尚隐痛，勉强多食即感泛酸，脘觉灼热。拟常服方。

米党参四钱　野於术三钱　半夏曲二钱　米党参四钱　焙内金三钱　沉香曲二钱　云苓块四钱　广皮炭二钱　川厚朴钱半　砂仁壳钱半　乌贼骨二钱　炙甘草三钱

另，乌贼骨二钱，研极细，米纸包，分二次冲服。

王男，四十岁，胃脘疼痛半年余，屡愈屡发，断续不止，痛甚时掣及腰部，进食后稍感舒适，二三小时后痛又发作。食不甘味，大便燥结色黑，三四日一次，腹胀而有矢气。前曾在市立三院检查，诊断为消化性溃疡，舌苔黄垢，脉弦数。

杭白芍五钱　火麻仁五钱　炒枳壳二钱　莱菔子二钱　香附米三钱　桃杏仁各三钱　莱菔英二钱　细丹参五钱（米炒）　川厚朴钱半　炙甘草二钱

二诊：服药六剂，胃脘痛见轻，食欲渐增，大便仍结，一二日一行，带有黑色，舌苔仍垢。

杭白芍四钱　炙甘草三钱　炒白术三钱　炒枳壳钱半　云茯苓三钱　晚蚕砂三钱（炒皂角子二钱同布包）　川厚朴钱半　佩兰叶三钱　火麻仁五钱　米丹参五钱

三诊：服八剂，此间只痛一次，食欲转佳，大便已畅，日行一次，色黄，有时仍感脘腹胀闷不适。拟方常服。

野党参三钱　沉香曲二钱　砂仁三钱　野於术三钱　半夏曲二钱　蔻仁一钱　云茯苓三钱　广皮炭二钱　香附米三钱　川厚朴钱半　炒枳壳钱半　火麻仁四钱　炙甘草二钱

阎男，二十七岁，数年以来，每于饭后即感脘腹痞满不适，有时微觉坠痛，嗳气，食欲不振，大便干结，睡眠欠佳，头晕，腰酸，身倦，四肢无力，精神委顿，体重日渐下降。郑州某医院检查诊断为胃下垂。面色苍白，舌苔白，脉细缓。

炙黄芪五钱　升麻钱半　建神曲二钱　炙甘草一钱　柴胡钱半　半夏曲二钱　米党参三钱　小於术三钱　油当归四钱　云苓块三钱　砂仁钱半　苦桔梗钱半　炒荷叶二钱　广陈皮钱半

二诊：服药五剂后，诸证均有减轻，食欲仍不振，自觉精神好转。前方内加焦内金三钱，再服五剂。

三诊：服六剂后，食欲增进，诸症大减，即返河南，仍按原意改拟丸剂常服。每日早服香砂六君子丸三钱，每日临卧服补中益气丸三钱。连服三十日，均用白开水送下。

呃逆

蘧男，六十岁，胸闷作嗝，大便微干，余均如常。

晚蚕砂三钱（炒焦皂角子三钱同包）　清半夏三钱　黑芝麻、白芝麻各三钱　杏仁二钱　炒荷叶二钱　苦桔梗钱半　炒枳壳钱半　丁香一钱　荷叶蒂七枚　干薤白二钱　旋覆花钱半（代赭石三钱同包）　柿蒂七枚　全瓜蒌六钱（打）　佩兰叶三钱　厚朴花、代代花各钱半　广皮三钱（炒炭）

二诊：服前方稍佳，胸似不胀，大便亦多，惟仍作嗝不止。

赤白芍各二钱（银柴胡钱半同炒）　晚蚕砂三钱（炒焦皂角子三钱同包）　花旗参钱半（原皮）　白杏仁二钱　清半夏三钱　广皮炭三钱　炒枳壳钱半　苦桔梗钱半　干薤白二钱　焦内金三钱　荷叶蒂七枚　南沙参、北沙参各二钱　黑芝麻、白芝麻各五钱　干苇根一尺　干柿蒂七枚

三诊：连服四剂，病似痊愈，恐其再发，故又来复诊。前方去芍药、柴胡，加瓜蒌五钱、佩兰三钱。

曲男，三十岁，二月以来，呃逆频频，胸脘满闷，不思纳食，大便不畅，睡眠不实，舌苔白，根部略厚，脉象沉弦。

白芝麻一两（生研）　公丁香一钱　干柿蒂七枚　厚朴花二钱　炒枳壳钱半　清半夏三钱　代赭石三钱（旋覆花二钱同布包）　代代花二钱　广陈皮钱半　米党参三钱　云苓块三钱　炒荷叶二钱

二诊：前方服三剂，呃逆大减，仍有时发作，胸脘微觉不舒，食欲增进但仍不如常，大便通畅。前方加谷麦芽各三钱，以助胃气。

腹痛、泄泻

赵女，二十二岁，病已经年，曾在天津中央医院治疗，诊断为肠结核症。肠鸣腹痛，大便溏泻，日行三五次，且有黏液。胸胁胀满，呕逆不思食，每日下午自觉发热，小溲短赤，苔白质淡，六脉沉细而数。

醋柴胡钱半　苍术炭二钱　赤茯苓三钱　赤白芍各二钱　白术炭二钱　赤小豆七钱　炒吴萸钱半　扁豆花三钱　炒黄连钱半　血余炭钱半（禹余粮三钱同布包）　扁豆衣三钱　米党参二钱　车前子三钱　怀山药八钱　建莲肉五钱　姜厚朴钱半　御米壳四钱　炙草梢一钱　姜半夏二钱

二诊：前方服二剂，药效未显。前方去扁豆花、扁豆衣，改白扁豆一两，去车前子，加姜竹茹二钱、陈皮炭二钱，服六剂再诊。

三诊：服药四剂，尚有二剂未服，寒热已退，呕逆亦减，大便次数已少，但仍溏泻，肠鸣依然。因需赴津一行，故来求诊。前方未服之药，仍要服完，再拟一方，须进十剂。

怀山药八钱　白扁豆一两　五味子一钱　苍术炭二钱　黄连钱半（吴萸钱半同炒）　白术炭二钱　党参三钱　血余炭二钱（禹余粮三钱同布包）　莲肉四钱　御米壳四钱　云苓块四钱　姜半夏二钱　厚朴一钱　干姜炭一钱　炒白芍二钱　炙草梢一钱

四诊：去津半月，共服十二剂，诸症大为好转，腹痛肠鸣已止，大便一日一次，已呈软便，食欲渐增，呕逆已止，精神旺健。拟常方巩固疗效。

米党参三钱　云苓块三钱　干姜炭一钱　白扁豆一两　怀山药八钱　五味子一钱　苍术炭二钱　霞天曲二钱　白术炭二钱　黄连钱半（吴萸钱半同炒）　半夏曲二钱　焦薏仁五钱　建莲肉五钱　砂仁壳一钱　炙甘草一钱

沈女，患肺结核兼肠结核症，午后发热，大便溏泻且混有脓血，腹痛，心跳，精神疲怠，四肢无力。拟用丸药治疗，汤剂无功也。

生龙齿一两　生牡蛎一两　椿根白皮一两　真珠粉一钱　凤尾草一两　生鳖甲一两　生熟地炭各一两　真獭肝一两　败龟板一两　地榆炭五钱　黑木耳炭五钱　炒槐米五钱　焦薏仁一两　野於术一两　天台乌药五钱　苦桔梗五钱　血余炭一两　炒萸连各五钱　炒银花炭一两　炒奎芍一两　五味子五钱　诃子肉一两　炙甘草梢五钱　焦远志一两　花旗参一两

共研细末，怀山药一斤打糊，再加炼蜜为丸，如小梧桐子大，每日早晚各服三钱，白开水送下。

都男，五十八岁，病程八阅月，腹痛而胀大，小便短赤，腿足均现浮肿，且有麻木及冷感，心跳气短，食睡尚如常。最近一个月兼患疝气，曾经协和医院诊断为结核性腹膜炎，舌苔薄白，六脉沉迟。

川桂枝钱半　杭白芍二钱　车前草三钱　北柴胡钱半　台乌药二钱　旱莲草三钱　大腹皮三钱　冬瓜子四钱　赤小豆四钱　大腹子三钱　冬葵子四钱　赤茯苓四钱　川附片二钱　紫厚朴钱半　川楝子二钱　炙草梢钱半

二诊：药服三剂，小溲增多，浮肿渐消，余症仍无变化。病属慢性，丸方图治。

川附片一两　川桂枝一两　巴戟天一两　北柴胡一两　金铃子一两　台乌药一两　花槟榔一两　车前子一两　云茯苓一两　云茯神一两　橘荔核各一两　淡猪苓一两　豨莶草一两　建泽泻一两　大腹皮一两　紫厚朴五钱　盔沉香五钱　陈广皮五钱　酒杭芍二两　冬葵子一两　川萆薢一两　炒远志一两　莱菔子一两　炙草梢五钱

共研细末，炼蜜为小丸，每日早晚各服三钱，白开水送。

三诊：丸药共服二个半月，近将服完。腹痛大减已不胀，下肢浮肿全消。惟行路过多仍现浮肿，两腿麻木冷痛亦大好转，小便通利，食睡均佳，疝气亦愈十分之八，再用丸药治之以冀痊可。

威灵仙一两　炙黄芪二两　川附片二两　巴戟天一两　醋元胡一两　上肉桂一两　川萆薢一两　豨莶草一两　酒杭芍二两　山萸肉一两　云苓块一两　汉防己一两　北柴胡一两　川楝子一两　白乌药一两　车前子一两　广橘核一两　大腹皮一两　大熟地一两　紫厚朴五钱　春砂仁五钱　建泽泻一两　淡猪苓一两　野於术一两　均青皮五钱　广陈皮五钱　炙草梢五钱

沈男，暑月赴宴，饮食过杂，返家后腹痛洞泻，一宿间十余次，小便极少，胸膈满闷，不思饮食，舌苔污腻。急性肠炎症。

炒车前子、炒五谷虫各三钱(同包)　血余炭三钱(益元散四钱同包)　姜炒中朴钱半　焦三仙六钱　炒香附米二钱　焦内金三钱　晚蚕砂三钱(左金丸钱半同包)　炒泽泻三钱　广陈皮炭三钱　焦薏仁四钱　大腹皮三钱　炒枳壳钱半　炙甘草梢钱半　白通草钱半

二诊：前方服二剂，小便较多，大便已溏，每日二三次，腹痛止，胀闷未除，仍有积食故也。

炒车前子、炒五谷虫各三钱(同包)　血余炭三钱(左金丸二钱同包)　苍术炭二钱　焦薏仁四钱　姜炒中朴钱半　香附米二钱　焦谷芽、焦麦芽各三钱　焦槟榔三钱　焦山楂炭三钱　焦六曲二钱　焦内金三钱　炒枳壳钱半　广陈皮炭三钱　云苓块三钱　白通草钱半

三诊：泻止，胀消，小便通畅，惟食欲不振，精神不佳。拟开胃口，强体力法。

代代花钱半　厚朴花钱半　佩兰叶三钱　奎白芍三钱　焦远志三钱　花旗参钱半　香稻芽五钱　野於术一钱　云茯神三钱　生内金三钱　炒木瓜二钱　乌梅炭钱半　炙草梢一钱

高女，五十六岁，盛暑酷热，贪食生冷，院中乘凉，深夜始睡。今晨忽腹痛如绞，腹泻四次，恶心呕吐，不思食，头痛微热，腰酸身倦。舌苔薄白，六脉濡数。

藿香梗钱半　苍术炭三钱　扁豆花二钱　苦桔梗钱半　白术炭三钱　扁豆衣二钱　姜厚朴二钱　陈广皮钱半　云茯苓三钱　白通草钱半　炒薏仁四钱　姜半夏二钱　炒香豉三钱　干芦根四钱　炙草梢一钱　大红枣三枚　鲜生姜三片

二诊：服药二剂，呕吐腹泻均止，但觉胸腹不适，食欲欠佳，全身酸软无力，头已不痛，但觉晕。

云茯神三钱　厚朴花钱半　野於术钱半　云茯苓三钱　玫瑰花钱半　陈皮炭二钱　佩兰叶三钱　益元散三钱（用鲜荷叶包煎）　炒枳壳钱半　扁豆花三钱　苦桔梗钱半　扁豆衣三钱　炙草梢一钱

姚男，四十三岁，时届仲夏，贪食冷物，昨晚露宿院中，夜间骤然腹痛如绞，遂即洞泻，由晨至午如厕七次之多，畏冷身热，全身乏力，舌苔白厚，脉象濡数。

苏梗钱半　苍术炭二钱　益元散三钱（炒车前子三钱同布包）　藿梗钱半　白术炭二钱　炒香豉四钱　桑叶二钱　紫厚朴二钱　陈皮炭三钱　炙草一钱　炒薏仁五钱　葱根三枚　生姜五片

马男，七十二岁，前日饮食不慎，骤患腹痛泄泻，一日四五次，腹痛即急如厕，便后有下坠感，微觉恶寒发热，食欲不振，舌苔薄白，脉象弦数。

酒黄芩二钱　苍术炭二钱　酒黄连钱半　白术炭二钱　血余炭二钱（炒车前子三钱同布包）　煨葛根三钱　焦内金三钱　炙草梢一钱　白通草钱半　焦薏仁五钱　炒香豉三钱　赤小豆三钱　赤茯苓三钱

胡男，患大便溏泻症已二月，每日数次，未便之先，腹痛重坠，排便之后，则腹部立觉爽快，无何诸症又作，如厕频频，颇以为苦，食欲不振，精神倦怠。拟用防腐、利水、调和胃肠法。

血余炭三钱（左金丸钱半同包）　奎白芍四钱（醋柴胡钱半同炒）　台乌药钱半　香附米二钱　苍术炭二钱　焦薏仁四钱　石莲肉、建莲肉各三钱　广皮炭三钱　车前子三钱（五谷虫三钱同包）　云苓块三钱　姜中朴钱半　甘草梢一钱　白通草钱半

二诊：腹痛少止，泄泻未效，心跳气短，精神疲乏。前方药力不足之故也。

制附片钱半　干姜炭五分　野於术钱半（土炒）　野党参三钱（米炒）　石莲肉、建莲肉各三钱　炒萸连各一钱　血余炭三钱（布包）　五味子（打）一钱　破故纸钱半　肉豆蔻钱半　炙甘草一钱　奎白芍四钱（醋柴胡钱半同炒）　台乌药钱半　苍术炭二钱　焦薏仁四钱

三诊：前方连服三剂，腹痛止，泻减少，精神亦振，再进前法，以得速效。

血余炭三钱（赤石脂三钱同包）　左金丸二钱（禹余粮三钱同包）　制附片钱半　淡干姜五分　野於术钱半　野党参三钱（米炒）　五味子一钱（打）　破故纸钱半　肉豆蔻钱半　石莲肉、建莲肉各三钱　苍术炭二钱　焦薏仁四钱　台乌药钱半　诃子肉二钱（煨）　炙甘草

一钱

四诊：大便泻止，每日更衣一次，微溏，症状良好，改用丸药收功。每日早服香砂六君子丸三钱，下午服四神丸二钱，夜临卧服附子理中丸一丸。均用白开水送，共服十日。

于女，六十三岁，曾患急性胃肠炎，调理不当，病转慢性。现在大便泄泻，日行七八次，腰冷胃寒，腹痛里急，心悸气短，食后则停滞腹胀，两胁不舒，食欲不振，夜寐不安，时自汗出，小便短黄，舌淡苔白，六脉沉弱。

生龙骨四钱　苍术炭二钱　生牡蛎四钱　白术炭二钱　血余炭二钱（禹余粮三钱同布包）　白通草钱半　紫厚朴钱半　浮小麦一两　川杜仲三钱　米党参三钱　五味子钱半　川续断三钱　炒远志三钱　干姜炭钱半　焦薏仁七钱　炙草梢一钱

二诊：服药二剂，大便转溏，次数已减，余症均轻。仍以前方加力。

苍术炭一钱　云茯苓三钱　白术炭一钱　云茯神三钱　禹余粮三钱（血余炭二钱同布包）　生龙骨四钱　川续断二钱　淡干姜钱半　生牡蛎四钱　川杜仲二钱　紫厚朴钱半　五味子一钱　怀山药八钱　米党参三钱　川附片二钱　炙草梢一钱　荷梗一尺

三诊：前方服四剂，见效，又因腹部受寒，便泻复作。仍遵前法加减。

云茯苓三钱　车前子三钱　苍术炭三钱　云茯神三钱　车前草三钱　白术炭三钱　肉豆蔻二钱　米党参三钱　血余炭二钱（禹余粮二钱同布包）　破故纸二钱　炒远志三钱　五味子一钱　怀山药八钱　川附片二钱　干姜钱半　川厚朴钱半　吴萸二钱　草梢一钱

四诊：服药六剂，极效。每日溏便一二次，小便少色黄，余症均基本消失。

车前草四钱　云茯苓三钱　血余炭二钱（晚蚕砂二钱同布包）　旱莲草四钱　云茯神三钱　厚朴花二钱　冬白术二钱　玫瑰花二钱　煨肉果二钱　吴萸一钱（黄连一钱同炒）　浮小麦一两　炒薏仁八钱　五味子一钱　炒枳壳钱半　白通草钱半　破故纸二钱　炒远志三钱　炙草梢一钱

五诊：服药十七剂，诸症悉除，拟改服丸药，常服巩固疗效。每日早服七宝妙灵丹二十粒，晚服附子理中丸一丸。

朱男，六十九岁，病已年余，大便溏泻，每日少则一二次，多则五六次，近来食后觉胀，腹部喜热，别无其他症状。舌质淡，苔色白，六脉均沉软。

米党参三钱　干姜炭钱半　云苓块三钱　苍术炭二钱　白术炭二钱　血余炭二钱（禹余粮三钱同布包）　晚蚕砂二钱（左金丸二钱同布包）　紫厚朴钱半　怀山药八钱　御米壳四钱　焦远志三钱　炙甘草一钱

二诊：服药四剂，大便一日一次，仍溏，胃部仍胀。前方去米壳，加壳砂仁钱半、陈皮炭二钱。

三诊：前方又服四剂，试停药二日而大便次数并未增多，已不溏泻，成为软便。疗效甚显，要求配丸方，以资巩固。

怀山药二两　御米壳一两　焙内金一两　云苓块一两　淡干姜五钱　紫厚朴五钱　广

皮炭五钱　淡吴萸五钱　米党参一两　川黄连五钱　川附片一两　建莲肉一两　血余炭一两　苍术炭一两　野於术一两　炙甘草五钱

共研细末，荷叶两张煎水，六神曲二两打糊共合为丸如米粒大，每日早晚各服二钱，白开水送下。

四诊：丸药服四十日，效果甚好，大便迄未溏泻，有时饮食不甚注意，腹部即感不适，大便不成条状，消化力尚弱。前方去米壳、附片、干姜，加莲肉二两，再服一个月。

吴男，二十九岁，四年前曾患腹泻，未经医生治疗，服成药数日，腹泻次数减少。以后逐渐形成晨醒即急入厕便泻一次。初不介意，近两年则感体力日虚，消化无力，有时恶心，小便短少，舌苔白垢，六脉沉弱。

破故纸二钱　五味子一钱　炒萸连各钱半　肉豆蔻二钱　米党参三钱　川附片钱半　苍术炭二钱　赤茯苓四钱　白术炭二钱　赤小豆四钱　血余炭二钱（禹余粮三钱同布包）　干姜炭钱半　炙甘草一钱

二诊：服药二剂，无变化，症如前，药力未及。前方姜、附各加钱半。

三诊：服药十剂，见效，大便时间已可延至中午如厕，仍属溏便。体力较好，食欲增进，已不恶心，小溲也多，改用丸剂。七宝妙灵丹，早晚各服半瓶，服二十日。

四诊：服七宝妙灵丹不如服汤药时效果明显，大便一日一次，仍溏泻，肠鸣不适。拟甘草干姜茯苓白术汤合四神丸治之。

五诊：前方服七剂，大便每日一次，已成软粪，肠鸣止，食欲强。拟用丸方收功。每日早服四神丸三钱，晚临卧服附子理中丸一丸。

唐男，四十四岁，四月前曾患急性肠炎，日久不愈，又成慢性腹泻，多则日行十余次，少则四五次，屡治无效。目前，如厕频频，二便量少而不畅，坐下腹隐痛，且有硬块，口渴而不思饮，舌苔垢腻，脉象濡滑。

苍术炭二钱　白术炭二钱　晚蚕砂二钱（血余炭二钱同布包）　海浮石二钱（醋煅瓦楞子八钱同布包）　焦薏仁七钱　香附米二钱　姜厚朴钱半　莱菔子二钱　云苓块二钱　车前草三钱　莱菔英二钱　滑石块二钱　旱莲草三钱　炒萸连各钱半　广皮炭二钱　白通草钱半　炙草梢一钱　焦内金三钱

二诊：服药三剂，感觉非常舒适，遂又连服六剂。胀满减轻，大便每日三四次，腹痛已愈，食欲增进，但觉气短头晕。前方去内金、车前草、旱莲草、白通草，加党参三钱、苏梗钱半、桔梗钱半。

三诊：前方服六剂，大便稀软，有时可成条状，日行一二次。晚间感觉腹胀，左下腹中硬块，触之较前柔软，亦不疼痛。

苍术炭二钱　白术炭二钱　血余炭二钱（禹余粮三钱同布包）　海浮石三钱（醋煅瓦楞子八钱同布包）　米党参三钱　云苓块四钱　紫厚朴钱半　炒萸连各钱半　诃子肉二钱　藿香梗钱半　苦桔梗钱半　炙草梢一钱

刘男，四十七岁，便溏，近两年，日行四五次，便前后腹部隐痛，当发病后四五个月，曾经协和医院检查为功能性肠蠕动过速，如厕频频，而大便不爽，颇以为苦，苔白薄、舌质淡，脉象濡弱，右关独甚。

川附片三钱　淡干姜钱半　禹余粮三钱(白石脂三钱同布包)　米党参三钱　炙甘草二钱　紫厚朴钱半　云苓块四钱　茅苍术三钱　焦薏仁七钱　怀山药一两(打碎，炒)

二诊：服药八剂，腹痛见轻，而腹泄次数未减，便亦较前畅快，因服汤药不便，要求丸方常服。早服参苓白术丸三钱，午服七宝妙灵丹半瓶，晚服附子理中丸一丸。

三诊：服丸药一月，溏泻次数减少，有时大便正常，腹痛消失，但时胀。仍用丸药收功。早服香砂六君子丸三钱，下午服七宝妙灵丹半瓶，晚服附子理中丸一丸、四神丸二钱(交替服用)。

阴男，二十三岁，患病已四年，经常大便下脓样物，腹痛重坠，屡治未效，食欲日渐不振，全身无力，时有脱肛现象，经中央人民医院检查诊断为慢性结肠炎，舌苔薄白，六脉濡弱。

炙黄芪四钱　米党参三钱　陈皮炭钱半　当归身钱半　炙升麻一钱　焦薏仁七钱　醋柴胡钱半　苍术炭二钱　杭白芍三钱　晚蚕砂二钱(血余炭三钱同布包)　白术炭二钱　云苓块三钱　炙甘草一钱

二诊：前方服二剂，症与前同，未见效果。嘱以原方服四剂后再诊。

三诊：两次诊方共服六剂，已见效果，脱肛现象大为好转，体力较强，食欲亦增，大便仍有脓样物，腹仍时痛，下坠依然。前方加厚朴钱半、葛根二钱。

四诊：又服四剂，诸症更见好转，脱肛未发，重坠之感亦消，精神旺健，食欲日增，大便间或有脓样物，腹痛也轻。要求常服方。

炙黄芪四钱　米党参三钱　云苓块三钱　苍术炭二钱　醋柴胡钱半　白术炭二钱　血余炭二钱(赤石脂三钱同布包)　杭白芍三钱　紫厚朴钱半　川黄连钱半　白薏仁四钱　炙甘草一钱　陈皮炭二钱

每星期二三剂，至愈为度。

侯男，五十二岁，患肺结核，已有二十余年。病情时轻时重。解放后，曾两度在疗养所疗养，症状迄未稳定。近一年来，又患肠结核，久治不效，患者面色苍白，体质瘦弱，短气少神，倦怠无力。咳嗽，痰多，大便日行四五次，为脓样物，间有血色，有时溏泻，腹隐痛，小便少，舌光无苔，脉象沉细。

云茯苓二钱　车前草四钱　云茯神三钱　白杏仁二钱　血余炭三钱(禹余粮三钱同布包)　旱莲草四钱　炒白前钱半　炒紫菀钱半　白薏仁五钱　炒百部钱半　炒化红钱半　怀山药钱半　漂白术三钱　苍术炭钱半　北沙参四钱　诃子肉三钱　甘草梢一钱

二诊：患者久病，深感治愈甚难，已全无信心，前方屡经家人劝说始服二剂，旋又停止，再进数剂，即又不服，半个月共服六剂，咳嗽较好，大便脓血依然。前方去白前、百部、沙参，加赤石脂三钱、白石脂三钱、炒吴萸钱半、炒黄连钱半、炒地榆三钱、炒远志三钱。

三诊：前方于八日间共服四剂，脓血减少，溏泻增多，然食欲转佳，精神也好，患者服药后感觉腹内舒适，前时之无信心治疗，有所转变，但畏服汤药，拟用丸药治疗。每日早服天生磺一钱（冲服或煮粥），中午服附子理中丸一丸，晚临卧服参苓白术散二钱。

四诊：丸药服二十日，大便次数减少，但仍溏泻，腹痛已较前大为减轻，唯觉口干。每日早服天生磺七分，中午服香砂六君子丸钱半，临卧服四神丸钱半。

五诊：前方共服一个月，效果甚好，食眠均较前为佳，大便日行二三次，有时溏，有时软便，已无脓血月余。治愈之信心更强，要求配丸药治之。

白及二两　天生磺一两　橘络一两　橘红一两　金石斛二两　紫菀一两　苍术二两　诃子肉一两　白术二两　人参一两　禹余粮二两　云苓二两　砂仁五钱　小青皮五钱　甘草二钱　车前子一两　朱茯神二两　炒远志一两　五味子一两　紫厚朴一两

共研细末，怀山药二斤打糊为丸。每日早晚各服三钱，白开水送。

六诊：丸药共服三个月，病情好转，时届暑日，返农村居住半年，未能服药，近来大便又行溏泻，食欲不佳，精神委顿，气短心慌。返京求诊，再服丸药治疗。

人参一两　西洋参一两　北沙参一两　白於术二两　莲肉二两　天生磺八钱　白及一两　远志一两　云苓块二两　紫河车一两　龙涎香二钱　诃子肉一两（煨）　山药二两　阿胶二两　五味子一两　广皮五钱　砂仁五钱　广木香四钱　清半夏一两　甘草七钱

共研细末，用雄猪肚一个煮极烂捣如泥合丸。每日早晚各服三钱，白开水送。

七诊：前药共服一百日，大便一日一次，食欲甚好，精神已渐恢复，唯睡眠梦多。前方加琥珀五钱、酸枣仁一两，再服一百日。

八诊：丸药服完后，经去医院检查，肠结核已愈，肺结核为硬结期，停药四个月，偶食多脂肪物即行腹泻外，无其他症状。拟用调糊作粥法以健胃肠。怀山药、真糯米、土炒於术、薏仁米、云苓块，诸药各等分，研细末，每用一两，打糊如粥加冰糖调味。每日当点心服二次。

便秘

曾女，每十余日始大便一次，且量颇少，食欲减退，胸腹胀满，若用下剂，腹部剧痛，排便仍少，拟用润肠法。

肉苁蓉一两　油当归三钱　火麻仁四钱　晚蚕砂三钱（炒焦皂角子三钱同包）　干薤白三钱　杏仁泥二钱　佩兰叶三钱　玫瑰花、代代花各钱半　川郁金钱半　生谷芽、生麦芽各三钱　生内金三钱　全瓜蒌六钱（打）

左女，四十四岁，胸闷不思食，胃部时痛，口干不欲饮，饮后即胀，心悸气短，呕逆吐酸，大便干燥，数日一行，小便不爽，病已经年，时愈时发，痛苦异常，舌质淡红，脉象滞涩。

半夏曲二钱　代赭石四钱（旋覆花二钱同布包）　建神曲二钱　晚蚕砂三钱（炒皂角子三钱同布包）　云茯苓二钱　干薤白二钱　佛手花二钱　云茯神二钱　全瓜蒌七钱　玫瑰

花二钱　姜川朴钱半　炒枳壳钱半　炒远志三钱　冬瓜子四钱　青皮炭钱半　莱菔子二钱　冬葵子四钱　陈皮炭钱半　莱菔英二钱　川郁金三钱　炙草梢一钱

二诊：服药二剂，胃疼止，大便隔日一行，胸胁苦满，呕逆吐酸仍旧。拟用前方加减之。

半夏曲二钱　云茯苓二钱　云茯神二钱　冬瓜子四钱　代赭石四钱（旋覆花二钱同布包）　建神曲二钱　莱菔子二钱　吴茱萸二分（黄连一钱同炒）　冬葵子四钱　莱菔英二钱　姜川朴钱半　炒枳壳钱半　炒远志三钱　砂蔻仁各一钱　川郁金三钱　苦桔梗钱半　陈柿蒂二钱　焦内金三钱　炙草梢一钱

三诊：服药三剂，收效极大，症状基本消失，有时尚觉胸闷胃胀，心悸气短。拟改丸药常服。以二诊汤药方三倍量，共研细面，炼蜜为丸，每丸重二钱。每日早晚各服一丸。

刘女，五十五岁，便秘六七年，经常燥结，五六日一行，屡治未愈，由去冬病势加重，腹中冷，背痛，食少，食即胸满闷胀，舌淡苔薄，脉沉滞而细。

薤白头三钱　郁李仁三钱　全瓜蒌二钱　火麻仁七钱　晚蚕砂三钱（炒皂角子二钱同布包）　桃仁三钱　砂仁一钱　玫瑰花二钱　杏仁二钱　蔻仁一钱　厚朴花二钱　北沙参四钱　炒枳壳钱半　野於术钱半　细丹参四钱　生谷芽三钱　生麦芽三钱

二诊：服药六剂，食欲渐增，大便好转，小溲多，背痛已轻，但饭后仍有胸腹胀之感。前方加减治之。

薤白头三钱　莱菔子二钱　全瓜蒌七钱　莱菔英二钱　代赭石四钱（旋覆花二钱同布包）　炒枳壳钱半　砂蔻仁各一钱　刀豆子四钱　野於术钱半　桃李仁各三钱　苦桔梗钱半　火麻仁五钱　紫油朴钱半　焦内金三钱　北沙参四钱　广皮炭二钱

三诊：前方连服四剂甚效，大便已趋正常。仍遵前方增损收功。

薤白头三钱　莱菔子三钱　全瓜蒌七钱　莱菔英二钱　炒皂角子三钱（晚蚕砂三钱同布包）　炒枳壳钱半　厚朴花二钱　柏子仁三钱　野於术钱半　玫瑰花二钱　火麻仁五钱　酒丹参四钱　焙内金三钱　油当归三钱

王女，六十岁，近二三年来，大便秘结，每三五日始一行，少腹胀痛有坠感，曾服泻药，反觉不适，食不甘味，睡眠尚好，苔薄白质淡，脉沉缓，尺脉甚弱。

淡大云一两　莱菔子二钱　胡桃肉一两　火麻仁五钱　炒皂角子三钱（晚蚕砂三钱同布包）　莱菔英二钱　油当归四钱　紫油朴钱半　桃杏仁各二钱　柴胡钱半　苏桔梗各钱半　杭白芍三钱　炒枳壳钱半

二诊：服药七剂，大便已通畅三次，少腹胀痛减，惟食欲欠佳。宜升清阳、降浊阴。

北柴胡钱半　苦桔梗钱半　青皮炭钱半　杭白芍三钱　野於术钱半　广皮炭钱半　莱菔子二钱　大腹子二钱　紫厚朴钱半　莱菔英二钱　大腹皮二钱　炒枳壳钱半　云苓块四钱　佩兰叶二钱　焙内金三钱　杏仁泥三钱

三诊：服药六剂，大便一日一次，已属正常，腹不胀，食欲增。拟丸方巩固。按第一诊处方加五倍剂量，炼蜜为丸，每丸重三钱。早晚各一丸。

黄疸

姜男，二十七岁，半月前曾发热二日，旋即眼球皮肤发黄。在机关诊所治疗，发热虽退，黄疸未除，且现胸胁刺痛，呃逆不思食，小便深黄，大便干结，舌苔黄厚，脉弦数。

赤茯苓四钱　厚朴花二钱　北柴胡钱半　赤小豆七钱　代代花二钱　杭白芍三钱　酒黄芩三钱　川郁金三钱　薤白头三钱　清半夏三钱　焦内金三钱　全瓜蒌七钱　绿豆芽一两　炒枳壳钱半　甘草梢钱半

二诊：服四剂，大便通利，呃逆已止，黄疸稍退，食欲渐增。再遵前法增加药力。

豆黄卷一两　赤小豆一两　茵陈蒿一两　酒黄芩二钱　柴胡钱半　广郁金三钱　酒黄连一钱　赤白芍各二钱　焦内金三钱　建神曲二钱　厚朴花二钱　炒枳壳钱半　半夏曲二钱　玫瑰花二钱　野於术钱半　扁豆衣四钱

三诊：前方连服七剂，黄疸全退，小便清长，大便通利，惟觉消化力弱，食欲尚未恢复正常。每日早晚各服曲麦枳术丸三钱，连服十日。

庞男，发热三十八度一，头痛而晕，肤色呈黄，恶心欲呕，大便不通，胸膈满闷，食欲缺乏。

豆黄卷一两　绿茵陈三钱　山栀衣钱半　川军炭钱半　炒萸二分　炒连八分　青竹茹二钱　清半夏三钱　条黄芩二钱　鲜苇根一尺　鲜茅根五钱　白通草钱半　鲜生地、大生地各三钱　赤芍药二钱　白僵蚕钱半　蔓荆子钱半　广皮炭三钱

二诊：前方连服三剂，大便通，小便利，恶心止，头痛除，体温降至三十七度四，皮肤黄色呈淡，食欲仍未开，胸膈时满闷。拟再进前法。

豆黄卷一两　赤白芍各二钱（醋柴胡钱半同炒）　茵陈蒿三钱　山栀衣钱半　川军炭钱半　白茅根四钱　鲜生地、大生地各三钱　清半夏三钱　条黄芩二钱　苦桔梗钱半　炒枳壳钱半　白杏仁二钱（炒）　干薤白二钱　厚朴花、代代花各钱半　广皮炭三钱　炙草梢一钱　益元散三钱（车前子三钱同包）

三诊：前方又服三剂，二便均极通利，胸膈畅快，食欲渐开，体温正常，皮肤黄色退降。

豆黄卷六钱　杭白芍三钱（醋柴胡钱半同炒）　绿茵陈三钱　山栀衣钱半　六神曲、半夏曲各二钱　条黄芩二钱　佩兰叶三钱　厚朴花、代代花钱半　生谷芽、生麦芽各三钱　广皮炭三钱　苦桔梗钱半　炒枳壳钱半　白杏仁二钱　干薤白二钱　炙甘草五分

四诊：前方又服二剂，诸症大减，拟用丸药全功。每日早服香砂六君子丸三钱，夜临卧服加味保和丸、加味逍遥丸各钱半。均用白开水送，可服半月。

编者按：施今墨在学术上主张中西医结合，倡导以西医病名为主，中西医对照统一病名；认为中医之发展，应采用西医之生理、病理，互相佐证，实无别途。在治疗胃肠病方面，他常说："中医之论胃肠病，常及于脾，此与现代医学所讲之脾的功用不同，不应等同视之。中医之论脾包合胃肠之机能。"他崇尚李杲的脾胃学说，重视后天之本，曾言："凡治胃肠病，每多

兼及于脾。”同时，他认为八纲辨证不足以概括临床之应用，因此创立了十纲辨证，即阴阳、表里、寒热、虚实、气血。他还善于调理气机，临床常用升麻、柴胡以升阳益胃，以陈皮配枳实，一升一降，增强行气和中、消胀止痛之效。又因受叶桂影响，亦重视久病入络，对久病、怪病常用通络行气之法。另根据脾胃病的生理特点，归纳出治疗脾胃病的十法，即“温、清、补、消、通、泻、涩、降、和、生”。此外，他精于辨证，善于组方配药，继承古人“对药”的配伍经验，世称“施氏对药”。从施今墨的医案可以看出，其治疗消化性疾病以补益脾胃为主，兼以治标，喜用白术、甘草、茯苓、陈皮等。比如：其治疗消化性胃溃疡，常以温、补、和、降为主，常用方剂有香砂六君子汤、附子理中丸、丹参饮、左金丸、活络效灵丹等。他认为“凡黑烧诸药，均可中和酸液，苦味药亦能消酸”，故其制胃酸多用炭药，又喜用紫河车、酒炒生熟地等促进溃疡愈合。总之，施今墨从事临床工作数十年，经验甚丰，用药不泥成方，灵活善变，治愈了许多疑难重症，创制了许多新成药。

汪逢春

汪逢春(1884—1949),名朝甲,号凤椿,江苏苏州人,吴门望族,受业于吴中名医艾步蟾老医生。壮岁来京,悬壶京都50年,名噪古都,成为"北京四大名医"之一。其博览群籍,虚怀深求,治病注重整体观念,强调辨证施治,在京悬壶,门庭若市,妇孺皆知其名。擅长治疗时令病及胃肠病,对湿温病多所阐发,以启迪后学。此外,在用药方面,他善用谷类、曲类、鲜品和中成药入煎剂。他的门人冯仰曾在《中医杂志》1958年第8号中介绍他的医案数例,著作主要有《中医病理学》《泊庐医案》等。1938年曾任国医职业公会会长,并筹办《北京医药月刊》;1942年在北京创办国药会馆讲习班,为培养中医人才作出了贡献。

泄泻

王左,六十七岁,四月十九日。

大便泄泻,嗳噫泛恶,胸闷不舒,中脘嘈杂。老年中气已衰,脾胃两惫。拟以辛温和中,甘润疏化。所谓中气不足,溲便为之变也。

淡吴萸钱五(川连七分同炒) 香砂六君子丸四钱(布包) 生熟苡米三钱 生熟麦谷芽各三钱 淡干姜七分 范志曲三钱(布包) 连皮苓四钱 香橼皮钱五 淡附片一钱(盐水炒) 北秫米一两 玫瑰花七分 大红枣七枚 潞党参五钱(枳壳一钱、白米三钱同炒)、饴糖五钱(以上二味,煎汤代水)

二诊:四月二十二日。大便渐转溏薄,嗳噫已止,中心烦热,热则不能食,口干舌燥,两脉细弱无力。脾胃两惫,神气先衰。拟以温和摄纳,佐以补中之味。

淡附片七分(盐水炒) 香砂六君子丸五钱(布包) 姜竹茹三钱 生熟麦谷芽各三钱 淡吴萸钱五(川连七分同炒) 范志曲四钱(布包) 玫瑰花五分 大红枣十枚 淡干姜七分 北秫米一两(布包) 连皮苓四钱 鸡内金三钱 饴糖五钱、潞党参五钱(枳壳一钱同炒。二味煎汤代水) 上上紫油肉桂一分、上上川连二分、淡干姜二分(三味同研细,以小胶管装好。空心,匀两次淡盐水送下)

三诊:四月二十六日。屡进温和摄纳,中心烦热已止,大便亦畅,挟滞而下;舌苔浮黄,质绛,两脉细弱无力。再以前法加减。病虽向愈,高年气营两亏,诸宜小心。

淡附片一钱(盐水炒) 香砂六君子丸五钱(布包) 连皮苓四钱 生熟麦谷芽各三钱 淡吴萸钱五(川连七分同炒) 范志曲四钱(布包) 鸡内金三钱 大红枣七枚 淡干姜一钱 玫瑰花五分(去蒂) 北秫米一两(布包) 建莲肉三钱(炒焦) 潞党参五钱(白米三钱、枳壳一钱同炒)、饴糖五钱(二味煎汤代水) 上上紫油肉桂一分、上上川连二分、淡干姜二分(三味同研细末,以小胶管装好。匀两次,淡盐水空心送下)

刘右,四十三岁,四月二十日。

左脉细弦而滑,右部细弦;舌苔白腻,两胁与胃脘皆痛,呕吐食水,其味酸而发热,大便艰涩。胃病已久，且有嗜好，拟以先治中焦。病已深矣，治之非易也。

旋覆花钱五（布包） 淡吴萸一钱（川连七分同炒） 全瓜蒌五钱（苦楝子钱五同炒） 鲜佛手三钱 代赭石一两（布包） 淡干姜七分 郁李仁三钱（黑沉香三分同打，炒） 赤苓四钱 附子理中丸五钱（布包） 新绛屑钱五 鸡内金三钱 姜竹茹三钱 陈廪米五钱（炒焦，煎汤代水）

顾左，二十岁，六月十八日。

泄泻颇甚，腹胀且痛，舌苔白腻，两脉细濡。饮食失调，寒伤脾胃，势将转痢。亟以芳香分利，生冷宜忌。

鲜佩兰二钱（后下） 制厚朴钱五（川连七分同炒） 花槟榔三钱 木香梗一钱 煨葛根一钱 焦苍术三钱 保和丸四钱（布包） 枳壳片钱五（炒） 鲜藿香钱五（后下） 鲜煨姜七分 焦麦芽四钱 赤苓皮四钱 生熟赤芍各钱五（青皮一钱同炒） 建泻片三钱 白蔻仁二分、落水沉香二分（二味同研细末，匀两次，药送下）

二诊：六月二十二日。泄滞并下，次数已减，腹痛后重亦除，舌苔白腻而厚，两脉细弦而濡。饮滞化而未净，拟再以升阳和中，推荡宿垢。饮食小心。

煨葛根一钱 焦苍术三钱 焦麦芽四钱 木香梗一钱 制厚朴钱五（川连七分同炒） 保和丸五钱（布包） 鸡内金三钱 枳壳片钱五 鲜煨姜一钱 花槟榔三钱 香砂仁钱五 赤苓皮四钱 新会皮钱五 建泻片三钱

孙左，六十八岁，八月二十三日。

左脉滑大而数，按之无力，右部细弦而涩；大便溏泄，昼夜五六次；小溲短少，非大便时不通；肛门气坠，饮食减少。老年人气亏，湿热下注。拟以升其不足，泄其有余。

绿升麻七分（川连七分同炒） 土炒白术四钱 扁豆衣三钱 干荷梗尺许 煨葛根一钱 淡吴萸钱五（盐水炒） 焦苡米四钱 大腹皮三钱（洗净） 枯芩炭钱五 炮姜炭七分 连皮苓一两 生熟赤芍各钱五 香砂六君子丸五钱（布包） 建泻片二钱 全当归三钱

二诊：八月二十六日。药后泄泻渐减，饮食亦增。气坠脱肛，舌苔白腻，左脉虚大，右部细濡。老年人气营两亏，湿热下注。前法小效，拟再以升其不足，调和中下两焦。

绿升麻一钱（川连七分同炒） 淡吴萸钱五（盐水炒） 炮姜炭七分 范志曲四钱（布包） 煨葛根一钱 土炒白术三钱 扁豆衣三钱 干荷梗尺许 枯芩炭钱五 连皮苓四钱 建泻三钱 焦苡米一两 潞党参五钱（白米三钱同炒透） 粉甘草一钱 全当归三钱

痢疾

王左，六岁，五月二十二日。

赤白下痢，里急后重，腹痛颇剧，得食泛恶，舌苔黄腻、质绛，下颌清冷，两脉细弱且数。病八九日，其势甚重，噤口已成，将转慢脾。亟以升阳和中，佐以温脾之味。幸勿轻视，备候高明政定。

煨葛根一钱　淡吴萸钱五(川连七分同炒)　焦白术三钱　焦苡米三钱　淡附片一钱(盐水炒)　淡干姜七分　焦稻芽一两　连皮苓四钱　香砂枳术丸四钱(布包)　马齿苋三钱　白蔻衣钱五　炮姜炭一钱

外用药:淡吴萸四钱,研细末,以米醋调敷两足心。

二诊:五月二十三日。药后恶心已止,赤白下利与腹痛均减,舌苔黄腻,下颔清冷,两脉细弱且数。昨服升阳和中既效,毋庸更张可也。

煨葛根一钱　淡吴萸钱五(川连七分同炒)　贯众炭三钱　连皮苓四钱　淡附片钱五(盐水炒)　淡干姜一钱　炮姜炭一钱　焦苡米三钱　香砂枳术丸四钱(布包)　焦白术三钱　焦稻芽一两　马齿苋三钱　大红枣七枚　伏龙肝二两(煎汤代水)

外用药:淡吴萸四钱,敷法如前。

三诊:五月三十一日。据述大便已见粪滞,腹痛艰涩难下,阵阵咳嗽,口干。再拟一方,试予服之。

煨葛根一钱　鲜枇杷叶三钱(布包)　淡吴萸钱五(川连七分同炒)　焦苡米三钱　生紫菀一钱　香砂枳术丸四钱(布包)　连皮苓四钱　马齿苋三钱　川贝母二钱(去心)　南花粉三钱(布包)　生熟赤芍各三钱　扁豆花三钱

林太太,三十二岁,五月二十五日,南所胡同。

禀质虚弱,经停一年有余,近因感受时邪,腹痛气坠,大便由泄转利,舌苔黄厚,两脉细弦而弱。虚人实病,治之非易,姑以升阳和中。

煨葛根五分　全当归三钱　马齿苋三钱　贯众炭三钱　大豆卷三钱　扁豆衣三钱　香连丸三钱(布包)　荷叶炭三钱　赤小豆三钱　料豆衣三钱　沉香屑三分　藕节炭三钱　生熟赤芍各二钱　生熟麦谷芽各四钱

二诊:五月二十六日。下利不止,赤多白少,腹痛,气坠后重,舌苔渐化,胃不思纳,渴饮不已,头晕,左脉弦滑。拟再以升阳和中。

煨葛根一钱　扁豆衣三钱　枯子芩三钱　生熟麦谷芽各四钱　赤小豆三钱　马齿苋三钱　贯众炭三钱　生熟赤芍各三钱　全当归三钱　香连丸三钱(布包)　沉香屑五分　赤苓四钱　建泻三钱(布包)

三诊:五月二十九日。下利渐减,已见粪滞,赤少白多,临圊腹痛气坠,小溲色赤,舌苔白腻浮黄而厚。拟再以升阳和中。

煨葛根五分　马齿苋三钱　沉香屑五分　荷叶炭三钱　丝瓜络二钱　赤小豆三钱(全当归三钱同炒)　枯子芩钱五　生熟麦谷芽各三钱　藕节炭三钱　香连丸三钱(布包)　贯众炭三钱　焦苡米三钱　槟榔炭三钱

胃病

刘左,五十三岁,四月十七日。

春寒料峭，胃病复发，呕吐酸苦黄水，且有血丝，面黄无华，气分短促，舌苔黄厚，大便干结，两脉弦滑而数。营阴太亏，胃病已久。拟以镇逆安中，以观其后。

旋覆花二钱　左金丸二钱　鲜枇杷叶三钱（上三味同包）　鲜竹茹三钱（姜汁炒）　干芦根一两（去节）　鲜橘子皮四钱（去白）　煨姜七分　苏子霜钱五　川军炭钱五（后下）　顶头赭石一两（先煎）　冬瓜子一两

二诊：四月十九日。呕吐虽止，左肺部作痛，其势颇剧，心跳气促，舌苔黄厚，两脉细弦而滑。胃病及肺，深虑动络见红。姑再以昨法加减味，备候高明政定。

旋覆花钱五　左金丸钱五　鲜枇杷叶三钱（上三味同包）　姜竹茹三钱　小枳壳钱五（瓜蒌皮四钱同炒）　焦麦芽四钱　橘子络钱五　紫苏子钱五　陈廪米一两（布包）　丝瓜络三钱　苦杏仁三钱（去皮尖）　鲜橘皮三钱（去白）　薤白头四分（研细末，小胶管装好，匀两次，药送下）

杨女士，二十四岁，八月二十五日。胃脘肿胀，食之过半必痛，痛则干恶，舌苔白，质绛，口渴思饮，饮已则中脘不舒，两脉细弦而弱。胃病久，营养大亏。拟以疏和安中。

旋覆花二钱　左金丸钱五　鲜枇杷叶三钱（上三味同包）　鲜煨姜七分　顶头赭石一两（先煎）　鸡内金三钱　制半夏三钱　生瓦楞壳一两（先煎）　鲜佛手三钱　姜竹茹三钱　新会皮钱五　四制香附三钱　赤苓皮三钱　建泻片三钱　狗宝三分、戈制半夏二分（二味同研细末，以胶管装，匀两次，药送下）

二诊：八月二十八日。屡进疏和安中之味，胃病未发，纳谷渐增。饮水过多则中脘仍痛，带下甚多，舌苔白，左脉细弦而缓，右细濡。前法既效，毋庸更张。

旋覆花二钱　左金丸钱五　鲜枇杷叶三钱（上三味同包）　乌鲗骨三钱（洗净）　顶头赭石五钱（先煎）　新会皮钱五　四制香附三钱　生瓦楞壳一两（先煎）　鸡内金三钱　制半夏三钱　姜竹茹三钱　槟榔炭三钱　焦薏米四钱　扁豆衣三钱（炒）　赤苓皮四钱　建泻二钱　狗宝三分、戈制半夏五分（二味同研细末，小胶管装，匀两次，药送下）

王左，二十二岁，四月二十四日。

胃病已久，跃动不安，痛掣两胁，后引腰际，气逆作嗳，两脉细弱无力。青年中气不足，姑以香运和中。

香砂平胃丸五钱（布包）　旋覆花二钱　左金丸钱五（上二味同包）　鲜煨姜七分　延胡索钱五　陈香橼钱五　鸡内金三钱（香砂仁钱五同炒）　建泻二钱　佛手片三钱　新绛屑钱五　连皮苓四钱　麸枳壳钱五　制半夏二钱

二诊：四月二十七日。胃脘跃动已止，两胁掣痛，其势亦缓。气逆不舒，舌苔白腻，两脉细弱无力。胃病已久，饮水不化。再以前法加减。

旋覆花二钱　顶头赭石一两（上二味同包）　鲜煨姜七分　附子理中丸五钱（布包）　赤苓四钱　新绛屑钱五　生熟赤芍各钱五（枳壳钱五同炒）　建泻三钱　淡吴萸钱五（川连七分同炒）　佛手片三钱　鸡内金三钱（香砂仁钱五同炒）　制半夏三钱　陈廪米一两（炒焦，煎

汤代水)

寇左,四十二岁,一月十七日。

卧则冲气上逆,咳嗽吐痰,因此不能安寐。舌苔浮黄腻厚,左脉弦滑,右部细弱。胃有饮浊,消化不良。拟以《灵枢》法加减。

制半夏三钱(粉草钱五同炒) 旋覆花二钱 代赭石一两 鲜枇杷叶三钱(上三味同包) 苦杏仁三钱(去皮尖) 制厚朴钱五(川连七分同炒) 北秫米一两(布包) 新会皮钱五 莱菔子三钱(布包) 苏子霜钱五 姜竹茹三钱 川军炭钱五(后下) 赤苓四钱 建泻三钱 明矾三分、真郁金二分(二味同研细末,以小胶管装好,匀两次,药送下)

二诊:一月二十二日。进《灵枢》法,佐以澄清化浊之味,气逆已平,痰涎亦少,舌苔未化,胃纳尚佳。左脉弦滑,右部细弱。再以前法加减。

旋覆花二钱 橘半枳术丸五钱 鲜枇杷叶三钱(上三味同包) 制厚朴钱五(川连七分同炒) 苦杏仁三钱(去皮尖) 鲜橘子皮四钱(去白) 淡吴萸钱五(赤芍钱五同炒) 顶头赭石一两(先煎) 川军炭钱五(后下) 紫苏子钱五(莱菔子钱五同包) 北秫米一两(布包) 赤苓皮四钱 明矾五分、真郁金三分(二味同研细末,以小胶管装好,匀两次,药送下)

齐女士,十九岁,四月十八日。

左胁及虚里跃动且胀,乍轻乍重,胸闷气滞,舌苔白,质绛,大便溏泄,左脉细濡,右弦滑。胃中停饮之症,拟以疏泄分化。

旋覆花钱五(布包) 真新绛屑钱五 赤苓皮四钱 建泻片二钱 鲜枇杷叶三钱(布包) 制半夏三钱(粉草钱五同炒) 大腹皮三钱(洗净) 方通草钱五 全瓜蒌五钱(紫苏子钱五同炒) 鲜佛手三钱 猪苓三钱 青葱须三钱(洗净,酒浸) 上上落水沉香末一分、真琥珀末二分(二味研,以小胶管装好,匀两次,药送下)

二诊:四月二十一日。左胁与虚里动胀均减,胸闷较舒,大便未泻,小溲渐畅。舌苔白,质绛,两脉细弦而濡。饮停化而未净,再以疏泄胃中之水。

旋覆花钱五 鲜枇杷叶三钱 逍遥丸四钱(上三味同包) 全瓜蒌五钱(紫苏子钱五同炒) 鲜佛手三钱 猪苓四钱 制半夏钱五(粉草钱五同炒) 连皮苓四钱 建泻片三钱 真新绛屑钱五 大腹皮三钱(洗净) 青葱须三钱(酒洗浸) 上上落水沉香末一分、真琥珀末二分(二味同研,以小胶管装好,匀两次,药送下)

编者按:汪逢春提倡中西医汇通,在《丸散膏方底簿》中,有"血压素高""胃肠消化机能""消炎剂"等西医名词的记载。在临床上,汪逢春尤擅治时令病及胃肠病,极重视后天脾胃之本,曾言"脾胃为人之主,脾胃和一疾不生,伤则百病生焉"。无论治疗外感或内伤杂病,其用药皆求"中病即止",此为顾护脾胃。他在治病过程中始终遵循"有胃气则生,无胃气则死"。他指出,胃肠病多由劳倦过度、饱饥无时、贪凉饮冷、恣食肥甘、过嗜辛辣、食饮不洁等引起,在诊疗胃肠病时应审其虚实寒热,辨证细腻,立法严谨,组方灵活,用药轻灵。从汪逢春的医案中不难看出，其在组方用药时尤其善用陈米、北秫米等谷类，范志曲、霞天曲等曲类，鲜枇杷叶、鲜芦根等药物鲜品，以及左金丸、逍遥丸等中成药（汤剂中煎煮）。此外，在治疗思路上，汪逢春亦有独特见解。如治疗痢疾时，强调升阳和中，涤荡夙垢，认为痢疾病在胃肠，应升举脾胃之气，又由于暑湿蓄积胃肠，还应同时通涤阳明；常以葛根、鲜姜、乌药开举中阳，以鲜佩兰、赤苓、马齿苋等清热祛湿，以苏子、枳实、莱菔子、沉香降肺胃之气，助涤荡阳明，以保和、木香导滞类加强消导宿积作用。治疗胃病又多从疏肝和胃、健脾除湿着手，同时亦注意疏降肺胃，调养胃阴；常选用旋覆花、赭石、左金丸为主药疏肝和胃，以半夏、陈皮、竹茹、香橼皮、砂仁和胃降逆，以香附、郁金、延胡索、鲜佛手、逍遥丸疏肝止痛，以丝瓜络、橘络健脾通络止痛，以苏子、瓜蒌、鲜枇杷叶、杏仁润降肺胃，以陈米、鸡内金、槟榔炭消积导滞，配伍香砂养胃丸或橘半枳术丸协助和胃安中祛湿。总之，汪逢春辨证精微，立法严谨，制方师古不泥。